U0189370

中华医学百科全书

中医药学

中医诊断学

国家出版基金项目
NATIONAL PUBLICATION FOUNDATION

中国协和医科大学出版社

图书在版编目（CIP）数据

中华医学百科全书·中医诊断学 ／ 崔蒙主编 . —北京：中国协和医科大学出版社，2020.3
ISBN 978-7-5679-1505-3

Ⅰ.①中… Ⅱ.①崔… Ⅲ.①中医诊断学 Ⅳ.① R241

中国版本图书馆 CIP 数据核字（2020）第 028608 号

中华医学百科全书·中医诊断学

主　　编：崔　蒙

编　　审：袁　钟

责任编辑：李　慧　高青青

出版发行：**中国协和医科大学出版社**
　　　　　（北京市东城区东单三条 9 号　邮编 100730　电话 010-6526 0431）

网　　址：www.pumcp.com

经　　销：新华书店总店北京发行所

印　　刷：北京雅昌艺术印刷有限公司

开　　本：889×1230　1/16

印　　张：22.5

字　　数：665 千字

版　　次：2020 年 3 月第 1 版

印　　次：2020 年 3 月第 1 次印刷

定　　价：265.00 元

ISBN 978-7-5679-1505-3

《中华医学百科全书》编纂委员会

刘洪涛	刘献祥	刘嘉瀛	刘德培	闫永平	米 玛	米光明
安 锐	许 媛	许腊英	那彦群	阮长耿	阮时宝	孙 宁
孙 光	孙 皎	孙 锟	孙长颢	孙少宣	孙立忠	孙则禹
孙秀梅	孙建中	孙建方	孙建宁	孙贵范	孙晓波	孙海晨
孙景工	孙颖浩	孙慕义	严世芸	苏 川	苏 旭	苏荣扎布
杜元灏	杜文东	杜治政	杜惠兰	李 龙	李 飞	李 方
李 东	李 宁	李 刚	李 丽	李 波	李 勇	李 桦
李 鲁	李 磊	李 燕	李 冀	李大魁	李云庆	李太生
李日庆	李玉珍	李世荣	李立明	李永哲	李志平	李连达
李灿东	李君文	李劲松	李其忠	李若瑜	李松林	李泽坚
李宝馨	李建初	李建勇	李映兰	李思进	李莹辉	李晓明
李继承	李森恺	李曙光	杨 凯	杨 恬	杨 健	杨 硕
杨化新	杨文英	杨世民	杨世林	杨伟文	杨克敌	杨国山
杨宝峰	杨炳友	杨晓明	杨跃进	杨腊虎	杨瑞馥	杨慧霞
励建安	连建伟	肖 波	肖 南	肖永庆	肖海峰	肖培根
肖鲁伟	吴 东	吴 江	吴 明	吴 信	吴令英	吴立玲
吴欣娟	吴勉华	吴爱勤	吴群红	吴德沛	邱建华	邱贵兴
邱海波	邱蔚六	何 维	何 勤	何方方	何绍衡	何春涤
何裕民	余争平	余新忠	狄 文	冷希圣	汪 海	汪 静
汪受传	沈 岩	沈 岳	沈 敏	沈 铿	沈卫峰	沈心亮
沈华浩	沈俊良	宋国维	张 泓	张 学	张 亮	张 强
张 霆	张 澍	张大庆	张为远	张世民	张永学	张华敏
张志愿	张丽霞	张伯礼	张宏誉	张劲松	张奉春	张宝仁
张宇鹏	张建中	张建宁	张承芬	张琴明	张富强	张新庆
张潍平	张德芹	张燕生	陆 华	陆 林	陆小左	陆付耳
陆伟跃	陆静波	阿不都热依木·卡地尔		陈 文	陈 杰	陈 实
陈 洪	陈 琪	陈 楠	陈 薇	陈士林	陈大为	陈文祥
陈代杰	陈红风	陈尧忠	陈志南	陈志强	陈规化	陈国良
陈佩仪	陈家旭	陈智轩	陈锦秀	陈誉华	邵 蓉	邵荣光
武志昂	其仁旺其格	范 明	范炳华	林三仁	林久祥	林子强
林江涛	林曙光	杭太俊	欧阳靖宇	尚 红	果德安	
明根巴雅尔	易定华	易著文	罗 力	罗 毅	罗小平	罗长坤
罗永昌	罗颂平	帕尔哈提·克力木		帕塔尔·买合木提·吐尔根		
图门巴雅尔	岳建民	金 玉	金 奇	金少鸿	金伯泉	金季玲
金征宇	金银龙	金惠铭	郁 琦	周 兵	周 林	周永学
周光炎	周灿全	周良辅	周纯武	周学东	周宗灿	周定标

周宜开	周建平	周建新	周荣斌	周福成	郑一宁	郑家伟
郑志忠	郑金福	郑法雷	郑建全	郑洪新	郎景和	房 敏
孟 群	孟庆跃	孟静岩	赵 平	赵 群	赵子琴	赵中振
赵文海	赵玉沛	赵正言	赵永强	赵志河	赵彤言	赵明杰
赵明辉	赵耐青	赵临襄	赵继宗	赵铱民	郝 模	郝小江
郝传明	郝晓柯	胡 志	胡大一	胡文东	胡向军	胡国华
胡昌勤	胡晓峰	胡盛寿	胡德瑜	柯 杨	查 干	柏树令
柳长华	钟翠平	钟赣生	香多·李先加		段 涛	段金廒
段俊国	侯一平	侯金林	侯春林	俞光岩	俞梦孙	俞景茂
饶克勤	姜小鹰	姜玉新	姜廷良	姜国华	姜柏生	姜德友
洪 两	洪 震	洪秀华	洪建国	祝庆余	祝陈晨	姚永杰
姚克纯	姚祝军	秦 川	袁文俊	袁永贵	都晓伟	晋红中
栗占国	贾 波	贾建平	贾继东	夏照帆	夏慧敏	柴光军
柴家科	钱传云	钱忠直	钱家鸣	钱焕文	倪 鑫	倪 健
徐 军	徐 晨	徐云根	徐永健	徐志云	徐志凯	徐克前
徐金华	徐建国	徐勇勇	徐桂华	凌文华	高 妍	高 晞
高志贤	高志强	高学敏	高金明	高健生	高树中	高思华
高润霖	郭 岩	郭小朝	郭长江	郭巧生	郭宝林	郭海英
唐 强	唐朝枢	唐德才	诸欣平	谈 勇	谈献和	陶·苏和
陶广正	陶永华	陶芳标	陶建生	黄 钢	黄 峻	黄 烽
黄人健	黄叶莉	黄宇光	黄国宁	黄国英	黄跃生	黄璐琦
萧树东	梅长林	曹 佳	曹广文	曹务春	曹建平	曹洪欣
曹济民	曹雪涛	曹德英	龚千锋	龚守良	龚非力	袭著革
常耀明	崔 蒙	崔丽英	庚石山	康 健	康廷国	康宏向
章友康	章锦才	章静波	梁 萍	梁显泉	梁铭会	梁繁荣
谌贻璞	屠鹏飞	隆 云	绳 宇	巢永烈	彭 成	彭 勇
彭明婷	彭晓忠	彭瑞云	彭毅志	斯拉甫·艾白		葛 坚
葛立宏	董方田	蒋力生	蒋建东	蒋建利	蒋澄宇	韩晶岩
韩德民	惠延年	粟晓黎	程 伟	程天民	程仕萍	程训佳
童培建	曾 苏	曾小峰	曾正陪	曾学思	曾益新	谢 宁
谢立信	蒲传强	赖西南	赖新生	詹启敏	詹思延	鲍春德
窦科峰	窦德强	赫 捷	蔡 威	裴国献	裴晓方	裴晓华
管柏林	廖品正	谭仁祥	谭先杰	翟所迪	熊大经	熊鸿燕
樊飞跃	樊巧玲	樊代明	樊立华	樊明文	樊瑜波	黎源倩
颜 虹	潘国宗	潘柏申	潘桂娟	薛社普	薛博瑜	魏光辉
魏丽惠	藤光生	B·吉格木德				

《中华医学百科全书》学术委员会

主任委员　巴德年

副主任委员（以姓氏笔画为序）

汤钊猷　　　吴孟超　　　陈可冀　　　贺福初

学术委员（以姓氏笔画为序）

丁鸿才	于是凤	于润江	于德泉	马　遂	王　宪	王大章
王之虹	王文吉	王正敏	王邦康	王声湧	王近中	王政国
王晓仪	王海燕	王鸿利	王琳芳	王锋鹏	王满恩	王模堂
王德文	王澍寰	王翰章	毛秉智	乌正赉	尹昭云	巴德年
邓伟吾	石一复	石中瑗	石四箴	石学敏	平其能	卢世璧
卢光琇	史俊南	皮　昕	吕　军	吕传真	朱　预	朱大年
朱元珏	朱晓东	朱家恺	仲剑平	刘　正	刘　耀	刘又宁
刘宝林（口腔）		刘宝林（公共卫生）		刘桂昌	刘敏如	刘景昌
刘新光	刘嘉瀛	刘镇宇	刘德培	闫剑群	江世忠	汤　光
汤钊猷	阮金秀	纪宝华	孙　燕	孙汉董	孙曼霁	严隽陶
苏　志	苏荣扎布	杜乐勋	杨　莘	杨圣辉	杨宠莹	杨瑞馥
李亚洁	李传胪	李仲智	李连达	李若新	李钟铎	李济仁
李舜伟	李巍然	肖文彬	肖承悰	肖培根	吴　坤	吴　蓬
吴乐山	吴永佩	吴在德	吴军正	吴观陵	吴希如	吴孟超
吴咸中	邱蔚六	何大澄	余森海	谷华运	邹学贤	汪　华
汪仕良	沈竞康	张乃峥	张习坦	张月琴	张世臣	张丽霞
张伯礼	张金哲	张学文	张学军	张承绪	张洪君	张致平
张博学	张朝武	张蕴惠	陆士新	陆道培	陈子江	陈文亮
陈世谦	陈可冀	陈立典	陈宁庆	陈在嘉	陈尧忠	陈君石
陈育德	陈治清	陈洪铎	陈家伟	陈家伦	陈寅卿	邵铭熙
范乐明	范茂槐	欧阳惠卿	罗才贵	罗成基	罗启芳	罗爱伦
罗慰慈	季成叶	金义成	金水高	金惠铭	周　俊	周仲瑛
周荣汉	赵云凤	胡永华	胡永洲	钟世镇	钟南山	段富津
侯云德	侯惠民	俞永新	俞梦孙	施侣元	恽榴红	姜世忠
姜庆五	姚天爵	姚新生	贺福初	秦伯益	贾继东	贾福星
夏惠明	顾美仪	顾觉奋	顾景范	徐文严	翁心植	栾文明
郭　定	郭子光	郭天文	郭宗儒	唐由之	唐福林	涂永强
黄洁夫	黄璐琦	曹仁发	曹采方	曹谊林	龚幼龙	龚锦涵

盛志勇　　康广盛　　章魁华　　梁文权　　梁德荣　　彭名炜　　董　怡
温　海　　程元荣　　程书钧　　程伯基　　傅民魁　　曾长青　　曾宪英
裘雪友　　甄永苏　　褚新奇　　蔡年生　　廖万清　　樊明文　　黎介寿
薛　淼　　戴行锷　　戴宝珍　　戴尅戎

《中华医学百科全书》工作委员会

主任委员　郑忠伟

副主任委员　袁　钟

编审（以姓氏笔画为序）

开赛尔	司伊康	当增扎西	吕立宁	任晓黎	邬扬清	刘玉玮
孙　海	何　维	张之生	张玉森	张立峰	陈　懿	陈永生
松布尔巴图	呼素华	周　茵	郑伯承	郝胜利	胡永洁	侯澄芝
袁　钟	郭亦超	彭南燕	傅祚华	谢　阳	解江林	

编辑（以姓氏笔画为序）

于　岚	王　波	王　莹	王　颖	王　霞	王明生	尹丽品
左　谦	刘　婷	刘岩岩	孙文欣	李　慧	李元君	李亚楠
杨小杰	吴桂梅	吴翠姣	沈冰冰	宋　玥	张　安	张　玮
张浩然	陈　佩	骆彩云	聂沛沛	顾良军	高青青	郭广亮
傅保娣	戴小欢	戴申倩				

工作委员　刘小培　罗　鸿　宋晓英　姜文祥　韩　鹏　汤国星　王　玲　李志北

办公室主任　左　谦　孙文欣　吴翠姣

中医药学

总主编

王永炎　　中国中医科学院

曹洪欣　　中国中医科学院

本卷编委会

主　编

崔　蒙　　中国中医科学院中医药信息研究所

副主编

李灿东　　福建中医药大学

陈家旭　　北京中医药大学

刘华生　　黑龙江中医药大学

陆小左　　天津中医药大学

张华敏　　中国中医科学院中医药信息研究所

杨　硕　　中国中医科学院中医药信息研究所

编　委（以姓氏笔画为序）

甘慧娟　　福建中医药大学

刘华生　　黑龙江中医药大学

严惠芳　　陕西中医药大学

李灿东　　福建中医药大学

李琳荣　　山西中医药大学

杨　硕　　中国中医科学院中医药信息研究所

吴承玉　　南京中医药大学

张华敏　　中国中医科学院中医药信息研究所

张绍灵　　长春中医药大学

陆小左　　天津中医药大学

陈　为　　成都中医药大学

陈家旭　　北京中医药大学

林晓峰　　黑龙江中医药大学

赵　歆　　北京中医药大学

胡志希　　湖南中医药大学

曹　彦　　长春中医药大学

龚一萍　　浙江中医药大学

崔　蒙　　中国中医科学院中医药信息研究所

龚其淼　　上海中医药大学

熊丽辉　　长春中医药大学

戴　红　　湖北中医药大学

魏　红　　辽宁中医药大学

前　言

《中华医学百科全书》终于和读者朋友们见面了！

古往今来，凡政通人和、国泰民安之时代，国之重器皆为科技、文化领域的鸿篇巨制。唐代《艺文类聚》、宋代《太平御览》、明代《永乐大典》、清代《古今图书集成》等，无不彰显盛世之辉煌。新中国成立后，国家先后组织编纂了《中国大百科全书》第一版、第二版，成为我国科学文化事业繁荣发达的重要标志。医学的发展，从大医学、大卫生、大健康角度，集自然科学、人文社会科学和艺术之大成，是人类社会文明与进步的集中体现。随着经济社会快速发展，医药卫生领域科技日新月异，知识大幅更新。广大读者对医药卫生领域的知识文化需求日益增长，因此，编纂一部医药卫生领域的专业性百科全书，进一步规范医学基本概念，整理医学核心体系，传播精准医学知识，促进医学发展和人类健康的任务迫在眉睫。在党中央、国务院的亲切关怀以及国家各有关部门的大力支持下，《中华医学百科全书》应运而生。

作为当代中华民族"盛世修典"的重要工程之一，《中华医学百科全书》肩负着全面总结国内外医药卫生领域经典理论、先进知识，回顾展现我国卫生事业取得的辉煌成就，弘扬中华文明传统医药璀璨历史文化的使命。《中华医学百科全书》将成为我国科技文化发展水平的重要标志、医药卫生领域知识技术的最高"检阅"、服务千家万户的国家健康数据库和医药卫生各学科领域走向整合的平台。

肩此重任，《中华医学百科全书》的编纂力求做到两个符合：一是符合社会发展趋势。全面贯彻以人为本的科学发展观指导思想，通过普及医学知识，增强人民群众健康意识，提高人民群众健康水平，促进社会主义和谐社会构建；二是符合医学发展趋势。遵循先进的国际医学理念，以"战略前移、重心下移、模式转变、系统整合"的人口与健康科技发展战略为指导。同时，《中华医学百科全书》的编纂力求做到两个体现：一是体现科学思维模式的深刻变革，即学科交叉渗透/知识系统整合；二是体现继承发展与时俱进的精神，准确把握学科现有基础理论、基本知识、基本技能以及经典理论知识与科学思维精髓，深刻领悟学科当前面临的交叉渗透与整合转化，敏锐洞察学科未来的发展趋势与突破方向。

作为未来权威著作的"基准点"和"金标准"，《中华医学百科全书》编纂过程中，制定了严格的主编、编者遴选原则，聘请了一批在学界有相当威望、具有较高学术造诣和较强组织协调能力的专家教授（包括多位两院院士）担任大类主编和学科卷主编，确保全书的科学性与权威性。另外，还借鉴了已有百科全书的编写经验。鉴于《中华医学百科全书》的编纂过程本身带有科学研究性质，还聘请了若干科研院所的科研管理专家作为特约编审，站在科研管理的高度为全书的顺利编纂保驾护航。除了编者、编审队伍外，还制订了详尽的质量保证计划。编纂委员会和工作委员会秉持质量源于设计的理念，共同制订了一系列配套的质量控制规范性文件，建立了一套切实可行、行之有效、效率最优的编纂质量管理方案和各种情况下的处理原则及预案。

《中华医学百科全书》的编纂实行主编负责制，在统一思想下进行系统规划，保证良好的全程质量策划、质量控制、质量保证。在编写过程中，统筹协调学科内各编委、卷内条目以及学科间编委、卷间条目，努力做到科学布局、合理分工、层次分明、逻辑严谨、详略有方。在内容编排上，务求做到"全准精新"。形式"全"：学科"全"，册内条目"全"，全面展现学科面貌；内涵"全"：知识结构"全"，多方位进行条目阐释；联系整合"全"：多角度编制知识网。数据"准"：基于权威文献，引用准确数据，表述权威观点；把握"准"：审慎洞察知识内涵，准确把握取舍详略。内容"精"："一语天然万古新，豪华落尽见真淳。"内容丰富而精炼，文字简洁而规范；逻辑"精"："片言可以明百意，坐驰可以役万里。"严密说理，科学分析。知识"新"：以最新的知识积累体现时代气息；见解"新"：体现出学术水平，具有科学性、启发性和先进性。

《中华医学百科全书》之"中华"二字，意在中华之文明、中华之血脉、中华之视角，而不仅限于中华之地域。在文明交织的国际化浪潮下，中华医学汲取人类文明成果，正不断开拓视野，敞开胸怀，海纳百川般融入，润物无声状拓展。《中华医学百科全书》秉承了这样的胸襟怀抱，广泛吸收国内外华裔专家加入，力求以中华文明为纽带，牵系起所有华人专家的力量，展现出现今时代下中华医学文明之全貌。《中华医学百科全书》作为由中国政府主导，参与编纂学者多、分卷学科设置全、未来受益人口广的国家重点出版工程，得到了联合国教科文等组织的高度关注，对于中华医学的全球共享和人类的健康保健，都具有深远意义。

《中华医学百科全书》分基础医学、临床医学、中医药学、公共卫生学、军事与特种医学和药学六大类，共计 144 卷。由中国医学科学院/北京协和医学院牵头，联合军事医学科学院、中国中医科学院和中国疾病预防控制中心，带动全国知名院校、科研单位和医院，有多位院士和海内外数千位优秀专家参加。国内知名的医学和百科编审汇集中国协和医科大学出版社，并培养了一批热爱百科事业的中青年编辑。

回览编纂历程，犹然历历在目。几年来，《中华医学百科全书》编纂团队呕心沥血，孜孜矻矻。组织协调坚定有力，条目撰写字斟句酌，学术审查一丝不苟，手书长卷撼人心魂……在此，谨向全国医学各学科、各领域、各部门的专家、学者的积极参与以及国家各有关部门、医药卫生领域相关单位的大力支持致以崇高的敬意和衷心的感谢！

《中华医学百科全书》的编纂是一项泽被后世的创举，其牵涉医学科学众多学科及学科间交叉，有着一定的复杂性；需要体现在当前医学整合转型的新形式，有着相当的创新性；作为一项国家出版工程，有着毋庸置疑的严肃性。《中华医学百科全书》开创性和挑战性都非常强。由于编纂工作浩繁，难免存在差错与疏漏，敬请广大读者给予批评指正，以便在今后的编纂工作中不断改进和完善。

刘德培

凡　例

一、《中华医学百科全书》（以下简称《全书》）按基础医学类、临床医学类、中医药学类、公共卫生类、军事与特种医学类、药学类的不同学科分卷出版。一学科辑成一卷或数卷。

二、《全书》基本结构单元为条目，主要供读者查检，亦可系统阅读。条目标题有些是一个词，例如"目青"；有些是词组，例如"望五官"。

三、由于学科内容有交叉，会在不同卷设有少量同名条目。例如《中医儿科学》《针灸学》都设有"惊风"条目。其释文会根据不同学科的视角不同各有侧重。

四、条目标题上方加注汉语拼音，题目标题后附相应的外文。例如：

cānglǎoshé
苍老舌（rough tongue）

五、本卷条目按学科知识体系顺序排列。为便于读者了解学科概貌，卷首条目分类目录中条目标题按阶梯式排列，例如：

诊法……………………………………………………………………………………

　望诊…………………………………………………………………………………

　　望形体……………………………………………………………………………

　　望姿态……………………………………………………………………………

　　　坐姿…………………………………………………………………………

　　　卧姿…………………………………………………………………………

六、各学科都有一篇介绍本学科的概观性条目，一般作为本学科卷的首条。介绍学科大类的概观性条目，列在本大类中基础性学科卷的学科概观性条目之前。

七、条目之中设立参见系统，体现相关条目内容的联系。一个条目的内容涉及其他条目，需要其他条目的释文作为补充的，设为"参见"。所参见的本卷条目的标题在本条目释文中出现的，用楷体字印刷；所参见的本卷条目的标题未在本条目释文中出现的，在括号内用楷体字印刷该标题，另加"见"字；参见其他卷条目的，注明参见条所属学科卷名，如"参见□□□卷"或"参见□□□卷□□□□"。

八、《全书》医学名词以全国科学技术名词审定委员会审定公布的为标准。同一概念或疾病在不同学科有不同命名的，以主科所定名词为准。字数较多，释文中拟用简称的名词，每个条目中第一次出现时使用全称，并括注简称，例如：甲型病毒性肝炎（简称甲肝）。个别众所周知的名词直接使用简称、缩写，例如：B 超。药物名称参照《中华人民共和国药典》2015 年版和《国家基本药物目录》2012 年版等。

九、《全书》量和单位的使用以国家标准 GB 3100~3102—1993《量和单位》为准。援引古籍或外文时维持原有单位不变。必要时括注与法定计量单位的换算。

十、《全书》数字用法以国家标准 GB/T 15835—2011《出版物上数字用法》为准。

十一、正文之后设有内容索引和条目标题索引。内容索引供读者按照汉语拼音字母顺序查检条目和条目之中隐含的知识主题。条目标题索引分为条目标题汉字笔画索引和条目外文标题索引，条目标题汉字笔画索引供读者按照汉字笔画顺序查检条目，条目外文标题索引供读者按照外文字母顺序查检条目。

十二、部分学科卷根据需要设有附录，列载本学科有关的重要文献资料。

目　录

zhōngyī zhěnduànxué

中医诊断学（diagnostics of Traditional Chinese Medicine）

根据中医学的理论，研究诊察病情、判断病种、辨别证候的基础理论、基本知识和基本技能的学科。中医诊断是通过一定途径，采用一定手段，收集临床资料，并在中医理论指导下，对病情资料进行分析、综合、判断，导出反映疾病本质的病证概念，为遣方用药提供依据的过程。中医诊断学是中医学专业的基础课，是中医基础理论与临床各科之间的桥梁，是中医学专业课程体系中的主干课程。

简史 中医诊断疾病的理论与方法早在《周礼·天官》中便有记载："以五气、五声、五色，眡其死生。"公元前5世纪著名医家扁鹊，即可通过"切脉、望色、听声、写形"而"言病之所在"。《黄帝内经》是中医学理论体系的经典著作，其对于中医诊断学理论的发展主要体现在四个方面：①在诊断方法上涉及望神、察色、闻声、问病、切脉等内容。②认为诊断疾病必须结合病者的内、外因素。③从理论上对辨证学的形成和发展奠定了基础。④贯串了诊病与辨证相结合的诊断思路。《难经》则认为望闻问切四诊是一种神圣工巧的技能，并特别重视脉诊，其提出的"独取寸口"诊脉法对后世的影响很大。西汉·淳于意创立了诊籍，开始记录患者的姓名、居址、病状、方药以及病情发展，以作为诊疗的原始资料，这也是中医病历的雏形。东汉·张仲景总结了汉以前有关诊疗的经验，将病、证、症及治疗结合，形成了辨证论治的理论，被公认为辨证论治的创始人，他通过以六经为纲辨伤寒，以脏腑为纲辨杂病，将理、法、方、药有机地结合在一起。《伤寒杂病论》在疾病的分类上基本做到了概念清楚、层次分明，具有很高的理论水平，其整体模式被沿用至今。东汉·华佗的诊断学术思想记载于《中藏经》，其中论症、论脉、论脏腑寒热虚实生死顺逆之法，甚为精当。

晋唐时期的医家大多把诊断与治疗结合起来进行研究，但也有把诊断作为专门学科进行研究者，突出代表为西晋·王叔和，他所著的《脉经》集汉以前脉学之大成，分述三部九候、寸口、二十四脉等脉法，为中国现存最早的脉学专著，该书被后世翻译成多种文字，流传到朝鲜、日本、欧洲等地。晋代的有关医籍中，对于传染病、内外妇儿各科疾病的诊断已有比较翔实、具体的记载，如葛洪的《肘后备急方》对天行发斑疮（天花）、麻风等传染病，基本上能从发病特点和临床症状上做出诊断，其中还有对黄疸患者做实验观察的早期记载。隋·巢元方《诸病源候论》是中国第一部论述病源与病候诊断的专著，内容丰富，诊断指标明确，同时对一些传染病、寄生虫病、妇科病、儿科病等的诊断，更有不少精辟的论述。

宋金元时期，诊断方面的突出论著，有宋·陈言的《三因极一病证方论》，此书是病因辨证理论与方法比较完备的著作。南宋·施发的《察病指南》是诊法的专著，并绘脉图33种，以图来示意脉象，颇有特色。南宋·崔嘉彦的《崔氏脉诀》以浮沉迟数为纲，分类论述24脉，对后世颇有影响。元·敖氏著《点点金》及《金镜录》，论伤寒舌诊，分12图，为论舌的第一部专著，后经杜清碧增补为36图，即为现在所见的《敖氏伤寒金镜录》。金元时期，专攻诊断的医家很多，如戴起宗撰《脉诀刊误集解》；滑寿著《诊家枢要》，载脉29种；刘昉著《幼幼新书》，论述望指纹在儿科诊断中的重要意义；危亦林的《世医得效方》论述了危重疾病的"十怪脉"。金元四大家在诊疗上各有特点，刘河间诊病，重视辨识病机；李东垣诊病，重视四诊合参；朱丹溪诊病，主张"欲知其内者，当以观乎外，诊于外者，斯以知其内。盖有诸内者形诸外，苟不以相参，而断其病邪之顺逆，不可得也"；张从正诊病，重视症状的鉴别诊断，如对各种发疹性疾病的鉴别颇为明确。

明清时期，对于诊法中的脉诊和舌诊的发展尤为突出，同时对于诊病的原理、辨证的方法，更有进一步的阐发。明·张景岳《景岳全书》内容丰富，论述精辟，尤其是其中的"脉神章""十问歌""二纲六变"之论等，对后世的影响甚大。明·李时珍《濒湖脉学》取诸家脉学之精华，详述27种脉象的脉体、主病和同类脉的鉴别，言简意深，便于习诵，为后世所推崇。明末李中梓的《诊家正眼》，清·李延罡的《脉诀汇辨》，清·周学霆的《三指禅》，清·徐灵胎的《洄溪脉学》，清·周学海的《重订诊家直诀》等，也都是专论脉诊的著作，使脉学不断得到充实和完善。舌诊的研究，在清代有突出的成就。在舌诊著作中，多附有舌图，为其共同特点。如张登所辑《伤寒舌鉴》，载有120图，梁玉瑜辑成《舌鉴辨证》，载图149幅。对于四诊的综合性研究，影响较大的，如清·吴谦等撰《医宗金鉴·四诊心法要诀》，以四言歌诀简要介绍四诊的理论与方法，便于掌握要点。清·林之翰《四诊抉微》所论内容全面，注意色脉并重、四诊互参。此外，清代周学海的《形色外诊简摩》、陈修园的《医学实在易·四诊易知》等，也都有一定成就。清·汪宏的《望诊遵经》收集历代有关望诊的资料，说明气色与疾病的关系，从全身各部位形态色泽和汗、血、便、溺等各种变化中进行辨证，并预测顺逆安危，为全面论述望诊的专著。

明清时期不仅对杂病的诊断、辨证有深入研究，尤其对瘟疫、温热类疾病的认识更有突破性的发展。明·吴又可的《瘟疫论》对温病学说的发展起了极大的推动作用。清代叶天士的《外感温热篇》、薛生白的《湿热条辨》、余师愚的《疫疹一得》、吴鞠通的《温病条辨》、王孟英的《温热经纬》等，记载了丰富的温热类疾病诊疗经验，完善了温病学的理论体系，突出了望舌、验齿等在温病诊断中的作用，并创立了卫气营血辨证、三焦辨证。明清时期还有一个特点，出现了不少传染病诊疗的专著，如明·卢之颐的《痎疟论疏》专论疟疾之常证与变证的证治；清代《时疫白喉提要》《白喉全生集》《白喉条辨》等著作专论白喉；《麻科活人全书》《郁谢麻科合璧》《麻证新书》《麻症集成》等著作专论麻疹；《霍乱论》《鼠疫约编》等著作对霍乱、鼠疫的诊断与辨证，均有较详细的论述。

近代以来，编撰出版的中医诊断学专著，有曹炳章的《彩图辨舌指南》、陈泽霖等的《舌诊研究》、赵金铎的《中医证候鉴别诊断学》、朱文锋的《中医诊断与鉴别诊断学》《常见症状中医鉴别诊疗学》等。尤其是《中医诊断学》教材的编撰，使中医诊断学的内容更为系统、完整、准确。为使中医诊断达到规范、统一，开展了病证规范化研究，统一病、证诊断术语，制定各科病、证诊断标准，建立了病、证诊疗体系。为使望、闻、切诊等的资料能够客观记录与保存，并使部分诊断手段得以客观化，研制和引进了一些用于中医诊断的仪器，如脉象仪、舌诊仪、色差计等，在运用声学、光学、电学、磁学等知识和生物医学工程、电子计算机技术等方面，进行了多学科综合研究，获得了一些新的成就。

研究范围 大体上中医诊断学的研究内容包括人的健康状态辨识、中医诊察方法与技术、辨病、辨证、中医疗效评估、病历书写与中医诊断思维等部分。逐步形成了以四诊客观化、病证规范化、辨证微观化、教学多元化为主要内容的研究体系。既包括对临床病症资料进行收集所采用的手段与方法，又包括诊断思维过程中的理论指导及对病证概念的明确规定。从诊断学科的诊法、辨证等基本内容到临床各科具体病证的诊断；从抽象的基本理论到临床的操作运用；从文献整理、各种专著的出版，继承传统学术精华，到收集散见于医者个人乃至民间独特的诊断方法与经验；从制定各科病、证诊断标准，建立病证诊断体系等宏观研究，到利用各种先进的检测指标探讨病证本质等微观研究；从借用、研制各种仪器设备，到各种病证动物模型的复制；从大样本的流行病学调查，到精确的数理统计分析；从探讨诊断思维的基本原理，

到分析诊断失误的原因等，都是中医诊断学涉猎的范围。

研究方法 继承遗产，进一步整理研究传统诊察方法、辨证经验；运用现代科学技术成果，使四诊内容、辨证分析逐步客观化；疾病诊断、证候辨别的内容标准化、系统化；观察各种证候的客观实质及其微观变化等。中医诊断学基本理论研究方面，应用辐射场摄影等新技术，对气的物质基础进行研究；诊法研究方面，应用脉诊仪、舌诊仪等；其中舌诊研究还可运用比色表、活体组织、组织切片、组织化学、蛋白电泳、电子显微镜、扫描电镜、微血管造影、同位素、电味觉测定、X射线微量元素分析等方法；面部色诊可应用红外线成像技术研究经络感传现象，用"热像图"进行研究。

意义 在中医学领域中，诊断在基础理论和临床实践之间起着桥梁作用；脉症合参，辨证准确，是治疗无误的前提。随着医学的发展、研究的深入，借助实验诊断或仪器检测的方法，可以对症状和体征不明显的患者，从宏观到微观，从直接到间接，从定性到定量，使一部分不易为医生感官觉察的病情得以及时发现，为早期诊断及治疗提供依据。

（崔 蒙 高 博）

zhōngyī zhěnduàn yuánlǐ yǔ yuánzé

中医诊断原理与原则（theory and principle of diagnostics of Trditional Chinese Medicine） 中医诊断疾病的原理与基本原则。中医学在形成和发展过程中受到中国古代哲学思想的影响，其认识论和方法论都具有朴素的唯物辩证法思想。中医学认为，事物之间存在着相互作用的关系和因果联系，人体是一个有机的整体，

局部的病变可以产生全身性的病理反应，全身的病理变化又可反映于局部。因此，疾病变化的病理本质虽然藏之于"内"，但必有一定的症状、体征反映于"外"，局部的表现常可反映出整体的状况，整体的病变可以从多方面表现出来。通过审查其反映于外的各种疾病现象，在中医学理论指导下进行分析、综合、对比、思考，便可求得对疾病本质的认识。中医诊断疾病的原理便是建立在这些认识之上，具体有司外揣内、见微知著、以常达变三方面。基本原则有四诊合参、整体审察、病证结合三方面。疾病的病情变化极其错综复杂，医生要在千变万化、纷纭复杂的表现中，抓住疾病的本质，对病、证做出正确判断，除了应熟悉中医学的理论与知识外，还要遵循中医诊断的原理与原则。

（崔蒙 高博）

sīwài chuǎinèi

司外揣内（judge the interior disorders by exterior manifestations such as symptoms and signs）
通过诊察机体外部现象以测知内部变化的诊断原理。司，察也；揣，推测。外，疾病表现于外的症状、体征；内，脏腑等内在的病理本质。

基本内容 人体疾病的病理变化，大都蕴藏于内，仅通过望其外部的神色形态，听其声音，嗅其气味，问其所苦，切其脉候，可以判断出疾病的内在本质，主要原理就在于"从外知内"（《灵枢·论疾诊尺》），亦即"司外揣内"（《灵枢·外揣》）。"有诸内者，必形诸外""视其外应，以知其内"等是古人认识客观事物的重要方法，中国早在先秦就已经发现，许多事物的表里之间

都存在着相应的确定性关系，因为事物的联系是普遍存在的，每一事物都与周围事物产生一定的联系，如果因条件的限制而不能直接认识某一事物时，便可以通过研究与之相关的其他事物，间接地把握或推知这一事物。《黄帝内经》也体现了这种思想，《素问·五运行大论》："天垂象，地成形，七曜纬虚，五行丽地。地者，所以载生成之形类也；虚者，所以列应天之精气也。形精之动，犹根本之与枝叶也，仰观其象，虽远可知也"，说明地上的有形物类和太空的日月星辰以及大气变化存在密切联系，根据地面的情况可推知天象。又如《灵枢·刺节真邪》说："下有渐洳，上生苇蒲，此所以知形气之多少也"，就是从苇蒲生长的繁茂与否，判断其下的湿地大小和肥瘠。

同理，机体外部的现象与机体内部的状况必然有着相应的关系，通过外部的表征，应可把握人体内部的变化规律。正如《素问·阴阳应象大论》说："以我知彼，以表知里，以观过与不及之理，见微得过，用之不殆。"《灵枢·本脏》说："视其外应，以知其内脏，则知所病矣。"都明确指出用"以表知里"方法认识人体内部的变化，用形象的比喻来说明诊病的原理。

运用 《丹溪心法·能合脉色可以万全》曰："欲知其内者，当以观乎外；诊于外者，斯以知其内。盖有诸内者形诸外。"人体是个有机的整体，五脏外应于皮、肉、脉、筋、骨，以及耳、目、口、鼻、舌，内脏的病变，可以从五官四肢体表等各个方面表现出来，所以诊察疾病显现于外部的征象，可以了解疾病的本质。例如：肝主筋，开窍于目，肾藏

精主骨，目光精彩，反应灵活，体态自如，说明肝肾精气充足。

（李灿东）

jiànwēi zhīzhù

见微知著（knowing entirety from fineness）
通过包含有整体生理、病理信息的机体局部细微变化以测知整体状况的诊断原理。微，指微小的、局部的变化。著，指明显的、整体的情况。

基本内容 "见微知著"语出《医学心悟·医中百误歌》。机体的某些局部，包含着整体的生理、病理信息，人体的任何一个组织、器官都不可能孤立存在，都由五脏所主，任何一个器官的构成，一种功能的实现都是脏腑共同作用的结果。因而脏腑生理、病理信息，通过经脉等布达周身，全身各部分的生理病理信息，也通过经脉而传输于脏腑。因此机体任何一个相对独立的部分，都可能获得并反映出整体生命信息。

运用 中医的脉诊、面诊、舌诊、耳诊等局部诊法，都是这一原理的具体运用。早在《灵枢·五色》中就将面部分为明堂、阙、庭、藩、蔽等，把上至首面，下至膝骨、脏腑、胸背的整个人体都分属其中，并且说："此五脏六腑肢节之部也，各有部分。"这是查面部的情况，以测全身病变的描述。还有耳为宗脉之所聚，耳廓的不同部位能反映全身各部的变化；舌为心之苗，又为脾胃之外候，舌与其他脏腑也有密切联系，故舌的变化可反映脏腑气血的盛衰及邪气的性质。

《素问·五藏别论》提出"气口何以独为五脏主"，《难经·一难》强调"独取寸口，以决五脏六腑死生吉凶之法"，这些是详察寸口脉的三部九候，以推断全身疾病的例证。又如"眼通五脏，

气贯五轮"(《太平圣惠方·眼内障论》)，五脏六腑之精气皆上注于目，故目可反映人体的神气，并可察全身及脏腑的病变。

临床实践也证明，某些局部的改变确实有诊断全身疾病的意义。因而有人认为中医学包含当代"生物全息"的思想，提出局部为脏腑的"缩影"，认为整个藏象经络学说是最早的生物全息理论，人体躯干部是较大的生命全息单位，背俞穴、募穴可以分别配属五脏六腑；头部大至颜面、五官，小至眼、耳、鼻、舌、齿都是相对独立的生命全息单位；其余的肢节，大至整个上肢、下肢，小至一个指节都能反映出整体的信息。因此局部的病、症可从整体上进行诊疗，体表治疗也可以出现全身性的效应。

(李灿东)

yǐcháng dábiàn

以常达变 (knowing invariability to understand variance)

在认识正常状态的基础上，发现太过、不及的异常变化的诊断原理。又称知常达变。常，正常的、生理的状态；变，异常的、病理的状态。

在中医诊断中，常以健康人正常的生理状态及外在表现去衡量患者，以便发现患者的异常之处和病变所在。只有熟悉正常的生理状态，才能通过观察比较，发现异常的病理征象。望色、闻声、切脉都属此理，以健康人体正常的全身皮肤色泽、声音、脉象来比较识别患者的异常色泽、声音、脉象，从而为正确诊断提供线索和依据。

(李灿东)

sìzhěn hécān

四诊合参 (comprehensive analysis of the four diagnositic methods)

用望、闻、问、切四种诊法，对患者进行全面的检查和了解，从不同角度检查病情，综合收集病情资料的诊断原则。又称四诊并用、四诊并重、诊法合参。

望、闻、问、切四诊，各自从不同的角度检查病情和收集临床资料，各具独特的方法与意义，不能相互取代，只有四诊合参，才能全面发现病情，病情资料越完整、越准确，则确诊的可能性越大，四诊偏执，资料不全，难免发生错误的诊断。医生对望诊或脉诊等有精深的研究和专长，虽可赞许，但如果忽视其他诊法，甚至以一诊代替四诊，则不可取。东汉·张仲景在《伤寒杂病论》中曾批评说："省疾问病，务在口给。相对斯须，便处汤药。按寸不及尺，握手不及足，人迎趺阳，三部不参……明堂阙庭，尽不见察，所谓窥管而已。夫欲视死别生，实为难矣。"

临床上的病情表现，有相一致者，脉症相符、症舌相应，但也有不相一致者，脉症不符、症舌矛盾，这必然给诊断带来困难。如果医生偏执某诊，而不是全面收集病情，必然为一诊所误。临床诊病时，并不都是按望闻问切的固定顺序进行。四诊的运用也难以截然分开，往往望时有问、有闻，按时也有望、有问等，并通过问诊等提示要检查的内容。比如对排出物的诊察，往往是既要望其色，又要闻其气，还要问其感觉；又如在腹诊时，既要望其腹之色泽形状，又要叩听其声音，还要按知其冷热、软硬，并问其喜按、拒按等。

(杨硕 高博)

zhěngtǐ shěnchá

整体审察 (holistic examination)

通过诊法收集患者的临床资料时，从整体上进行多方面考虑的诊断原则。又称整体察病。不能只看到局部的症状，要对病情进行全面分析、综合判断。

人体是一个有机整体，内在的脏腑与体表的形体官窍之间密切相关，人体一旦患病，局部病变可影响全身：精神的刺激可导致气机甚至形体的变化，脏腑的病变可造成气血阴阳的失常和精神活动的改变等，任何疾病都或多或少的具有整体性变化。同时，整个人体又受到社会环境和自然环境的影响，当外界环境发生急剧变化或人体机能对外界环境不能适应时，经络脏腑功能就会失调而发生疾病。此外，疾病在变化过程中，时有"内异外同""内同外异"等似是而非的表现，如有时外症完全相同，但因病因、病机不同，则诊断、辨证完全不同，因此必须整体审察，才能洞悉病源，不致有误。

对局部的症状进行详细询问、检查的同时，还要通过寒热、饮食、二便、睡眠、精神状况、舌象、脉象等，了解全身情况，并探究病史、体质、家庭、环境、时令、气候等对疾病有无影响；不能只注意当前的、局部的、明显的病理改变，而忽视时、地、人、病的特殊性以及疾病的前因后果、演变发展趋势对疾病的影响，从而做到整体审察，正确诊断。

(杨硕 高博)

bìngzhèng jiéhé

病证结合 (combination of disease and syndrome)

中医诊断疾病时要同时辨明"病"和"证"的诊断原则。病，即疾病，是致病因素作用于人体，人体正气与之抗争而引起的机体阴阳失调、脏腑组织损伤、生理机能失常或心理活动障碍的一个完整过程。证，即证候，是疾病过程中某一阶段或某一类型的病理概括，一般由一组相对固定的、有内在联系的、能揭示疾病某一阶段或某一类型病变本质的症状和体征构成。

辨病有利于从疾病全过程、特征上认识疾病的本质，重视贯穿疾病始终的根本矛盾；辨证则主要是从机体反应状况上认识病情，是对疾病当前阶段的病位、病性等所做的概括。正由于"病"与"证"对疾病本质反映的侧重面有所不同，所以中医学强调"辨病"与"辨证"相结合，从而有利于对疾病本质的全面认识。

中医诊断中，有时是先辨病然后再辨证，有时是先辨证然后再辨病。如果通过辨病确定了病种，便可根据该病的一般演变规律而提示常见的证型，因而是在辨病基础上进行辨证。当疾病的本质尚反映不够充分时，先辨证不仅有利于当前的治疗，并且通过对证的变化的观察，有利于对疾病本质的揭示，从而确定病名。

（杨 硕 高 博）

zhěnfǎ

诊法（diagnostic methods）

诊察病证的方法。包括望诊、闻诊、问诊、切诊，合称四诊，是中医诊病的主要手段。

发展沿革 公元前 5 世纪的战国时期，著名医学家扁鹊就擅长"切脉、望色、听声、写形，言病之所在"（《史记·扁鹊仓公列传》）。约在公元前 3 世纪成书的《黄帝内经》已根据阴阳五行、藏象经络理论，对各种诊法做了具体表述，并提出各种诊法综合运用的原则。该书不仅在方法上奠定了四诊基础，而且提出了综合内外致病因素仔细考察临床相关信息的理论。在脉诊上，它强调辨胃气与真脏脉，结合四时气候辨析脉象变化，并重视脉象与症状、体征的逆从关系等。在望诊方面，则以面部五色诊为主，分部进行望诊，并重视面色与察神相结合，判断病情轻重和疾病预后。其后的《难经》对诊法发展也有贡献，主要体现在脉诊方面，提倡"独取寸口"诊脉法，指出寸口脉可分为寸、关、尺三部，确定了寸口三部脉的长度，以及切脉的轻重指法。公元前 2 世纪，西汉·淳于意始创病历记录的模式，在司马迁《史记·扁鹊仓公列传》中记载了他治疗的 25 个病例的情况，并叙述了 19 种病脉和 5 种死脉。其后张仲景具体运用四诊，将病、脉、证结合起来进行分析研究，奠定了辨证论治的基础。西晋·王叔和撰脉诊专著《脉经》，以寸口脉诊为主，系统总结了 24 种病脉及其主病，并对其中 8 对相似脉象加以鉴别，基本上规定了寸关尺三部切脉的方法。晋·葛洪的《肘后备急方》和隋·巢元方的《诸病源候论》对各种疾病有详细记述，反映了当时诊法已达到较为完备周密的程度。唐·孙思邈重视望色、脉诊与按诊，并提出舌象异常则"病在脏腑"的观点，他以诊病各法掌握病源和病机的演变，尤其切中肯綮。

宋金元时期，各类诊法专著相继出现，诊法得到较大发展。脉诊方面，宋·施发撰《察病指南》，用图像形式表述脉象变化，弥补了文字表述上的不足。南宋·崔嘉彦撰《崔氏脉诀》，用四言体歌诀形式阐述脉理，记述了脉象各种变化及其与病证的关系，对后世脉学影响较大。元·滑寿撰《诊家枢要》，指出脉象变化和气血盛衰之间的关系，并对小儿指纹三关望诊法有精辟论述。舌诊方面，元·敖氏著有《点点金》和《金镜录》，介绍伤寒病等的舌诊方法，内有 12 幅舌诊图，后经元代杜清碧增补 24 图，合成 36 种病理舌象图，即后世所见《敖氏伤寒金镜录》，是舌诊第一部专著。此外，宋元医家从临床辨证出发，重视四诊合参。如金元医家李东垣提出神精明（即望神），察五色（即望面色），听音声（即闻诊），问所苦（即问诊），方始按尺寸、别浮沉（即切诊）等判断病情的具体诊病方法。

明清时期，脉诊方面，明·李时珍所撰《濒湖脉学》用歌诀形式，表述 27 种脉象的形状、部位、频率、节律特征变化及其与病证的关系，指出了相似脉的鉴别方法，至今仍为临床医生的重要参考书。明·张景岳的《景岳全书》和清·李延昰的《脉诀汇辨》、周学霆的《三指禅》、周学海的《脉义简摩》等，也分别从脉诊原理、方法、应用及其规范化等方面对脉诊发展作出了贡献。舌诊方面，这一时期较为突出的是舌诊与温热病辨证的结合。如明·吴又可提倡"温病察舌"；清·叶天士将舌象变化与卫气营血辨证融为一体，判断病情发展；清·吴鞠通把舌诊所得资料作为三焦辨证用药的依据等，使舌诊内容更为丰富；再如清代的《伤寒舌鉴》《舌胎统志》《舌鉴辨正》《察舌辨证新法》等书，对各种舌象变化作了详细介绍并附舌象图谱。另外，对四诊的综合应用及研究，也是本时期诊法发展的重要特点。在这方面，清·林之翰《四诊抉微》系统地总结古今有关四诊的成就，加以分类叙述，是四诊合参具体应用的重要诊法书籍。清代汪宏《望诊遵经》、周学海《形色外诊简摩》，对望诊方法作了全面系统的总结。

明·张景岳"十问歌"(《景岳全书·传忠录》)是论述问诊具体步骤方法和临床意义的佳作。清·喻嘉言提倡"与病人定议病式"(《寓意草》),即先议病、后用药,则是当时完整的病历书写格式。

中华民国时期,诊法已纳入诊断学的范畴,以诊断学命名的著作开始出现。如张赞臣《中国诊断学纲要》、裘吉生《诊断学》和包识生《诊断学讲义》等,使四诊成为诊断学的重要组成部分。此外,曹炳章撰《彩图辨舌指南》、杨云峰撰《临症验舌法》、邱骏声撰《国医舌诊法》等书,对舌诊的系统规范化作出了一定的贡献。

中华人民共和国成立以后,诊法发展的特点是采用现代医学测试技术,对四诊所收集的信息进行定性、定量、客观诊察,促使四诊规范化。在脉诊方面,脉象检测仪器的研制,使脉象信息(脉象波形、脉位、脉幅、脉势、脉率等特征)得以全面客观检测。脉图形成的原理和临床应用研究,也有一定进展。建立脉图分析方法,用脉象信息计算机处理系统进行自动采样分析,使计算机分析与诊脉技术达到实用水平。在舌诊方面,对正常舌象、异常舌象做了大量研究工作。在舌象与疾病的关系方面,用现代医学统计方法和流行病学方法使舌诊的传统表述得到了现代科学证实。舌的脱落细胞检查、舌的活体显微镜观察、舌尖微循环观象、各种生理生化和血液流变学指标测定,都取得了较大的成果。舌象的动物模型研究已经开始,而舌诊仪的研制使舌象变化能更好地客观显示。除脉诊、舌诊外,以耳穴检测、经络腧穴按诊为主的

经络诊法也有较大发展,经络现象用于临床诊病的研究工作已经开展。

基本内容 包括四诊方法,即通过望、闻、问、切等方法诊察病情,并以之为根据进行辨证,对疾病作出诊断。随着科学的发展,现代物理和化学等检验法正在被广泛结合应用,丰富了诊法的内容。

临床可分为总体诊察和分部诊察两步进行。总体诊察是对全身一般情况的全面诊察,包括望神、望面色、闻患者散发的气味,听其呼吸和语言的声音,问其一般情况和现在主要症状等。可在接触患者之初进行,目的在于初步了解患者目前的状况和主要病痛,为有目的的分部诊察提供重要线索。分部诊察是对人体局部作有步骤的诊察,包括头、面、目、耳、口唇、齿、舌、咽喉、颈项、胸胁、腹、腰背、四肢、前后阴等各部的具体诊察。可在总体诊察后依照人体各部由上而下、由前而后、由左而右的顺序进行。其目的在于证实总体诊察信息的可靠程度,发现局部和全身的各种症状和病变征象。在总体诊察和分部诊察以后,要对疾病征象和局部症状反复仔细诊察,进一步了解其变化程度,为综合分析提供重要的参考资料。

注意事项 在诊察疾病的过程中,必须认真、客观、系统、全面。医生须认真负责,思想集中,态度和蔼,这有利于使患者配合诊治,并取得良好的心理治疗效果。在诊病时,要求有安静的环境,充足的光线,尽量使患者情绪安定,身心放松。对过度劳累、刚进饮食者,可稍事休息再进行诊察。在诊病过程中,切忌采用诱导的语言和行为去取得

主观片面的疾病信息。不仅要诊察发生病变的部位,而且要诊察未发生病变的有关部位;不仅要了解目前患者的各种症状和病理征象,而且要联系季节、气候、居住环境、工作性质、人事变迁、情志变化、体质、年龄、性别、民族、家庭状况等。这样才能对疾病作出正确的诊断。

望、闻、问、切在临床诊察搜集疾病反映的情况时,各有其独特作用,只有认真细致地运用四诊的方法客观地搜集,才能详细地占有材料;四诊之间又是互相联系的,必须把望、闻、问、切有机地结合起来,即四诊合参,才能全面、系统地了解病情,作出正确判断。如果只强调一种诊法的重要而忽视其他,则搜集的材料不够全面,会影响对疾病的正确判断。

(杨 硕)

wàngzhěn

望诊(inspection) 医生运用视觉对人体整体的神色、形态及体表各部、舌体与舌苔、大小便和其他分泌物等局部表现进行有目的、有次序的观察,以了解健康或疾病状态,获取与疾病有关的辨证资料的方法。系四诊之一。一般以望神色和舌诊为重点。

理论依据 人体是一个有机整体,五官九窍、四肢百骸通过经络与五脏六腑密切相连;五官、五体也有赖于气血津液的充养,因此脏腑功能状况、气血盈亏均可反映于外;而人体的排泄物是内脏功能活动的产物,可以显示脏腑功能活动的变化,因此通过对人体外部的观察,可以诊断整体的健康状态和病变,诚如《灵枢·本脏》说:"视其外应,以知其内脏,则知所病矣。"又如《丹溪心法·能合脉色可以万全》

所云"盖有诸内者形诸外"，正是在这种思想的指导下，古代医家在长期的临床实践中，形成了中医迥然有别于西医的独特疾病诊断体系。中医望诊思想的基本特点是中医学"见微知著"的诊病思维模式。

发展沿革 望诊在诊法中是形成和发展最早的一种诊法，因为视觉最为直观方便，在感知客观世界中占首要地位。春秋战国时期的名医扁鹊，以望诊和切诊著称，其望齐侯之色，传为千古佳话。《黄帝内经》和《难经》对望诊的意义、方法、内容等均做了全面、系统的阐释，不仅强调整体望诊，还重视局部与分泌物的望诊，并总结了诸如"形神合一""五色理论""五形之人""颜面对应五脏"等对神、色、形、态的望诊方法，又强调望诊与闻、问、切三诊的合参。东汉·张仲景《伤寒杂病论》对望诊除了注意眼、鼻、舌等五官以及皮肤外，更重视汗、痰、尿、粪、脓血等排出物的望诊。西晋·王叔和《脉经》已注意到舌色、舌形以及舌苔、津液等。西汉·淳于意著有中国第一部医案《诊籍》。虽已佚失，但在《史记·扁鹊仓公列传》中仍有对疽、气疝、热病气、肾痹、肺伤等20多种病的记载，其中对很多疾病精于望诊。唐·王焘《外台秘要》首次提出黄疸患者验尿的望诊方法。金元四大家在著作中对望诊均有涉及，并多有发挥。小儿食指络脉诊法也在该阶段得到了迅速发展。清代汪宏的《望诊遵经》和周学海的《形色外诊简摩》则是较为全面、系统的望诊专书。清朝医家对舌诊和斑疹的诊断成就较为突出。清初以后的温病学家更为重视舌质及舌苔的变化，

进一步提高了舌诊的水平，也产生了一些验舌辨舌的专论专著，如刘以仁的《活人心法》、梁玉瑜的《舌鉴辨证》等。

基本内容 主要包括观察人的精神状态、面部色泽、形体动态、舌象、络脉、皮肤、五官九窍等局部情况以及排泄物、分泌物的形、色、质、量等。一般分为全身望诊（神、色、形、态）、局部望诊（望头面、望五官、望舌体、望舌苔、望颈项、望躯体、望肢体、望皮肤、望下窍）、望排出物（望痰涎、望呕吐物、望大小便）、望小儿食指络脉等。

注意事项 ①望诊应在充足、自然、柔和的光线下进行。如果自然光线不足，也可借助日光灯，但必要时需复查，特别要注意避开有色光源。②诊室温度要适宜。诊室温度适宜，患者皮肤、肌肉自然放松，气血运行畅通，疾病真相显露；如果室温太低，皮肤肌肉收缩，气血运行不畅，不仅影响望诊所获资料的真实性，而且还有可能使患者因受凉而附加其他疾病。③充分暴露受检部位，以便完整、细致地进行观察。

望诊尽管重要，信息却不够全面，要对疾病有一个全面的认识，还必须四诊合参，切忌以望诊代替其他三诊。

利用现代科学技术拓展望诊技术。如利用光电比色法测定皮肤颜色；利用光栅投影原理，实现光干涉条纹法检测异于正常的体质和体形的微细变化。这些可为全身望诊提供依据和参考。利用现代信息科学的观点与方法，研制了计算机舌象分析仪，采集、存储数字化舌图像，对舌色、苔色、舌苔的形态、厚度、湿度、齿痕、裂纹等舌象指标进行分类、分析与定量化，从而获得客观、

定量、可靠的舌象指标。这对舌诊客观化、定量化有一定帮助。

（杨 硕）

wàngshén

望神（inspection of the spirit） 医生运用视觉对患者精神意识和生命活动状态进行总体观察的望诊方法。又称望神态。重点需要观察患者的眼神、神情、气色和体态。

神有广义、狭义之分。广义的神是指人体生命活动的外在表现，以人的精神意识状态、思维语言、动作行为等表现为标志，以先后天精气及其所化生的气血津液为物质基础。狭义的神是指人的精神、意识和思维活动。通过望神可以了解脏腑精气的盛衰，判断病情的轻重和预后。

望眼神 目为心之外候，凡目光明亮，运动灵活，视物清晰者为有神，说明脏腑精气充足；凡目光晦暗，瞳神呆滞，运动不灵，视物模糊，或视不见人者为无神，是脏腑精气衰竭的恶候；目光突然转亮但浮光外露为假神，是脏腑精气衰竭已极，阴阳即将离绝的危候，多见于临终时。

望神情 神情是指人的精神意识和面部表情。神志清晰，思维有序，反应灵敏，表情自然丰富，是心神和全身精气旺盛的表现，反之则表明心神不足。

望气色和体态 气色是指全身皮肤色泽。体态是指人的形体动态。若全身皮肤润泽，体形适中，姿态自如，动作灵活，则精气旺盛，反之则表明精气不足，功能减弱。

（杨 硕）

déshén

得神（vigorous spirit） 精充气足神旺的表现。又称有神。表现为神志清楚，语言清晰，面色荣

润含蓄，表情丰富自然，目光明亮，精彩内涵，反应灵敏，动作灵活，体态自如；呼吸平稳，肌肉不削。心主神志，其华在面，神清语明，面色荣润是心之精气充足的表现；肝开窍于目而主筋，肾藏精而主骨，目光精彩，反应灵活，体态自如，是肝肾精气充足的表现；肺主气而司呼吸，脾主肌肉而司运化，呼吸平稳，肌肉不削是肺脾精气充足的表现。五脏精气充足，故体健神明。在病中，则提示虽病而正气未伤，是病轻的表现，预后良好，所谓"得神者昌"（《素问·移精变气论》）。

（杨　硕）

shǎoshén

少神（lack of spirit）　精气轻度损伤的表现。又称神气不足。表现为两目乏神，目珠运动迟缓，神志清楚，但精神不振，思维迟钝，健忘困倦，面色少华，肌肉松软，动作迟缓。提示气血不足，脏腑功能减弱。心主神志，气血不足则心神失养，故精神不振，健忘困倦；肺脏虚损则见少气懒言、声低、自汗、易感冒等；脾脏虚损则见肌肉松弛、四肢乏力等；肝脏虚损则见困倦、易疲劳等；肾脏虚损则见动作迟缓，腰膝酸软乏力、倦卧嗜睡等。

少神与失神只是程度上的区别，介于得神与失神之间，既可见于轻病和恢复期的患者，也可见体质较弱者。在病理情况下多见于虚证患者。

（杨　硕）

shīshén

失神（loss of spirit）　神气涣散，精亏气败神衰的表现。又称无神、脱神。表现为目光晦暗，瞳神呆滞，视物不清；面色无华，精神萎靡，神思昏乱，言语不清，

肌肉瘦削，甚至昏迷郑声，循衣摸床，撮空理线，反应迟钝，表情淡漠，动作艰难，二便失禁等。面色无华，精神萎靡，言语不清，表情淡漠，是心之精气衰败；神思昏乱，言语不清，循衣摸床，撮空理线，卒倒目闭，是邪陷心包或阴阳离决的危候；目光晦暗，反应迟钝，动作艰难，强迫体位，是肝肾精气衰竭；呼吸气微或喘，周身大肉已脱，是肺脾精气俱衰；这些都提示五脏精气衰竭。失神亦可由邪盛神乱所致，表现为神昏谵语或骤然昏倒，两手握固，牙关紧闭等，提示邪气旺盛，热扰神明，邪陷心包，或肝风夹痰蒙蔽诸窍，阻闭经络。病情重笃，多见于久病、重病患者，预后不良。

（杨　硕）

jiǎshén

假神（false spirit）　久病、重病之人，精气本已极度衰竭，而突然出现某些神气暂时"好转"的虚假表现。表现为原本目光晦涩，突然目似有光，但却浮光外露；本为面色晦暗，一时面似有华，突然变为两颧泛红如妆；本已神昏或精神极度萎靡，突然神识似清，精神躁动，如想见亲人，言语不休，精神烦躁不安；原本身体沉重难移，突然想起床活动，但并不能自己转动；本来毫无食欲，久不能食，突然索食，且食量大增等。提示脏腑精气极度衰竭，正气将脱，阴不敛阳，虚阳外越，阴阳即将离决，古人比作"回光返照"或"残灯复明"，常是危重患者临终前的征兆。

假神与病情好转应加以区别。一般假神见于垂危患者，患者局部症状的突然"好转"，与整体病情的恶化不相符合，且为时短暂，病情很快恶化。重病好转时，其精神好转是逐渐的，并与整体

状况好转相一致，如饮食渐增，面色渐润，身体功能渐复等。

（杨　硕）

shénhūn

神昏（coma）　神识丧失或神志昏迷不清，对外界刺激缺乏反应的表现。心主神志，神昏与心密切相关。常因痰浊、热毒、外伤、气血逆乱、阴阳衰竭及其他强烈刺激等，使神明失主所致。多种外感温热病、疫病类疾病，各种厥病、脱病、痫病、中风、中暑、中毒、头部内伤、电击伤等，均可出现神昏。多见于急危重症，神昏的深度常与疾病的严重程度有关。

神昏与昏厥或晕厥当予鉴别。神昏是人事不省，意识完全丧失，时间较久而不易苏醒。昏厥或晕厥为一过性短暂的意识丧失。

（杨　硕）

shénluàn

神乱（confusion of spirit）　神志错乱异常的表现。表现为焦虑恐惧、狂躁不安、淡漠痴呆、卒然昏倒和神昏谵语等，多见于癫证、痫证、狂证、痴呆、脏躁等。焦虑恐惧由心胆气虚，心神失养所致，多属虚证，常见于卑慄、脏躁等。狂躁不安由暴怒气郁化火，煎津为痰，痰火扰乱心神所致，多属阳证，常见于狂证等。淡漠痴呆由忧思气结，津凝为痰，痰浊蒙蔽心窍，或先天禀赋不足所致，多属阴证，常见于痴呆、癫证等。猝然昏倒由脏气失调，肝风夹痰上逆，闭阻清窍所致，常见于痫证等。神昏谵语由邪气亢盛，热扰神明，邪陷心包；或肝风夹痰蒙蔽清窍，闭阻经络所致，常见于痫病、痴呆等。

要注意区别一般的神志错乱失常与邪盛神乱而失神的不同，主要注意患者出现神乱症状时的

全身整体状况。邪盛所致的神昏谵语，循衣摸床等，虽属神乱，但主要是神志昏迷，一般出现于全身性疾病的严重阶段，病重已至失神；一般所说的神乱主要是指神志错乱，多反复发作，缓解时常无"神乱"表现，神乱症状主要作为诊病依据。

（崔 蒙 贾李蓉）

diānzhèng

癫证（depressive psychosis）
或歌或哭，如醉如痴，其候静而常昏。《灵枢·癫狂》曰："癫狂始生，先不乐，头重痛，视举，目赤，甚作极，已而烦心。""得之忧饥""得之大恐"。癫证的发生与七情内伤、饮食失节、禀赋不足相关，损及心、脾、肝、胆、肾，导致脏腑功能失调和阴阳失于平秘，以致肝失条达，脾气不运，进而产生气滞、痰结、郁火、瘀血等，蒙蔽心窍或心神被扰，神明逆乱，而引起神志异常。

癫证当与郁证相鉴别，癫证见喜怒无常，多语或不语等症状，以失去自制能力，神明逆乱，神志不清为其特征。郁证多见易怒善哭，胸胁胀痛，喉中如有异物，失眠等症状。主要表现为自我感觉异常，自制力差，但神志尚清。癫证与痴呆症状表现亦有相似之处，痴呆以智能低下为突出表现，以神志呆滞，愚笨迟钝为主要特征。癫证还当与狂证相鉴别，具体见狂证。

（崔 蒙 贾李蓉）

xiánzhèng

痫证（epilepsy）
发作性的精神恍惚，甚则突然仆倒，昏不知人，口吐涎沫，两目上视，四肢抽搐，或口中做猪羊叫声，移时苏醒的症状。又称痫病、癫痫，俗称羊癫风。

首见于《素问·大奇论》：

"心脉满大，痫瘛筋挛；肝脉小急，痫瘛筋挛。"后世医家对其病因、病机及临床特点均有较详细的记载，如《证治准绳·癫狂痫》曰："痫病发则昏不知人，眩仆倒地，不省高下，甚而瘛疭抽掣，目上视，或口眼㖞斜，或口作六畜之声。"痫证的发生，大多由于七情失调，先天因素，脑部外伤，饮食不节，劳累过度，或患它病之后，造成脏腑失调，痰浊阻滞，气机逆乱，风阳内动所致，而又以痰邪作祟最为重要。

痫证当与中风、痉证、厥证相鉴别。三者都表现有突然昏倒，不省人事。然痫仆地有声，口吐白沫，神昏片刻即醒，醒后如常人，有反复发作史。中风仆地无声，神昏须救治，醒后常有半身不遂。痉证发时多身强直兼角弓反张，不易清醒，常伴发热。厥证除见突然仆倒，昏不知人等主症外，还有面色苍白，四肢厥冷，或见口噤，握拳，手指拘急，而无口吐涎沫，两目上视，四肢抽搐和病作怪叫之见症。

（崔 蒙 贾李蓉）

kuángzhèng

狂证（mania）
精神失常，疯狂怒骂，打人毁物，不避亲疏，或登高而歌，弃衣而走，少卧不饥，妄作妄动，喧扰不宁的症状。狂证与癫证在临床上不能截然分开，又能相互转化，故常以癫狂并称。二者虽都是神志失常之症，但在病因、病机及治疗方面仍有不同，故将癫证与狂证分别论述。《素问·至真要大论》认为"诸躁狂越，皆属于火"，指出了火邪扰心可致发病。《灵枢·癫狂》又有"有所大喜""大怒"等记载，明确指出多为情志因素致病。《丹溪心法·癫狂》说："狂属阳……大率多因痰结于心胸间。"

狂证应与癫证相鉴别。狂证初期以情绪高涨为主，多见兴奋话多，夜不寐，好外走，喜冷饮，喜动恶静。病情进一步发展，渐至频繁外走，气力倍增，刚暴易怒，登高而歌，自高贤，自尊贵，部分患者亦可出现呼号骂詈，不避水火，不避亲疏的严重症状。癫证初期以情感障碍为主，表现为情感淡漠，生活懒散，少与人交往，喜静恶动。若病情进一步发展，可出现思维障碍，情绪低下，沉默寡言，学习成绩下降，直至丧失生活和工作能力。进一步发展，病情更甚者，可出现淡漠不知，喃喃自语，终日闭户，不知饥饱。

（崔 蒙 贾李蓉）

fánzào

烦躁（dysphoria）
心中烦闷不安，急躁易怒，甚则手足动作及行为举止躁动不能的表现。多由邪热客于心肺，或入于肾所致。烦躁有虚实寒热之分。在外感热病中，凡不经汗下而烦躁者多实，汗下后烦躁者多虚。烦躁分为烦与躁两种症状表现。烦是胸中烦闷，精神不安；躁是身体手足躁扰，或裸体不欲近衣，或欲投井中，为无根之外热。《证治准绳·杂病》曰："夫烦者扰扰于心乱，兀兀欲吐，怔忡不安；躁者无时而热，冷汗自出，少时则止，经云阴躁者是也。"烦与躁常并见，而有先后之别。《伤寒明理论》卷二："所谓烦躁者，谓先烦渐至燥也。"若先躁后烦，则称为躁烦。

（崔 蒙 贾李蓉）

shénbùshǒushè

神不守舍（mental derangement）
心神失于藏守，发生神志异常的表现。表现为精神错乱，妄言妄见，时悲时喜，举止失常，或思虑恍惚，做事多忘。心神失于藏守，失去统帅全身脏腑、经络、形体、官窍的生理活动和主司意识、思维、情志等精神活动的作用，导致脏腑功能失于调控，脏腑功能紊乱。多因七情所伤，痰火犯心，或心气不足等所致。

（崔 蒙 贾李蓉）

wàngsè

望色（inspection of skin color）

医生运用视觉对患者皮肤的色泽变化进行总体观察的望诊方法。又称色诊、五色诊。包括望皮肤的颜色和光泽。皮肤的颜色，一般分为赤、白、黄、青、黑五种颜色，简称五色。皮肤的颜色可反映气血的盛衰和运行情况，并在一定程度上反映疾病的不同性质和不同脏腑的病证。五脏之气外发，五脏之色可隐现于皮肤之中，当脏腑有病时，则可显露出相应的异常颜色。皮肤的光泽，指肤色的荣润或枯槁，可反映脏腑精气的盛衰，对判断病情的轻重和预后有重要的意义。凡面色荣润光泽者，为脏腑精气未衰，属无病或病轻；凡面色晦暗枯槁者，为脏腑精气已衰，属病重。临床诊病，将泽与色两者结合起来，才能做出正确的判断。

面部色诊是望色的主要部分。不仅心之华在面，其他脏腑之精气，也通过经脉而上荣于面，正如《灵枢·邪气脏腑病形》说："十二经脉，三百六十五络，其血气皆上于面而走空窍。"由于心主血脉，其华在面，手足三阳经皆上行于头面，特别是多气血的足阳明胃经分布于面，故面部的血脉丰盛，为脏腑气血之所荣；加之面部皮肤外露，其色泽变化易于观察。凡脏腑的虚实、气血的盛衰，皆可通过面部色泽的变化而反映于外，因此临床将面部

作为望色的主要部位。

（崔 蒙 贾李蓉）

wàngsè shífǎ

望色十法（the ten methods of inspection of skin color）

望色的纲领。又称相气十法。包括色浮、色沉、色清、色浊、色微、色甚、色散、色抟、色泽、色夭。

首见于《灵枢·五色》："五色各见其部，察其浮沉，以知浅深，察其泽夭，以观成败，察其散抟，以知远近，视色上下，以知病处，积神于心，以知往今。"清·汪宏根据这一理论，总结个人临床经验，提出了"浮沉、清浊、微甚、散抟、泽夭"十法，分别用以判断疾病的表、里、阴、阳、虚、实、新、久、轻、重。《望诊遵经》云："大凡望诊，先分部位，后观气色，欲识五色之精微，当知十法之纲领。"可知望色十法在望诊中的纲领性意义。

十法可从总体上判断疾病的表里、阴阳、虚实、新久、轻重。浮是色显于皮肤之间，主病在表；沉是色隐于皮肤之内，主病在里。初浮后沉是病自表入里；初沉后浮是病由里出表。清是清明，其色舒，主病在阳；浊是浊暗，其色惨，主病在阴。自清而浊，是阳病转阴；自浊而清，是阴病转阳。微是色浅淡，主气虚；甚是色深浓，主邪气盛。散者疏离，其色开，主病近将解；抟者壅滞，其色闭，主病久渐聚。先散后抟，病虽近而渐聚；先抟后散，病虽久而将解。泽是气色润泽，主生；夭是气色枯槁，主死。先夭而渐泽，精神复盛；先泽而后夭，血气已衰。

十法是辨其色之气，而气乃色之变化，故十法必须与五色合参，才谈得上色诊。例如色赤主热，赤而微为虚热，赤而甚为实热；微赤而浮是虚热在表，微赤

而沉是蓄热在里等，再合以清浊、散抟、泽夭错综合参，不仅可以推断病性、病位、病势、病机，还可以推测疾病的传变和预后。正如《望诊遵经·五色十法合参》曰："病情深奥，望法精微，间有隐于此而显于彼者，其病盖又有遁情焉。"所以只有错综合参才能获得较为正确的诊断。

（崔 蒙 贾李蓉）

xiǎo'ér chásèfǎ

小儿察色法（the method of inspection of children's skin color）

观察小儿面部色泽变化以诊断疾病的方法。是小儿望神色中的重要组成部分。中国小儿的面部常色微黄、透红润、显光泽，但因禀赋及其他因素影响，正常面色亦有差异，或稍白，或稍黄，或稍黑。常用的小儿察色方法有五色主病、五部配五脏，其中五色主病是小儿察色诊病的主要方法。青色主风、主惊、主寒、主痛；赤色主热；黄色主湿、主饮食伤；白色主虚；黑色主寒、主痛、主中邪毒等。五部配五脏是根据小儿面部不同部位出现的各种色泽变化，结合所属脏腑来推断病变的部位与性质的望诊方法。五部指左腮、右腮、额上、鼻部、颏部，小儿五部与五脏的关系及主病，最早见于宋·钱乙的《小儿药证直诀·面上证》："左腮为肝，右腮为肺，额上为心，鼻为脾，颏为肾。"五色在面部不同部位出现，可结合五脏所配为诊查不同病证提供参考。

（崔 蒙 贾李蓉）

qìyóuzàngfā, sèsuíqìhuá

气由脏发，色随气华（qi produced by zang-fu organs then luster the color）

精气由脏腑功能活动产生，皮肤的色泽又随着精气的充养反映于外。气，神

气、精气，皆源于五脏；色，色泽；华，外荣。五脏精气的盛衰和病变，会反映到气色的变化；正常的色泽是五脏精气的外荣，上见于颜面，光泽明润，含蓄不露，是五脏精气充足的征象。出自清·林之翰的《四诊抉微》。如果病重或久病，脏气已衰，则表现出枯槁而败露的各种病色。

（崔　蒙　贾李蓉）

sèbù

色部（complexion position）
脏腑经络身形在面部和五官七窍，各有其相对应的部位。又称面部分候脏腑、气色门户。《灵枢·五色》曰："五色之见也，各出其色部。"色泽和部位，可做定性和定位诊断。关于部位的划分，共有四法，可并行不悖。①经络与面貌五官相关。督脉自背中上头至鼻，任脉自腹中上颐循面，冲脉上行荣于口唇，跷脉则会于睛明。听宫颧髎，属手太阳经；眉冲五处，属足太阳经；迎香禾髎，属手阳明经；颊车巨髎，属足阳明经；耳门和髎，属手少阳经；上关听会，属足少阳经。②明堂周身部位，明堂即鼻部。《灵枢·五色》将面部比喻为一座宫廷院落，鼻居中央，位置最高，故曰明堂。其余各部，皆如此形象化的予以想象。正如清·汪宏的《望诊遵经》所说："首面上于阙庭，王宫在于下极，五脏次于中央，六腑挟其两侧。"③面貌分应脏腑。《素问·刺热》曰："热病从部所起者。""肝热病者，左颊先赤；心热病者，颜先赤；脾热病者，鼻先赤；肺热病者，右颊先赤；肾热病者，颐先赤。"虽然这是从热病的角度来划分的，但后世医家，已扩展推广到对一切疾病的望诊，特别是在儿科应用较多。④五官分应五

脏。《灵枢·五阅五使》曰："五官者，五脏之阅也。"所谓阅，是见于外而历历可察之义。据此，喘息鼻张是肺病，眦青者是肝病，唇黄者是脾病，舌卷短而颧赤是心病，颧与颜黑是肾病。肾开窍于耳，当为耳黑。临床上，可以此作为望色的补充，且可据五脏与五体的联系，以诊断皮、肉、血、筋、骨之病。

（崔　蒙　贾李蓉）

qìsè

气色（complexion）　人的精神、面色。五脏六腑的精华藏于内为气，现于外为色。合称气色。《素问·脉要精微论》曰："夫精明五色者，气之华也。"《金匮要略·脏腑经络先后病脉证》亦云："病人有气色见于面部。"气的有无盛衰决定了色的泽夭枯荣、有神无神，故可由此诊察内脏精气的盛衰、存亡，判断病情的轻重安危。

（崔　蒙　贾李蓉）

chángsè

常色（normal color of skin）
人在正常生理状态时皮肤的色泽。又称正色。主要指面部的色泽。概括地说，无论何色，只要其变化应时应位，处处相应，有胃气，有神气，便是常色。所谓有胃气，即隐约微黄，含蓄不露。所谓有神气，即精神气血充盈，精气内含，容光外发，血华其色，面色光明润泽。中国正常人的面色应该是红黄隐隐，明润含蓄。《灵枢·五脏生成》认为五色是五脏所生之外荣，生于心如以缟裹朱，生于肺如以缟裹红，生于肝如以缟裹绀，生于脾如以缟裹栝楼实，生于肾如以缟裹紫。正确认识这些常色的模型，对掌握色诊是很有帮助的。朱是正赤色，红是白之间赤，绀是青之间赤，栝楼实

是黄之间赤，紫是黑之间赤。

由于体质禀赋不同，有人可能偏红、偏黑或偏白；由于生理活动的变化，有时可能偏青、偏白、偏红等。一地之间，地形有高下燥湿，风气有寒温刚柔，加之遗传体质不同，面色变化多端，只要无太过与不及，都是正常现象。不论何色，只要有胃气、有神气，便是常色。常色有主色、客色之分。

（崔　蒙　贾李蓉）

zhǔsè

主色（governing color）　人生来就有的基本面色。属常色。在人群中，每个人的面色各不相同，属于个体特征，一生基本不变。古人将人的体质依据五行原理分为木、火、土、金、水五种类型。因禀赋独盛，其色独著，即木形之人青，土形之人黄，火形之人赤，金形之人白，水形之人黑，正如《医宗金鉴·四诊心法要诀》云："五脏之色，随五行之人而见，百岁不变，故为主色也。"

（崔　蒙　贾李蓉）

kèsè

客色（visiting color）　因气候、环境及生理状态的变化而发生改变的面色。属常色。①气候影响。按《黄帝内经》理论，春气在经脉，夏气在孙络，长夏气在肌肉，秋气在皮肤，冬气在骨髓。随气的内外变化，色也有相应的沉浮之变。再以五行推论，春应色稍青，夏当色稍红，长夏色当黄，秋则色稍白，冬则色稍黑，四季皆当黄，这些变化可能不十分明显，但只要留意观察，再结合其他具体情况加以分析，总能有所发现。②昼夜阴晴影响。昼则气行于阳，色当光辉而外映；夜行气行于阴，色当明润而内含；阴则气寒，寒则血凝泣，凝泣则青

黑；晴则气热，热则气淖泽，淖泽则黄赤。③生理状态改变。不同的情绪状态下，面色亦有不同：喜则面色赤，怒则面色青，忧则面色沉，思则面色黄，悲则色泽减，恐则面色白。饥饱、饮酒对面色也有影响：过饥则面色泽减而微枯。这些都属于客色，正如《医宗金鉴·四诊心法要诀》所说："四时之色，随时加临，推迁不常，故为客色也。"

（崔 蒙 贾李蓉）

sèxiānmíng

色鲜明（bright color） 色泽鲜明荣润。与晦暗相对而言。说明脏腑精气未衰，神气尚存，胃气能荣于面，属常色。若色泽明亮不润，面色浮肿，为水饮滞留体表所致。

（崔 蒙 贾李蓉）

gànsè

绀色（cyanosis） 微带红的黑色。属肝，肝主色青，如白绢裹绀之色，鲜明红润，是人体正常面色。

（崔 蒙 朱玲）

huásè

华色（shiny complexion） 面部有明润的色泽。是心气充足，精神内守的表现。《素问·解精微论》曰："夫心者，五脏之专精也，目者其窍也，华色者其荣也……"《黄帝内经太素》曰："华色为心之荣显。"王冰注："其神明之外饰。"意即心功能正常时，精微物质足以荣润的面色。

（崔 蒙 朱玲）

bìngsè

病色（morbid color） 人体在疾病状态时的面部色泽。除常色之外，其他一切反常的色泽都属于病色。病色有善恶之分，不论出现何种颜色，明润含蓄者为善色，一般表示病情较轻或预后较好。

若颜色暴露而枯槁不泽者称为恶色，亦称夭色，一般表示病情较重，预后不良。可以从四个方面来认识病色：①晦暗枯槁。色浊而夭，是色无神气。色贵有神，以光明润泽为本，凡此不但为病，而且说明精气衰竭，是主死的恶兆。②鲜明暴露。色浮泽而清，虽属阳主实，但色无胃气，正气难以持久，久病见之，是胃气衰败，亦主死。③某色独呈。无血色相间，亦属真脏之色见。色之甚、浮、清谓太过，主病在外；色之微、沉、浊谓不及，主病在内。四是太过或不及，不应时应位。邪气扰乱气血，发生异常。其中先时而见为太过，后时而见为不及。太过则薄所胜而乘所不胜，其不及则所胜妄行，而所生受病，所不胜薄之，色生时者为虚邪，时生色者为实邪，色克时者为贼邪，时克色者为微邪，色时相应而病者为正邪。

（崔 蒙 贾李蓉）

èsè

恶色（malignant color） 缺乏光泽甚至无光泽的病色。又称夭色。说明疾病已经严重损耗了人体的精气，疾病重，预后也较差。《素问·五脏生成篇》为恶色提供了五个模型，分别是：青如草兹（草兹指死草，它的颜色是青而枯暗无光泽），赤如衃血（衃血指死血，凝固的血液，颜色往往呈暗红带黑，无生机），黄如枳实（枳实的颜色是黑黄不泽），白如枯骨（白而枯槁），黑如炲（炲指煤烟的尘灰，是一种灰黑无华的颜色）。

（崔 蒙 贾李蓉）

zhēnzàngsè

真脏色（improper reveal of visceral complexion） 五脏精气败露的颜色。又称真色。其色显而不泽，晦暗枯槁，属于恶色，说明脏腑败坏，神气已失，胃气已竭，不能荣润，故称为气不至，多预后不佳。

（崔 蒙 朱玲）

sèchì

色赤（red complexion） 属病色。又称赤色、面红、面赤、赤色为病、面色如醉。为暑热之色、手少阴经之色、心包络、小肠之色。症见面色发红，因邪热亢盛，气血得热则行，血行加速，面部脉络扩张，气血充盈所致。主热证。

《灵枢·五色》中言："赤为心""黄赤为热"。满面通红，多为阳盛之外感发热，或脏腑实热，属实热证，可见于感冒发热患者。两颧潮红者，属虚热证，可见于肺痨等患者。两颧绯红如妆，浮浅游移，可见于戴阳证。

风热外袭之面色红与阳明经证之面色红的鉴别：二者均为满面通红，但有表里之分。前者兼见发热恶寒，汗出，咽痛等表热证。后者伴有高热汗出，恶热，口渴引饮。"恶寒"与否是鉴别二者的重要标识。热入营血之面色红赤与阳明经证之面色红的鉴别；二者均属于外邪入里的里热证，区别在于发热出现的时间及各自伴随的症状均有不同。前者是发热夜甚，口干但不甚渴引，伴皮肤斑疹或出血，舌质红绛，无苔或少苔，脉细数；后者为持续高热或日晡潮热，大渴引饮，伴大汗，舌红苔黄，脉洪大。

阴虚内热之面色红赤的辨证要点是两颧潮红，伴有潮热盗汗，五心烦热等。虚阳浮越的面色红则是两颧绯红如妆，一般是罹病日久，肾阳虚衰，阴寒内盛，阴盛格阳，虚阳上浮所致的戴阳证，若病情进一步发展，就会出现呼吸短促，汗出肢冷，脉微欲绝等阳气欲脱症状，属于真寒假热之危重证候。正如《灵枢·五色》所云："赤色出两颧，大如拇指者，病虽小愈，必猝死。"

总之，面赤有表里虚实之分。面赤以红而明润含蓄为佳，红而枯槁显露者无胃气，临床辨证，必须紧密结合患者的症状特点全面考虑，方可判断预后。

（崔 蒙 朱 玲）

sèbái

色白（pale complexion） 属病色。又称白色、面白、面色白。为燥金之色，手太阴经之色，肺与大肠之色。症见面色无华、面色苍白、白如枯骨、面色㿠白、面色淡白等多种表现。主虚证（包括血虚、气虚、阳虚）、寒证、失血、夺气。

《灵枢·五色》曰："白为肺""白为寒"。白为气血不荣之候，乃肺与大肠病之色。多由阳气虚衰，气血行迟，或耗气失血，气血不充，面部脉络血少而色白；或寒凝血涩，经脉收缩，气血不能上充于面部脉络所致。

面色淡白无华，唇舌色淡者，多属血虚证。白而淡黄，气不足者，或白而微青，或臂多青脉，或鼻头色白，或面无血色，或黄白如鸡皮，皆为失血、血脱。面色㿠白者，多属阳虚证；若㿠白虚浮，或苍白，或晦暗，甚则尿少浮肿，则多属阳虚水泛。面色苍白者，多见于里寒证，剧烈腹痛或颤栗时，多属亡阳、气血暴脱或阴寒内盛。

真热假寒之面色白与寒滞肠道之面色白的鉴别：两者均有面色苍白，四肢冷等症状，但前者是阳盛格阴之证，兼见不恶寒反恶热，烦渴喜冷饮，舌红，苔黄，脉沉数有力等里真热的表现，而后者则无里热证的表现。

除以上鉴别外，还需注意其光泽，白而明润者为佳，白而枯槁显露者为无胃气。

（崔 蒙 朱 玲）

sèqīng

色青（greenish complexion/bluish complexion） 属病色。又称青色、青色主病、面色青、面青。为厥阴风木之色，与肝胆相应。多由寒凝气滞，或瘀血内阻，或筋脉拘急，或因疼痛剧烈，或因热盛而动风，使面部脉络血行瘀阻所致。主寒证、气滞、血瘀、疼痛、惊风。

《灵枢·五色》曰："青为肝""青黑为痛"。面色淡青或青黑者，属寒盛、痛剧，多因阴寒内盛，经脉挛急收缩，不通而痛，以致面部脉络拘急，气血凝滞而色青，可见于骤起的气滞腹痛、寒滞肝脉等病证。突见面色青灰，口唇青紫，肢凉脉微，则多为心阳暴脱，心血瘀阻之象，可见于真心痛等病证。久病面色与口唇青紫者，多属心气、心阳虚衰，血行瘀阻，或肺气闭塞，呼吸不利，可见于肺胀、喘证等病证。面色青黄（即面色青黄相兼，又称苍黄）者，胁下每有癥积痞块，可见于肝郁脾虚、气血瘀阻之人。小儿眉间、鼻柱、唇周发青者，多属惊风，多因邪热亢盛、热闭心神，消灼阴津，筋脉失濡而抽搐，面部脉络血行瘀阻则发青，可见于高热抽搐患儿。

心肾阳衰之面色青与心血瘀阻之面色青的鉴别：两者均有血瘀之象，但程度和伴随症均有不同。前者面色青灰同时伴有心悸气短，胸部憋闷，形寒肢冷，尿少浮肿等症。后者心脉瘀阻情况较前者严重，伴面色青紫，心痛如刺，痛引肩背内臂。

（崔 蒙 朱 玲）

sèhuáng

色黄（yellow complexion） 属病色。又称面黄。为湿土之色、足太阴经之色、脾胃之色。常见面色萎黄、黄如枳实、黄胖、黄疸等多种表现。主虚证、湿证。

《灵枢·五色》曰："黄为脾""黄赤为热"。黄而枯燥，为热伤津液。黄而昏暗，多是津液消耗。黄而色淡，多是胃病虚寒。黄而兼白，脾胃虚寒。黄而兼青，多脾虚泄泻。黄白无泽，多脾肺气虚。面色萎黄，多属脾胃气虚，气血不足，因脾胃虚衰，水谷精微不足，气血化生无源，机体失养，故面色淡黄无华。面黄虚浮伴四肢困重，多属脾虚湿蕴，因脾运不健，机体失养，水湿内停，泛滥肌肤所致。面浮肢肿、四肢困重等症状，由湿气内蕴引起，如果因单纯脾气虚引起的面黄，则不会出现这些症状。面目一身俱黄者，为黄疸；其中面黄鲜明如橘皮色者，属阳黄，乃湿热熏蒸之故；面黄晦暗如烟熏色者，属阴黄，乃寒湿郁阻，胆液外溢之故。面黄白，肿连眼胞，食谷即眩者，为谷疸。面黄而昏黑，目睛黄者，为女劳疸、酒疸。

（崔 蒙 朱 玲）

sèhēi

色黑（darkish complexion） 属病色。又称黑色、面黑。为寒水之色、足少阴经之色、肾与膀胱之色。症见面色黧黑、面色苍黑、面黑如漆、面如漆柴、产后面黑等多种表现。主肾虚、寒证、痛证、水饮和瘀血。

《灵枢·五色》云："黑为肾""青黑为痛"。面色发黑，多因肾阳虚衰，水寒内盛，血失温养，或因剧痛，脉络拘急，血行不畅，水色外露所致。面黑暗淡或黧黑，多属肾阳虚，因阳虚火衰，水寒不化，血失温煦，浊阴上泛所致。面色黧黑无泽，耳轮焦干，多属房劳过度，或热病伤及肝肾之阴，肾精亏损，精气不能上荣于面，兼见腰膝酸软，阳痿遗精早泄，发脱齿摇等肾精匮乏之症。眼眶周围发黑者，多属肾虚水饮或寒湿下注之带下病，或为瘀血崩中。面色黧黑，肌肤甲错，毛发不荣者，多由血瘀日久所致。面黑齿长而垢，腹胀闭，上下不通者，为少阴终。望色当分夭泽，明润者预后良好，枯槁者预后欠佳。

（崔 蒙 朱 玲）

miànsè huì'àn

面色晦暗 (dim complexion)

枯槁晦暗无光泽的面色。属病色。是久病脏腑精气已衰，胃气不能上荣的表现。与面色荣润光泽的华色相对。如《素问·五脏生成》所谓"黑如炲者""白如枯骨"等均属于晦暗之色。就病色而言，与病色暴露相对。所谓病色暴露，即某种面色异常明显地显露于外，是病色外现或真脏色外露的表现。一般而言，新病、轻病、阳证患者的面色鲜明显露但尚有光泽，而久病、重病、阴证则面色暴露与晦暗并见。

（崔 蒙 朱 玲）

miànchén

面尘 (dirty complexion)

灰暗如蒙尘垢，却洗之不去的面色。属病色。有实证和虚证之分，实证多因燥邪所伤或伏邪内郁，常伴有口苦咽干等症状；虚证多由久病肝肾阴虚，常伴有头晕耳鸣、五心烦热、腰酸、遗精等症状。

《灵枢·经脉》曰："肝足厥阴之脉……是动则病腰痛不可以俯仰，丈夫癀疝，妇人少腹肿，甚则嗌干，面尘脱色。"说明面尘与足厥阴肝经的内在联系。在《针灸大成》则提及选择肝经腧穴对此进行治疗："行间主……妇人小腹肿，面尘脱色，经血过多不止，崩中，小儿急惊风。"《医学入门》则有这样的记述："气痛心胁膊项不便，或发燥体枯面尘；足少阳之正绕髀入毛际，合于厥阴。"由此可见，临证对于脸色灰暗的面尘患者，要首先考虑肝胆系疾病。

面尘与面垢相鉴别，尘以干土为主，垢则油偏重，与多由暑湿引发，临床应区别对待；面尘还应与面脏鉴别，因久未梳洗的面有尘垢可清洗干净，但面尘形容面部灰暗，乃洗之不去的颜色。

（崔 蒙 朱 玲）

miàngòu

面垢 (dirty complexion)

面色灰暗，如蒙尘垢，洗之色不去的面色。属病色。出《伤寒论·辨阳明病脉证并治》："三阳各病，腹满身重，难于转侧，口不仁面垢，谵语遗尿。"多因感受暑邪，胃热熏蒸，肝肾阴虚所致。

面垢兼见胸脘痞闷，呕恶，生热汗出，便溏不爽，尿短赤，为暑湿熏蒸所致。面垢兼见多食善饥，渴喜冷饮，胃脘疼痛灼热，口秽，牙龈肿痛，则由胃热熏蒸所致。面垢兼见眩晕耳鸣，咽干口燥，五心烦热，腰膝酸软，形体消瘦，为肝肾阴虚所致。

面垢与面尘相鉴别，见面尘。

（崔 蒙 朱 玲）

miànjiāo

面焦 (dry complexion)

干枯焦黑的面色。属病色。出自《素问·上古天真论》："丈夫……六八，阳气衰竭于上，面焦，发鬓颁白""女子……六七，三阳脉衰于上，面皆焦，发始白"。足阳明胃经，循发际，气营于面，三阳脉皆盛于面，因此阳明气衰，三阳脉衰，气血失荣可致面焦发堕。多见于久病阳气虚衰，精微亏虚，气血失于濡养肌肤之人或耄耋体衰之人。《证治准绳·虚劳》曰："肾伤骨极，……实则面焦耳鸣，小便不通，手足痛，宜玄参汤。"也可见于悲伤多愁之人。梁·陶弘景所撰《真诰》云："面者神之庭，发者脑之华。心悲则面焦，脑减则发素。"与《针灸大成》的任脉经穴歌记载如出一辙："多乐则心神邪荡，多愁则头面焦枯。"道出了心情舒畅与否与面色的内在关联。

（崔 蒙 朱 玲）

sèduó

色夺 (complexion depriving)

气色耗伤败坏。是判断疾病预后转归的方法之一。临证当与脉夺与否互参。

《素问·脉要精微论》曰："征其脉小色不夺者，新病也；征其脉不夺其色夺者，此久病也；征其脉与五色俱夺者，此久病也；征其脉与五色俱不夺者，新病也。"《太素》曰："脉为其本，色为标也，本受邪气已，方受与标，故脉本不夺，色甚夺者，知是久病。"强调脉为本，色为标的理念，如果出现了色夺，则病已由本发展至标，所以多为久病。王冰给出的注释是："神持而邪凌其气也"，也就是说若脉象尚强盛，说明神尚存，邪凌其气，气伤则不能营养面色，故见色夺。

由此可见，色夺多为久病，色不夺多为新病。如果脉象微弱而未见色夺，属脉病形不病，虽然是新病，也不一定易治；如果脉象强盛而未见色夺，则属于新病且容易治愈；如果脉象微弱且五色俱夺，既是久病，又难治愈；如果未见色夺而脉象强盛，属于形病脉不病，虽然是久病，却易治愈。但临证时还要色脉合参，不能只以此一个症状作为判断依据。

（崔 蒙 朱 玲）

miàngǎnzèng

面皯黵（chapped face） 面部皮肤有色素沉着的。又称黧黑皯黵、面皯、面黵、黧黑斑。多发于面部，以女性多见。皮损呈黄褐色或淡黑色斑片，呈蝴蝶形或不规则形，大小不一，色枯不泽，表面光滑，境界清楚，无自觉症状。日晒后斑色加深。多由肾亏火旺，血虚不荣，火燥结滞或肝胆火旺所致，也与风邪、痰饮有关。

有关黧黑斑最早的记载，可追溯到《阴阳十一脉灸经》："足厥阴之脉……是动则病……面骊（骊即面色黧黑）""足少阴之脉……是动则病……面暗若地色（引申为焦黑）""足阳明之脉……是动则病……颜黑"，认为黧黑斑的发病与足厥阴肝经、足少阴肾经、足阳明胃经有关。《诸病源候论·面皯候》中有"面皯"的病因描述："人面皮上，或有如乌麻，或如雀卵上之色是也。此由风邪客于皮肤，痰饮渍于腑脏，故生皯黵"，说明风邪、痰饮等均可能导致面皯。明·陈实功《外科正宗·女子面生黧黑斑》云："黧黑斑者，水亏不能制火，血弱不能华肉，以致火燥结成黑斑，色枯不泽……"提出肾亏血弱致黧黑斑的病机学说。

（崔 蒙 朱 玲）

bìngsè jiāocuò

病色交错（disease and color crisscross） 病证与面部色泽不对应的现象。又称五色交错、五色生克。诊断上以面部色泽为主。《医宗金鉴》曰："正病正色，为病多顺，病色交错，为病多逆。

表 病色交错

五脏	正病正色	病色交错			
		顺证		逆证	
		色生病（吉中之顺）	病生色（吉中小逆）	病克色（凶中之顺）	色克病（凶中之逆）
肝	青	黑	赤	黄	白
心	赤	青	黄	白	黑
脾	黄	赤	白	黑	青
肺	白	黄	黑	青	赤
肾	黑	白	青	赤	黄

母乘子顺，子乘母逆，相克逆凶，相生顺吉。"

若病与色相应则为正病正色。其中也有顺逆吉凶之分。例如肝病见青色，是正病正色，为病色相应，属疾病发展中的正常现象。若见黑色或赤色，是不相应中的相生之色，属顺证；若见黄色或白色，是不相应中的相克之色，属逆证。在顺证中，色生病为吉中之顺，病生色为吉中小逆；在逆证中，色克病为凶中之逆，病克色为凶中之顺。余脏可仿此类推（表）。《望诊遵经》说："倘色夭不泽，虽相生亦难调治，色泽不夭，虽相克亦可救疗。要在合乎四时，参以十法而明辨之，毋致按图索骥也可。"若色未枯槁，明润有神采，则虽病色交错亦预后良好。

（崔 蒙 朱 玲）

bìngsè xiāngshēng

病色相生（disease and color interpromote） 属于病色交错中的顺证。诊断上以面部色泽为主，因色应五脏，分居五行，生克乘侮，规律相同，故又有"五色生克"之称。和五行相生理论密切相关，如肝病见赤色，为病生色，属吉中之逆；黑色见肝病，则为色生病，属吉中之顺。所谓相生是一种相辅相成的生理现象，具体到五色可分为两种：①五色分

见，如青赤、赤黄、黄白、白黑、黑青分见，是色之相生，为顺。②五色间见，间见是指五色之著，彼此相乘。如青赤、赤黄、黄白、白黑、黑青间见，是色之相生，为顺。如色青而得肾证，水生木，属于病生色；色青而得心证，木生火也，此相生之谓也。凡相生者吉。言其吉者，皆本脏自病，他脏资助，虽病易瘥，但有程度不同，如色青而得心病，色生病也。子病母助，母助子壮，全力抗邪，为吉中之顺，色青而得肾病，病生色也。母病求子，子幼助母不及，虽得幼子奋力相济，然尚属祛力抗邪，乃吉中之逆。见表。

（崔 蒙 朱 玲）

bìngsè xiāngkè

病色相克（disease and color interrestraint） 属于病色交错中的逆证。又称病色相剋。

青黄、黄黑、黑赤、赤白、白青分见，是色之相克，为逆。色青而得肺病，病克色也，肺金有病，横克肝木，肺病及肝，说明肺气仍实而未绝，故称凶中之顺，色青而得脾病，色克病也，脾脏已病，又受肝木克伐，恃强凌弱，其病则甚，凶中之逆也。凡若此者，皆可触类旁通，病虽变出多端，然"有诸内必形诸外"，据此可提升对疾病预后的

判断能力。正如《证治准绳·伤寒》中所言："若肝病之色青而白，心病之色赤而黑，脾病之色黄而青，肺病之色白而赤，肾病之色黑而黄，此皆五行之相克，为难治矣。"

青黄相见，为色克病也，白青相见，为病克色也。前者是脸色青而又患脾病，主克之色在前，被克之脏在后，即所谓色克病也，乃凶中之逆；后者是肺病患者，伤及肝木，是主克之色在前，被克之脏在后，故为病克色也，为凶中之顺。二者当区分之，于临证大有裨益。

临证如肝病见黄色或白色，是不相应中的相克之色，属于逆证。例如麻疹一类热性患者（病证属火）而见面白（白属金），根据火克金的原理，属于病克色，说明病情可能会加重。又如肺结核患者（肺属金）而见两颧潮红（属火），同上理，属于色克病，亦常表示病情加重。

（崔蒙 朱玲）

wàng xíngtǐ

望形体（inspection of the body form）

医生运用视觉对患者宏观外貌，包括形体的强弱胖瘦、体质形态进行总体观察的望诊方法。又称望形。有助于了解气血的盛衰、邪正的消长和伤痛的部位等。望形体包括望形体强弱、胖瘦、体质等方面，也包括对各种形体畸形的观察。

中医很早就有望形诊病的记载，如《素问·三部九候论》说："必先度其形之肥瘦，以调其气之虚实。"《素问·经脉别论》曰："诊病之道，观人勇怯骨肉皮肤，能知其情，以为诊法也。"

皮、肉、脉、筋、骨是构成人的躯体的五种基本组织。人体以五脏为中心，外与五体有着密切的生理联系，即肺合皮毛，脾合肌肉，心合血脉，肝合筋腱，肾合骨骼。五脏的精气充养五体，五脏精气的盛衰和功能的强弱又可通过五体反映于外。形体的强弱与内脏功能的盛衰是统一的，一般内盛则外强，内衰则外弱。故观察患者形体强弱胖瘦的不同表现，可以了解内在脏腑的虚实、气血的盛衰。而不同的体质形态，其阴阳盛衰不同，对疾病的易感性、患病后的预后转归和处方用药也不同。如素体阴盛，患病易从阴而转寒。素体肥胖，患病多从痰从湿考量，所以，观察患者的体质类型有助于对疾病的诊断治疗。在观察形体胖瘦时应注意其内在精气的强弱，并把形与气两者综合以判断，方能得出正确结论。

形体的问题比较复杂，古代的记载，只可参考，不可拘泥。外部形态与内部构造有一定的联系，而内部构造又决定了生理功能，因为形体特点，从某个侧面反映了体质特点，而特定的体质又往往易患某些特定的疾病。

望形体是望诊中最宏观粗放的部分，但依然对判断疾病的病因病机以及预后转归十分重要，尤其在儿科疾病的诊断中具有不可忽视的价值。

（崔蒙 朱玲）

tǐqiáng

体强（strong）

身体强壮。表现为骨骼粗大，胸廓宽厚，肌肉充实，皮肤润泽，筋强力壮，精力充沛，食欲旺盛等。为形气有余，说明体魄强壮，内脏坚实，气血旺盛，抗病力强，不易生病，有病易治，预后较好。与体弱相对，与形气不足相对，是一种正常的生理状态。

心主血脉，面色荣润，脉象和缓，是心气充盛，气血调和的表现；肺主皮毛，皮肤荣润光泽，腠理致密，是肺气充沛，营卫充盛的表现；脾主肌肉，肌肉丰满，坚实有力，是脾胃之气旺盛，气血充足的表现；肝主筋，筋粗有力，关节运动灵活，是肝血充盛，血能荣筋的表现；肾主骨，骨骼粗壮坚实，是肾气充盛，髓能养骨的表现。

（崔蒙 朱玲）

tǐruò

体弱（weak）

身体衰弱。表现为骨骼细小，胸廓狭窄，肌肉瘦削，皮肤枯槁，筋弱无力，精神不振，食少乏力等。为形气不足，说明体质虚衰，内脏脆弱，气血不足，抗病力弱，容易患病，有病难治，预后较差。与体强相对，与形气有余相对，多与先天禀赋不足或后天久病失养相关。

如面色枯槁，脉律紊乱，则属心气血虚，脉气不调；皮肤枯槁，腠理疏松，则属肺气亏虚，营卫不足；肌肉消瘦，软弱无力，则属脾胃气虚，气血不足；筋细无力，关节屈伸不利，则属肝血不足，筋失血养；骨骼细小脆弱，或有畸形，则属肾气不足，发育不良。

（崔蒙 朱玲）

tǐpàng

体胖（fat）

机体脂肪沉积过多，形体发胖，超乎常人。又称肥胖。其体形特点是头圆形，颈短粗，肩宽平，胸厚短圆，大腹便便，体形肥胖。

正常人胖瘦适中，各部组织匀称，过于肥胖属于病理状态。若胖而能食，为形气有余；肥而食少，是形盛气虚。若形体过于肥胖，肉松皮缓，神疲乏力者，多属形盛气虚，阳气不足，多痰多湿征象。肥胖多因嗜食肥甘，喜静少动，脾失健运，痰湿脂膏积聚等所致。由于形盛气虚，水湿难以周流，则痰湿积聚，固有"肥人多痰""肥人湿多"之说。

一般认为，体重（kg）/身高^2（m^2）得出的BMI值，如果≥24则可以认为此人属于体胖的范畴。这种将身高与体重相结合的算法比较科学地界定了肥胖与否的范围。而热量摄入多于消耗应该是肥胖的物质基础。过于肥胖之人，是很多疾病的易患人群，如糖尿病、高血压、高血脂、脑血管意外等。

（崔 蒙 朱 玲）

tǐshòu

体瘦（thin） 体重明显下降，较标准体重减少10%以上。又称消瘦。其体形特点是形体消瘦，头长形，颈细长，肩狭窄，胸狭平坦，大腹瘦瘪，体形显瘦长。

若形瘦食多，为中焦有火；形瘦食少，是中气虚弱。消瘦多因脾胃虚弱，气血亏虚，或病气消耗等所致。由于消瘦者，形瘦皮皱，多属阴血不足，内有虚火的表现，易患肺痨等病。如《医门法律》所谓"瘦人多火"之说。若久病卧床不起，骨瘦如柴者，为脏腑精气衰竭，气液干枯，属病危。此即《素问·玉机真脏论》所谓"大骨枯槁，大肉陷下"。

在观察胖瘦时应该将形与气结合起来加以判断，方不致偏失。如果精气充于形体之中，虽瘦而精力充沛，神旺有力者，抗病力强，故主寿。

（崔 蒙 朱 玲）

dàgǔ kūgǎo

大骨枯槁（bones become dry and brittle） 全身骨骼关节显露，肌肉瘦削及肩垂项倾，腰重膝败的症状。又称形肉脱、脱肉、消烁肌肉、大肉消脱。大骨，支持躯干和四肢的主要骨骼；枯槁，即枯萎或干竭。某些慢性消耗性疾病晚期出现的极度消瘦的症状，可见于慢性消耗性疾病后期及恶病质病患等。

出自《素问·玉机真脏论》："大骨枯槁，大肉陷下，胸中气满，喘息不便，内痛引肩项，身热脱肉破䐃，真藏见，十月之内死。"《类经·脉色类》曰："肩垂项倾，腰重膝败者，大骨之枯槁也。"大骨枯槁多因肾气衰败，气血大亏所致，是形体失养，内脏虚衰的表现。

（崔 蒙 胡雪琴）

tuōròupòjùn

脱肉破䐃（shedding of flesh and loss of bulk） 肌肉极度消瘦如脱，致使人体外形发生明显变化的症状。又称脱形、䐃肉脱、大肉消脱、羸瘦。为脾气衰败之象，见于久病后期，恶病质患者。

出自《素问·玉机真脏论》："破䐃脱肉，目眶陷。"常见于脾气虚衰、气血两虚和精血亏虚。脾气虚衰型脱形是由于后天失养，饮食伤及脾胃，或思虑过度，脾胃受损所致，故患者多伴有食欲不振，大便溏薄等脾虚不运的症状，脾主肌肉，脾气虚衰已极，故大肉陷下，患者极度消瘦。气血两虚型脱形是由于劳倦内伤，或病后失调，气血生化不足所致，气血不足，全身失养，故出现形体极度消瘦。精血亏虚型脱形多为疾病晚期，脾肾衰败，精血内竭而出现全身虚弱症状，如极度消瘦，大肉陷下，精血亏虚。

（崔 蒙 胡雪琴）

jīròu xiāoshòu

肌肉消瘦（muscle emaciation） 体重过轻，甚则骨瘦如柴的症状。见于《难经·十四难》："三损损于肌肉，肌肉消瘦，饮食不为肌肤。"主要是由于脾气虚损，运化失常，气血津液生成不足，与病气耗夺以致形体失充所致，与脾、胃、肝、肾均有关，而与脾胃功能失调关系最为密切。可见于虚劳、久泻以及慢性消耗性疾病等。应注意鉴别生理状态的消瘦和病理状态的消瘦。在正常生理状态下，人体的胖瘦有很大的差异，若形体较瘦，而精神饱满，面色明润，舌脉如常，身无所苦者，非病理变化，亦不当为病态。若形瘦颧红，皮肤干焦者，多属阴血不足，内有虚火的表现，每见于肺痨等病。此即《医门法律·热湿暑三气门》所谓"瘦人多火"。久病卧床不起，骨瘦如柴者，为脏腑精气衰竭，气液干枯，属病重之征，难以救治。消瘦虽然为形体失养，但不可一概认为是虚证，治当辨证求因，区分虚实。虚则补之，以滋气血生化之源；实则祛邪以安正，而形体自充。在临床上应注意询问患者的有关病史和生活习性。对小儿应询问喂养史和慢性（或反复发作的）腹泻史，并注意咳嗽、盗汗、发热、颈部瘰疬等症。青年女性应注意瘿气和食郁，生育妇女在分娩后脱血可能发生血风劳。中年以后突然出现消瘦应注意是否发生恶性肿瘤。

（崔 蒙 胡雪琴）

xíngqì xiāngdé

形气相得（congruence between body form and qi） 患者的形体与气机活动相协调的现象。具体指形体与脉象顺应，脉象与四时顺应。形气相得与否对疾病预后转归的判断十分重要。

如形盛气亦盛（形盛脉大），形虚气亦虚（形瘦脉细），脉与四时顺，这些患者，即使病较重，预后仍较好。正如《素问·玉机真脏论》记载："形气相得，谓之可治。"《古今医统大全》亦谓："形气相得者生，三五不调者病，三部九候皆相失者死。"张志聪则谓"形气相得"乃"病之新也"。

在望诊过程中必须同时注重形与气两方面的考量，方能得出正确的结论，如《四诊抉微·察形纪》："形之所充者气，形胜气者夭，气胜形者寿。"由此可见，形与气两者相比较，气的强弱尤具重要意义。

（崔 蒙 朱 玲）

xíngqì xiāngshī

形气相失（incongruence between body form and qi） 患者形体的盛衰与正气的强弱相悖的现象。即形盛气弱，或形弱气盛。

出自《素问·玉机真脏论》。形，即形体，是由气血等精微物质构成并赖之维持生命活动的实体。气，这里指神气，是以气血精微为物质基础的人体生命活动的外在反映。形体的强弱与神气的旺怠应该是相一致的，因为两者都决定于人体气血的盛衰。形神的变化以相一致为顺，生理上形健则神旺，"形与神俱而尽终其天年"（《素问·上古天真论》）。病理上以形气俱盛或形气皆弱者为顺。形气相失多见于体质本虚或病邪深重者，均由于气血逆乱，阴阳失调所致。例如消渴病患者，形体瘦弱，但胃火亢盛，多食善饥，烦躁易怒，表现为形弱气盛；又如某些痰饮病患者，形体肥胖，动则心悸气喘汗出，表现为形盛气弱。此类形气相失的病症，往往病情较重，预后较差。《素问·玉机真脏论》："形气相失，谓之难治。"临床所见虚胖的糖尿病患者，肺性脑病的兴奋者，晚期恶性疾患而见

"回光返照"者等，均属形气相失。《杨敬斋针灸全书》卷上："是故色脉不顺而莫针，戒之，戒之！"之所谓色脉不顺者，是形气相失之谓。若见色脉不调之征，则进行针刺治疗都是十分危险的行为。"形瘦脉大，胸中气多，形藏已伤"均为形气相失也。临证见此，则预后欠佳。

（崔 蒙 胡雪琴）

xíngshèngqì

形胜气（body form prevailing over qi） 形体肥胖而精气不足。表现为精神不振、纳少乏力、机体功能低下，虽胖亦属不健康表现。形气相失的证候之一。

《四诊抉微》云："形之所充者气，形胜气者夭，气胜形者寿。"形与气两者相合而不可离，观察两者的表现对判断机体的强弱具有重要的意义。"形胜气者夭"是指形体肥胖而精气不足，虽胖亦属不健康表现，多非长寿体质。《灵枢·寿夭刚柔》中的"形胜气者危"指形体虽肥胖而气弱气短，少气不足以息者，为形胜气，多属危重疾病。由此可见，在判断体质强弱方面，气的盛衰比形的胖瘦具有更重要的意义，所以医生在望形体的胖瘦时，一定要将形与气两者结合起来，进行综合判断，才能作出正确的结论。

（崔 蒙 胡雪琴）

xíngshèngsè

形胜色（body form prevailing over complexion） 形色五行属性相克，形的属性克色的属性。《灵枢·阴阳二十五人》以阴阳五行来归类人体的体质，先立五形，别其五色。把人分为木、火、土、金、水五形，所属五色即青、赤、黄、白、黑。从五形人的形色相得或者不相得可以来判断人的寿

夭、病情预后以及临诊确立治疗原则。五形与五色相合，如木形色青、土形色黄、金形色白、水形色黑、火形色赤方为正局。谓之得其纯，得其纯者为顺，顺者强；形色不相得，曰得其驳为逆，得其逆者弱。例如木形之人色黄，黄属土为木克土，是形胜色，其害较微。火形人色见白为火胜金，称为形胜色。《灵枢》谓："形胜色，色胜形者，至其胜时年加，感则病行，失则忧矣。"

（崔 蒙 胡雪琴）

wàng tǐzhìtèzhēng

望体质特征（inspection of physical characteristics） 医生运用视觉观察患者体质特征的望诊方法。体质代表阴阳气血等禀赋特点，在一定程度上，反映了对疾病的易感受性。又称形度。

中医学一般按人的体质特点将人分为阴脏人、阳脏人、平脏人三种类型。不同体质特征，在一定程度上可以反映机体阴阳气血盛衰的禀赋特点和对疾病的易感受程度，《医理辑要·锦囊觉后篇》说："易风为病者，表气素虚；易寒为病者，阳气素弱；易热为病者，阴气素衰；易伤食者，脾胃必亏；易劳伤者，中气必损。"可见体质特征不同，所患疾病亦随之而异，临床症状表现亦不同。故观察患者的体质特征，有助于了解患者阴阳气血的盛衰和预测疾病的发展转归，对诊断和防治疾病有着重要意义。

（崔 蒙 胡雪琴）

yīnzàngrén

阴脏人（yin zang body） 体质偏寒的人。此类人体型偏胖，平素体弱多病，面色偏白少华，身体姿势多后仰，平时喜热恶凉，消化系统功能比较差，易于疲劳，性格内向，或较怯弱，舌淡

脉弱。其特点是阳气较弱而阴气偏旺，对寒邪、湿邪具有易感性，患病易从阴化寒，多寒湿痰浊内停，若阳气过于不足，则津液代谢出现障碍，湿聚成痰，积于皮下，形成肥胖症。

（崔　蒙　胡雪琴）

yángzàngrén

阳脏人（yang zang body）　体质偏热的人。此类人体型偏于瘦长，面色偏红，身体姿势多前屈，平时喜凉恶热，口干喜饮，大便多燥，性格外向，容易烦躁，易于激动、发怒，舌红脉数。其特点是阴气较亏而阳气偏旺，对热邪具有易感性，患病易于从阳化热，导致伤阴伤津。阳脏人多消谷灼液易形成消瘦症。

（崔　蒙　胡雪琴）

píngzàngrén

平脏人（even zang body）　体质介于阴脏人和阳脏人两者之间的人。又称阴阳和平之人。其特点是阴阳平衡，气血调匀，得其中正，在平时无寒热喜恶之偏，面色不红不白，性格开朗随和，大便不燥不溏。首见于《灵枢·通天》。

《医法心传》中记载："平脏之人，或寒饮或热食，俱不妨事。即大便一日一度，不坚不溏。若患病，若系热者不宜过凉，系寒者不宜过热。至于补剂，亦当阴阳平补。"

（崔　蒙　胡雪琴）

wàng zītài

望姿态（inspection of posture and movement）　医生运用视觉对患者的动静姿态、体位变化和异常动作进行总体观察的望诊方法。

理论依据　正常人动作协调，体态自然，运动自如，反应灵敏，行住坐卧，各随所愿，皆得其中。在疾病中，由于阴阳气血的偏颇，姿态也随之出现异常变化，所以根据姿态变化可以进行疾病的诊断。《望诊遵经·身容望法提纲》曰："夫体以形言，态以容言，观其体察其态，斯病证明而病情著。""经言察观病人之态，以知精神魂魄之存亡。"说明患者的动静姿态及体位的异常变化与疾病的关系密切，不同的疾病往往有不同的病态。《望诊遵经》还提到意态望法，如病人畏缩多衣，必是恶寒，非表寒即里寒，常欲揭衣被，则知其恶热，非表热便是里热；伏首畏光，多为目疾，仰首喜光，多为热病；阳证多欲寒，欲得见人，阴证则欲得温，欲闭户独处，恶闻人声。《素问·风论》对望姿态有详细的论述。如"脾风之状……背四肢不欲动……肾风之状……脊痛，不能正立"，即"四肢不欲动"与身体"不能正立"分别与脾肾有关，而"阴静阳燥""风盛则动"说明患者出现"动"之症状则属阳证，出现"静"之症状则属阴证，出现震颤、掉眩、痉挛等动摇不定的症状属于风证。

基本内容　望姿态诊病重点要观察患者的动静姿态、衰惫姿态和异常动作。凡动者、强者、仰者、伸者多病在表，属阳，属热；凡静者、弱者、俯者、屈者多病在里，属阴，属寒。据此判断疾病性质的阴阳及其证候的虚实。观察衰惫姿态，可以了解脏腑的病变程度和预测疾病的转归。例如，当脏腑精气虚衰、功能低下时，必然影响机体功能发挥而出现相应的衰惫姿态，如精神萎靡，目光呆滞，少气懒言，形瘦无华等。不同的疾病可产生不同的病态，观察患者肢体的异常动作有助于相应疾病的诊断，临床上有不同程度的表现。震颤，多

见于头和肢体、眼球等部位，大多是由于血不养筋，或气虚无力自持，或肝风内动所致。战栗为正邪交争之象，伴见寒热往来，发作有时，为疟疾；发无定时者为外感病。项背强急，四肢抽搐，甚至口噤，角弓反张者，属于痉病，多属肝风内动，见于热极生风，或小儿惊风，或破伤风。卒然昏倒，不省人事，口眼㖞斜，半身不遂者，属中风病。卒倒神昏，口吐涎沫，四肢抽搐，醒后如常者，属痫病。四肢软弱无力，运动不灵，甚则肌肉松弛萎缩者，多属痿证。关节拘挛，屈伸不利，多属痹证。患者神识不清，手指做无意识的动作，状如循衣摸床，撮空理线，属于失神之危象，可因邪热炽盛，耗伤心阴所致。亦可见于久病，五脏精气亏虚，心神失养，此属大虚之证。

注意事项　在望姿态诊病过程中，要注意观察患者因疾病而出现的强迫体位和因疼痛而出现的特殊姿态，如以手护胸，面色青灰，口唇青紫，多为真心病；以手护腹，行动前倾者，多为腹痛；以手护腰，不能直立，弯腰屈背者，多为腰痛；若皱眉捧头，俯首不欲仰者，多为头痛。有些病理状态，在自然体位时不易觉察，因此有必要采用动态观察法。例如，患者俯身拾东西时，只能屈膝下蹲，不能弯腰，则可能为脊椎病变；步态异常可能与肾精亏损，髓海不足有关。所以，有时还须指定患者做些必要的动作或改变体位来协助诊断。

（崔　蒙　胡雪琴）

zuòzī

坐姿（the sitting posture）　人体在坐着时候的姿态。坐，古指双膝跪地，把臀部靠在脚后跟上，现在泛指以臀部着物而止息。良

好的坐姿应该保持眼睛平视前方，上身挺直、收腹、下颌微收，两下肢并拢而且大致平行，膝弯屈大致成直角，足平放在地面上，手轻放在大腿上，古人形容为"坐如钟"，即坐相要像钟一样端正。

不良坐姿会给颈、背部造成持续的负荷，使背部肌肉、韧带长时间受到过度牵拉而受损，从而引起不明原因的腰痛、颈背疼痛等症状。《望诊遵经·诊坐望法提纲》记载："转侧不能者，痿痹之状；坐卧不定者，烦躁之形。"在疾病发病过程中，阴阳气血失调，坐姿也会有所变化，因此，从坐姿上可以辅助疾病的诊断。如坐而仰首，多见于哮病、肺胀、气胸、痰饮停肺、肺气壅滞等病证；坐而喜俯，少气懒言，多属体弱气虚；但卧不能坐，坐则晕眩，不耐久坐，多为肝阳化风，或气血俱虚、脱血夺气；坐而欲起，多为水气痰饮所致；坐卧不安，多为烦躁或腹痛腹胀；坐时叉手扪心、闭目不语，多见于心虚怔忡；坐时蹙额捧头，俯不欲仰多见于头痛。

（崔　蒙　胡雪琴）

wòzī

卧姿（the lying posture）　卧床的姿态。正确的卧姿，不但使患者感到舒适，消除疲劳，而且能减轻症状，有利于疾病的检查和治疗。

《望诊遵经·诊卧望法提纲》："腰痛左卧，蜷左足而痛减者，病在左肾；右卧，蜷右足而痛减者，病在右肾……病在肺之左者宜于左，病在肺之右者宜于右。其肺痛生于左者，右卧则更痛，生于右者，左卧则更痛。其水病左半着床，则左半身愈肿，右半着床，则右半身愈肿。"《证

治准绳·察身》："凡病人身轻，自能转侧者，易治；若身体沉重，不能转侧者，则难治也。盖阴证则身重，必足冷而蜷卧，恶寒，常好向壁卧，闭目不欲向明，懒见人也。又阴毒身如被杖之疼，身重如山，而不能转侧也。又中湿、风湿，皆主身重疼痛，不可转侧，要当辨之。"

患者常用的卧姿有五种，即：平卧、侧卧、俯卧、半卧、坐卧。若患者卧时面常向里，喜静懒动，身重不能转侧，头身蜷缩，喜加衣被，多属阴证、寒证、虚证；若患者卧时面常向外，躁动不安，身轻自能转侧，欲去衣被，仰而舒适，多属阳证、热证、实证。咳逆倚息不得卧，卧则气逆，多为肺气壅滞，或心阳不足，水气凌心，或肺有伏饮。躺卧闭目，不能坐起，坐起或睁眼即见眩晕，多为正气亏虚，或夺气脱血。坐卧不安是烦躁之征，或腹满胀痛之故。睡卧转侧不能，多为风湿相搏。嗜睡安卧，多为脾虚。

（崔　蒙　胡雪琴）

tòngzī

痛姿（the painful posture）　患者因病痛所迫，为减轻疾苦，而采取的某种姿态。如端坐、护腹、屈膝、托肘等。

痛证因部位不同而有特殊的姿态。例如患者蹙额捧头，俯首不欲仰者，多为头痛。颈部僵硬不适，疼痛，左右前后活动受限者，多为肩颈痛。以手护心，不敢行动，面色青灰，口唇青紫，多为真心病，因寒邪内侵、饮食不当、情志失调、年迈体虚等原因，导致胸中气血闭阻窒塞不得宣通，出现胸部憋闷、疼痛等症状，患者常用手按抚在心前部位。以手按抚上腹近心窝处，并兼有食欲不振、恶心呕吐等，多为胃

脘痛。以手护腹，行动前倾者，多为腹痛。两手护乳前，唯恐触碰者，多见于乳痈患者。以手护腰，不能直立，弯腰屈背者，转动艰难，多为腰痛。

（崔　蒙　胡雪琴）

xíngzī

行姿（the walking posture）　行走时的姿态。正确的走路姿态应是端正、平稳、自然，上身尽量挺直，两臂宜摆动自如，步伐要均匀有力，幅度可根据个人情况而定。正确的行姿，既能促进血液循环和食物的消化吸收，还能调节和增强神经系统的功能。

如遇机体正气亏虚或外邪侵袭，导致阴阳气血失衡，累及筋脉骨节，形成筋脉拘急或失荣，会造成行走姿态的变化。《素问·脉要精微论》曰："膝者筋之府，屈伸不能，行则偻附，筋将惫矣。骨者髓之府，不能久立，行则振掉，骨将惫矣。"如以手护腰，弯腰曲背，行动艰难，多为腰腿病。行走之际，突然止步不前，以手护心，多为脘腹痛或心痛。行走时身体震动不定，是肝风内动，或是筋骨受损，或为脑有病变。下肢关节疼痛而强硬，屈伸不利，甚则不能下床活动，多为痹证。卒然昏仆，不省人事，半身不遂，病轻者可无昏仆而仅见半身不遂及口眼㖞斜，多属中风。

（崔　蒙　胡雪琴）

jīròu rúdòng

肌肉蠕动（muscle peristalsis）　肌肉动如虫蠕的症状。出自《素问·调经论》："形有余则腹胀，泾溲不利。不足则四肢不用，血气未并，五脏安定。肌肉蠕动，命曰微风。"将"肌肉蠕动"称为"微风"，即轻微中风。多数医家也认识到"肌肉蠕动"为中风发病前的先兆症状之一，应当

及早防治，做到防微杜渐以预防中风的发生。肌肉蠕动多因风湿、湿热伤脾或风热上攻头面，卫气不荣肌肉所致。

应与肌肉瞤动相鉴别。肌肉瞤动为肌肉跳动，多见于眼睑、口唇或肢体局部肌肉，多因血虚、血不养筋引起，也有因阳虚，水气盛于内，筋失濡润而致。而肌肉蠕动是指缓慢的伸缩动作，如蠕虫爬行，幅度小而频率慢，多见于手足。

（崔　蒙　胡雪琴）

zhènchàn

震颤（tremor）　头颈或手足不自主颤动、振摇的症状。轻者仅有头摇或手足微颤，重者头部振摇，甚至有痉挛样扭转动作，两手或上下肢颤动不止。

《黄帝内经》对本症已有认识。《素问·至真要大论》曰："诸风掉眩，皆属于肝。"其"掉"字，即含震颤之义。《伤寒论》有"身为振振摇""振振欲擗地"的论述。《证治准绳》则归入"颤振""振战栗"中论述。《医学纲目·颤振》说："颤，摇也；振，动也。风火相乘，动摇之象，比之瘈疭，其势为缓。"

震颤的基本病机为肝风内动，筋脉失养。其本为气、血、阴、阳亏虚，而以阴津、精血亏虚为主；标为风、火、痰、瘀为患，呈标实、本虚之象，而两者又相互影响转化。应与抽搐相鉴别。抽搐多呈持续性，有时伴短阵性间歇，手足屈伸牵引，弛纵交替，部分患者可有发热，两目上视，神昏等症状。震颤是慢性疾病过程中的临床表现，以头部或肢体摇动颤抖，不能自主为特征，手足颤抖动作幅度小，频率较快，多呈持续性，无发热、神

昏等症状，结合病史分析，二者不难鉴别。

（崔　蒙　胡雪琴）

shǒuchàn

手颤（tremor of the hand）　两手不由自主颤动，持物不稳的症状。属虚风内动的表现。多由血虚筋脉失养或饮酒过度所致，也可能为中风先兆。

《素问·至真要大论》："诸风掉眩，皆属于肝。""掉"即振动貌，说明手颤一症属风象，而与肝相关。该症的发生可由外风侵袭、风痰入络，或者营卫不和，风寒直接客于手部所致。也可由肝阳亢盛，阳动生风而致肝风内动手颤。若见于外感热病后期，肝肾阴虚，多属阴虚风动。若见于内伤杂病，心肝血虚，多属血虚风动。手颤虽然局限于手部，但常常是内脏病变的征象，特别是肝风内动与风痰入络相搏的手颤，多为中风的先兆。

应与瘈疭和手指挛急相鉴别。手颤和瘈疭都有手部的动摇状，但瘈疭是指手足伸缩交替，抽动不已，而手颤仅有振动而无抽搐。手指挛急指手指拘急挛曲难以伸直，活动受限，手颤则是动摇不已，难以停止。

（崔　蒙　胡雪琴）

jīnwěi

筋痿（tendons atrophy）　以肢体挛急，屈不能伸，渐至萎弱不用为主要表现的一类病证。又称肝痿。类似于现代医学中重症肌无力、阳痿等病证。

多由于外感温热毒邪、内伤情志、饮食劳倦、先天不足、房事不节或强忍房事等病因，耗伤五脏精气，气血津液亏耗，肌肉筋脉失养，而发为筋痿。或因强忍房事、有伤宗筋，导致阳痿不起。

应与偏枯相鉴别。偏枯亦称

半身不遂，病见一侧上下肢偏废不用，常伴有言语謇涩、口眼㖞斜，久则患肢肌肉枯瘦，其瘫痪是由于中风而致，两者临床不难鉴别。

（崔　蒙　胡雪琴）

jīnluán

筋挛（tendons spasm）　肢体筋脉收缩抽急，不能舒转自如的症状。又称筋瘛。常见于痹、痉、中风等病。

多因正气亏虚，邪气入侵，或血少津亏，筋脉失于荣养所致。《诸病源候论·风四肢拘挛不得屈伸候》说："此由体虚腠理开，风邪在于筋故也。春遇痹，为筋痹，则筋屈，邪客关机，则使筋挛。"

应与筋急相鉴别。筋急为筋脉拘急失柔，以致肢体屈伸不利，多因风寒侵袭筋脉，或肝热筋伤，或血虚津耗，筋脉失养所致。

（崔　蒙　胡雪琴）

jīnsuō

筋缩（tendons contraction）　筋脉挛急不舒的症状，多伴有疼痛。又称缩筋。

筋缩作为症状，见于《脉经》卷三："脉弗营则筋缩急。"《杂病源流犀烛·筋骨皮肉毛发源流》也有记载："筋缩为热，缩者短促……缩即为拘挛之义。"可见于痉病、痹证等病，由受寒、受热等因素伤及筋脉，或血虚不能荣筋所致。《素问·气穴论》："积寒留舍，荣卫不居，卷肉缩筋，肋肘不得伸，内为骨痹，外为不仁，命曰不足，大寒留于溪谷也。"如果有寒气聚积停留在关节中，导致营血卫气不能充养，筋肉就会卷缩。

应与筋痹相鉴别。筋痹表现为筋脉拘急，关节疼痛而难以屈伸，疼痛症状比较明显，而筋缩

以筋脉拘急失柔，屈伸不利为主要表现。

（崔蒙 胡雪琴）

wàng tóumiàn

望头面 （inspection of the head and face）

医生运用视觉对患者头面的某些局部形态、色泽等变化进行总体观察的望诊方法。是局部望诊的重要内容之一，包括观察头形、囟门、头发及头部动态等几个方面。

理论依据 人体是一个有机整体，整体的病变可反映于各个局部，局部的病变也可影响全身，故局部的异常变化，对临床疾病的诊断，有着重要意义。望头面是望诊的重要内容，头为精明之府，诸阳之会，内藏脑髓，为元神所居之处。脑为髓海，为肾所主；肾精化血，发为血之余，肾之华在发；脏腑精气皆上荣于头，故望头部的情况，可以诊察肾、脑和脏腑精气的盛衰。面部又称颜面，指包括额部在内的脸面部。面部为脏腑精气所荣，尤其是心之气血及心神活动外华之处。观察面部的色泽形态和神情表现，不仅可以了解神气的衰旺，而且可以诊察脏腑精气的盛衰和相关的病变。

基本内容 临床上望头面包括望头部和望面部。具体内容包括望头颅的大小异常和畸形、囟门形态和闭合程度、头发的色质和疏密，面形、面部色泽形态和面容神情等表现。①头颅的大小异常和畸形，多见于正值颅骨发育期的婴幼儿，头颅的大小以头围（头部通过眉间和枕骨粗隆的横向周长）来衡量，一般新生儿约34cm，6个月时约42cm，1周岁时约45cm，2周岁时约48.5cm。明显超出此范围者为头形过大，反之为头形过小，无论过大或过小均属于病态。头颅的异常包括头大、头小、方颅、头摇。②囟门是婴幼儿颅骨接合不紧所形成的骨间隙，有前囟、后囟之分。后囟呈三角形，约在出生后2～4个月内闭合；前囟呈菱形，约在出生后12～18个月内闭合，是临床观察小儿生长发育状况的主要部位。囟门异常包括囟填、囟陷、解颅。③头发的异常包括发黄、发白、斑秃和脱发。④面形异常包括面肿、腮肿、面脱、口眼㖞斜、特殊面容。⑤面部色泽的改变亦能反映内脏气血的变化，临证当先别虚实。⑥特殊面容包括狮面、苦笑貌和惊恐貌。

注意事项 望头面时，要熟悉所望部位的生理特征及其与脏腑经络的内在联系，将病理体征与正常表现相比较，并联系其与脏腑经络的关系，再结合其他诊法，从整体角度进行综合分析，以认识局部病理体征所提示的临床意义。

（崔蒙 朱玲）

tóumiànchuāng

头面疮 （sores of head and face）

发生于头面部的湿疮。多见于小儿，常见头面皮肤湿红，瘙痒起疹，破流黄水，反复发作，甚则蔓延至全身。最早记载于明代《保婴撮要》卷三十二。

人身诸阳之气，会于首而聚于面。其患头面疮者，或因脏腑不和，气血凝滞于诸阳之经，或脏腑积热，外受风湿，湿热相搏，或因先天肾阴亏虚，肝火偏旺，或受母胎毒，或过食甘肥厚味所致。若发于目锐眦、耳前、上颊抵鼻，至目内眦者，皆属小肠经；发于巅及头角、下颊、耳后、脑左右者，皆属胆经；发于颊前、鼻孔，及人中左右者，皆属大肠经；发于鼻之挟孔、下唇、口反、承浆、颐后、颊车、耳前、发际、额颅者，皆属胃经；发于目内眦，上额尖，至后脑项者，皆属膀胱经。临证当辨其所属经络，审因治之。

与小儿湿疹相鉴别。小儿湿疹的病位更为广泛，若发于头面部则称之为头面疮，发于耳部则称为旋耳疮，发于阴囊则称为肾囊风。

（崔蒙 朱玲）

tóumiàn hóngzhǒng

头面红肿 （facial swelling）

头面部红赤肿大，甚者连及耳颊的症状。好发于冬春季节。

多因风热入侵，卫气被郁，火热上扰头面；或因偏嗜膏粱厚味，内有积热，复感风邪，风热相搏，上犯头面，而致红肿；又或冬春时节，感受温热时邪，疫疠之气，上攻头面，而致头面红肿，称大头瘟。此外，误食有毒野菜或其他有毒之物，毒气入血，上犯头面也是头面红肿的病因之一。

头面红肿与颜面浮肿有别。前者面肿赤色，多局限于颜面，常兼热痛。后者除颜面浮肿外，常累及下肢或全身。头面红肿多热证，实证，颜面浮肿则有寒热虚实之分。头面红肿与单纯的鼻肿、唇肿、目胞肿胀有别，详见各条。

（崔蒙 朱玲）

fānglú

方颅 （square skull）

小儿前额左右突出，头顶平坦，顶面观头颅似方形的症状。又称乒乓头。属于头颅畸形之一。可见于佝偻病、先天性梅毒、先天性成骨不全，石骨症等。该病虽进展缓慢，但日久则影响儿童的生长发育。

方颅多为先天禀赋不足，肾精亏虚或后天脾胃虚弱，水谷精微运化不足，颅骨失于荣养，发育不良的表现。从现代科学的角度解释，此为维生素 D 缺乏性佝偻病的头部体征之一，多见于 8 个月以后的婴儿。维生素 D 缺乏，影响钙磷吸收与代谢，导致骨质软化，钙化不全的骨样组织增殖。

（崔 蒙 朱 玲）

xìntián

囟填（ protruded fontanel ） 小儿囟门处皮肤高出头皮，呈凸起之状，隆起如堆的症状。又称囟门凸出。若囟门肿起，突出不著者称为"囟肿"，后者较前病情轻微。小儿在大声哭泣时囟门暂时突起应为正常生理现象。

《诸病源候论》卷四十八："小儿囟填，由乳食不时，饥饱不节，或热或寒，乘于脾胃，致脏腑不调，其气上冲所为也。"

多见于发热和惊厥患儿，亦可见于由寒凝气滞而致者。临证应注意分辨其寒热虚实。凡寒气上冲而肿者，则牢韧坚硬，热气上冲而肿者，则柔软呈红色。凡火毒上攻而囟门凸起者，多见于婴幼儿感受时邪疫毒等疾患，因其火热炎上，上攻颅脑，故出现囟门凸起的症状，兼见头痛口干，面赤唇红，发热喘逆等里热炽盛之证。寒气凝聚之囟门凸起，多见于小儿禀素虚寒，由于脾胃阳虚，气血失于温运，以致阴寒之气凝聚于上，故囟肿硬而无热，一般兼有面白，手足冷，时瘈疭，食少便溏等阳虚证候，也可见于形瘦头大，头缝开解之解颅患儿。

（崔 蒙 朱 玲）

xìnxiàn

囟陷（ sunken fontanel ） 如前囟发生明显凹陷的症状。又称囟门凹陷、囟门下陷。婴儿的前囟部一般于 12～18 个月时闭合。

囟陷之证，常见为二，一为脾肾阳虚，脑髓失充型，常见小儿囟门显著下陷，或如坑状，面色萎黄，神少气短，形体羸弱，不思饮食，四肢逆冷，舌质淡白，脉沉缓无力，指纹淡滞。如枕部同时下陷的，尤为严重。二为气液耗损真气下陷型，常见囟门下陷，甚则如坑，泻痢暴作，或久泻不愈，身热尿频，渴饮水浆，目眶凹陷，形体干瘦，舌红无津，脉沉细数，指纹紫滞。

小儿在出生后六个月以内，前囟微陷，不作病态。若因脾胃虚弱，饮食减少，形瘦皮薄，而见囟门露见者，也非囟陷。临证当鉴别之，不能一概以病理状态论之。

（崔 蒙 朱 玲）

jiělú

解颅（ metopism ） 小儿颅缝及囟门宽大，到一定年龄应合而不合的症状。又称囟门迟闭、囟门不合、囟解。多见于佝偻病患儿。正常小儿的颅骨缝，大多在出生后六个月时开始骨化，后囟在 2～4 个月闭合，前囟在 12～18 个月时闭合，如果延迟闭合，则属该证。

另有婴儿出生后不久，头颅增大迅速，颅缝分离，前囟扩大，张力增加，双眼下视，表情迟钝，严重者可有视力障碍，两下肢拘挛、呕吐等，也属"解颅"范畴。多属脑积水。

引起解颅的成因，主要是肾气亏损。正如《幼幼集成·头项囟证治》所记载："解颅者是由于禀气不足，先天肾元大亏。"因肾气虚弱，则骨之成长受阻，囟门不能如期闭合，以致囟门宽大，颅缝裂解而成解颅。兼见面色㿠白，神情迟钝，体瘦颈细项软，目无神采，舌质淡白。

此外，解颅与脾胃功能失调也有一定关系，生化无源，骨骼失于荣养，则囟门不合。诚如《小儿卫生总微论方·囟门肿陷论》所言："囟门者系于脾胃。"

（崔 蒙 朱 玲）

fàhuáng

发黄（ yellow hair ） 毛发枯黄不泽的症状。发为血之余，头发的生长与精血盛衰有关。发黄干枯，稀疏易落。多因火盛血燥或久病气血亏损，导致毛发色黄不泽。《诸病源候论》卷二十七："足少阴之经血，外养于发，血气盛，发则润黑，虚竭者，不能荣发，故令发黄。"

若见小儿头发稀疏黄软，生长迟缓，甚至久不生发，多因先天不足，肾精亏损，脾胃失调，精血不能上荣头发所致。小儿头发干枯直立，杂乱如结穗状，枯黄无泽，提示精血亏损已十分严重，多属疳积。此外，头发的生长与发色发质，还受精神情志活动、机体阴阳盛衰、外邪侵袭等因素的影响，若经常烫发、染发，洗发剂使用过于频繁，也会使头发受损发黄。

（崔 蒙 朱 玲）

fàbái

发白（ white hair ） 青少年或中年时期须发过早变白的症状。俗称少白头。中年见少量白发，老年性白发，都属正常生理现象，亦有因先天禀赋所致之发白，不属病态，不在此列。

发为血之余，头发的生长与精血盛衰密切相关。正如《诸病源候论》中记载："若血气虚，则肾气弱，肾气弱则骨髓枯竭，故发变白也。"虚实均有，以虚证更为多见。营血虚热之发白多见于青少年，肝肾亏虚之发白则多见于中年人。

常见证候有肝肾亏虚型，兼见头晕眼花，耳鸣重听，腰膝酸软，夜尿频数，舌质暗红，脉沉细弱等症；营血虚热型，兼见身体消瘦，心悸心烦，失眠多梦，记忆力减退，舌质红，脉细数。肝郁气滞型发白，兼见情志抑郁，胸胁满闷，善太息，心烦易怒，不思饮食，舌质红，脉弦数。此证发病前多有强烈的精神创伤，或长时间的忧思过度。

(崔蒙 朱玲)

bāntū

斑秃（patch balding） 头部突然发生圆形或椭圆形、大小不一、非炎症性、非瘢痕性的脱发，且无自觉症状的病证。又称圆形脱发、圆秃，俗称鬼剃头。该病进展缓慢，持续数月甚至数年，有时长期静止，大多能自愈，但有时发展迅速，甚至导致全秃。多为血虚受风所致。

(崔蒙 朱玲)

miànzhǒng

面肿（swollen face） 颜面浮肿的症状。有按之应手而起者，有按之凹陷不起者，前者肿势不甚，又称气肿，后者肿势较剧。慢性病的常见症状之一，多因肺脾阳气虚弱所致，也有因外邪入侵，风热相搏，肺气壅塞，上攻头面所致者，属于实证，但前者较为常见，后者则属偶见。面肿者临证常见肺气虚弱型与脾阳不足型。肺气虚弱型症见颜面浮肿色㿠白，气喘息短，语言无力，动则气急，形寒畏风，自汗，久咳不已，舌质淡，苔薄白，脉虚弱无力。脾阳不足型症见颜面浮肿，四肢不温，倦怠乏力，食少腹胀，大便溏薄，肌肉消瘦，舌质淡嫩，有齿痕，苔薄白，脉虚弱。

(崔蒙 朱玲)

sāizhǒng

腮肿（swollen cheek; mumps） 一侧或两侧腮部以耳垂为中心肿起，边缘不清，按之有柔韧感及压痛的病证。又称痄腮。即现代医学之流行性腮腺炎。因外感温毒之邪所致，多见于儿童，好发于冬春两季。

《杂症会心录》卷下中言："肿腮一症，是疫病，非伤寒也，是清邪中上焦，非风热也。"该症为疫病中的轻证，但传染性也很强。多伴有寒热、疼痛、食欲不振、恶心呕吐等，因阳明热毒上攻所致。较大儿童可并发睾丸肿痛。腮肿可先见于一侧，1～2日后则波及对侧，也可两侧同时肿大。腮肿4～5日后，便渐渐消退，全身症状也随之减轻，但全部消退需十天左右，预后大多良好。

此证当与发颐和腮腺肿瘤相鉴别。发颐是颐颌部位肿胀转化为化脓性感染，即急性化脓性腮腺炎，表现为疼痛加剧，压痛剧烈，皮色发红，肿胀更甚，压迫局部有波动感，颊黏膜可挤出混浊脓性物。发病年龄与痄腮有别，多为成人，且无传染接触史。腮腺肿瘤为耳下腮部肿块，不红不热，临证当明辨之。

(崔蒙 朱玲)

miàntuō

面脱（emaciated face） 面部肌肉消瘦如脱，导致两颧高耸，眼窝、颊部凹陷。又称面削颧耸。每与"大骨枯槁，大肉陷下"并见，多由大病久病之后，气血虚衰，脏腑精气耗竭所致，多见于慢性病的危重阶段。最早的可见记载为《素问·玉版论要篇》："色夭面脱，不治。"

心者，君主之官，其华在面，若出现面脱之象，则为正气大虚之征，其必全身精血耗竭，预后欠佳。

(崔蒙 朱玲)

kǒuyǎn wāixié

口眼喎斜（deviation of eyes and mouth） 口眼向一侧歪斜，患侧眼睛闭合困难，口中或有口水流出的症状。又称口眼歪斜、口喎、僻、卒口僻、喎僻、戾。

出自《灵枢·经筋》，称口喎、僻、卒口僻；《金匮要略》称喎僻，《诸病源候论》则有"风口喎候"条；到了宋代，始有口眼喎斜之称（《三因极一病证方论》）；明代《医学纲目》则将本症称戾，此后各家著作多称该症状为口眼喎斜。

口眼喎斜一症，前人多列于中风门下。因中风有中经络与中脏腑之分，风中经络则只见口眼喎斜，而风中脏腑则口眼喎斜多伴随有突然昏倒、不省人事等症。若突然发生，有受风史，主要由风邪袭络所致。若见于中风病程中，常有长期高血压病史，主要由肝风内动、风痰阻闭脏腑经络引起，久之可有气虚血瘀之证。

(崔蒙 胡雪琴)

shīmiàn

狮面（leontiasis） 鼻骨塌陷，眉毛、头发脱落的症状。多见于晚期瘤型麻风病。

麻风病是由麻风杆菌引起的一种慢性接触性传染病。其中瘤型麻风从早期斑疹到中期弥漫性浸润损害，晚期则出现面部皮肤弥漫增厚，鼻唇肥厚，鼻骨塌陷，毛发脱落，同时伴有明显的感觉障碍，甚至眼球及内脏损害。总之，病情较重，预后欠佳。

临证当与骨性狮面相鉴别。骨性狮面，临床可见头面部颅骨增大成为球形，颧弓高耸，下颌突出，鼻宽，眶缘突出比较显著，可见于青年人。骨性狮面的病因可能为变形性骨炎、骨软化症、骨纤维性异常增殖症和颅骨慢性骨膜炎等引起的面骨和颅骨的骨质增生。

（崔 蒙 朱 玲）

kǔxiàomào

苦笑貌（forced-smile face）

患者面部呈现无可奈何的苦笑样表情的症状。是由于面部肌肉痉挛所致，乃新生儿脐风、破伤风以及肝豆状核变性等疾病的特殊征象。

新生儿破伤风为初生时脐带处理不当，感染破伤风杆菌引起的急性病症。潜伏期 4～14 天。起病时可有口紧、吮奶困难，继而面肌痉挛，呈苦笑貌。全身抽搐，严重时可窒息。各种刺激均可引起痉挛发作。破伤风又名伤痉，乃风邪侵入破伤或疮口所致，初起四肢无力，头痛，发热发冷，进而面肌痉挛，呈现苦笑面容，牙关紧闭，甚则全身紧张，角弓反张。肝豆状核变性又称威尔逊（Wilson）病，为一种常染色体隐性遗传性疾病，青少年多见，是先天性铜代谢障碍性疾病。临床上以肝损害、锥体外系症状与角膜色素环等为主要表现，如累及面部及口腔肌肉时出现"面具脸"、苦笑貌、怪异表情或口面部不自主运动等。

（崔 蒙 朱 玲）

jīngkǒngmào

惊恐貌（panic face）

患者面部呈现恐惧表情的症状。多见于小儿惊风、客忤以及癫病、瘿气等病。若于声、光、风刺激，或见水、闻水声时出现者，可能为狂犬病。

《灵枢·经脉》云："肾足少阴之脉……是动则病饥不欲食，面如漆柴，咳唾则有血，喝喝而喘，坐而欲起，目䀮䀮如无所见，心如悬若饥状，气不足则善恐，心惕惕如人将捕之，是为骨厥。"

文中描述足少阴肾经的是动病，所言"惕惕"即是惊恐貌。肾在志为恐，恐则伤肾，惊恐貌的出现多和肾脏疾病有一定关联。

狂犬病又名恐水症，系被疯狗等咬伤，疯毒入血攻心，致人发狂，引动肝风所致，临床表现为极度兴奋、惊恐貌，恐水，怕风，进行性瘫痪等，预后凶险，病死率几乎为百分之百。

（崔 蒙 朱 玲）

wàng wǔguān

望五官（inspection of the five sense organs）

医生运用视觉对患者面部眼、耳、鼻、口、舌五官进行总体观察的望诊方法。又称审苗窍。苗，指表露的迹象；窍，指孔窍。

理论依据 《灵枢·五阅五使》谓："愿闻五官。鼻者，肺之官也；目者，肝之官也；口唇者，脾之官也；舌者，心之官也；耳者，肾之官也。以官何候？以候五脏。故肺病者喘息鼻张，肝病者眦青，脾病者唇黄，心病者舌卷短颧赤，肾病者颧与颜黑。"说明人体是一个有机的整体，各组织器官与五脏是通过经络的分布、气血的运行而密切联系的，故对五官进行观察，具有一定的诊断意义。

目为肝之窍，心之使，肾精之所藏，血之宗。故目是望诊的重要部位。《灵枢·大惑》说："五脏六腑之精气，皆上注于目而为之精"，说明目与五脏六腑皆有联系，可反映脏腑精气的盛衰。《重订通俗伤寒论·伤寒诊法》说："凡病至危，必察两目，视其目色，以知病之存亡也，故观目为诊法之首要。"《灵枢·大惑论》曰："骨之精为瞳子，筋之精为黑眼，血之精为络，气之精为白眼，肌肉之精为约束。"

说明望目有助于了解五脏的变化。肾主骨，故瞳子为肾的望诊部位；肝主筋，故黑珠属肝；心主血，故两眦血络属心；肺主气，故白睛属肺；脾主肌肉，故胞睑属脾。后世医家据此而归纳了"五轮学说"，即瞳仁属肾，称为水轮；黑睛属肝，称为风轮；目内眦血络属心，称为血轮；白睛属肺，称为气轮；眼睑属脾，称为肉轮。观察五轮的形色变化，可以诊察相应脏腑的病变，对眼科和内科病证的诊断具有重要的意义。

肾开窍于耳，心寄于耳，手、足少阳经亦通于耳，手足太阳经和足阳明经也分布于耳或耳周围。《灵枢·口问》说："耳中，宗脉之所聚也。"说明脏腑精气通过诸经脉的综合而注于耳。先天元气充足，则双耳轮廓分明，肉质丰厚而润泽；反之，先天不足则耳轮瘦薄。故外观耳形厚大者形盛，红肿属邪实，瘦削为正虚。此外，在耳郭上有全身脏器和肢体的反应点。所以耳与全身均有联系，而尤与肾、胆关系密切，所以望耳可以诊察肾、胆和全身的疾病。

耳郭上的特定部位与全身各部有一定的联系，其分布大致像一个在子宫内倒置的胎儿，头颅在下，臀足在上。当身体的某些部位有了病变时，在耳郭的相应部位就会出现充血、变色、变形、丘疹、水泡、脱屑、糜烂、压痛等病理改变，可作为诊断的参考。

鼻居于面部，为肺之窍，称为明堂，是手阳明大肠经及足阳明胃经所终始，为脾之所应。鼻之周围有各脏腑的相应部位，五脏位于中央，六腑夹其两侧，故热为"五色独觉于明堂"。所以望鼻不仅可以诊察肺和脾胃的病变，而且还可以判断脏腑的虚实、胃气的盛衰、病情的轻重以及预后。

口为饮食通道，脏腑要冲，脾气通于口，其华在唇，手足阳明经环绕口唇，故望口与唇的异常变化，主要可以诊察脾与胃的病变。

肾主骨，齿乃为骨之余，手、足阳明经脉络于齿龈，故齿和龈的变化与肾及胃肠的关系较为密切。肾气盛则齿更发长，正常的牙齿润泽光洁，是津液内充的表现。

咽通于胃腑，是饮食之道，为胃所系；喉连于气道，为气息之门，归肺所属；足少阴肾经循喉咙，夹舌本；故咽喉为肺胃的通路，诸经脉脉之所过，其为病属肺、胃、肾三者居多。

主要内容 临床上望五官主要包括以下几个方面。

望眼 也称为望目。望目应重点观察两眼的神气、颜色、形态的异常变化。①望目之神气，是诊察两目的神气之有无。主要是辨别内脏精气的盛衰。精气充沛则两目有神，视物清楚，精采内含，如是虽有病亦易治；《形色外诊简摩·目睛形色应证篇》指出："凡病虽剧，而两眼有神，顾盼灵活者吉。"精气衰则两目无神，睛气滞浊，视物不清，失却精采，或浮光暴露，提示病情深重，故《素问·脉要精微论》说："夫精明者，所以视万物，别白黑，审短长。以长为短，以白为黑，如是则精衰矣。"②望目之颜色。正常人眼睑内及两眦内及两眦红润，白睛色白，黑睛黑褐色或黑棕色，角膜五色透明。结合脏腑分属，一般目眦赤为心火，白睛赤为肺火，黄为中焦湿热，目珠肿为肝火，胞睑红肿或湿烂是脾胃湿热，全目赤肿是肝经风热。目清彻为寒，暗浊为热，两眦淡白为血虚，目胞上下鲜明

浮亮为痰饮，目胞色暗晦或环眶黧黑为肾虚。③望目之形态。胞睑下垂多属脾胃虚弱、中气下陷；老人肾气衰可见胞睑松弛，目下肿如袋状；目窠微肿如卧蚕，面色㿠白为水气，目睛下陷窠内，是脏腑精气已衰，病难治；若目陷已深，视不见人，为阴脱阳竭，病属危笃。患者昏睡露睛，是脾胃虚极。正常瞳孔圆形，双侧等大，对光反应灵敏，研究运动灵活。瞳孔缩小见于乌头、有机磷中毒等；瞳孔散大见于脏腑功能衰竭等；目睛呆滞，神识昏蒙，多见于痰热内闭；横目斜视见于肝风内动；凡目翻上视、瞪目直视、目睛正圆等均为眼神已失的严重症状等。

望耳 应重点观察耳的色泽、形态和耳内病变。①望耳之色泽，以分辨疾病的寒热虚实。正常热的耳郭色泽红润，是气血充足的表现。耳轮淡白，多属气血亏虚；耳轮红肿，多属肝胆湿热或热毒上攻；耳轮青黑，多见于阴寒内盛或有剧毒的患者；耳轮干枯焦黑，多属肾精亏虚，精不上荣，为病重，可见于温病晚期耗伤肾阴及下消等患者；小儿耳背有红络，耳根发凉，多为出麻疹的先兆。②望耳之形态。正常人耳郭厚大，是肾气充足的表现。耳郭瘦小而薄，则为先天亏损，肾气不足；耳郭肿大，则为邪气充盛。耳轮干枯萎缩，多为肾精耗竭，属病危；耳轮皮肤甲错，可见于瘀血日久的患者。③望耳之内部病变。耳内流脓，称为脓耳，多由肝胆湿热蕴结日久所致；脓耳后期转虚，则多属肾阴不足，虚火上炎。耳道之内赘生小肉团，成为耳痔，因湿热痰火上逆，气血瘀滞耳道而成。耳道局部红肿疼痛，为耳疖子，多因邪热搏结

耳窍所致。

望鼻 应重点观察鼻的色泽、形态和鼻内病变。①望鼻之色泽。正常人鼻色红黄隐隐，明亮润泽，是胃气充足健旺的表现。鼻端微黄明润，见于新病为虽病而胃气未伤，属病轻；见于旧病为胃气来复，属向愈。鼻头色白，多属气血亏虚，或见于失血患者；鼻头色青，多见于阴寒腹痛患者；鼻头色赤，多属脾胃二经有热；鼻头色微黑，常属肾虚寒水内停之象；鼻头晦暗枯槁为胃气已衰，属病重；不透枯槁，是脾胃虚衰，胃气失荣之候。②望鼻之形态。鼻头红肿生疮，多属胃热或血热；鼻头生红色粉刺，成为酒渣鼻，多因肺胃蕴热，使血瘀成渣所致；鼻柱溃陷，多见于梅毒患者；鼻柱塌陷，且眉毛脱落，多为麻风恶候。鼻翼煽动，称为鼻煽，多见于肺热，或为哮病，是肺气不宣，呼吸困难的表现；若重病中出现鼻孔煽张，喘而额汗如油，是肺气衰竭之危候。③望鼻之内部病变。鼻孔干燥，鼻孔干燥，属阳明燥热，干燥而色黑如烟煤状为热毒伤津。鼻流清涕，多属外感风寒，鼻孔灼热而流涕，属外感风热或暑热，流黄浊涕，则属外感化热，久流腥臭浊涕，为鼻渊。鼻腔出血，称为鼻衄，多因肺胃蕴热灼伤鼻络，或外伤所致。鼻孔内赘生柔软、半透明的光滑小肉，撑塞鼻孔，气息难通者，为鼻息肉（鼻痣），多由湿热邪毒蕴结鼻窍所致。

望口唇 正常人唇色红活鲜润，是脾胃气旺，化源充足的表现。唇色深红为实为热；淡白为虚为寒。深红而干焦是热甚津伤；嫩红为阴虚火动。唇色青黑，或红黑混杂，为心血瘀阻、瘀血内蓄或久患痛证，若淡润而黑为寒

甚，环口黑色为肾绝。口开不合主虚，口张而气出不还为肺绝，口开若鱼嘴不能合者为脾绝。人中满而唇翻为脾阳衰败，人中短缩为脾阴干竭。口噤属风中经络，撮口而面青抽搐，属肝风内动，见于脐风等证。

望齿龈 齿干燥如石，是阳明热盛而津液受伤；齿槁如枯骨为肾阴干涸，精气内竭。齿色白而不泽，属血虚之象。牙龈肿痛，或痛而渗血，血色鲜红者为胃火炽盛；若齿觉松浮，或齿龈出血而不痛，或龈间常流淡红血水，均属肾阴不足，虚火上炎；牙关紧闭，多属风痰阻络或热极动风；咬牙龂齿，多为热盛动风；小儿睡中咬牙，多见于食滞或虫积。

望咽喉 咽喉的正常状态色泽淡红润泽，不痛不肿，呼吸、发声及饮食皆通畅无阻。如外感风热、暑热、燥热等热邪，或肺胃郁热上冲，则咽喉红肿而痛，红肿化脓或溃烂为热毒炽盛。若红色娇嫩，或红丝布散而日久咽干疼痛的，多属肾水亏少，虚火上炎。咽喉间出白腐膜，拭之易去，而不是旋即复生的，属胃热上攻；若刮之不去，重剥则出血，剥后随即复出的，多是白喉。

（崔 蒙 贾李蓉）

wǔlún xuéshuō

五轮学说（five-wheel theory）

将眼局部由外至内分为眼睑、两眦、白睛、黑睛、瞳神五个部分，分属于五脏，分别命名为肉轮、血轮、气轮、风轮、水轮，借以说明眼的解剖、生理、病理及其与脏腑的关系，并用于指导中医临床辨证论治的一种学说。该学说起源于《黄帝内经》，《灵枢·大惑论》云："五脏六腑之精气，皆上注于目而为之精，精之窠为眼，骨之精为瞳子，筋之

精为黑眼，血之精为络，其窠气之精为白眼，肌肉之精为约束，裹撷筋骨血气之精，而与脉并为系，上属于脑，后出于项中。"五轮中的轮是比喻眼珠形圆而转动灵活如车轮之意。"五轮"两字最早见于晚唐《刘皓眼论准的歌》，而五轮学说最早的记载见于北宋·王怀隐的《太平圣惠方·眼论》："眼有五轮，风轮、血轮、气轮、水轮、肉轮，五轮应于五脏……肝生风，眼有风轮也。……眼通五脏，气贯五轮"，首次系统论述了眼科五轮学说，主张"摄养以预防眼病"，成为历代中医眼科学术的思想精髓。而五轮学说的脏轮配属观点则是南宋后期的杨士瀛提出的，他在《仁斋直指方论·眼目方论》中指出："眼者，五脏六腑之精华……其首尾赤属心，白睛属肺，其乌睛圆大属肝，其上下肉轮属脾，而中间黑瞳一点如漆者，肾实主之，是属五脏，各有证应，然论其所主，则瞳子之关系重焉。"

眼科五轮分别对应于人体五脏，因此，五脏发生病变也必然在五轮上发生症状变化。通过深入观察眼部五轮的形状及色泽的变化，有利于诊察脏腑的活动及病变情况，对疾病的辨证论治等具有重要的指导意义。

肉轮 指上、下眼睑，在脏属脾，脾主肌肉，故称肉轮。因脾与胃相表里，故肉轮病变多与脾胃不调密切相关。在临床诊治中，常见的病理症状如下：眼睑浮肿、皮色光亮、虚如球状多为脾虚有湿引起，眼睑红肿、热痛多为脾胃积热，若同时出现紫赤硬结则夹有血瘀；眼睑皮下有硬块，肤色正常且触之不痛多为脾经痰湿互结引起。眼睑弦赤烂且瘙痒、疼痛者多为脾胃湿热夹杂

风邪引起，若瘙痒加重且有痂皮者为血燥风盛；上睑下垂、上举无力者多属脾虚气陷；若眼睑频频振跳，则多为脾虚有风；若眼睑有结膜且色泽浅淡，则多为脾虚血少引起；眼睑内如有花椒、粟米状颗粒，则可能由脾胃湿热蕴积夹杂血热瘀滞所致。

血轮 指内眦、外眦血络，在脏属心，心主血脉，故称血轮。心和小肠为表里关系，两眦疾患，往往与心脏及小肠有关。由于心主血脉，脉为血之府，是血液通行的隧道。正常现象为心气旺盛，血液在全身运行不息，两眦血络红润而有光泽。常见的病理现象如下：赤脉同时现于内、外两眦，为心火所致，其中赤脉粗大、色泽深红为实火，赤脉隐现、色泽淡红为虚火；两眦现缕丝状赤脉、且延伸至胬肉中，为心肺风热、经络瘀滞；眼睛无红肿，常不自主流泪，泪水清稀无热感，迎风时流泪加重，日久则视物模糊昏蒙，多为肝肾两虚、精血亏耗；内眦有脓溢出，不红不肿，为心经郁热挟湿，但若出现红肿疼痛，则为复感外邪、邪毒炽盛引起；眼睛红肿怕光，火灼般疼痛，流泪黏浊且有热感，内为肝火炽盛、外因风邪侵袭所致。

气轮 指白睛，在脏属肺，肺主气，故称气轮。肺与大肠相表里，白睛疾患，往往与肺和大肠有关。正常情况下肺气充沛调顺，白睛色白而润泽。常见的病理现象如下：白睛内赤脉弥漫、色泽鲜红，属于肺经实火之证；赤脉粗大迂曲、色泽暗红，为热郁血滞所致；赤脉细小密集、色泽淡红，属肺经虚火之证；白睛暴赤如鱼泡状、弥漫浮肿且泪热刺痛，为风热毒邪犯于肺经所致；白睛内有粟粒状结节，且有赤脉

环绕，为肺经燥热所致，但若粟粒状结节现于风轮边际，则为肺经郁热之证；白睛内有扁豆状结节，色泽暗红且触之有钝痛感，多为肺经火毒滞结引起；白睛淡红，有间隔性轻微疼痛，多为肝肾阴虚所致。此外，白睛出现溢血，多属于肺热导致血溢络外；白睛现局部青蓝色，多是因为如伤寒、疟疾、梅毒、结核等热邪的蒸逼所致，但如果白睛呈弥漫性青蓝色，则是先天性白睛异态，与病证无关。

风轮　指黑睛，在脏属肝。肝主风，故称风轮。肝和胆相表里，黑睛疾患和肝胆有关。肝开窍于目，肝和则能辨五色。正常情况下，肝气和顺，肝阴充足，则黑睛色清而有光泽。常见病理现象如下：黑睛生翳似星点状，色泽浮嫩，时隐时现且经久不愈，则多为肝经风热及毒邪所致；黑睛向四周起翳膜，色泽白或微黄，中间凹陷如花瓣、碎米、鱼鳞状，为肝胆之火内炽所致；但若翳膜色泽浮黄、基底溃散凹陷、表面似凝脂状，则为肝胆湿热火毒引起。此外，黑睛出现向上漫延的黏稠黄液，且剧痛难忍，为肝、胆、脾、胃之热毒壅盛所致；黑睛深层生翳，赤脉分布如梳状、且一片混浊（俗称混睛障）者，为肝经风热毒邪所致；翳色泽灰暗浮软，伴有白睛枯瘁，双目齐发（俗称云翳）者，则多属脾虚肝旺之证。

水轮　指瞳仁，在脏属肾。因肾主水，故称水轮，肾与膀胱相表里，故瞳仁疾患和肾与膀胱有关。正常情况下肾阴肾阳充沛，则瞳仁色黑有神、目光炯炯。常见病理现象包括：瞳仁紧小、干缺不圆，目赤疼痛，为肝胆实热之证；双目微红，并伴有时轻时重的隐痛，

为肾阴不足所致；瞳仁散大变形，视灯有红绿环相间，且头昏脑胀、头痛如劈者，则为肝经实火之证；瞳仁内现色白之物，且视力逐渐下降（俗称白内障），多为肾精虚弱、目失濡养所致。

（崔　蒙　贾李蓉）

mùpiānshì

目偏视（squint）　凡目珠偏离正位，或左或右，或上或下，失其常态的症状。又称眼偏视、双目睛通、通睛。可表现为双眼平视前方时，一眼目珠偏斜于眦侧（称神珠将反）；甚者偏斜眼的黑睛被该侧眼眶半掩或全部掩没（称瞳神反背），外观只显白睛。另有"小儿通睛""坠睛""目仰视"等也是目珠偏斜为主，都可归属于目偏视的范畴。

《诸病源候论·目病诸候》："目，是五脏六腑之精华。人腑脏虚而风邪入于目，而瞳子被风所射，睛不正则偏视。此患亦有从小而得之者，亦有长大方病之者，皆由目之精气虚，而受风邪所射故也。"多系脏腑气血亏虚，风邪乘虚而入，致筋脉弛张不收所致；小儿多因脏腑娇嫩，元气未充，易外感风热邪毒，以致热极生风，风火相煽，灼伤眼带；素体禀赋不足者，眼带发育不全，偏视与生俱来，或发育异常，能近怯远，能远怯近，日久而致；还有因头部外伤，瘀血阻滞，筋脉受阻而致者。此外，小儿长期侧卧，偏视灯光或亮处，长期逼近看物等，也可使筋脉凝定，而致目偏视。

（崔　蒙　贾李蓉）

mùchì zhǒngtòng

目赤肿痛（red swellon eyes with pain）　以白睛红赤、浮肿、眵多黏稠、痒痛为主的症状。又称风热眼、风火眼、天行赤热、

天行赤眼。多因外感风热而卒然发病，多发于春、夏、秋季，常以手帕、毛巾、水为传染媒介。多见于西医急性细菌性结膜炎。

《证治准绳·杂病·七窍门》指出此症"乃素养不清，躁急劳苦，客感风热，卒然而发也"。多系骤感风热之邪，风热相搏，客留肺经，上犯白睛而发；若素有肺经蕴热，则病症更甚。如兼头痛、发热、恶风、脉浮数等为外感风热；如兼有口苦、烦热、舌边尖红、脉弦数等症，为肝胆火盛。

（崔　蒙　贾李蓉）

mùqīng

目青（green-blue eyes）　白睛深层有紫蓝色或青灰色斑，或白睛变成青蓝色的症状。又称白睛青蓝、目珠俱青、白珠俱青。多由肝肺火热亢盛，热毒火邪上攻白睛，气血郁结而发；或因火疳反复发作，使白睛局部的红赤结节消退后，遗留紫蓝或青灰色斑痕而成。

《证治准绳·七窍门》谓："乃目之白珠变青蓝色也。"《审视瑶函》谓："此症乃目之白睛，忽变青蓝色也，病症尤急，盖气轮本白，被郁邪蒸逼，走入珠中，膏汁游出，人于气轮之内，故色变青蓝，瞳神必有大小之患，失治者，瞳神损而终身疾矣。"初起自觉眼珠胀痛，畏光流泪，常于白睛深层先发紫红色隆起，且有明显压痛。继之症状消退，该处则呈现青蓝之色。病变此起彼伏，终致白睛全轮青蓝，凸凹不平。此时病变常侵及黑睛和瞳神，形成黑睛边际的混浊及瞳神紧小等。可单眼或双眼同时发病。

（崔　蒙　贾李蓉）

báijīng sèhuáng

白睛色黄（yellow sclera）　两眼巩膜泛现黄色的症状。又称目

黄。多由湿热或寒湿内蕴，肝胆疏泄失常，胆汁外溢所致。

《罗氏会约医镜·杂证》谓："目黄有虚实之异。实热目黄，以湿热内蓄，郁蒸而成，清其热而黄自退；虚寒目黄，以元阳日衰，津液消耗所致，无烦热脉症，唯有干涸枯黄，须大加温补，始可救治。"《金匮要略·藏府经络先后病脉证篇》："目色黄者便难。"

因风气与阳明入胃，循脉而上至目内眦，其人肥，风气不得外泄，则为热中而目黄，烦渴引饮；然其黄止于两目，非若黄疸兼及于全身。

（崔　蒙　贾李蓉）

mùzì dànbái

目眦淡白（pale canthus）

目两眦（内眦和外眦）颜色淡白的症状。常因血虚或失血造成，是血少不能上荣于目所致。多见于血虚证。

（崔　蒙　贾李蓉）

mùbāo ànhēi

目胞暗黑（blackish eyelids）

两眼周围目胞呈暗黑色的症状。多由内有瘀血或痰饮所致。

《金匮要略·血痹虚劳病脉证并治》："……内有干血，肌肤甲错，两目黯黑。"又明·李忠梓《诊家正眼》卷一："目胞黑者，痰也。眼黑行走呻吟者，骨节酸痛，痰入骨也。眼黑面黄，四肢痿痹，屈伸不便者，风痰也。"还有妇人眼胞暗黑多为经带病等。

（崔　蒙　贾李蓉）

mùbāo zhǒngzhàng

目胞肿胀（swollen eyelids）

两目肿胀，胞睑不适，虚软如球，皮色如常或红肿如桃的症状。又称胞肿，俗称眼皮肿。病因较复杂，除由眼睑疾病直接引起外，

还可发于其他多种眼病或全身性疾病。主要分为虚实两大类。实证多因感染风热毒邪、或饮食失节，以致肺脾积热，热壅上攻，热积于胞睑而成，多表现为肿硬拒按，红赤焮痛，或瘀血青紫，糜烂胶黏等，如"胞肿如桃"；虚证则因脾胃气虚，中气不足，运化失司，胞睑属脾，水湿停于胞睑所致；或因体虚素弱，或大病久病，肾阳虚衰，阳虚不能温阳化气，湿邪上泛而肿胀；或因久思伤心脾，心阳虚不能助脾阳，脾虚不能运化水湿，湿郁眼睑而肿胀，多表现为眼睑浮肿，软而喜按，无红赤疼痛，皮肤色白，若兼水湿者，则皮色光亮等症状。

（崔　蒙　贾李蓉）

mùkēshàng wēizhǒng

目窠上微肿（swollen orbits）

下眼睑肿的症状。又称目下肿。《金匮要略·水气病脉证并治》称为"目窠上微拥"。目窠，即下眼睑。多因脾不制水，肾不化气，或外感风邪与水气相搏所致。

《灵枢·水胀》："水始起也，目窠上微肿，如新卧起之状。"《诸病源候论·水肿候》："脾病则不能制水，故水气独归于肾，三焦不泻，经脉闭塞，故水气溢于皮肤而令肿也。其状目裹上微肿，如水裹物之状。"

（崔　蒙　贾李蓉）

mùzhū tuōchū

目珠脱出（exophthalmous）

眼珠骤然突出，轻者含于睑内，重者突于眶外的症状。又称珠突出眶、睛凸、目珠子脱出。首见于《证治准绳》。多因暴怒气悖，高声吼喊，低头进气等导致气血并于上，脉络涩滞，眼珠突出；或因火热上逼，邪火亢盛，内无从泄，上走空窍，泄之不及，涨涌而出；或因外伤，瘀血内停所

致。《张氏医通》卷八称该病"与鹘眼证因滞而慢慢胀出者不同"。《证治准绳·七窍门》谓："珠突出眶证……有酒醉怒甚及呕吐极而阐出者，有因患火证热盛而关格亢极而胀出者，有因怒甚吼喊而阐出者，……亦有因打扑而出者。"

证属脉络瘀滞者，多在大怒、呕吐、叫吼、进气后眼珠瞬即突出，白睛壅肿，眼部胀痛，舌暗紫有瘀斑，脉涩或缓等。证属瘀血内阻者，多系外伤，脉络受阻，血溢于眶，眼珠突出，头目胀痛，舌淡红，脉缓。

（崔　蒙　贾李蓉）

mùzì kuìlàn

目眦溃烂（ulceration in the canthus）

目无别病，唯眦部赤烂的症状。又称眦帷赤烂、目眦赤烂。见《医学衷中参西录》。类似今之眦部睑缘炎。多由脾胃蕴积湿热，复受风邪，风与湿热相搏，结于睑缘而发。《张氏医通》卷八："眦赤烂证，谓目烂帷眦有之，目无别病也。赤胜烂者多火……烂胜赤者湿多……病属心络，甚则火盛水不清而生疮于眦边也。"

（崔　蒙　贾李蓉）

zhēnyǎn

针眼（styes）

胞睑边缘生疖，形如麦粒，红肿痒痛，易成脓溃破的眼病。又称土疳、土疡、偷针、偷针眼、偷针窝，俗称包珍珠、挑针、麦粒肿。相当于西医学的睑腺炎。多因外感风热邪毒或脾胃热毒蕴积等所致。症见初起时胞睑边缘发痒，微肿微痛，继之形成硬结，形如麦粒，压之疼痛。若因毒邪蔓延，令人头面皆肿者，此为重症，失治可变生他症，甚至危及生命。

《诸病源候论·目病诸

候》谓："人有眼内眦头结成疱，三五日间便生浓汁，世呼为偷针。"《诸病源候论·目病诸候·针眼候》曰："此由热气客在眦间，热搏与津液所成"，而《证治准绳·杂病·七窍门》进一步指出"犯触辛热燥腻风沙火"或"窍未实，因风乘虚而入"。

（崔 蒙 贾李蓉）

yǎndān

眼丹（cinnabar eyes） 整个胞睑红肿如涂丹，痛如火灼，化脓溃破的眼病。又称眼痈、覆杯。与季节、气候、年龄无关，可单眼或双眼发病。

《外科正宗·眼丹第一百》："眼丹，脾经有风，胃经多热，其结为肿。"多因脾胃蕴积热毒，复感风热之邪，结于胞睑，阻滞脉络，灼烁津液所致；胞睑不洁或外伤，邪毒触染，也可引发该病；还可因重症针眼蔓延扩散，或眼睑外伤，颜面疮疡失治，毒邪气血壅滞，蓄腐成脓而致。

临床表现为上胞或上下胞睑突发红肿赤痛，逐渐发展为整个胞睑漫肿，而不能睁眼。皮色红赤或紫红，痛而拒按，伴有寒热，头痛，全身不适。后期睑肿逐渐局限而酿脓，皮肤逐渐变薄而色转黄白，触之有波动感，溃破后可自行收口而愈。若脓深而多，不易排尽，则可成漏，抑或迅速扩展。

与针眼相鉴别。眼丹和针眼病因大致相似，只在程度上有轻重之别。眼丹是上胞或上下胞睑，焮热红肿疼痛，较针眼为剧，常伴寒热、头痛、口渴等症状。

（杨 硕 尹仁芳）

mù lèichū bùzhǐ

目泪出不止（incessant tearing） 泪液不能下渗泪窍而流出睑外

的症状。又名流泪症、泣下、目风泪出、迎风洒泪症、充风泪出、迎风冷泪、迎风热泪、无风冷泪、无风热泪、迎风落泪、无时泪下。根据流泪的程度和性质不同而名称各异。有热泪和冷泪之分。热泪者多为伴有赤痛的外障眼病症状之一；冷泪则是目无赤痛翳障而经常流泪，泪水清稀而冷湿感者。该病常年流泪，但在多风的春季或秋冬寒冷季节多见或症状加重。可单眼或双眼患病。以老年人、素体虚弱或病后体虚者多见，预后一般良好。类似于西医学的泪溢，多因泪道阻塞、狭窄等引起。

该病在《诸病源候论·目病诸候》中谓："若脏气不足，则不能收制其液，故目自然泪出。"《银海精微·迎风洒泪症》中"为肝虚风动则泪流，故迎风泪出"，结合临床病因病机有二，一为肝血不足，泪窍不密，风邪外袭而致泪出。二为气血不足，或肝肾两虚，不能约束其液而流泪。

应与漏睛相鉴别。流泪症的主症为泪液清稀。漏睛主症为泪液黏稠或脓汁。流泪症泪窍皮肤如常，漏睛大眦头常湿，睛明穴下微隆起，触之绵软。按压睛明穴下方，流泪症无黏液溢出，漏睛有黏液或脓汁自泪窍溢出。冲洗泪窍，流泪症不畅或不通，无黏液溢出。漏睛不同，或可见黏液或脓汁自泪窍溢出。

（杨 硕 尹仁芳）

hūnshuì lùjīng

昏睡露睛（faint sleeping with eyes half closed） 患者昏睡，眼睑半开半合的症状。吐泻病多见此证，还可见于小儿饮食不当，脾胃两伤所致昏睡。亦有嗜睡露睛，指患者入睡后胞睑未闭合而睛珠外露。多因脾虚清阳不升，

或精液大伤，胞睑失养，启闭失常所致，多见于脾胃虚衰或吐泻伤津的患儿。此外，睡时露睛也可见于正常人，俗称羊眼。

与西医的眼睑闭合不全，亦称兔眼有相似之处。最常见的原因为面神经麻痹，其次为各种因素导致的严重睑外翻。其他还有先天性眼睑过短或缺损、先天性青光眼、甲状腺性突眼、眼眶肿瘤、角膜葡萄肿、眼眶蜂窝织炎等疾病。

（杨 硕 尹仁芳）

mùjīng rúndòng

目睛瞤动（eyelids twitching） 胞睑不由自主牵拽跳动的外障眼病。又称胞轮振跳、脾轮振跳、目瞤，俗称眼皮跳、眼眉跳。症见上胞或下睑不由自主牵拽跳动，或频或疏，不能随意控制。严重者胞睑振跳牵及眉际、面颊及口角。在过劳、久视、睡眠不足时跳动更加频繁，稍事休息症状可以减轻或消失。胞睑皮肤正常，眼珠端好。常见于成年人，上下胞睑均可发生，但以上胞多见，单眼或双眼发病。一般预后良好。类似于西医学眼轮匝肌及面神经痉挛引起的眼睑痉挛。

多因肝血不足，血虚生风，风性动摇，牵拽胞睑而振动，或因久病过劳，劳伤心脾，心脾两虚，气血不足，筋肉失养而瞤动。

（杨 硕 尹仁芳）

mùbì

目闭（eyes closing） 睛珠端好，双目闭合，不欲睁眼的外障眼病。相当于西医学所说的癔病性眼睑痉挛。《灵枢·大惑论》云："卫气留于阴，不得行于阳。留于阴则气盛，阴气盛则阴跷满，不得入于阳则阳气虚，故目闭也。"

多因外感风热，邪滞胞睑，筋纵而目闭不开；或湿热郁遏，闭阻

胞睑经络所致；或脾胃虚弱，阳气下陷，上胞升举乏力所致；或肝肾不足，精气虚衰，胞睑失养所致。

（杨　硕　尹仁芳）

dèngmù zhíshì

瞪目直视（staring straight）

两眼固定前视的症状。为脏腑精气将绝，属病危。《伤寒九十论·瞪目直视证》曰："伤寒数日，身热，手足时厥，腹满，瞪目直视，狂言不识人"，认为瞪目直视为心肾衰竭之死证。东汉·张仲景《伤寒杂病论》认为：直视摇头为心气衰竭；语无伦次，狂躁妄语，反目直视，为肾气衰竭。眼睛为五脏精华聚集之处，直视而眼睛不眨，为五脏衰竭。还可见于痉病，亦可见于癫痫小发作，症见短暂的神志丧失，突然停止动作，瞪目直视，呆立不动，面色苍白，呼之不应。

（杨　硕　尹仁芳）

mùfān shàngshì

目翻上视（hyperphoria with fixed eyeballs）

单侧或双侧目珠向上方偏斜，不能下转的症状。又称戴眼反折、目仰视、目上视。多见于痉病。目仰视的病名及论述，见于明·傅仁宇撰著的《审视瑶函》卷之四《附小儿目闭不开睭目直视目仰视目睛动目札诸症验方》。单眼目珠仰视者，多因正气内虚，腠理不固，外邪侵袭，脉络阻滞，或跌打损伤头部，瘀血痹阻脉络，以致司理目珠向下转之眼带弛缓不收。双眼目珠仰视者，多属火热亢盛，上扰心神或痰涎壅盛，心神迷惘所致之惊风、天吊。

（杨　硕　尹仁芳）

héngmù xiéshì

横目斜视（strabismus）

眼球固定侧视，不能转动的症状。又称风牵偏视、神珠将反。其中眼珠偏斜严重，黑睛几乎不可见者称为瞳神反背。相当于西医学之麻痹性斜视，多属肝风内动之征，或为脏腑精气耗竭，或为痰热内闭，属重病。亦可为先天性，表现为一侧或双侧眼球侧视固定，不能转动。病因为正气不足，卫外失固；或阴血亏少，络脉空虚，风中经络；或脾失健运，聚湿生痰，复感风邪，风痰阻络；或肝肾阴亏，阳亢动风，挟痰上扰，阻滞经络；或中风后遗，气虚血滞，脉络瘀阻；或头面外伤，经络受损，气血瘀阻。

（杨　硕　尹仁芳）

tóngkǒng suōxiǎo

瞳孔缩小（diminished pupils）

瞳孔直径小于 2mm 的症状。瞳孔又称瞳神，正常人瞳孔双侧等大等圆，直径约为 3～4mm，对光反应灵敏。眼球运动随意、灵活。瞳孔缩小多属肝胆火炽所致；亦可见于中毒，如川乌、草乌、毒蕈、有机磷农药中毒等；可见于现代医学的虹膜睫状体炎，多因结核、风湿、痛风、糖尿病、急性传染病、病灶感染、外伤等所致，亦可由邻近组织病变（如角膜炎、巩膜炎）引起；也可见于前部葡萄膜炎，症见瞳神展缩失灵，持续缩小，甚则小如针孔，伴视物不清，神水混浊，目赤疼痛，由外感热邪、肝郁化火或阴虚火旺所致。

（杨　硕　尹仁芳）

tóngkǒng sàndà

瞳孔散大（enlarged pupils）

瞳孔直径大于 5mm 的症状。正常人瞳孔的大小随光线与年龄的大小而有差异。在明亮的室内，通常青年人的瞳孔直径较大，约为 4.5mm；新生儿及老年人的较小，大约为 2mm。近视眼瞳孔较大；剧痛、恐惧时可以扩大，睡眠时缩小。瞳孔散大多见于肾精耗竭，阴阳即将离绝的危重患者；两侧瞳孔完全散大则是临床死亡的指征之一。如一侧瞳孔逐渐散大，可见于中风或颅脑外伤患者，亦属危候。此外亦可见于五风内障（青光眼）患者。

瞳神散大，色呈淡绿，眼障欲脱，眼硬如石，头痛呕吐，多为肝胆风火上扰。瞳神散大，眼障咽痛，时有呕吐，病势较缓和，多为阴虚阳亢或肝郁气滞引起。瞳神散大不收，或瞳神歪斜不正，或有多个瞳神，又有明显外伤史，为黄仁受伤所致。

西医见于麻痹性瞳孔散大及痉挛性瞳孔散大。

（杨　硕　尹仁芳）

yǎnjiǎn xiàchuí

眼睑下垂（blepharoptosis）

上胞垂缓，升举无力，或不能提举，以致上胞部分或全部遮掩瞳神而影响瞻视的症状。又称上胞下垂、睢风、侵风、眼睑垂缓、胞垂、睑废、眼皮下垂、睥倦、睑皮垂缓。先天者，与生俱来，不论单眼或双眼生病，均与先天禀赋不足，胞睑筋肉发育不全有关。后天者，有起病急缓之分，起病缓者，常双眼发病，伴倦怠乏力，多属脾虚气陷；起病急者，常单眼发病，伴眼珠偏斜，多为风痰阻络。

（杨　硕　尹仁芳）

ěrlún chìlàn

耳轮赤烂（ulcerative helix）

耳周发疮疡的症状。又称蚀疮、旋耳疮、月食、浸淫疮、月蚀疮、月蚀疮疳、黄水疮、耳镟疮等。好发于耳前或耳后，也可蔓延到外耳道内及整个耳郭，是以耳郭及耳周瘙痒，并见局部潮红。水疱、糜烂、渗液、结痂或见耳道、耳郭皮肤粗糙、增厚、脱屑、皲裂，对称性发生。类似于西医的外耳湿疹，属于过敏性疾病。多见于小儿。急性期多为胆脾郁热，风热湿邪侵袭；慢性期多为脾虚血少，生风化燥所致。婴幼儿多为胎热未清，余毒结聚所致。

与耳疮相鉴别。耳疮也可见耳道红肿、糜烂、渗液，但耳疮以疼痛为主症，瘙痒不甚，其渗出液体为脓性，而非黄水状。

(杨　硕　尹仁芳)

ěrlún qīnghēi

耳轮青黑 (bluish-dark helix)

耳廓呈青黑色的症状。主寒证、惊风、痛证。多见于阴寒内盛或有剧痛的患者。《广鉴集》云："耳轮青黑，肾藏丧不久也"，是说耳轮呈青黑色，代表肾精不能藏，人不久就会丧命。《古今医统·望问切订》曰："黑色见于耳或轮廓内外……若污水烟煤之状，为肾气绝。"耳为肾所主，黑为肾之色，黑色见于肾位，表示肾经有病，若见色如污水或烟煤之枯涩晦黑不荣，则是肾脏生机已败，真脏之色外露的表现，多主危殆之证。《形色外诊简摩·杂病面部五色应证》言："若如蜘蛛网眼，鸟羽之泽者，只是肾虚，火邪乘水之病。"润泽表示生机尚存，肾真不败，故虽耳部色黑，亦为可治之症。耳轮青黑亦可见于西医诊断的早期雷诺病。

(杨　硕　尹仁芳)

nóng'ěr

脓耳 (pyotorrhea)

耳内流脓，伴有耳膜穿孔的症状。又称耳脓、缠耳、耳漏、聤耳、耳疳、肾疳、耳湿、洼耳、震耳、耳底等。急发者，耳内流脓黄稠量多，耳膜红肿穿孔者，又称为急脓耳；反复发作，耳内流脓，耳膜穿孔，经年累月不愈者，又称慢脓耳。急脓耳好发于婴幼儿，慢脓耳常

因急脓耳反复发作，治疗不及时或不彻底演变而成。脓耳常伴耳膜穿孔，病程久者听力明显下降。类似于西医学之急慢性化脓性中耳炎。

脓耳发病，有急有慢，有虚有实。急性者属实，多为风热邪毒侵袭，或肝胆火热、湿热浸渍；慢性者属虚，多以脾、肾二脏虚损为主。儿童脓耳，因其正气未充，后天之本易损，至清阳不升，浊阴不降，耳内脓液稠黏量多，且最难痊愈。急性者邪毒易内陷而蒙蔽心包，慢性者会影响听力。

应与耳疖、耳疮进行鉴别，耳疖、耳疮者耳道也有脓液，但耳膜无穿孔。

脓耳辨证着重于脓的色、量、气味等，亦包括辨耳痛、辨急慢类型等。

(杨　硕　尹仁芳)

ěrzhì

耳痔 (ear hemorrhoid)

外耳道内生长的良性肿物。根据肿物的不同形状，又有耳梃、耳蕈之称。状如樱桃或桑葚者称耳痔，状如枣核者称为耳梃，头大蒂小如蘑菇状者成为"耳蕈"。因肿物堵塞耳窍，可出现耳堵塞感，听力减退，耳鸣或耳痒。相当于外耳道的乳头状瘤，鼓室或外耳道肉芽、息肉。与肾火、肝火、胃火有关。

应与耳菌相鉴别。耳菌呈结节状，疼痛明显，或溃疡出血，流脓污秽腥臭，随着耳菌渐大，并发症也严重，如张口困难，眩晕，面瘫，头痛剧烈等症状。耳痔与耳菌形态相近，但症状、预后有良恶之不同，临证宜加区别。

(杨　硕　尹仁芳)

ěrjiē

耳疖 (ear boil)

外耳道局限性红肿、疼痛的症状。又称耳疔、

黑疔、黑靥疔、肾疔。好发于夏秋季。类似于西医的外耳道疖。外因多有风、热、湿邪侵袭，内因多与肝胆火热素盛有关。

应与急脓耳初期、耳疮相鉴别。急脓耳初期也有耳内剧痛，但其耳痛为耳深部疼痛，耳道无红肿，按压耳屏、牵拉耳廓疼痛不加重，且听力检查呈明显传导性听力下降。耳疮亦有耳痛拒按，耳内肿胀，但耳内漫肿无头，疮肿可发于外耳道深部，不似耳疔红肿局限、有凸起。

(杨　硕　尹仁芳)

ěrgòu

耳垢 (earwax)

耵聍聚集成块，堵塞耳道，引起以耳堵塞感、听力下降或耳痛为主症的耳病。见于西医的耵聍栓塞。多为黑褐色硬块状，也可呈枣泥状或黄蜡状。检查可发现耳道被耵聍堵塞，若已复感邪毒，则可见外耳道红肿，溃烂、触痛等。

(杨　硕　尹仁芳)

ěrqiào tuōluò

耳壳脱落 (ear drop)

耳壳因外伤而致完全脱落，或部分断离的症状。多因刀伤、跌扑损伤所致。耳壳因外伤脱落，有上脱下连，下脱上连，上下具脱等伤情。属于耳损伤的一种。

(杨　硕　尹仁芳)

bíbái

鼻白 (white nose)

鼻部色白的症状。正常情况下鼻子的颜色应该是鼻头明、山根亮，整个鼻子的颜色明润，鼻黏膜淡红泽润。如果鼻头色白，可能为气虚、血虚或失血；小儿鼻白是脾虚泄泻、乳食不化。鼻部颜色苍白也可能是肺病征兆，例如寒痰、慢性支气管炎等；如果连鼻黏膜（鼻腔内部）也出现淡白色，则可能是寒证。从鼻色白的浅深，可以判

断肺部疾患的邪实与正虚：鼻色浅白，喘而不满者，正虚也；色深白，喘而胸满者，邪实也。

（杨　硕　尹仁芳）

bíqīng

鼻青（green-blue nose）　鼻头色青的症状。常见于阴寒腹痛证，多为外受寒邪；或过食生冷，中阳受伤，寒积留滞于中；或寒邪侵入厥阴之经，而致气机阻滞，腹痛急暴，得温痛减，小便清利，大便溏薄，舌苔白腻，脉象沉紧。若系脐中痛不可忍，喜按喜温，为肾阳不足，寒邪内侵；如少腹拘急冷痛，苔白脉沉紧，为下焦受寒，厥阴之气失于疏泄；如腹中冷痛，手足逆冷，身体疼痛，为内外皆寒。《金匮要略·藏府经络先后病脉证第一》言："鼻头色青，腹中痛，苦冷者死。"为中焦阳气竭绝之阴寒重症。

（杨　硕　尹仁芳）

bíhēi

鼻黑（black nose）　鼻部色黑的症状。《金匮要略·脏腑经络先后病脉证第一》："鼻头色微黑者，有水气。"鼻微黑者，主有水气，孔开而黑者为肺死，黑色起于鼻上，渐入于口者死。产后口鼻起黑气，及鼻衄，皆由气血空虚，荣血散乱，乃胃败肺绝之危症也。症状表现在鼻，实为荣血散乱、正气已脱的垂危之候。相当于西医的急性心力衰竭，各种原因导致的休克如心源性休克、失血性休克、中毒性休克等。

（杨　硕　尹仁芳）

bízhǒng

鼻肿（swollen nose）　鼻部肿大、疼痛异常的症状。鼻窍红肿，皆因于热，多因肺金风热，或火毒蕴结所致。常见于鼻疮、鼻疔、鼻疳、鼻疽等病的初始阶段，与鼻衄、鼻涕等症有关。若初起状如粟粒，顶高头尖，根脚坚硬，起小白疱，或红赤，多为热毒壅肺，气血壅滞所致。若鼻肿如瓶，疮头紫暗，顶陷无脓，根脚散漫，则有热毒内陷营血之虞，常致高热神昏，伤阴动风之重症。若鼻窍肿胀、糜烂、结痂，或干痒灼热，反复不愈，色紫斑烂，称鼻匿疮，又称鼻疳，乃风热客于肺经，久蕴成疳，以致疳热攻肺，上犯鼻窍。此症久延，热毒挟湿，湿热郁蒸，则鼻肿糜烂，流出黄水，或干裂出血而成湿热郁蒸之患。鼻红肿生疮，多属胃热或血热。清·汪宏《望诊遵经·诊鼻望法提纲》云："鼻下红肿如疮者，腹中有虫之疳病。"

（崔　蒙　胡雪琴）

jiǔzhābí

酒渣鼻（rosacea）　发生于鼻部的弥漫性潮红，久则鼻色紫赤，有时在鼻周围可伴有红色丘疹或脓疱，严重时鼻子肥大，表面隆起，高低不平，顶端可形成结节。古称鼻赤，《素问·刺热论》记载："脾热病者，鼻先赤。"又称酒齄鼻、鼻齄、肺风、肺风粉刺、赤鼻、鼻准红赤，俗称酒糟鼻。《魏书·王慧龙传》首次记载酒齄鼻之名。《证治准绳·杂证》："鼻赤，一名酒齄鼻，乃血热入肺也，肺气通于鼻，鼻为清气出入之道路，多饮酒人，邪热熏蒸肺叶，伏留不散，故见于鼻，或肺素有风热，虽不饮酒，其鼻亦赤，谓之酒齄，盖俗名也。"《诸病源候论·面体病诸候》认为："此由饮酒，热势冲面，而遇风冷之气相搏所生，故令鼻面生皶，赤疱帀帀然也。"说明了此病的病因病机与饮酒和寒温失调有关。多因肺胃积热，风寒外袭，血瘀凝结而成；或嗜酒之人，酒气熏蒸，复遇风寒，受阻肌肤所致。

（崔　蒙　胡雪琴）

bízhù āoxiàn

鼻柱凹陷（nosal bridge depression）　又称鼻柱溃陷。多见于梅毒患者。杨梅结毒，攻于口鼻，致鼻柱溃陷，初随处结肿，皮色如常，将烂时，色方紫红。缘于生杨梅疮方炽，误服水银升炼劫药，致引毒潜藏骨髓关窍中，其毒积久，因经虚外攻，故名"结毒倒发"。此外，鼻柱塌陷，眉毛脱落，则是麻风恶候。鼻柱坏而色败，皮肤溃而有疡，是风寒客于脉而不去，发为"疬风"。清·汪宏《望诊遵经·诊鼻望法提纲》云："鼻柱崩坏者，疬风之败症。"

（崔　蒙　胡雪琴）

bíliútì

鼻流涕（runny nose）　鼻孔中流出分泌物的症状。按分泌物的性质，临床可分为清涕、白黏涕、黄脓涕、脓血涕、臭涕等。《圣济总录·小儿门》："肺开窍于鼻，肺气不和，风冷乘之，使气道遏而不通，则风冷与气上界，蒸而为液，其液复界于下，故令鼻多涕。"鼻流涕大致可分为鼻流清涕和鼻流浊涕。鼻流清涕指鼻腔里流出清水样黏液。多由肺卫不固，风寒侵袭鼻窍所致。鼻流浊涕指鼻腔流出稠厚浊液，多由外感风寒，寒邪化热所致。鼻流脓涕，气味腥臭者，多为鼻渊，为外感风热或胆经蕴热上攻于鼻所致。又名脑漏、脑崩。总之，鼻流涕一症，临床重在辨别表里、寒热、虚实。大抵头痛发热恶风寒为表，色白清稀者为寒；色黄黏稠者多热；黄脓臭秽者为湿热；涕少夹血者属燥热；气虚者气短乏力，纳呆便溏；肾虚者腰膝酸软，畏寒肢冷。总之，从鼻涕的色、质、多少、气味及兼症分析，自能鉴别清楚。

（崔 蒙 胡雪琴）

bínǜ

鼻衄（epistaxis） 鼻流血的症状。又称衄血、鼻沥血。《灵枢·百病始生》篇云："阳络伤则血外溢，血外溢则衄血。"鼻衄一症，临床证候较多。风寒外袭、风热壅肺见于表证，由外感引起，其他均为里证。因肺热上壅所致者，症见鼻衄鼻干，咳呛少痰。《诸病源候论·鼻衄候》："肺开窍于鼻，热乘于血，则气亦热也。血气俱热，血随气发出于鼻为鼻衄。"里证鼻衄，从病因辨，有饮酒辛辣食物史者多为胃火鼻衄，有鼻衄鼻干，兼口臭烦渴等症；有情志因素者多为肝火鼻衄，鼻衄而头痛眩晕，目赤善怒；由阴虚于下，阳浮于上而鼻衄者，症见六脉浮大无力，两尺尤弱；因肺肾阴虚所致者，鼻衄而潮热盗汗，头晕耳鸣，脉细数。由大出血致者常转为阴竭阳脱鼻衄。妇人经期鼻衄，呈规律性发作，称倒经，《医宗金鉴》谓之经期衄血。另外还有因外伤所致者。

（崔 蒙 胡雪琴）

bízhì

鼻痔（nosal hemorrhoid） 鼻腔内的赘生物。其状如榴，形如葡萄，渐大下垂，光滑柔软，色淡半透明，带蒂可动。堵塞鼻腔时刻出现持续性鼻塞、嗅觉减退、闭塞性鼻音，睡眠时打鼾等。偶发者，多为外感风寒或风热，致肺气失宣；久则邪气逗留，或为肺经郁经，或为肝胆湿热，更有肺肾两虚者，或肺虚而壅，或阴亏津不上承，皆致清窍不利。鼻窒有因息肉者，《灵枢·邪气脏腑病形》所谓"息肉不通"，始

而鼻内生痈，窒塞不通，痈久不愈，结成息肉，如枣核塞于鼻，因状如峙突出，故名"鼻痔"。据其形状又有鼻蕈、鼻菌、鼻梃、鼻茸、鼻祟、鼻赘等名。其病因病机，多为患鼻渊、鼻皶，肺经湿热，肺气不得宣扬，鼻窍长期受到湿浊之邪浸淫，湿浊伏流不散、凝滞而结成息肉。《外科正宗》云："鼻痔者，由肺气不清，风湿郁滞而成。"《医宗金鉴·外科心法要诀·鼻部》云："鼻痔初起榴子形，久垂紫硬碍气通，肺经风湿热郁滞，内服辛夷外点平。"

（崔 蒙 胡雪琴）

chúnhóng

唇红（red lips） 口唇呈现红赤的病色。又称唇风、唇疮。有时与唇裂并见。唇红主热，多由脾胃积热，或阴虚血热，或脾胃津亏，风毒外侵所致。唇红按红色的深浅可见有唇色红润、唇色淡红、唇色深红等。其中，唇色红润为正常人的表现，说明胃气充盈，气血调和。小儿唇红厚者，为脾胃健，易养；妇人唇红厚者，为冲脉盛，易产。患者口唇明润而有血色者，主生，其病易愈；但久病唇红者，难治。外感唇色红润者，为里未有热。唇色淡红为不及，主虚，主寒，多属于血虚或气血双亏，体质弱而无病之人也可见此唇色，唇色淡甚者色淡白、惨白、毫无血色，为气血亏损已极，或阳虚生寒。唇色深红为实为热。赤肿而干为热极，深红而干为热盛伤津。上下唇皆赤者为心热，上唇赤，下唇白，为心肾不交；唇赤而吐为胃热，赤黑亦主胃热；唇深红而寒热咳喘者，为肺热；唇舌鲜赤，腮红发热，醉眼含泪，咳嗽喷嚏，指梢冷者，为将发痘疹。唇如樱桃

红色，多是煤气中毒。下利病剧，唇如朱红者死。

（崔 蒙 胡雪琴）

chúnqīng

唇青（blue lips） 口唇泛现青暗的病色。青而淡者为寒，淡白而黑者寒甚，青而深者主痛。口噤唇青，舌本缩者，为小肠虚寒；唇青额黑，是血气虚怯，为冷所乘。唇青舌卷，转筋卵缩，腹中绞痛，爪甲皆痛，为筋虚极。《灵枢·经脉》云："唇青，舌卷，卵缩，则筋先死。"唇口青黑，吐逆腹痛，七窍进血者，多为中砒霜之毒。卒厥而唇口青，身冷，为入脏，即死；身温，汗自出者为入腑，可治。干霍乱，唇青黑者为死证；唇青体冷遗尿者，为膀胱绝。口唇青多因寒中血脉凝滞，不能外荣所致。《医学入门·论伤寒杂证》："无色泽而唇青者，必是寒中。阴症胸膈满，面色及唇皆无色泽，手足冷者，理中汤。若唇青苍者，则为狐惑病。"若口唇呈现青紫，则为血瘀所致，多见于心气虚、心阳虚或呼吸困难严重的患者。《金匮要略》载有"唇口青"一症，视为危候。

（崔 蒙 胡雪琴）

chúnbái

唇白（white lips） 口唇无血色而发白的病色。又称唇色无华、唇色苍白。是血虚不能上充于唇络所致，主要见于血虚或气血两虚，或见于大失血患者。唇白通常与面色苍白同时存在，可见于虚寒证或者血虚证。《灵枢·五色》云："白为寒。"《灵枢·决气》亦云："血脱者，色白，夭然不泽。"唇色淡而四周起白晕者，为亡血；惨白而吐者，为胃虚；唇白而食少喘咳者，脾肺气虚；妊娠唇白者，为血不足，或

有难产；唇白脉跳而数者，多为心血不足。唇白肢冷，朝食暮吐，多为寒吐；唇面清白，下利喜暖，多为寒痢。唇色或红或白，胃痛时作时止，频吐清涎者，多为虫吐。脾疳唇无血色，痢不止者，不治之证；唇白如枯骨者，多为死证；唇白而肿者为脾绝。产妇口角白干为病将至。

（崔　蒙　胡雪琴）

huánkǒu líhēi

环口黧黑（black lips）　口唇及四周皮肤黑而不润泽的病色。可由瘀血、食积、热病伤津所致。脾开窍于口，其华在唇，患者口唇周围出现黧黑，为脾气衰败，胃阴已竭之候，预后不良；也可见于中风危急重症。《注解伤寒论·辨脉法》云："环口黧黑，柔汗发黄者，此为脾绝也。"口噤唇黑，四肢不举，便利无度者，为脾虚寒甚不可治。干霍乱，唇青黑者为死证；痈疽唇鼻青黑，色脱浮肿者为恶候。水病唇黑者，肝伤不可治。唇色漆黑者，脾胃将绝。环口黧黑者，为脾肾绝。面青唇黑，面黑唇青，皆为死证。

（崔　蒙　胡雪琴）

chúnshēngbáidiǎn

唇生白点（white dots on the lips）　口唇上或者口唇里出现白色小点的症状。可见于久咳、蛔虫症等病证。《张氏医通·诸气门下·咳嗽》云："若饥时胸中大痛，唇面上有白点如栖，咽喉或痒或痛，而咳不可忍，脉极数，或忽大忽小，此必肺中有寸白虫。"若唇内白点，面部白斑，伴有脐腹疼痛，时作时止，贪食异物，面黄肌瘦，睡中断齿，鼻孔作痒等证，则为蛔虫症。由于饮食不节，脾胃虚弱，湿热内蕴而生虫证，虫积日久，脾胃受损。手阳明经入下齿，环唇口，挟鼻孔；是阳明经起于鼻，入上齿中，虫居肠胃（大肠、小肠皆属于胃），湿热内扰，循经上熏，故挟齿，鼻痒，唇生白点。

（崔　蒙　胡雪琴）

chúngānliè

唇干裂（dry and cracked lips）　口腔上、下唇的黏膜及口角处的皮肤干燥，甚则裂开的症状。患者常自感灼痛，甚至连张口都困难。脾开窍于口，其华在唇。脾主肌肉，唇为肌肉组织，口唇的色泽与脾的运化有密切联系。

口唇干裂发生往往是内因和外因共同作用。由于气候干燥，而致咽喉疼痛、嘴唇干裂；也可由于饮食不节、喜食辛辣油腻之物，或嗜好烟酒，过度紧张劳累等因素，导致脾胃湿热，上焦火旺，出现嘴唇干裂。平人色暗，唇皮干者，夭寿之征。唇焦干者，病在肌肉，病在脾，或为肌寒热，或为脾蒸，或为脾热，多为邪热伤津，或津液不足。下唇焦者，小肠蒸。呕逆酸心气胀而唇焦者，为脾劳。唇口干焦也可能为肺痿、大肠虚冷、血虚不足、妇人带下等病，皆因阴液伤损或津不上承之故。患者唇口忽干者，可能是脾胃肉绝。因脾经积热所致之口唇干燥开裂，甚则出血，烦渴欲饮者，为津液损伤。

（崔　蒙　胡雪琴）

kǒuchuāng

口疮（mouth ulcerations）　口、舌、唇、齿龈等处可见单个或多个淡黄色或白色小溃疡，周围红晕，局部疼痛，常伴流涎，甚则发热，反复发作，饮食吞咽有碍的症状。又称口疡、口疳、口舌生疮、口中疳疮、口破、口内糜腐等，相当于西医的复发性口疮。《素问·气交变大论》有"岁金不及，炎火乃行……民病口疮"的记录。《医贯》卷五："口疮上焦实热，中焦虚寒，下焦阴火，各经传变所致，当分别而治之。"说明口疮的病机有虚实之分。实证者多因过食辛辣厚味或嗜饮醇酒，以致心脾积热，热盛化火，循经上攻于口而发。如《幼幼集成·口疮证治》指出"口疮者，满口赤烂，此因胎禀本厚，养育过温，心脾积热，熏蒸于上，以成口疮。"《圣济总录·口齿门》同时指出："口舌生疮者，心脾经蕴热所致也。盖口属脾，舌属心，心者火，脾者土，心火积热，传之脾土，二脏俱蓄热毒，不得发散，攻冲上焦，故令口舌之间生疮肿痛。"虚证者多因素体阴虚或劳伤过度，亏耗真阴，伤及心肾，阴液不足，虚火旺盛，上炎口腔而发病。《寿世保元·口舌》曰："口疮，连年不愈者，此虚火也。"也有因禀赋阳虚，或久病、过用寒凉之品，耗伤阳气，温化失调，津液停滞，寒湿困于口腔，肌膜溃烂而成疮。

与鹅口疮相鉴别。鹅口疮的口舌上以白屑散布为特征，一般不影响饮食，多无发热；口疮以口舌等处可见小溃疡为特点，疼痛明显，影响饮食，常伴有发热。

（崔　蒙　胡雪琴）

kǒumí

口糜（erosive lips）　唇内或口腔黏膜出现白色糜点，色白形如苔藓，周围红晕，拭去白膜则色红刺痛，成为"口疮"，若满口糜烂则成为"口糜"。常同时见有口唇肿胀、干燥、裂口、脱屑、结痂等症，可反复发作，相当于西医口腔黏膜的白色念珠菌病。《素问·至真要大论》云："火气内发，上为口糜。"与外感六淫、饮食不节、内伤七情、劳倦过度等因素所致脏腑功能失调有关。小儿口腔糜烂，多由阳明湿热熏蒸而发。

（崔 蒙 胡雪琴）

ékǒuchuāng

鹅口疮（infantile thrush） 以口腔、舌上满布白屑为主要特征的口腔疾病。又称鹅口、雪口、鹅口疳、鹅口白疮、白口疮等。《诸病源候论·小儿杂病诸候》曰："小儿口里所起白屑，乃至舌上成疮，如鹅口里，世谓之鹅口。"多由胎热内蕴、口腔不洁、感受秽毒之邪所致，多见于新生儿、婴儿泄泻及营养不良或麻疹等病后期。《诸病源候论·小儿杂病诸候》曰："……此由在胎时受谷气盛，心脾热气熏发于口故也。"《外科正宗·鹅口疮》载："鹅口疮皆心脾二经胎热上攻，致满口皆生白斑雪片，甚则咽间叠叠肿起，致难乳哺，多生啼叫。"《证治准绳·幼科》曰："皆热甚生风，风壅热毒至此，为实热。"说明古代医家认为该病除初生儿易感染胎毒之外，还易感外邪而致发病。

（崔 蒙 胡雪琴）

kǒuxíng liùtài

口形六态（six movement of the mouth） 口部外形出现的口张、口噤、口僻、口撮、口振、口动六种异常形态。见于《望诊遵经》："张主虚，噤主实；撮为邪正交争，正气衰而邪气盛；僻是经筋相引，急为正而缓为邪；振乃阳明之虚，动缘胃气之绝。"口张（口开不闭），属虚证，若状如鱼口，张口气直，但出不入，则为肺气将绝，属病危。口噤（口闭不开），属实证，多因筋脉拘急所致，可见于中风、痫病、惊风、破伤风、马钱子中毒等。口僻（左右喎斜，口角缓急），属风邪中络，或见于中风，为风痰阻络。口撮（上下唇紧聚），主邪正交争，正虚邪盛，可见于新生儿脐风，表现为撮口不能吮乳；若兼见角弓反张者，多为破伤风。口振（寒栗鼓急，上下振摇），多为阳衰寒盛或邪正剧争所致，可见于外感寒邪，温病、伤寒欲作战汗，或疟疾发作。口动（开合频繁），是胃气虚弱之象；若口角掣动不止，则为热极生风或脾虚生风之象。

（崔 蒙 胡雪琴）

kǒuchún jǐnsuō

口唇紧缩（tightly contracted lips） 上下口唇紧缩，难于开合，不能进食的症状。小儿为病，不能吮乳的病症又称口紧、口唇紧缩、撮口、沉唇。若上下口唇紧聚，牙关紧闭，且伴有全身及面部抽搐痉挛，每遇触动、闻声、见光则加剧，是破伤风的特征。若新生儿唇口收紧、撮如鱼口，不能吸吮，并有舌强唇青，痰涎满口，气促，啼声不出，身热面黄等症，见于小儿脐风。因脐带伤口不洁，感受外邪风毒，而出现"口撮"。

与唇痿和唇缩相鉴别。口唇紧缩常卒然发生，其病多实；而唇痿可见两唇日渐短缩，唇肌显枯萎之象，其病多虚。口唇紧缩多由于风痰阻络所致，唇缩多由脾经寒盛所致，《证治汇补·口唇章》云："唇属于脾，经合于胃，脾胃受邪则唇为之病，风胜则动，寒胜则缩。"

（崔 蒙 胡雪琴）

chúnwěi

唇痿（flaccid lips） 口唇痿废的症状。由瘀血内停或脾气衰竭，血不荣于唇所致。《望诊遵经·诊唇望法提纲》曰："唇肿者，病气实，唇痿者，形气虚。"《金匮要略·惊悸吐衄下血胸满瘀血病脉证治》言："病人胸满，唇痿、舌青、口燥，但欲漱水不欲咽，无寒热，脉微大而迟，腹不满，其人言我满，为有瘀血。"亦可见于脾气衰竭者。《医寄伏阴论》："唇痿不收，脾气绝也。"唇薄似笑状，为内痛之危证；唇肉缩小，似与人笑，为腹中痛，或膈间热；唇萎黄虽为脾伤，若唇缩流津，则为脾冷；虚劳唇缩露齿者，为死证。唇吻不收者，肺与大肠俱实，或为邪中脏。

与唇缩相鉴别。唇痿多见于血瘀证和血虚证；而唇缩之疾，实者多因中风闭症，或中暑，或痰闭；虚证，或因寒中三阴，或因痉厥，或因癫痫，或脾肾元气日衰，或暴脱，皆能导致唇缩。

（崔 蒙 胡雪琴）

chúnzhǒng

唇肿（swollen lips） 唇部红肿、糜烂、结痂、皲裂、起白色为主要症状的一种慢性疾病。一般多发生于下唇，米粒大或至花生米大，亦有渐渐肿大至唇部隆肿，质软微黄色，呈透明伏，若破裂流出微黄或白色液体，消失后又复发，经多次复发，组织增厚，颜色变白，质变硬。在人群中以儿童和青年妇女多见，是临床较常见的疾病。古名"唇风"，见《外科正宗·唇风》，以唇部红肿、疼痒、日久破裂流水为特征，西医学中的慢性唇炎与此病相似。《重楼玉钥》中记载："凡上唇生小疮，或一、二枚者，初起红肿，渐至下唇，亦肿及面颊俱浮；若初起，红赤发热作痒，痒后起小黄泡。"类似西医的唇疱疹，中医名为"鱼口风"。由脾胃湿热所致。唇肿面赤，甚则痛痒并作。此外，《重楼玉钥·喉风三十六症》还记载："初起下唇生一红疮，逐时肿大渐至下唇长出。"系指下唇生疮肿胀下垂之病证，相当于西医的下唇炎症感染或唇疖，因在下唇，肿似驴嘴因此，称为"驴嘴风"。多由痰毒邪火上冲所致。古代资料中有关唇风辨证施治的内容较为丰富，但较散在而不系统。

（崔 蒙 胡雪琴）

tùchún

兔唇（harelip） 先天性上唇或下唇部分或缺，如兔唇状的症状。又称兔缺、缺唇、唇裂。见《诸病源候论·兔缺候》："人有生而唇缺，故谓之兔缺。世云妇人妊娠时见兔及食兔肉使然。"多由先天而来。

（崔 蒙 胡雪琴）

chǐhuáng

齿黄（yellow teeth） 牙齿发黄的病证。年长者，牙齿逐渐变黄是正常的生理现象。牙齿突然变黄，多为肾虚。齿如黄豆者，为肾气绝。齿垢黄，面目爪甲色黄者，为黄疸。齿色黄暗或带黑，或片片脱下者，面色青黄，此腹中有久冷积，太阳、阳明之阳气受困而累及于冲督。齿黄枯落者，为骨绝。温病齿黄而燥者，是热盛伤津，若光燥如石者，是胃热甚，倘无汗恶寒，乃卫分偏胜。多由口腔不洁，或胃中湿热熏蒸所致。《诸病源候论·伤寒病诸候下·坏伤寒候》云："鼻干面正赤，舌燥齿黄焦，大渴，故过经成坏病。"若牙齿黄而干燥者，是热盛伤津，见于温病后期。

（崔 蒙 胡雪琴）

chǐhēi

齿黑（black teeth） 牙齿呈黑褐色的症状。可见于以下情况：①危笃证候之一，病危笃，主死。患者牙齿突然变黑，是足少阴肾经气绝的征候。《难经·验病死候》："病人齿忽变黑者，十三日死，少阴绝也。"牙齿紫黑如

熟小豆，其脉躁者，阴阳俱竭也，或齿忽变黑，皆为死证。齿龈黑者，为心肝绝。②虚劳病。《诸病源候论·虚劳骨蒸候》："骨蒸，齿黑。"齿黑腰痛，足厥冷者，为骨蒸。③牙齿被虫蚀蛀者，则齿亦黑（《重楼玉钥续编》）。

（崔 蒙 胡雪琴）

chǐjiāo

齿焦（dry and dark teeth） 牙齿焦枯的症状。温病危候之一。《难经·验病死候》："病人唇肿齿焦者死，脾肾绝也。"多由阴液耗伤，精不上荣所致。齿焦有垢，为肾虚火盛，胃液未竭；齿焦无垢，为胃液大伤，脾肾之阴枯竭，病多危重。齿焦与齿垢焦黑不同，后者是指附于牙齿上的污垢而言，刮之可去。

（杨 硕 童元元）

yáyínzhǒng

牙龈肿（swollen gums） 牙齿根部痛，其周围齿肉肿胀的症状。牙龈通过经脉与内脏相连，足阳明胃经入上齿龈，手阳明大肠经入下齿龈。因此，牙龈的色泽、形态变化，可反映胃和气血的盛衰。牙龈肿者多胃火，齿龈红肿疼痛，多为胃火亢盛，循经上熏，或外感风热邪毒；齿龈红肿出血为胃火伤络；牙龈不红或微红、漫肿，牙齿浮动，多属气虚或肾阴不足。此外，过度疲劳、妊娠、月经期也常可发生牙龈肿。牙龈肿有虚实之分，临床以实热证为多见。

（杨 硕 童元元）

chǐnǜ

齿衄（bleeding gums） 牙龈齿缝出血的症状。又称牙衄、牙宣。《黄帝内经》中属于"血溢""衄血"范畴；《金匮要略》归入"吐血"篇；《诸病源候论》设有"齿间血出候"；宋·严用和在《济

生方》中首先采用"齿衄"这一名称；至《景岳全书》对齿衄的理论进行了比较系统的归纳。

齿衄的发生与脾、胃、肾关系密切，盖脾统血；胃脉入齿中；肾主骨，齿为骨之余，故脾不统血、胃热、肾虚皆可致齿衄，其中胃热、肾虚是最主要的病机，尤以胃热所致者为多见。正如《景岳全书·血证》说："血从齿缝牙龈中出者，名为齿衄，此手足阳明二经及足少阴肾家之病。盖手阳明入下齿中，足阳明入上齿中，又肾主骨，齿为骨之所终也。此虽为齿病，然血出于经，则惟阳明为最。"牙龈出血，兼牙龈红肿疼痛，血色鲜红、口渴、口臭、五心烦热者，为胃火上炎，灼伤龈络；若起病较缓，齿龈时时渗血，疼痛不甚，伴齿摇不坚、口燥咽干者，属肾阴不足，虚火上炎；若血色淡而量少，兼食少纳呆、面色萎黄者，为脾气虚而血失统摄所致。若因外伤而致齿龈出血者，不属该病范畴。

（杨 硕 童元元）

chǐliè

齿裂（cracked teeth） 牙齿出现裂纹或裂开的症状。多由肾虚有火，骨质不固或因龋齿、外伤所致。

（杨 硕 童元元）

chǐgǎo

齿槁（desiccated teeth） 牙齿枯槁无光泽的症状。《素问·痿论》言："脾热者色黄而肉蠕动，肾热者色黑而齿槁"，《素问·上古天真论》言："五八，肾气衰，发堕齿槁。"多因肾精枯竭，无精化髓，髓不充骨所致，为肾气渐衰之征，也为生命衰老之征，亦可由肾火蒸腾，使肾水枯竭所致。

（杨 硕 童元元）

chǐyín jiébàn

齿龈结瓣（petalled gums） 齿龈红肿如瓣状的症状。多伴有出血、疼痛或溃烂，口腔有臭秽气味。多属热毒内攻、胃火炽盛。齿龈结瓣有虚实之别，实者属胃，为阳明热盛，迫血上溢所致；其血瓣色紫，形色如干漆，又称阳血结瓣。虚者属肾，为肾阴下竭，虚火上浮，血随亢盛之邪热上溢，结于齿龈所致；结瓣呈黄色，形色如酱瓣，为阴血结瓣。

（杨 硕 童元元）

chǐqǔ

齿龋（caries） 龈肿腐臭，齿牙蛀空成洞的症状。又称龋齿、齿蠹。龋洞深浅不同，呈黄褐色或黑褐色，牙齿酸痛，时作时止，遇冷热甜酸，疼痛加剧。出自《素问·缪刺论》。多由口腔不洁，致齿牙腐蚀蛀空；或湿热蕴于胃腑，熏蒸手、足阳明二经，搏结不散，久郁牙齿；亦可由咀嚼硬物及磕碰损伤等所致。

应与牙齿感觉过敏症相鉴别，牙齿感觉过敏症主要表现为刺激痛，尤其对机械刺激最为敏感，诊断方法是用尖锐探针在牙面上滑动，可找到一个或数个过敏区。

（杨 硕 童元元）

yáyín wěisuō

牙龈萎缩（gingival atrophy） 龈肉日渐萎缩的症状。在临床上很少单独出现，常与牙根宣露、牙齿松动，以及牙龈溃烂、牙龈出血等并见。多由热邪上蒸及气血亏虚所致，热邪又有实热与虚热之分。实热为胃火上炎，盖上下牙龈属阳明胃与大肠，若胃肠积热，热邪循经上损牙龈，牙龈失荣，则见龈肉萎缩腐颓，牙根宣露，同时可伴有口臭，口渴欲冷饮，大便秘结等。虚火为肾阴亏虚，齿为骨之余，肾主骨，若

肾精亏损，不能上溉于齿，兼以虚火上炎，则见牙龈萎缩溃烂，边缘微红肿．牙根宣露，伴牙齿松动，头晕耳鸣，腰酸膝软，手足心热，潮热盗汗等。此外，由于气血不足，牙龈失去濡养，兼以虚邪客于齿间，亦可致牙龈萎缩。老年肾气渐衰，龈缩齿长，容易动摇脱落，不作为病症。

（杨 硕 童元元）

yǎoyá xièchǐ

咬牙龂齿（bruxism） 上下牙齿相互磨切，格格有声的症状。又称磨牙。可出现在多种疾病过程中。急性外感热病，热盛动风，可见咬牙龂齿，伴角弓反张，手足抽搐，且身热、舌红、苔黄；若睡中咬牙龂齿有声，伴心烦口臭、口渴思冷饮，消谷善饥者，为心胃火热之象，为心胃火盛，内热充络所致；若饮食积滞，内伤脾胃，气滞不行，则胃不和卧不安，可见睡中咬牙龂齿，并伴有其他食积症状；小儿夜睡中咬牙龂齿，醒则安然，伴腹痛时作时止，身瘦、偏嗜等，多有虫病；此外，气血不足，筋脉失于滋养，亦可致咬牙龂齿。

（杨 硕 童元元）

wěimó

伪膜（pseudo-membrane of throat） 咽部溃烂处表面覆盖一层黄白或灰白色膜的症状。又称假膜。是白喉杆菌感染的一个特征。伪膜松厚，容易拭去者，病情较轻，为肺胃热浊之邪上壅于咽所致；若伪膜坚韧，不易拭去，强行剥离则出血，且很快复生者，多见于白喉与乳蛾。

（杨 硕 童元元）

rǔ é

乳蛾（tonsilitis） 以一侧或两侧喉核红肿疼痛，形如乳头或蚕蛾为主要症状的口腔疾病。又称喉

蛾。发生于一侧的称单乳蛾，发生于双侧的称双乳蛾。表面或有黄白色脓点，逐渐连成伪膜，易擦去，不易出血，称烂乳蛾。以儿童和少年多见。

多因外邪侵袭，肺胃热盛，邪客喉核，或脏腑亏损，咽喉失养，虚火上炎所致。凡起病急，咽痛、喉核红肿，伴风热表证者多为风热乳蛾，由外感风热或肺经有热，结聚于咽喉所致；若喉核红肿疼痛化脓，伴里热证者多为肺胃热毒炽盛，火热上攻、蒸灼而为病；凡起病较缓，咽痛不甚，喉核暗红，伴阴虚内热证者，多为肺肾阴虚无以制火，虚火上炎，以致喉核肿胀。

风热乳蛾要注意与白喉相鉴别。白喉热度可不甚高，伪膜多呈灰白色，坚韧而厚，不容易擦去，勉强除去则易出血；风热乳蛾一般热度较高，起病急，咽痛剧烈，喉核红肿，伪膜易擦去，且不易出血。

（杨 硕 童元元）

báihóu

白喉（diphtheria） 以咽喉红肿，表面出现灰白色伪膜为特征，并伴有发热，咽痛，气憋，声音嘶哑，犬吠样咳嗽等症状的疾病。外感疫毒时邪引起的烈性传染病，古称白缠喉、缠喉风等。白喉疫毒不仅侵犯咽喉，还可上侵鼻腔，下犯气管，或毒邪内陷心包，危及生命。常见于秋冬季节，以10岁以下儿童多发。

多因平素阴分不足，或气候干燥，感染疫毒之邪所致。临证可分为常证与变证。疫毒时邪经口鼻而入，直犯肺胃，循经上致咽喉，郁而不散结成白腐为膜，并兼见风热表证者，为疫毒犯表，见于疾病初期；疫毒化燥伤津，燥热郁盛，灼伤咽喉，咽喉红赤，

白膜干燥，兼见阴虚内热症状，为疫毒伤阴；若疫毒壅盛，化燥化火，毒气攻冲聚结于喉，白膜布生，灼津成痰，痰火互结，壅结喉间，致呼吸不利，痰鸣喘促，为病之极期，证情危重。白喉重证，正不敌邪，则易生变证，可致疫毒凌心。

应与乳蛾进行鉴别，见乳蛾。

（杨　硕　童元元）

wàng qūtǐ

望躯体（inspection of the body）

医生运用视觉对患者躯体的某些局部形态、色泽进行总体观察的望诊方法。藏象学说认为构成形体的筋、脉、肌肉、皮毛、骨骼，分别从属肝、心、脾、肺、肾等五脏。五脏有病，可影响这些组织的生长和功能活动，从而产生形体的变化。望躯体的内容包括望颈项、胸胁、腹部和腰背部等。

望躯体时，要熟悉所望部位的生理特征及其与脏腑经络的内在联系，将病理体征与正常表现相比较，并联系其与脏腑经络的关系，结合其他诊法，从整体角度进行综合分析，以认识局部病理体征所提示的临床意义。

（杨　硕）

wàng jǐngxiàng

望颈项（inspection of the neck and nape）

医生运用视觉，观察患者颈项的某些局部形态、色泽等变化，以测知相应脏腑病变的望诊方法。

理论依据　颈项是头和躯干的连接部分。气管、食道、脊髓和血脉行于内，为清气、饮食、气血、津液循行之要道；任脉行于前，督脉行于后，手足三阳经并行两侧，为人体呼吸饮食之路径，脑髓之门户，三阳经气运行之通汇。由于此处狭窄，骨脆肌

薄，故气血易瘀滞而成瘤赘，痰浊易积聚而成痰结；火毒郁之而成痈疡，寒温外袭之而成痹阻等。故望颈项主要用于对颈项部疾病的诊断，对某些全身性疾病的诊断也有一定价值。

基本内容　望颈项应注意观察其外形有无包块及动态等。

外形　正常人的颈项直立，两侧对称，因体型不同有或粗短，或细长之分。男性喉结突出，女性喉结不显。异常表现可见：

肿大　①颈部肿瘤。颌与结喉之间，形如嗉袋，随吞咽移动，称为颈瘿或侠瘿，多由肝气郁结，痰浊凝滞，或为地方山岚水气偏盛所致。瘿色红，外形高突或带小下垂者，属阳；瘿色白，漫肿者，属阴。临证常有肉瘿、筋瘿、血瘿、气瘿、骨瘿之分。肉瘿属脾，其瘿皮色不变，边缘清楚，形如覆碗，软如棉团，乃郁结伤脾，内有湿痰，气血凝结而成；筋瘿属肝，其瘿色青紫，质硬，青筋累累，盘曲甚者，由怒动肝火，血燥筋变所致；血瘿属心，其瘿往往成半球状或扁平状隆起，边缘明显，质软如棉或软硬相间，色微红微紫，皮肤可见隐隐血丝，压之可暂缩小或褪色，擦破可流血不止，多为心火暴急，逼血沸腾，复被外邪所搏而致；气瘿属肺，其瘿软而不坚，皮色不变，或消或长，多由劳伤元气，腠理不密，外邪搏结所致；骨瘿属肾，其瘿形色紫黑，坚硬如石，疙瘩高起，推之不动，按之不移，紧贴于骨，多因恣欲伤肾，肾火郁结，骨失荣养，寒邪与瘀血凝结于骨所致。病之久者，多虚实夹杂，其瘿大小不定，或不甚肿大，但心肝阴虚症状明显。如心悸不眠，急躁易惊，两目外突而自觉干涩，甚至心烦热，夜间盗汗等。

②颈项痈疽。颈项部为三阳通汇，火为阳邪，其性炎上，两阳相搏，故痈疽发于颈项者甚多。一般认为，痈为阳，常因饮食厚味、醇酒炙煿，火毒内生，遏壅在胃，或外感暑热，血络受阻而发。其症红肿高突，焮痛灼热，势高根活，形不散大，时痛时止，易脓化，口有异味，并兼高热烦躁，便秘溲黄，脉红苔黄等。疽属阴，由郁怒忧思、五脏蕴结或痰凝湿滞而成。其症漫肿平塌，皮色不变，不热少痛，脓液清稀，溃后难愈；或坚硬漫肿，无痛无脓，或外皮虽腐而内坚不溃，根脚走散；疮形或紫黑，或平陷，色淡不华，预后较差。颈项痈疽常见有项中疽、结喉疽、偏脑疽、天柱疽、锁喉毒、百脉疽、石疽等。③颈部两侧红肿，疼痛灼热，甚至溃烂流脓，又称项痈、颈痈，多由风热邪毒蕴蒸，气血瘀滞，痰毒互结于颈项所致。④颈部一侧臃肿，多为胸膈有水饮或气滞于其中，或因单侧瘿瘤，肿物等，挤压、牵拉气管所致，可见于悬饮、气胸、石瘿、肉瘿、岩肿等。

结节　颈项前侧，皮里膜外结节如垒，一般小者称瘰，大者称疬，连贯如串珠者称瘰疬。破溃后此愈彼起者，为"鼠瘘"或"鼠疮"。该症分类历代文献所载名目繁多。根据原因分类，可分为风毒、热毒、气毒。患处浮肿微热，皮色如常，易溃，伴恶寒发热者，是为风毒，因外感风寒，痰湿内停所致；结节坚肿，色红微热，肿缓难溃者，常为热毒，因感天时亢热，或过食肥甘厚腻而成；耳、项、胸骤起肿块，色红皮热，颈项强痛，恶寒发热，头晕目眩者，是为气毒，因感四时杀厉之气而成。据局部形状分类，又有瘰疬、筋疬、痰疬之分。结节先小后大，

初发疼痛轻微，三五枚大小不等，累累如串珠，日久疼痛渐重，结节粘连成片，按之不动者，为瘰疬，常由肺肾阴虚，虚火内灼炼液为痰而成；项侧筋间，大小如棋子，质地坚硬，或陷或突，病久身体虚弱，多伴寒热交错者，名为筋疬，每因郁怒伤肝，紧缩成核，全身均可发生。结节初起如梅如李，久则微红，破溃后易于收敛，名为痰疬，为脾气虚弱，不能传输精微，遂成痰结。据病程分为急性和慢性，急性者，其结节大如鸽卵，根盘散漫，色白坚肿，伴见恶寒发热，颈项强痛，常有外感风热，夹痰而凝。如发热不退，肿痛增剧，顶尖色转淡红，若破溃后脓液泄出，邪气散退，容易收口。慢性者，多由肝气夹痰凝滞于肝胆二经所致，其结节初期如豆，一至三五枚不等，渐渐串生，皮色不变，按之坚硬，推之能动，无寒热痛痒，日久可微痛，推之不移，不易溃破，如将溃时皮肤颜色发绀，破溃后脓液清稀，夹有败絮状物，迁延日久，收口较难，可伴潮热盗汗，形瘦神疲等虚劳证候。

动态 正常人的颈项转侧俯仰自如，柔软有度。异常改变主要有：

项强 项部拘紧或强硬，活动不利。如项部拘急牵引不舒，兼有恶寒、发热，是风寒入侵太阳经，导致经脉不利。如项部强硬，不能前俯，兼壮热、神昏、抽搐等，多由温病火邪上攻，或邪入脑府。如项部强直，见头昏头晕，多由阴虚阳亢，或经气不利所致。如睡醒之后，项部强直且痛，并无其他兼症，为落枕，多因睡姿不当，项部经络气滞所致。

项软 项部软弱，抬头无力。如小儿项软，多为先天肾精不足，后天失养，或见于佝偻病患儿，或为先天不足的"五软证"之一。久病，重病阳气疲急者，导致颈项软弱，头垂不抬，眼窝深陷，多为脏腑精气衰竭之象，称为"天柱骨倒"，为病危之象。

颈项歪斜 颈项斜向一侧不能转正，称为斜颈。病侧肌肉筋膜板强僵硬，头面偏旋向对侧。病久者可见肌肉萎缩，并可扪及条状筋腱。该症多属新生儿产伤失治，筋肌受伤所致，亦可见成人颈骨损伤和其他原因造成骨质畸形所致。

经脉搏动 安静状态时出现颈侧人迎脉搏动明显，多见于肝阳上亢或血虚证。

经脉怒张 颈部脉管明显胀大，平卧时加重。多由心气虚，心血瘀阻，肺气郁滞及心肾阳衰，水气凌心所致。

颈动不止 颈项连带头面不自觉地摇动而不能自制，多因肝风上扰，津伤阴亏，气血虚弱及中风遗留所致。肝阳亢盛，肝风上扰者，伴见眩晕，肢体颤动，口苦咽干，烦躁不宁，脉弦苔黄等。热病后期，津伤阴亏者，伴见五心烦热，耳鸣眩晕，舌红少苔。年老体弱或产后失血，属于气血虚弱，筋脉失养，伴见手足麻木，心悸气短，神疲乏力，脉细弱，唇白舌淡。见于中风之后，遗留头项摇动不止者，伴见肢体偏废，手足颤动，语言不利等。

注意事项 望颈项时，要熟悉所望部位的生理特征及其与脏腑经络的内在联系，将病理体征与正常表现相比较，并且联系其与脏腑经络的关系，结合其他诊法，从整体角度进行综合分析，以认识局部病理体征所提示的临床意义。

（杨 硕）

wàng xiōngxié

望胸胁（inspection of the chest and hypochondrium） 医生运用视觉，观察患者胸胁的某些局部形态、色泽等变化，以测知相应脏腑病变的望诊方法。

理论依据 胸胁是人体外壳的一部分，内藏心、肺、肝、胆等诸脏腑。《素问·胀论》云："夫胸腹，藏腑之郭也。"其中缺盆下，腹之上有骨之处谓之胸（即横膈以上，锁骨以下的躯干正面称为胸），胸骨体下端剑突谓之鸠尾，肌肉部分为膺，腹下至胁骨尽处谓之胁（即胸侧自腋下至第十二肋骨的区域谓之胁），肋骨之下软肋处谓之季肋，胁下无肋骨处谓之胠，左乳下心尖搏动处谓之虚里。胸腔由胸骨、肋骨和脊柱等构成，内藏心肺，属上焦，为宗气所聚；胸廓前有乳房，属胃经，乳头属肝经；是肝胆经循行之处。望胸胁主要可以诊察心、肺、肝、胆的病变和宗气的盛衰，以及乳房疾患。

胸胁诊法是中医学诊法之一。关于胸胁诊法，历代医籍没有专门论述，对于胸胁诊法的运用，早在《黄帝内经》和《金匮要略》中就有记载。《素问·调经论》云："实者外坚充满，不可按之，按之则痛。"汉代医籍涉及胸胁诊的内容比较多，如《伤寒论·辨太阳病脉证并治》："发汗过多，其人叉手自冒心，心下悸，欲得按者，桂枝甘草汤主之。""病如桂枝证，头不痛，项不强，寸脉微浮，胸中痞硬，气上冲咽喉不得息者，此为胸有寒也，当吐之，宜瓜蒂散。"《金匮要略·胸痹心痛短气病脉证并治》中云："胸痹之病，喘息咳唾，胸背痛，短气，寸口脉沉而迟，关上小紧数，瓜蒌薤白白酒汤主之。"这些记载说明，早在古代，胸胁诊法已是重要的中医诊断方法。

基本内容 胸部为心肺所居，外有乳房。胸部望诊主要观察胸廓及乳房的外形变化和呼吸运动有无异常，以了解心肺及乳房的病变。

胸胁 正常胸廓左右对称，前后径短于左右径。二者之比，约为1:1.5。若胸廓前后径短于左右横径的一半，为扁平胸，可见于阳脏之人及慢性消耗性疾病，如肺痨等。如胸廓前后径增长，甚至与左右径相等，胸廓呈圆桶状，肋骨抬高，肋间隙增宽，为桶状胸，多见于肺胀患者。胸骨突起，胸廓前后径增长，左右径变短，为鸡胸，多见于佝偻病及哮喘患者、胸骨前面各肋软骨与肋骨交界处隆起，呈串珠状，为佝偻病串珠。胸骨下部内陷，成漏斗状，为漏斗胸，可见于佝偻病，多由禀赋不足，肾精亏损，或脾胃虚弱，后天失养所致。另外，漏斗胸也可因胸廓下部长期受挤压引起。胸廓两侧不对称，一侧正常，一侧凹陷，凹陷侧多为肺痿；若一侧正常，一侧饱满，饱满侧多系悬饮或气胸所致。

虚里 主要是观察虚里有无搏动，范围大小及强度和频率等。正常人，除了少数肌瘦之躯，胸露于外时可见虚里搏动外，其他人均不十分明显，其搏动范围直径约2～2.5cm，搏动和缓有力，其频率为一呼一吸四五至。若微而不见，则为不及，主宗气内虚；若搏动明显，动而应衣，是为太过，谓之"虚里大动"，是宗气外泄；若三四至而一至，则主有瘀滞；若搏绝不至，主危急之候或死征。

乳房 注意观察乳房的大小，对称性及有无隆起、肿胀、内陷和皮色变化等。正常人坐位时两侧乳房及乳头对称，男子或较瘦妇女乳头位于锁骨中线第四肋间。女子乳房增大，且乳头周围颜色增深，范围增宽，呈对称性改变，是妊娠的一个征象；乳房瘦小，是气血虚损；乳房大小不一，则是肝火亢盛，痰湿阻络；男子乳大称乳疬，可由胃火炽盛壅于乳房而致，或胃气不充肝失所养引起；女子乳房松弛下垂，多为肝木克土、胃虚血燥、乳房失于摄养所致。女子乳头凹陷，多属气虚下陷，也可见于少数哺乳妇女；乳头红肿皲裂，为肝火上扰；乳头泌乳，色白微甜为正常；乳头皲裂伴乳汁色赤，多为肝火炽盛、热灼血络所致；乳房如果出现红肿热痛，伴见发热恶寒为乳痈，多因感受邪毒、积乳或肝气郁结所致；若乳房焮红漫肿疼痛，毛孔深陷，不久皮肉尽腐烂者，为乳发，多由火毒所致；乳房局部肿块呈不规则隆起，初期坚硬不痛，日渐增大，不易推动，患处皮肤发皱水肿成橘皮样，甚则乳头内陷，溃后呈菜花状，为乳岩（乳腺癌），多因郁怒忧思，痰火胶凝，结毒不散所致；乳头及乳晕部皮肤破裂，痛如刀割，或奇痒难忍，为乳头破碎，多因肝郁化火或阴虚火旺所致；女子单侧乳房增大，无其他不适，多系哺乳或先天异常所致；男子一侧或双侧乳房增大，可见于多种疾病，如睾丸恶性肿瘤，外伤损伤睾丸等。

注意事项 望胸胁部时，要熟悉所望部位的生理特征及其与脏腑经络的内在联系，将病理体征与正常表现相比较，并联系其与脏腑经络的关系，结合其他诊法，从整体角度进行综合分析，以认识局部病理体征所提示的临床意义。

（杨 硕）

wàng fùbù

望腹部（inspection of the abdomen） 医生运用视觉，观察患者腹部的某些局部形态、色泽等变化，以测知相应脏腑病变的望诊方法。

理论依据 腹部位于身体前部，指躯干正面剑突以下至耻骨以上的部位，上连胸，下连股，侧临胁，后有背，属中、下焦。其性属阴，内藏肝、脾、肾、胆、胃、大肠、小肠、膀胱、胞宫等脏器，为内在脏器的屏障和宫城，有保护脏腑的作用。腹部大体分为心下、胃脘、大腹、小腹、少腹五部分。剑突下称为心下，上腹部相当位于胃脘。脐周为大腹，下腹部为小腹，小腹两侧为少腹。心下、胃脘、大腹部分又名中焦，内居脾、胃；小腹、少腹部位又称下焦，内居肾、膀胱、大肠、小肠、女子胞等脏腑。虽各自的位置不同，但其气皆汇聚于腹部，有濡腹润腹之功。并且，通过经络的联络，沟通了内在脏腑与外腹的联系，使腹部的不同区域，又分属于不同脏腑。因此脏腑靠腹护卫，腹赖脏腑生化气血充养，内外一体，相互依存，维护人体的正常生命活动。由于脏腑在腹内的分布各有一定的位置，且与体表相对应，加之经络的内外循行联络，所以若脏腑经络发生病变，必定反映于腹的一定部位，而出现各种自觉或他觉症状。且随不同病因病机，腹部表现诸类相应征候。故诊望腹部，司外揣内，能推断内在脏腑的病变和气血的盛衰。

基本内容 望腹部应注意观察其外形、动态变化。正常人腹部肌肤细密润泽，颜色如常，上腹稍低，下腹稍丰，中间微凹，两旁略高，坚实而无障碍，柔软而有力量，其深而紧。腹部无膨满，紧张，心下舒适。腹肌张力适中，皮肤与肌肉不分离，无硬结肿块，无动悸等。

色泽 腹部皮肤色黄主黄疸或虫证，局部皮肤嫩红漫肿为疮疡或内痈；皮肤粗糙如鱼鳞，久病而见者为胃气大虚或瘀血之证。小腹痛而见皮肤甲错者为肠痈。麻疹出而忽隐、腹皮色白者为正气不足。外感时邪，腹皮卒然青黑者为危证。

形态 腹壁瘦薄，仰卧时，腹部凹陷如舟状者为舟状腹，多因严重吐泻，伤津脱水，或久病脏腑精气虚竭所致。腹肌消瘦，腹皮多皱折者常见于久病精气亏损或中气不足。腹皮紧急光亮、抚之大热者为内痈重症。腹皮因胀满或腹水而致腹大无纹者为危证。腹大坚满，青筋怒张，为肝郁瘀血，多因外邪侵袭，或饮食不节等，使肝郁气滞，脾虚湿阻日久所致；其涨高者为肾败。腹皮以脐腹为中心下陷呈凹形，甚则着于背而深凹者，为脾胃虚极。腹膨满见于腹胀，未满心窝者病尚轻，已满心窝者病重。麻疹见腹胀满者为逆。腹大见于腹水，腹大兼全身俱肿者为水肿病，为肺、脾、肾三脏功能失调，水湿泛溢肌肤所致；若腹部局部膨隆，按之有痞块者，多见于积聚患者，需结合按诊进行辨证。腹大如鼓者为膨胀，腹大筋青、起卧转动为难者，是腹水重症。腹壁局部有半球状隆起，多发于脐孔、腹正中线、腹股沟等处，每直立或用力后发生，平卧后可以回纳腹中者，为疝气；小儿哭闹或剧咳时，脐中有包块突出，皮色光亮，谓之脐疝，为腹壁发育不全之征。

新生儿脐部色青或黑，局部发硬，多为脐风危证；红肿糜烂或流脓血水，多因断脐不慎，水湿浸渍或皮肤破损，邪毒内侵所致。成人肚脐突起主脾胃虚败。小儿肚脐突起为疳积、肠痈，内脓已成。腹部动气高者主虚热。其动散而不聚为脏气大虚。腹部包块时起时无为虫积。腹中有块肿起，有头足者为寒痛。腹皮宽厚，为水谷丰盈，主寿。

注意事项 望腹部时，让患者仰卧于床上，两手放于身体两侧，头部垫起，大致与身体平衡。袒露胸腹，全身放松，体态自然，排空二便，心绪安宁。医生站于患者一侧，查看腹部的色泽、紧张度、形态等。望腹部时，要熟悉所望部位的生理特征及其与脏腑经络的内在联系，将病理体征与正常表现相比较，并联系其与脏腑经络的关系，结合其他诊法，从整体角度进行综合分析，以认识局部病理体征所提示的临床意义。

（杨 硕）

wàng yāobèibù

望腰背部 （inspection of the lumbus and back） 医生运用视觉，观察患者腰背部的某些局部形态、色泽等变化，以测知相应脏腑病变的望诊方法。

理论依据 背位于躯干后部，上连于肩项，下连于腰，脊骨纵立。背以脊柱为主干，为胸中之府，而胸中乃心肺所居；督脉贯脊行于背中，是太阳经分左右四行循行于脊旁两侧；项背大椎穴为手三阳经汇集之处，且五脏六腑之腧穴布于脊之两侧，故背之为病，在脏多因于肺，在骨多因于脊柱伤，在经则多涉及太阳经和督脉。此外，脏腑病变也多在背部相应腧穴反映出来。腰位于躯干后部，上至季肋而连及背臀，

下至髂嵴而连于尻尾。腰是身体运动枢纽，为肾之府。督脉贯脊行于正中，足太阳膀胱经分行挟于腰背两侧，经上有五脏六腑的腧穴，带脉横行环绕腰腹一周，总束阴阳诸经，皆与腰背密切相关。故望腰部病变，在脏多及于肾，在经多责于足太阳、足少阴和带脉。

腰背诊法，自《黄帝内经》之后，历代医家应用广泛，并加以补充发展，至今仍普遍运用于各科疾病的诊断中。

基本内容 望腰背部应重点观察脊柱及腰背部有无形态异常及活动是否受限。

正常人腰背随脊柱的形态有4个生理弯曲：颈部、腰部向前弯曲，胸部、骶部向后弯曲，无左右偏斜。背部两侧对称，立位时脊骨呈生理弯曲，活动自如。如果胸椎后凸增加，背高后突，谓之龟背，多由于先天不足，后天失养，骨髓失充，致督脉虚损，脊骨变形，或是由于骨痨、风湿热痹或佝偻病等疾患；初生小儿背受风寒，经气受阻日久而成；也有因小儿骨质未坚，曲背久坐，矫正失时而患。背部高耸，脊骨突出，腰曲不申者，谓之背瘘，俗称驼背，多因肾虚精血不足，脊髓失养，督脉受损而致；也可因湿热浸淫，脊背经脉挛缩，淹久而为患。背部肌肉消瘦，脊骨显露如锯齿状，谓之脊疳，可见于疳证后期，常因脾胃虚损，生化乏源，脊背失养而致。有头疽生于脊背正中者，称之背疽，其形大者又名发背，有上、中、下之分，皆属督脉经所主。上发背发于天柱骨（第七颈椎）之下，伤于肺，又名脾肚发；中发背与心对发，伤于肝，又名对心发；下发背与脐对发，伤于肾，又名

对脐发。其证初起如黍米，燉痛麻痒，伴周身拘急，寒热往来，数日后突然大肿，总由外感风热火毒，或湿热蕴结于中，或肝郁气滞化火，致经络阻塞，气血壅滞而为患。有头疽生于背及腰部之旁者，谓之搭手。其证初起如黍米样脓点，皮色暗红，伴寒战高热，后渐肿胀高起。也有上、中、下之分，属足太阳膀胱经。上搭手属郁火凝结所致；中搭手由五志过极，郁火凝结所致；下搭手多因房劳不节，真阴耗损，相火内动而成。若腰背部向后弯曲，反折如弓状，头项强直，谓之角弓反张，每见于破伤风或痉证。小儿水痘聚生于背间，名聚背，为外感时气邪毒，内有湿热蕴结而成。如果脊柱过度前凸，腹部明显前挺，可见于髋关节骨痨，或腹内巨大肿瘤及臌胀，也可见于妊娠；如果脊柱侧弯，常见于佝偻病，小儿麻痹症或小儿长期坐位姿势不良等因素；四肢抽搐，腰背向后弯曲，为角弓反张，多见于小儿急惊风，或破伤风及马钱子中毒等。

正常人腰部两侧对称，俯仰转侧自如。如果腰部拘急，转侧不利者，可因于寒湿侵袭，经气受阻，或外伤闪挫，血脉瘀滞而致。腰间皮肤生有水疱，如带状簇生，累累如珠者，谓之缠腰火丹，又名火带疮、蛇串疮，有干湿两种。干者色红赤，形如云片，上起风栗，作痒发热，属心肝二经风火；湿者色黄白，水疱大小不等，溃烂流水，属脾肺二经湿热。若水痘环聚于腰，称缠腰，为痘毒伏于肾所致。腰间突然长肉痕一条，不痛不痒，如带束腰，名腰生肉痕，每由房劳过度，肾经和带脉不和而病。两侧肾俞穴处生脓性包块，强痛转侧不便者，

为肾俞虚痰，多因肾气不足，寒痰留滞而为患。胁下近腹束带处生痈，初起如桃，渐渐红肿，为腰带痈，多因风热留滞膀胱，不能渗利，郁于肌表而成。另有中石疽，为发生于腰胯之间的肿块，形若桃李，坚硬如石，皮色不变，溃破而脓水稀薄，且有空腔形成，多由体弱正虚，湿热蕴组，邪毒固结，滞而不散，积久成型，发为该病。

注意事项 望腰背部时，要熟悉所望部位的生理特征及其与脏腑经络的内在联系，将病理体征与正常表现相比较，并联系其与脏腑经络的关系，结合其他诊法，从整体角度进行综合分析，以认识局部病理体征所提示的临床意义。

（杨　硕）

wàng sìzhī

望四肢（inspection of the limbs）

医生运用视觉对患者四肢的某些局部形态、色泽等变化进行总体观察的望诊方法。

理论依据 四肢包括上肢的肩、臑、肘、臂、腕、掌、指和下肢的髀、股、膝、胫、踝、跗、趾等部位。就其与脏腑的关系而言，因心主四肢血脉，肺主四肢皮毛，脾主四肢肌肉，肝主四肢之筋，肾主四肢之骨，故五脏均与四肢有关，而脾与四肢的关系尤为密切。就其与经脉的关系而言，则上肢为手三阴、手三阳经脉循行之处，下肢为足三阴、足三阳经脉循行之处。故望四肢可以诊察五脏病变和循行于四肢的经脉病变。

基本内容 望诊时应注意观察四肢、手足、掌腕、指趾的外形、颜色变化和动态的异常。

望四肢　常见的异常状况有以下几种情况。

肌肉萎缩　四肢或某一肢体肌肉消瘦、萎缩，松软无力。多因气血亏虚（尤其是脾气虚）或经络闭阻，肢体失养所致。《黄帝内经》中"脱肉""肌肉削""肌肉萎""脱肉破䐃""大肉陷下"的记载都是指这一症状。

四肢肿胀　四肢或某一肢体肿胀。若四肢肿胀，兼红肿疼痛者，多为瘀血或热壅血瘀所致；若足跗肿胀，或兼全身浮肿，多见于水肿，多因肺、脾、肾功能失调，水饮内停所致；若下肢肿胀，皮肤粗厚如象皮者，多见于丝虫病。

膝部肿大　膝部红肿热痛，屈伸不利。多见于热痹，为风湿热郁滞关节，郁久化热所致；若膝部肿大而股胫消瘦，形如鹤膝，称为鹤膝风，多因寒湿内侵、络脉血瘀所致；膝部紫暗漫肿疼痛，因外伤所致者，为膝骨或关节受损。

小腿青筋怒张　小腿青筋怒张，形似蚯蚓。多因寒湿内侵，或久站久立，络脉血瘀所致。

下肢畸形　直立时两踝并拢而两膝分离，称为膝内翻（又称"O"形腿或罗圈腿）；两膝并拢而两踝分离，称为膝外翻（又称"X"形腿）。若踝关节呈固定型内收位，称足内翻；呈固定外展位，称足外翻。上述畸形皆属先天不足，肾气不充，或后天失养，发育不良。

肩不举　单侧或双侧肩关节功能活动障碍，上肢不能抬举。始见于《灵枢·经脉》。多见于肩痹日久，寒凝经络，瘀阻关节所致；或见于肩凝，因寒凝、瘀血、气血不足等引起，老年人多发；也有因闪扭外伤，损伤肩部筋肉等所致。

肢体痿废　肢体肌肉萎缩，筋脉弛缓不收，痿废不用。《黄

帝内经》中称之为痿躄，并有皮痿、肉痿、筋痿、脉痿、骨痿和五脏痿等不同名称。多见于痿病，常因精津亏虚或湿热浸淫，筋脉失养所致。若一侧上下肢痿废不用者，称为半身不遂，见于中风喑痱，多因风痰阻闭经络所致；若双下肢痿废不用者，见于截瘫患者，多由腰脊外伤、瘀血阻络所致。

四肢抽搐　四肢筋脉挛急与弛张间作，舒缩交替，动作有力，不能自主。见于惊风，多因热极生风或肝阳化风，肝风内动，筋脉拘急所致。

四肢强直　四肢筋肉强硬，肢体伸直而不能屈曲；或四肢关节僵硬不能屈伸。多见于热病及风病，或因痹病日久，筋脉失养所致。

手足拘急　手足筋肉挛急不舒，屈伸不利。如在手可表现为腕部屈曲，手指强直，拇指内收贴近掌心与小指相对；在足可表现为踝关节后弯，足趾挺直而倾向足心。多因寒邪凝滞或气血亏虚，筋脉失养所致。症在古籍中多有论述，如《黄帝内经》中的"拘急""筋挛""挛节"，《伤寒论》中的"四肢拘急""两胫拘急""脚挛急"等记载。

手足颤动　双手或下肢颤抖或振摇不定，不能自主。多由血虚筋脉失养或饮酒过度所致，亦可为动风之兆。

手足蠕动　手足时时掣动，动作迟缓无力，类似虫之蠕行。多为脾胃气虚，气血不足，筋脉失养，或阴虚动风所致。

手舞足蹈　手足动作变化多端，不能自制，状似舞蹈，或因抽动迅速而似线引傀儡，重则伴随面部动作如撅嘴、眨眼、伸舌等，或表现为半身舞动。此症隶

属于肝风范畴，多因外感风邪或气血亏虚而引发。

扬手掷足　热病之中，神志昏迷，手足躁动不宁。是内热亢盛，热扰心神所致。

循衣摸床，撮空理线　重病神识不清，患者不自主地伸手抚摸衣被、床沿，或伸手向空，手指时分时合。为病重失神之危象。

望掌腕　主要观察如下几个方面。

手掌厚薄　手掌厚实，属脏气充实之象；手掌瘦薄，多为脏气不足所致。

掌腕润燥　掌腕肌肤滑泽，是津液充足之象；掌腕肌肤干涩，多为津液不足所致。手掌水疱、脱屑、粗糙、变厚、干燥皲裂，自觉痒痛者，称鹅掌风，多因风湿蕴结，或血虚风燥，肤失濡养所致。

鱼际　掌腕望诊须察鱼际。鱼际是手大指本节后丰满之处，其络脉称为鱼络。鱼际属手太阴肺经之部，因肺经起于中焦，故胃气亦上至手太阴经；加之鱼际位置易察，鱼络显露，故可候胃气之强弱。鱼际大肉未削，是胃有生气；鱼际大肉削脱，是胃无生气。鱼络色青，是胃中有寒；鱼络色青而短小，是少气，属虚证；鱼络色赤，是胃中有热。若两手掌大小鱼际处肤色红赤，压之褪色，皮肤变薄者，称为朱砂掌或红斑掌，多由肝肾阴虚或瘀血内阻所致。

望指趾　常见的异常状况有以下几种情况。

手指挛急　手指拘挛，不能伸直，而腕部以上活动自如，俗称鸡爪风。多因血液亏虚，血不养筋，复感寒邪所致。

手指变形　手指关节呈梭状畸形，活动受限者，称为梭状指，

多由风湿久蕴，痰瘀结聚，筋脉拘挛所致；指趾末节膨大如杵者，称为杵状指，常兼气喘唇暗，多由久病心肺气虚，血瘀痰阻而成。

趾节溃脱　脚趾皮肤紫黑、溃烂，趾节脱落，肉色不鲜，气臭痛剧者，称为脱疽。常因正虚阴火燔灼，外感寒湿之邪，阻滞脉络，气血痹阻，脚趾局部骨肉腐烂所致。

指头螺瘪　指头干瘪，螺纹显露者，称为瘪螺。多因吐泻太过，津液暴脱所致。

望爪甲　甲为筋之余，为肝胆之外候，肝藏血而主疏泄，因此通过爪甲可测知气血的旺衰及其循行情况。正常爪甲红润含蓄，坚韧而呈弧形，带有光泽，压其尖端，放开后血色立即恢复，说明气血充足，运行流畅，荣润于甲。望诊时应注意甲色与甲态的变化。

甲色　若甲色深红，是气分有热；甲色鲜红，多为阴液不足，虚热内生；甲色淡白，多属气血亏虚，或阳虚气血失运；甲色苍白，为虚寒，多为脾肾阳虚；甲色发黄，多为湿热交蒸之黄疸；甲色紫黑，多属血脉瘀阻，血行不畅；甲色青，多为寒证。

甲态　甲态候病的方法是医生以拇指、食指按压患者指甲，随即放松，观察其甲色的变化及速度。若按之色白，放之即红，为气血流畅，虽病较轻；若按之色白，放不即红，为气血运行不畅，病情较重。指甲扁平而反凹者，称为反甲，多为肝血不足；爪甲枯者，为痹病骨痛；色苍而爪枯，为肝热。

注意事项　望四肢时，要熟悉所望部位的生理特征及其与脏腑经络的内在联系，将病理体征与正常表现相比较，并联系其与

脏腑经络的关系，结合其他诊法，从整体角度进行综合分析判断，以认识局部病理体征所提示的临床意义。

（杨 硕 高 博）

望皮肤 （inspection of the skin）

医生运用视觉对患者全身皮肤的色泽、形态变化进行总体观察的望诊方法。又称望皮毛。

理论依据 关于皮肤与脏腑、经络间的关系，在《黄帝内经》中多有论及，如《素问·皮部论》言："皮者，脉之部也。"《素问·痿论》言："肺主身之皮毛。"《灵枢·本脏》言："肺合大肠，大肠者，皮其应""三焦膀胱者，腠理毫毛其应"。由上可见，皮肤内合于肺，应于大肠，其腠理与毫毛对应着三焦、膀胱，又是经脉系统中的皮部之所在，与多个脏腑及经脉都有着密切联系；又为一身之表，卫气循行其间，有保护机体的作用。脏腑气血通过经络而荣养于皮肤，凡感受外邪或内脏有病，皆可引起皮肤发生异常改变，皮肤的色泽、形态异常，皆为正邪盛衰和气血津液变化的反映，通过观察皮肤局部形态、色泽的变化，不但可以诊察皮肤所发生的病变、判断病邪的性质，而且可以诊察脏腑的虚实、气血的盛衰、内脏病变的轻重和预后等。正常人皮肤荣润有光泽，是精气旺盛，津液充沛的征象。

基本内容 望皮肤应注意其色泽、形态的变化，以及表现于皮肤的某些病症。常见异常表现有皮肤色泽异常、皮肤形态异常以及皮肤病症。其中皮肤病症包括结节、斑疹、水疱、疮疡等。①结节是高出皮面，或隐没皮内，质地坚硬，呈圆形或类圆形的肿块。其大小、深浅、色泽、破溃与否，皆因病而异。红色结节，多属血瘀，或为疫气浸淫所致。血瘀者，初起表面鲜红，渐次变暗红或紫红，局部肿痛、触痛，却不化脓，不破溃。疫气浸淫者，初起色浅红，或黄或正常，日久色深红，或红褐色，多伴有冷、热、痛、痒，或感觉减退或消失。皮色不变者，多属气滞，寒湿凝滞，或痰核流注。有痰火凝结者，初起一个或数个豆大结节，肤色不变，无热无痛，硬而可移，日渐增大则微痛不移，瘰瘰如珠，皮肤深红，质地渐软，溃后脓液稀薄，久不收口，多因肺肾阴虚，虚火灼液成痰，痰火凝结而发，为瘰疬之属。有痰湿流注者，结节初起散在稀疏，颗粒小，呈浅褐色，质地硬，不破溃，剧烈痒痛，多发于下肢，乃脾虚气弱，聚湿生痰，痰湿流注，聚于肌肤而发。还有寒湿阻络者，初起不红不肿，以后渐大而色红，多发于四肢，呈带状分布，日久破溃，流稀薄淡黄色脓液，结节之间有条索状硬结。②斑疹是全身性疾病表现于皮肤的体征，通常呈红色或深红青紫，成片或成簇出现。③水疱是皮肤上出现成簇或散在性小水疱的症状，包括白痦、水痘、湿疹等，多由外感湿热郁于肌表所致。④疮疡是发于皮肉筋骨之间的疮疡类疾患，主要包括痈、疽、疔、疖等。

注意事项 望皮肤时，要熟悉所望部位的生理特征及其与脏腑经络的内在联系，将病理体征与正常表现相比较，并联系其与脏腑经络的关系，结合其他诊法，从整体角度进行综合分析判断，以认识局部病理体征所提示的临床意义。

（杨 硕 高 博）

皮肤色泽 （color and luster of the skin）

皮肤的颜色和光泽。医生运用视觉，观察患者皮肤颜色和光泽的变化，可以测知相应脏腑的病变，重点是对面部色泽的望诊，在临床诊病中具有重要的价值，故受到历代医家的普遍重视。《素问·五脏生成》中描述了五脏常色、病色、死色的具体表现。

皮肤的颜色一般分为赤、白、黄、青、黑五种色调，简称五色。皮肤的颜色可反映气血的盛衰和运行情况，并在一定程度上反映疾病的不同性质和不同脏腑的病证。五脏之气外发，五脏之色可隐现于皮肤之中，当脏腑有病时，则会显露出相应的异常颜色。皮肤的光泽包括肤色的荣润或枯槁。《四诊抉微·望诊·五色见于面审生死诀》说："夫气由脏发，色随气华。"说明人体的肤色随着精气的充养而光彩于外，而精气由脏腑的功能活动所产生，因此皮肤的光泽是脏腑精气盛衰的表现，对判断病情的轻重和预后有重要的意义。且光泽与颜色相比较，光泽对判断病情轻重和预后更为重要。无论哪种肤色，正常人的皮肤都应色有光泽，明润含蓄。如色无光泽，晦暗枯槁，表示脏腑精气泄露衰败，为危重征象。如《素问·玉机真脏论》记载："真肝脉至，色青白不泽，毛折乃死；真心脉至，色赤黑不泽，毛折乃死；真肺脉至，色白赤不泽，毛折乃死；真肾脉至，色黑黄不泽，毛折乃死；真脾脉至，色黄青不泽，毛折乃死。"

常见的皮肤色泽异常包括如下几种情况。①皮肤发赤。皮肤突然鲜红成片，色如涂丹，边缘清楚，灼热肿胀者，为丹毒；发于头面者，名抱头火丹；发于小腿足部者名流火，发于全身、游走不定者，名赤游丹，发于上部者多由风热化火所致，发于下部者多因湿热化火而成，亦有因外伤染毒而引起者。②皮肤发黄。面目、皮肤、爪甲俱黄者，为黄疸，多因外感湿热、疫毒，内伤酒食，或脾虚湿困，血瘀气滞等所致。其黄色鲜明如橘皮色者，属阳黄，因湿热蕴蒸，胆汁外溢肌肤而成。黄色晦暗如烟熏色者，属阴黄，因寒湿阻遏，胆汁外溢肌肤所致。③皮肤紫黑。面、手、乳晕、腋窝、外生殖器、口腔黏膜等处呈弥漫性棕黑色改变者，多为黑疸，由劳损伤肾所致；周身皮肤发黑亦可见于肾阳虚衰的患者。④皮肤白斑。四肢、面部等处出现白斑，大小不等，界限清楚，病程缓慢者，为白驳风。多因风湿侵袭，气血失和，血不荣肤所致。

（杨硕 高博）

pífū xíngtài

皮肤形态（form of the skin）

皮肤与毫毛的形象和动态。包括润枯、滑涩、焦折、耸立、肿胀、消减等。医生运用视觉，观察患者皮肤的形态变化，可以测知相应脏腑的病变。

正常皮肤应不缓不急，富有弹性，皮肉丰满，既不肿胀也不瘦削，皮肤望之滑润而不干燥，腠理粗细疏密适中，毫毛润泽而不焦折，平静状态下无汗或少汗。皮肤弹性以儿童及青年最好，中年以后皮肤逐渐松弛，弹性减弱，老年人皮肤组织萎缩，皮下脂肪减少，弹性减退。皮肤纵缓不急，多为热；紧急不缓，多为寒。

正常皮肤腠理粗细疏密适中，毫毛润泽而不焦折。《灵枢·本脏》指出："肾合三焦膀胱，三焦膀胱者，腠理毫毛其应。密理

厚皮者，三焦膀胱厚，粗理薄皮者，三焦膀胱薄，疏腠理者，三焦膀胱缓，皮急而无毫毛者，三焦膀胱急，毫毛美而粗者，三焦膀胱直，稀毫毛者，三焦膀胱结也。"《灵枢·五变》则指出："粗理而肉不坚者，善病痹；粗理而皮不致者，腠理疏，其肉不坚者，善病风等，一般而言，粗理者身寒，细理者身热。"说明通过对皮肤腠理和毫毛的观察不但可以测知人的先天禀赋，还可以预测其易发疾病。除诊腠理之粗细疏密之外，还可从汗液之有无以诊腠理之开阖，非时之开阖，皆为病。

常见的皮肤形态异常包括如下几种情况。①皮肤干燥。皮肤干枯无华，甚至皲裂、脱屑，多因阴津已伤、营血亏虚，肌肤失养，或因外邪侵袭、气血滞涩等所致。②肌肤甲错。皮肤发生局限或广泛的干燥粗糙，形似鱼鳞而起皮屑，触之棘手，多属血瘀日久，肌肤失养所致。③皮肤硬化。皮肤粗厚硬肿，失去弹性，活动度减低，可因外邪侵袭、禀赋不足、阳虚血液亏少、情志内伤、饮食不节、瘀血阻滞等，引起肌肤失养所致。④皮肤糜烂。皮肤破溃，渗出脂液而形成的湿烂创面。创面鲜红湿润，渗出淡黄色清亮之脂水，多属湿热所致；若脂水流溢他处则生疱疹，糜烂上结有褐黄色脓痂，则系湿毒浸淫所致；若创面色淡或微红，潮湿浸淫成片，渗液清稀，呈慢性过程，多属脾虚湿盛，或受寒湿之邪；若创面色淡或暗红，渗液少而持久不干，痂皮反复出现，皮肤干燥脱屑，是阴伤湿恋的表现，多由水疱破后，经久不愈，渗液伤阴，阴伤而湿邪不除。

（杨硕 高博）

bānzhěn

斑疹（patches and rashes）

皮肤上成片或成簇出现红色、深红色或青紫色斑块或粟粒状疹点的症状。是全身性疾病表现于皮肤的体征。斑、疹虽常常并称，但有实质性区别。

斑 皮肤黏膜出现深红色或青紫色片状斑块，平铺于皮肤，抚之不碍手，压之不褪色。色深红或紫红，兼身热、面赤、脉数等实热表现者为阳斑；色淡青或淡紫，隐隐稀少，兼面白、神疲、脉虚等气虚表现者为阴斑。阳斑多由外感温热邪毒，热毒窜络，内迫营血而发；阴斑多由脾气亏虚、血失统摄，或阳衰寒凝气血所致。或因外伤等，使血不循经，外溢肌肤所致。

疹 皮肤出现红色或紫红色、粟粒状疹点，高出皮肤，抚之碍手，压之褪色。常见于麻疹、风疹、瘾疹等病，亦可见于温热病中。麻疹形如麻粒，色如桃红，初起于耳后，继而从头面到胸腹四肢，2～5日出齐，按出疹顺序回隐，留下有棕褐色斑状色素沉着及糠麸样脱屑，多因感受时邪疫毒所致。风疹细小如沙，呈淡红色斑丘疹，伴有瘙痒，多因感受风热时邪所致。瘾疹为大小不等、形状不一、边界清楚的红色或苍白色丘疹，伴有剧烈瘙痒，发无定处，骤起骤退，退后不留痕迹，反复发作，多因正气不足、卫外不固、外感风邪，或对某些物质过敏所致。

不论斑或疹，在外感病中见之，若色红身热，先见于胸腹，后延及四肢，斑疹发后热退神清者，是邪去正安，为顺；若布点稠密成团，色深红或紫暗，先见于四肢，后延及胸腹，壮热不退，神识不清者，是邪气内陷，为逆。

（杨硕 高博）

shuǐpào

水疱（blister） 皮肤上出现成簇或散在性小水疱的症状。包括白㾦、水痘、湿疹等。多由外感湿热郁于肌表所致。

白㾦 又称白疹，是暑湿、湿温患者皮肤上出现的白色小疱疹，晶莹如粟，高出皮肤，根部肤色不变，内含浆液，擦破流水，多发于颈胸部，四肢偶见，面部不发，消失时有皮屑脱落。白㾦的出现，多因外感湿热之邪，郁于肌表，汗出不彻，蕴酿而发，乃湿温患者湿热之邪透泄外达之机。白㾦晶莹饱满，颗粒清楚者，称为晶㾦，说明津气尚充足；白㾦色枯而白，干瘪无浆者，称为枯㾦，说明津气已亏竭。一般白㾦透发后热退神清者，是正能胜邪，湿热外达之顺证；若透发后身热不退，反见神昏者，为正不胜邪，邪毒内陷之逆证。

水痘 小儿皮肤出现粉红色斑丘疹，很快变成椭圆形的小水疱，其后结痂，常伴发热。其疱疹特点是：顶满无脐，晶莹明亮，浆液稀薄，皮薄易破，大小不等，分批出现，常兼有轻度恶寒发热表现。因外感时邪，内蕴湿热所致，属儿科常见传染病。

湿疹 周身皮肤出现红斑，迅速形成丘疹、水疱，破后渗液，出现红色湿润糜烂面。多因禀赋不耐，饮食失节，湿热蕴结，复感风邪，内外两邪相搏，郁于肌肤而发。

热气疮 口唇、鼻孔周围，面颊及外阴等皮肤黏膜交界处，出现针头至绿豆大小簇集成群的水疱，灼热瘙痒，溃后结痂。多因外感风温热度，阻于肺胃，湿热蕴蒸皮肤所致，或因肝经湿热下注，阻于阴部而成。

缠腰火丹 多见于一侧腰部或胸胁部，初起皮肤灼热刺痛，继之出现粟米至黄豆大小簇集成群的水疱，排列如带状，局部刺痛，多因肝经湿热熏蒸所致。

（杨　硕　高　博）

chuāngyáng

疮疡（sores and ulcers） 各种致病因素侵袭人体后引起的一类体表化脓性疾病的总称。分为急性和慢性两大类，临床常见类型有痈、疽、疔、疖等。

痈指患部红肿高大，根盘紧束，焮热疼痛，并能形成脓疡的疾病。具有未脓易消、已脓易溃，疮口易敛的特点；属阳证，多为湿热火毒蕴结，气血壅滞所致。疽指患部漫肿无头，皮色不变，疼痛不已的疾病。具有难消、难溃、难敛，溃后易伤筋骨的特点。一般指无头疽；属阴证，多为气血亏虚，阴寒凝滞而发。疔指患部形小如粟，根深如钉，漫肿灼热，麻木疼痛的疾病。多发于颜面和手足。因竹木刺伤，或感受疫毒、疠毒、火毒等邪所致。疖指患部形小而圆，红肿热痛不甚，根浅、脓出即愈的疾病。因外感火热毒邪或湿热蕴结所致。

疮疡发病，主要由外感（六淫邪毒、特殊之毒、外来伤害等）或内伤（情志内伤、饮食不节、房事损伤等）所致。外邪引起的疮疡，以"热毒""火毒"为多见，且多属阳证。内伤引起的疮疡，大多因虚致病，多属于阴证、慢证。根据病变过程，疮疡可分为初期、中期和后期。疮疡初期，毒邪内侵，局部气血凝滞、营卫不和，可表现为局部肿痛，或伴发热、口渴、便秘等全身反应；若病邪不能及时控制，滞而不散，久郁化热，热胜肉腐，蒸酿为脓，即为疮疡中期，又称脓疡期或成脓期，多伴有局部红肿疼痛、发

热，及全身不适等症状；后期一般分为溃疡期与收口期。若患者气血两虚，抗病能力低下，则可致疮形平塌，肿势不能局限，疮疡难溃难腐等，甚至可使毒邪走散，扩散全身，形成走黄、内陷等变证而危及生命。

局部红、肿、热、痛及功能障碍为疮疡共同症状，但这些症状并非一定全部出现，且可随受邪性质、病程迟早、病变范围和病位深浅而异。因此，临床辨证应根据阴阳、脏腑、经络、气血的情况，同时结合全身与局部辨证进行鉴别。

（杨　硕　童元元）

wàng èryīn

望二阴（inspection of two lower orifices） 医生运用视觉对患者前后二阴的某些局部形态、色泽等变化进行总体观察的望诊方法。又称望下窍。包括望前阴和望后阴两方面。

理论依据 前阴包括男、女性生殖器和尿道外口，在男子为阴茎、阴囊，在女子为阴户，其精窍通于肾，尿窍通于膀胱，阴户通于胞宫并与冲任二脉密切相关。以经络而言，前阴为宗筋之所聚，太阴、阳明经之所合，肝经绕阴器，督脉络之，带脉束之，冲任二脉渗灌之，足少阴、太阴之经筋结于阴器，小肠又连于睾系，故前阴病变与肾、膀胱、肝、胆诸脏关系密切，与脾、胃、小肠等脏腑也有所关联。后阴为肛门，又称魄门，通于大肠。《素问·五脏别论》曰："魄门亦为五脏使，水谷不得久藏。"后阴为糟粕排出的通道，而糟粕的排出又受肾的蒸化、脾的运化、胃的受纳功能调节，因而后阴不独与肺和大肠有关，亦与脾、胃、肾等脏腑相关。以经络论，足太

阳膀胱经之别贯臀入肛。

总而言之，肾开窍于二阴而司二便，前阴、后阴又分别与多脏腑、经络相关，所以望二阴不但可以诊断直接相关的脏腑经络病变，亦可间接诊断全身的病变，如舌卷卵缩、肛门不约等都属全身性的危重症状。

基本内容 望二阴应注意观察二阴有无肿胀、溃疡，以及其他形色的异常改变。

望前阴 望男性前阴应注意观察阴茎、阴囊和睾丸是否正常，有无硬结、肿胀、溃疡和其他异常的形色改变。

望后阴 望后阴应注意观察肛门部有无红肿、痔疮、裂口、瘘管及其他病变。

注意事项 望二阴时，要熟悉所望部位的生理特征及其与脏腑经络的内在联系，将病理体征与正常表现相比较，并联系其与脏腑经络的关系，结合其他诊法，从整体角度进行综合分析判断，以认识局部病理体征所提示的临床意义。

(杨硕 高博)

wàng qiányīn

望前阴 (inspection of the lower anterior orifices)

医生通过观察前阴的形态、色泽等有关改变，以测知局部或相应脏腑经络病变的望诊方法。

理论依据 前阴为外生殖器和排尿器官，又称下阴。前阴为宗脉所聚，太阴、阳明所会，尿窍通于膀胱，阴户通于胞宫而与冲任二脉密切相关，肝胆经脉及督、任二脉均循阴器，故前阴与肝、胆、肾、膀胱、太阳、少阴、厥阴、少阳、阳明等脏腑和经络有密切联系。因此，望前阴不仅可以了解前阴本身之病变，亦可诊断其相关脏腑经络的病变。

基本内容 望前阴应注意观察局部有无硬结、肿胀、湿疹、溃疡和其他异常的形色改变。

外阴肿胀，而不痒不痛者，属水湿停聚，多见于水肿病；阴囊肿大，因小肠坠入阴囊或睾丸肿胀引起者，称为"疝气"，多由肝郁、受寒、湿热、气虚或久立远行所致；若阴囊或阴户红肿热痛，则多为肝经湿热下注之证；男性阴囊、阴茎，或女性阴户收缩入腹，拘急疼痛，称为"阴缩"，多因外寒侵袭肝经，凝聚气血，肝脉拘急收引所致；前阴生疮，或有硬结破溃腐烂，时流脓水或血水者，称为"阴疮"，多因肝经湿热下注，或梅毒感染所致；外阴瘙痒，湿烂发红，浸淫黄水，焮热疼痛者，多由湿热蕴结而发；若日久皮肤粗糙变厚，则多为阴虚血燥之征；女子前阴突出如梨状肿块，称阴挺，多由脾虚中气下陷，或产后劳伤，致胞宫下垂所致；外阴发白瘙痒、皮肤干枯萎缩，为女阴白斑，是阴亏血燥之象；小儿睾丸过小或触不到，多属先天发育异常，亦可见于痄腮后遗症。

望阴囊 阴囊属于肾脏，又名外肾。小儿阴囊紧实，多寿；坠下者，多病。故阴囊宜小，纹理宜细。小儿阴囊紧细色紧者，为气血充足之象；宽大色白者，多为气血亏虚之故；皱黑有纹者易养，色赤无纹者难养。伤寒六七日，囊缩者，为厥阴病甚，邪气传入其经，甚者为肝绝；伤寒十二日，囊纵者，厥阴病衰，邪气传出其经。囊胀者谓之"疝"，乃任脉为病。"疝"有气、血、筋、癞、寒、水、狐七种，狭义的"疝"，专指阴囊、睾丸肿胀或痛的病变。阴囊肿大而透明者，称为水疝；肿大而不透明，不坚硬者，称为狐疝，往往是小肠坠入囊中，卧则入腹，立则出，一侧偏有大小，时时上下，故又名阴狐疝气；若一侧睾丸肿胀，俗称偏坠；若睾丸肿胀显著，顽木不仁，称为癞疝；若睾丸、阴囊溃烂出脓，则称瘭疝。起因多由肝郁，又受寒、湿、热邪所侵，加之气虚或久立、远行，因而成疾。"肾囊痈"由肝、肾湿热下注阴囊而生，失治溃露睾丸者险。阴囊皮肤潮红、起疹、湿润或有渗液，瘙痒剧烈，痛如火燎，称为肾囊风，又名绣球风，初起干痒，甚起疙瘩，形如赤粟，搔破浸淫脂水，皮热痛如火燎，此由肝经湿热，风邪外袭皮里而成。

望阴茎 小儿禀赋不足，形体未备，常致阴物不起。若阴举不衰，则为"阴纵"，又称阴挺、强中、阳强不倒等，多因肝肾阴虚，相火妄动所致；亦有因肝经湿热下注所致者。疳疮又名妒精疮，生于马口之下（龟头下）者，名下疳；生于阴茎之上者，名蛀疳；茎上生疮，外皮肿胀包裹者（包皮之里），名袖口疳；疳久遍溃者，名蜡烛疳；溃而不深，如剥皮烂杏者，名瘙疳；生杨梅状突起，腐烂如白，名杨梅疳；生马口旁，有孔如棕眼，有微脓出者，名镟根疳。诸疳皆属肝、肾、督三经病，或因性事不洁而传染疾病。

望阴户 女婴阴蒂过长，形似阴茎而短，或男婴阴茎过小，阴囊未合，形似女阴，皆谓阴阳人，是假两性畸形，皆因先天发育障碍所致。其阴蒂过长者，亦称角花，为五不女之一，即所谓"角"；纹，又称纹阴，指阴道狭窄，影响性交与生育；螺，指阴道狭窄畸形，影响性交与生育；鼓，指阴户绷急如鼓皮，似无窍，即处女膜闭锁或坚韧。阴道狭窄，或兼有子宫发育不良者，或终生无月经者（即五不女之"脉"），统称"石女"，或曰"实女"。妇女"阴挺"，亦名阴脱、阴癫、阴菌、阴茄、阴痔，《叶天士女科》中始称"子宫脱出"，乃阴中突出一物，如菌、如鸡冠、如梨状，四周肿痛，多由肝郁脾虚下陷所致，或因产后用力过早，努伤所致，多发于产后，故又称"产肠不收"；临床上有气虚、肾虚、湿热与气血两虚等类型，当辨证施治。妇人"阴疮"是前阴生疮的总名。阴器外生疙瘩，内生小虫作痒者，名阴蚀，又名䘌疮，多由胃虚积郁所致。阴户忽然肿而作痛，名为蚌疽，多由劳伤血分，或湿热下注所致；妇女"下疳"与男子"妒精疮"同，临床上有脾胃积热、肝胆湿热、肝肾阴虚、外伤邪毒等不同情况；阴疮若阴器皮肤变白增厚，或红肿而痒，或溃疡流水，或干燥变白，刺痒萎缩，干枯裂纹，现代称女阴白斑，由肝胆湿热、脾湿下注、血虚肝旺、肝肾阴虚、肾虚阳衰等不同原因引起。

常见的异常表现包括如下几种情况。①阴肿：阴囊或连阴茎以及阴户肿胀。多因坐地触风受湿，或为水肿之严重者。若阴囊肿大，阴茎包皮通明，不痒不痛，或阴户肿胀不痛者，皆水肿重症，以小儿为多见，成人见之，多为水病之死证。妇女阴肿，多因胞络素虚，风邪客之，血气相搏之故，临床上有肝经湿热者，有肝火血虚者，忧思气结者，气血双亏者。②阴缩：阴茎、睾丸、阴囊或阴户内缩。《黄帝内经》中有阴缩、囊缩、卵缩之称，后世又称外肾缩入。妇女阴缩，乃阴户急，痛引入小腹。一般由受寒

所致，因寒性收引，故而内缩。但伤寒热入厥阴之卵缩，则由于热伤肝阴而筋急引起。临床上有沉寒痼冷、伤寒直中、瘥后劳复、亡阳虚脱之不同，急重病见之，多为肝经之绝候。

注意事项 望前阴时，要熟悉所望部位的生理特征及其与脏腑经络的内在联系，将病理体征与正常表现相比较，并联系其与脏腑经络的关系，结合其他诊法，从整体角度进行综合分析，以认识局部病理体征所提示的临床意义。对女性前阴的诊察要有明确的适应证，由妇科医生负责检查，并需在女护士陪同下进行。

（杨　硕　童元元）

wàng hòuyīn

望后阴（inspection of the lower posterior orifice）

医生通过观察后阴的形态、色泽、功能活动及有关改变，以测知局部或相应脏腑经络病变的望诊方法。

理论依据 后阴指肛门，亦称魄门。后阴为肾所司，脾主运化，升提内脏，大肠主传导，与肺相表里，故后阴病变与肾、脾、胃、肠、肺相关。此外，后阴与任、督二脉亦有密切生理联系。

基本内容 检视时可嘱患者左侧卧位，双腿尽量前屈靠近腹部，或膝胸位、弯腰位，使肛门充分暴露。检查者用双手将臀部分开，可以观察肛门外部的病变，注意局部有无红肿、痔疮、裂口、瘘管及其他功能病变；然后再让患者用力屏气，以观察有无内痔突出，内痔的位置、数目、大小、色泽，有无出血等。

常见的异常包括如下几种情况。①肛痈：肛门周围红肿疼痛，甚则重坠刺痛，破溃流脓。又称为脏毒。多由湿热蕴毒下注或外感邪毒而发。生于外者，肛门两

旁肿突，形如桃李，属阳易治，为脏腑热毒湿注引发；生于内者，内结壅肿，乃阴虚湿热，下注肛门，属阴难治。生于尾骨尖处者，名"鹳口疽"，一名"锐疽"。初肿形如鱼肚，色赤坚痛，溃破口若鹳嘴，属督脉，湿痰流结所致。生于会阴穴处者，称"悬痈"，一名"骑马痈"。初生如莲子，日久娇肿，形如桃李，色红作脓则欲溃，溃深久则成漏，沥尽气血，变成疮劳，多由三阴亏损，兼忧思气结，湿热壅滞而成。"穿裆发"与悬痈相似，生会阴穴前，肾囊之后，若初起如椒子，黑焦陷于皮肉内，漫肿紫暗，并无娇热，此为逆证；根深迟溃者，腐伤尿管，漏尿不能收敛，为至险之证。"坐马痈"位于尾骨略上，与"锐疽"相似；"跨马痈"生肾囊两旁大腿根处，与"悬痈"类似；"涌泉疽"生尾骨之前长强穴，类似"锐疽"。②肛裂：肛管皮肤层裂伤或形成溃疡，便时出血，疼痛如烧灼。多因血热肠燥，燥屎撑裂所致，或伴有痔疮出血；不破者为痔，肛门内外有物突出，为痔疮，痔疮生于肛门齿状线以内者为内痔，于齿状线以外者为外痔，内外皆有者为混合痔，多由肠中湿热蕴结，血脉郁滞所致。③肛脱：直肠或直肠黏膜组织自肛门脱出。又称脱肛。轻者仅便时脱出，便后即可回纳；重者咳嗽、劳累即出，久不能缩回，须用手慢慢还纳。肛脱多由脾虚中气下陷，升举无力所致，常见于年老体弱、妇女产后、久泄久痢、长期咳嗽以及习惯性便秘之人，亦有胃中湿热移注大肠，或兼风邪者；还有因肾阳虚而关门不固所致脱肛者。④肛瘘：破溃而出脓血，黄水浸淫，日久不愈，形成瘘管，或长或短，或有

分支，通入直肠。多因肛痈、肛裂、痔疮等发展而成。⑤肛周疮毒：肛门附近所生的肿溃疮疡等。

注意事项 望后阴时，要熟悉所望部位的生理特征及其与脏腑经络的内在联系，将病理体征与正常表现相比较，并联系其与脏腑经络的关系，结合其他诊法，从整体角度进行综合分析判断，以认识局部病理体征所提示的临床意义。

(杨 硕 童元元)

wàngshé

望舌 (inspection of the tongue)

医生通过观察人体舌质、舌苔和舌下络脉的变化，以了解人体生理功能和病理变化的诊察方法。又称舌诊。

理论依据 望舌是通过舌象反映出的人体脏腑经络气血津液的虚实变化来进行辨证论治的一种客观凭据，是临证望诊中重要的诊查手段之一。《黄帝内经》中记载了通过望舌进行疾病证候的诊断与预后判断的理论。舌与脏腑经络的连属是舌象反映人体健康与疾病信息的物质基础。手少阴心经之别系舌本，心开窍于舌。心主血脉，人体气血运行情况皆可通过舌质的色泽反映出来。心主神明，舌的运动在心神的支配下完成。舌体运动是否灵活自如，语言是否清晰，与心主神明的功能状况密切相关。心为君主之官，统摄一身神气，常协同其他脏腑完成相应功能，表现在舌的功能上如协助脾脏完成品味的功能，《灵枢·脉度》云："心气通于舌，心和则舌能知五味矣。"故舌与心、神的关系极为密切，通过望舌可以诊察心脏与神明的功能状况；足太阴脾经连舌本、散舌下，舌为脾之外候。脾为仓廪之官，主运化水谷，开窍于口，脾气强健则舌居口中而能知五味，《灵枢·脉度》云："脾气通于口，脾和则口能知五谷矣。"脾主散精，脾将运化后的水谷精气输布于上下周身，水谷之气蒸腾于舌面方可形成舌苔，如章虚谷云："脾胃为中土，邪入胃则生苔，如地上生草也。"故而通过望舌苔的状况可以诊察脾胃的功能状况。脾主运化水谷为精微之气，其气上奉于心而化赤为血，故脾旺则气血充盈，舌体肌肉丰厚而饱满。通过望舌体的瘦薄与色泽的浅深可以诊察人体气血的盛衰状况；足少阴肾经循喉咙夹舌本，舌下有金津玉液，为胃津肾液上潮之孔道，唾为肾液、涎为脾液。肾主水而藏精，五脏六腑之精气皆归藏于肾，故一身之津精皆可上承于舌。此外，手太阴肺经循于胃口，肺系上达咽喉与舌根相连，肺主宣发肃降，通调一身之水道，故而津液的生成输布与肺、脾胃、肾等脏腑功能密切相关。通过观察舌体以及舌苔的润燥可以判断人体津精盈亏的状况；足厥阴肝经舌本，肝主藏血，肝血不足则舌色浅淡。肝主筋，性喜条达，肝血充足则筋络柔和，舌体伸缩辗转灵活自如，肝脉不舒严重时则可见舌卷卵缩。舌与其他脏腑组织亦由经络沟通，直接或间接的产生联系，因而脏腑发生病变时舌象也会出现相应的变化。通过望舌可以测知脏腑的病变，有助于进行病机分析及预后推测。舌象能够反映脏腑功能的盛衰、气血津液的多寡及运行的状况，同时也可以反映出病邪的性质、病位的深浅，乃至患者的体质情况等综合信息。

舌体和舌苔是舌象的重要组成部分：舌体的丰厚有赖于气血的濡养与津液的滋润；舌体的形质色泽反映了气血的盛衰与运行的状态；舌苔和舌体的润燥反映了机体津液的盈亏。临床实践证明，在疾病发展过程中舌的变化迅速而又鲜明，凡脏腑虚实、气血盛衰、津液盈亏、病情浅深、预后吉凶等信息，能够客观地从舌象上反映出来，成为医生诊病的重要依据，如《伤寒指掌·察舌辨证法》所说："病之经络、脏腑、营卫、气血、表里、阴阳、寒热、虚实，毕形于舌。"望舌是通过舌象反映出的人体脏腑、经络、气血津液的虚实变化来进行辨证论治的一种客观凭据，是临证望诊中重要的诊查手段之一。但临证中病情变化错综复杂，往往在一些情况下舌诊所反映出的内容仍然有限或不够鲜明，应注重与其它诊法合参，综合收集病情资料，做到整体审察、四诊合参。

基本内容 包括望舌体和望舌苔。舌体是指舌的肌肉脉络组织。舌体的组织形态、色泽荣润程度和运动功能的正常皆有赖于脏腑气血的荣养维系。望舌体包括观察舌神、舌色、舌形和舌态四方面，通过对四者所反映出的征象进行结合判断从而诊察脏腑虚实、疾病属性以及气血津液的盛衰与运行状况。舌苔是舌面上附着的一层苔状物，由胃气上蒸所生。望舌苔包括诊察苔体和苔色两个方面，通过对二者所反映出的象进行结合判断从而可以诊察脏腑盛衰、气血津液的盈亏与运行状况以及邪气的阴阳属性、疾病病位的浅深，以及邪正的消长对比情况。《伤寒论本旨·辨舌苔》云："故观舌本，可验其阴阳虚实，审苔垢，即知其邪之寒热浅深也。"

望舌诊病规律 望舌诊病的

规律在古代医籍虽有不同的划分记载，但对其主病的认识尚属大同而小异，基本规律为：舌体以候五脏病变为主，侧重血分；舌苔以候六腑病变为主，侧重气分；舌尖多反映上焦心肺病变；舌中多反映中焦脾胃病变；舌根多反映下焦肾病变；舌两侧多反映肝胆病变。另外，《伤寒指掌·察舌辨证法》还有"舌尖属上脘，舌中属中脘，舌根属下脘"的说法，这一主病认识在后世临床中亦较为常用。通过观察舌体、舌苔的色泽神态改变以及发生改变的部位，可以对疾病属性和脏腑的阴阳虚实以及病位等信息进行判定。例如，舌质整体深红为热邪入血，而仅见舌尖红为心火上炎，仅见舌心红为胃火灼阴，仅见舌根红为肾火内灼；舌苔厚腻为痰浊湿盛，而湿郁上焦则可独见舌尖苔质厚腻，湿阻中焦则可独见舌中苔质厚腻，湿注下焦则可独见舌根苔质厚腻，湿浊弥漫三焦内外则可见舌苔厚腻满布全舌。此外，在一些特殊情况下亦可出现舌症不符的情况，须注意：①疾病出现寒热虚实真假时，往往舌症不符。如真热假寒证时舌色红绛，舌苔黄燥、焦黑，伴有尿赤、脉数有力，烦渴等热证表现，但由于热邪太盛，格阴于外，阳气深伏于内而不能温养四肢，出现四肢厥冷等寒证表现，与舌象不符，即所谓"热深厥亦深"。又如真虚假实证时舌体淡胖，舌苔薄白或白滑，兼见面色萎黄、纳呆、疲乏、消瘦便溏等虚证表现，但由于脾胃气虚运化无力导致腹部胀满、疼痛等类似实证的表现，与舌象不符，即所谓"至虚有盛候"。上述两种情况下舌象虽与某些症状不符，但都反映了疾病的本质。②旧病与新病夹杂

时，往往舌与症不符。如久病血虚的患者，在新感外邪而发热时，舌色不一定红；久病气阴两虚，舌光无苔的患者，虽有积滞，亦无厚苔可见；二者都是由于旧病影响，使舌象与新病不符。③治疗措施影响，造成舌症不符。如外感温热病热入营血阶段，舌色当红绛，但由于及时采取降温、补液等治疗措施后，病邪虽入于营分出现高热、神昏，而舌色则未发生相应变化。又如长期使用一些药物可致使舌象发生药物性改变，导致舌症不符。如长期使用肾上腺皮质激素可致舌红而胖大；过用抗菌类药物常易出现舌苔厚腻、兼见恶心、纳呆等症；某些缓解内脏痉挛的药物可引起舌质红而干燥无津等。④由于体质、年龄等生理因素引起的舌象变异时，在发生疾病时可造成舌症不符。在临床实践中，由于疾病错综复杂，舌象表现未必如此固定典型，在运用时不宜机械套用和绝对划分，应结合其他临床症状，综合整体病机，变通分析，灵活对待。望诊时必须全面观察舌质与舌苔，进行综合分析才能全面了解病情。在必要情况下还须参看舌下络脉，观察其长短、粗细、形状和颜色等。

望舌的操作 注意以下几个方面。

望舌的基本姿势 望舌时，患者应面朝自然光线，一般采取正坐位（重病患者可以仰卧），头略扬起，尽量张开口，使光线直照口中，再让患者将舌伸出口外，并使舌体自然舒张，舌面展开，舌尖略向下弯，便于医者进行观察。医者应面对患者，姿势可略高于患者，以便俯视患者口舌部位。对昏迷患者可借助压舌板或开口器撬开口腔，使舌充分

暴露于视野内。伸舌时，应当使舌体自然放松，忌用拙力，以免舌体紧张、卷曲面变形，致使舌色加深发暗、舌苔紧凑变样。同时，伸舌时间不宜过久，以免影响舌体血液循环而使舌质渐转青紫。平人舌质淡红，偶因用力过度，骤变深红。无病之舌，由于伸舌姿势不同，或紧或尖，或松或软，或收束紧而成尖锋。对于这类患者，可反复训练几次，使之学会放松舌体，充分展平。此外，医者也应观察敏捷，缩短望舌时间，在伸舌较久而仍未观察清楚之时，应让患者稍事休息，再重复伸舌观察，直至观察清楚为止。

望舌的基本顺序 先看舌尖，再看舌中、舌边，最后看舌根部。由于舌质的颜色易变，伸舌较久则会随血液的运行变化而出现改变，使舌质色泽失真，因而望舌应当先察舌体。舌苔覆盖于舌体上，一般不会随观察的久暂而出现变化，故应次看舌苔。观察舌体、舌苔时尚应根据其各自的基本特征分项考察。察舌体，主要从舌质的颜色、光泽、形状和动态几方面着眼；察舌苔，主要从舌苔的有无、色泽、质地和分布状态几方面考察。此外，必要时，还须查看舌下络脉。对于复诊患者应注意治疗前后舌象的变化。

望舌的辅助方法 望舌是对舌的整体形象进行系统观察，是舌诊的主要部分，有时还需结合扪摸揩刮、问诊以及闻诊等方法进行全面诊察。如扪舌摸舌可诊查舌之润燥，刮舌揩舌可鉴别舌苔有根无根，以及是否属于染苔。扪舌摸舌时，医者应先洗净手，再用食指指腹轻触患者舌面。扪舌须在舌面的一定部位点按 2～3 下，看指腹湿染的程度；摸舌则

由舌根向舌尖方向滑动1～3次，不仅要观察指腹的湿染情况，还须体察舌面对指腹的刮刺感觉，以鉴别舌质舌苔的糙黏程度。清·梁玉瑜在《舌鉴辨正》中提出用刮舌验苔的方法进行舌诊，认为刮去浮苔，观察苔底是辨舌的一个重要方面。刮舌可用消毒压舌板的边缘，以适中的力量，在舌面上由舌根向舌尖刮3～5次。若舌苔刮之不去或刮而留有污质，多为里有实邪；刮之即去，舌体明净光滑者，多为虚证。如需揩舌，可用消毒纱布卷在食指上，蘸少许清洁水在舌面上揩抹数次。此外，还可询问舌的味觉情况，以及舌体是否有疼痛、麻木、灼辣等异常感觉，诊察舌体的运动灵活情况等，以协助辨证论治。

注意事项 为了使望舌所获得的信息准确，必须注意排除各种操作因素所造成的虚假舌象。望舌时应注意以下几点。

光线影响 察舌首要注意光线，光线对于舌色的影响极大。同一舌象在不同照明条件下会有较显著的色觉差异，稍有疏忽即易致错觉，如光线过暗可显舌色暗滞，日光灯下多显舌色偏紫，白炽灯下多显舌苔颜色偏黄，普通灯泡或手电筒照明易使舌苔黄、白二色难于分辨；有色物体的反射光映于舌面则难免使舌苔、舌质产生假色。因此，望舌一般以白天充足而柔和的自然光线为准，光线应直接射到舌面。要避免暴日直射、阴天背光及反光较强的有色物体。

食物或药品影响 饮食及药物可使舌象发生变化。如进食之后，由于食物的反复摩擦，可使舌苔由厚变薄。饮水后，可使干燥的舌苔变为湿润。过冷过热的饮食及刺激性食物的摄入可使舌

色发生改变，如刚进食辛热食物，舌色可由淡红变为鲜红，或由红色转为绛色。过食肥甘之品及服大量镇静剂，可使舌苔出现厚腻等。此外，一些食物、药物也会使舌苔出现染色，详细内容参见染苔。这些因素所致的异常都属于一时的外物沾染，均应注意，慎勿误认。

口腔影响 如牙齿残缺可以造成同侧舌苔偏厚，镶牙可以使舌边留有齿痕，睡眠时张口呼吸可以使舌苔增厚、干燥等。这些因素所致的舌象异常，都不能作为机体的病理征象，临床上应仔细鉴别，以免误诊。

随着近代医学科学的发展，舌诊的研究更加深入，主要开展了舌诊的现代化、客观化研究，主要包括进行舌的生理解剖、微循环、血液流变学研究和动物实验，以及舌体测量、舌超声研究、舌色与酸碱度研究，并应用计算机系统与彩色图像系统对舌诊进行客观表述；开展正常舌象与异常舌象的系统研究，尝试探索临床常见疾病舌象的形成机制和变化规律；规范舌诊名词术语，采用中西医病证结合方法，对舌象进行现代表述等。

(林晓峰)

zhèngcháng shéxiàng

正常舌象（normal tongue）

舌色淡红鲜明，舌质充盈荣润，舌形大小适中，舌态柔韧灵活；苔色薄白透底，苔质松薄洁净、干湿适中，分布均匀，有根而边尖略少。这是健康的舌体和舌苔具有的形色神态，常简述为淡红舌、薄白苔（图）。如《舌胎统志·舌胎新例》云："舌为心之苗，其色当红，红不娇艳，其质当泽，泽非光滑，其象当毛，毛无芒刺，必得淡红上有薄白之胎

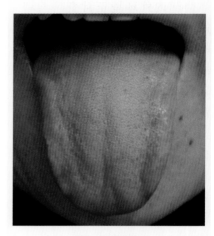

图 正常舌象

气，方是无邪之舌。"

发生机制 脏腑通过经络直接或间接与舌体发生联属，其精微之气皆上荣于舌，故舌象的形成与脏腑功能的盛衰，气血津液的充盈状态和运行状况有关。《舌胎统志·正红舌》云："红为心苗之艳……红者心之气，淡者胃之气。"心主血脉，心气充足则血液的生成与运行正常，气血充盛则舌色淡红鲜明而有光泽；脾主肌肉，脾气旺则肌肉得水谷滋养而丰厚，在舌体则表现为舌肌饱满；肝主筋，主条达，肝之气血充足则筋脉柔和而舌体伸缩辗转灵活自如；肾主封藏、主五液，肾元充足则金津玉液充盈，上潮于舌面则舌体润泽；肺主治节，可宣发肃降人身之气，且通调水道，能够宣达荣卫之气于舌并维持舌体的津液正常；舌苔是脾胃蒸腾水谷之气上达于舌面而成，脾胃之气充足则舌苔薄白而颗粒均匀。《伤寒论本旨·辨舌苔》中提到："舌苔由胃中生气所现，而胃气由心脾发生，故无病之人常有薄苔。"

临床意义 主胃气充盛，气血津液充盈，脏腑功能正常。正常舌象有其一般的共性特征，但

亦会随内外环境正常变化而产生适应性的生理改变。气候环境、年龄、体质以及起居习惯等皆可成为导致舌象变化的内外因素，不当以疾病论处，临床中应予注意。如《辨舌指南》引《利济外乘》指出禀赋不同则舌色可以有偏红、偏淡，舌体偏大、偏小的不同："无病之舌，形色各有不同，有常清洁者，有稍生苔层者，有鲜红者，有淡白色者，或为紧而尖，或为松而软，并有牙印者……此因无病时各有禀体之不同，故舌质亦异也。"痰湿素盛的正常人舌中与舌根部终年常见厚苔、腻苔；正常人还可见先天性裂纹舌、齿痕舌；夏季暑湿壅盛之时多见舌苔厚腻、颜色淡黄，而秋季燥气当令之时多见舌苔偏薄、偏干；老年人气血虚弱，精津皆亏，血液运行缓慢则多见舌色偏暗、裂纹、舌下络脉青紫。儿童稚阴稚阳之体，脾胃较薄故舌质多偏淡嫩、舌苔偏少而易剥；女性在月经期多见舌质偏红或舌尖部有明显的红刺，月经先期者多见舌边尖偏红，月经后期者多见舌色偏淡；嗜烟之人舌苔易发褐色，嗜酒之人舌苔易偏黄腻等等。一般来说，属于生理性变异所致者的异常舌象往往是长期不变的，无任何不适，亦无其他临床症状出现，可以通过询问进行区别。必要时，可定期随访，再作出判断。而疾病前期的异常舌象能灵敏地反映出机体内部的病变，在还没有任何临床症状时就已出现病理性变化。因此，在临床运用时应注意把真正的生理性变异与病变前期的异常舌象区别开来，在掌握舌象基本标准的前提下熟悉各种正常变异，作到正确灵活知常达变。

（林晓峰）

wàng shétǐ

望舌体（inspection of the tongue proper）　通过观察舌的肌肉脉络组织的色泽神态改变以诊察疾病的望诊方法。舌的肌肉脉络组织称又称舌体、舌质、形容（《望诊遵经》）、质本（《辨舌指南》）。

理论依据　脏腑经络上达于舌，与舌形成直接或间接的联属关系，且舌体脉络丰富，故而脏腑功能盛衰和气血津液的运行情况皆可反映于舌。舌神是人体神气的一个重要组成部分，多通过舌的形质态色几个方面反映出来。五脏将气血精津上荣于舌，从而维持着舌的正常色泽形态。舌体的充盈与否有赖于气血津液的濡养滋润，舌体的颜色与光泽正常有赖于气血津液的充盛和有序的运行，舌体的功能与形态正常有赖于脏腑神气的支配与充养。故而通过观察舌体的变化能够测知五脏精气以及气血津液的盛衰与运行状况。

基本内容　望舌体包括望舌神、望舌色、望舌形和望舌态。正常舌体的形色神态可简述为：舌色淡红而鲜明润泽，舌体不胖不瘦，不老不嫩，大小适中，形态正常，柔软灵活，运动自如，在咀嚼、吞咽及语言过程中可自然伸缩、卷曲。中医理论十分重视正气的盛衰，一般而言病中仅有舌苔改变时提示正气未失，病情较轻；若由舌苔改变发展至舌体改变时，则提示正气渐衰，病情渐进；若舌质毫无生气，则表示脏气已绝，病情危重。故而中医的望舌尤其注重舌体的变化，如《形色外诊简摩·舌质舌苔辨》中提到："苔无论何色，皆属易治，舌质既变，即当察其色之死活。"舌体与舌苔的变化并非彼

此孤立，而是紧密联系，故而在临证中应将二者进行综合分析。

（林晓峰）

wàng shéshén

望舌神（inspection of the tongue expression）　通过观察舌体所反映出的神气状态来诊察脏腑神气盛衰和判断疾病预后的望诊方法。舌神是人之神气在舌象上的体现，是神气的一部分，主要体现于舌的色泽荣枯和运动状态两个方面。《望诊遵经·望舌诊法提纲》指出观察舌神具有判断预后的作用："神也者，灵动精爽，红活鲜明，得之则生，失之则死，变化不可离，斯须不可去者也。"

理论依据　人之生命活动有赖于神气的作用，人体从胎孕之初至五脏精气毕具，神气魂魄各有所藏，方才具备生命的基本条件。《灵枢·天年》曰："（人之始生）血气已和，营卫已通，五脏已成，神气舍心，魂魄毕具，乃成为人。"故而中医十分重视对神气的审察，素有"得神者生，失神者亡"的论断。脏腑之神通过经络气血传布于人体各处，而脏腑经络多上达于舌，与舌形成直接或间接的沟通联属，脏腑之精气皆上荣于舌以维持舌体的正常功能。在脏腑之中心与舌的关系最为紧密，开窍于舌。而心又为君主之官，主一身之神明，《灵枢·邪客》谓："心者，五脏六腑之大主也，精神之所舍也……心伤则神去，神去则死矣。"故而在人身之神中，心神最为重要，其气血神气皆上通于舌，故而舌神是反映全身神气的一个关键部分，望舌神成为中医望诊中一项重要内容。舌神的基本特征主要体现在舌体的色泽荣枯和舌体运动两方面。荣枯表现在舌体的色、泽方面，舌的颜色是气血盛衰的

直接反映，舌体的润泽与否是津液盈亏的直接反映。舌体运动状态表现在舌体的柔软灵活与否，是脏腑精气虚实的反映。

基本内容 在舌神的望诊中以舌色是否"红活润泽"为辨别要点。舌色红活明润、舌体活动自如、有生气、有光泽，为有神的舌象，表明人体阴阳气血精神皆足，生机旺盛，虽病亦为善候，预后较好；舌色晦暗枯涩、活动不灵、无生气、无光泽，为无神的舌象，表明人体阴阳气血精神皆衰，生机已微，为凶险恶候，预后较差。望舌神是临证判断病情轻重时的一项重要参考依据。

(林晓峰)

róngrùnshé

荣润舌（lustrous tongue）

舌体润泽不失津液，舌有光华，舌色红活鲜明的舌象。又称荣舌、有神舌（图）。荣为舌体有神之象，红活而具光泽，光泽隐含其中，与枯晦板滞相对而言。润为舌体津液充足，干湿适中之象。如《辨舌指南·辨舌之神气》云："荣润则津足，干枯则津乏。荣者谓有神……"

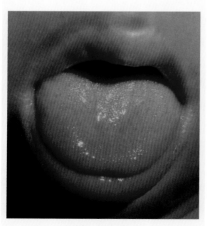

图 荣润舌

临床意义 主气血充盛，津液充足；凡病预后较好。

发生机制 人体气血充盛，津液充足之时，脏腑功能正常，精微之气上荣于舌，舌体得以滋养呈现荣润红活之象。气血充盛则舌色呈现红活鲜明之象。神气内含则舌体呈现光泽内含之象，且舌体运动灵活自如。津液充沛则舌体不干而呈滋润有津之象。荣润舌具备红、泽、润的特点，为正气充足，脏腑机能旺盛的征象，是人体健康的标志。这种舌象即称之为舌质有神，即使有病，病亦轻浅，正气未伤，预后良好。《辨舌指南·辨舌之神气》中指出凡病时见荣润舌者，预后皆吉："荣者，有光彩也，凡病皆吉……荣润则津足。"

(林晓峰)

kūhuìshé

枯晦舌（withered tongue）

舌体无津干枯瘦瘪，缺乏血色失于红活，舌色暗滞缺失光华，舌体呆板不灵而毫无生气的舌象。又称枯舌、无神舌（图）。"枯"为舌体无神之象，用来形容舌象晦滞呆板而无光泽，视之毫无生气的状态，与舌体的荣润灵活相对而言。枯亦指舌体干枯、瘦瘪之象。《辨舌指南·辨舌之神气》云："明润而有血色者生，枯暗

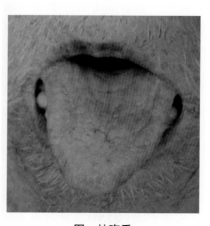

图 枯晦舌

而无血色者死……若舌质无光无体，不拘有苔无苔，视之里面枯晦，神气全无者，诸病皆凶。"

临床意义 枯晦舌以暗、枯、无泽为特点，为脏腑机能衰败的征象，是人体正气大伤的标志。这种舌象即称为舌质无神，一般提示脏腑败坏，病情险恶，预后不良。

发生机制 人体脏腑衰败，气血久亏，精津匮乏，舌体久失荣养濡润，故见舌体干枯瘦瘪。气血亏乏，不能上荣于舌，故见舌体缺乏血色。脏腑功能失常，精气无以运化输布，神气乏竭，舌失神充，故见舌体暗滞呆板而无光无泽，缺乏生气。津液不能上荣故见舌体干枯。

(林晓峰)

wàng shésè

望舌色（inspection of the tongue color）

观察舌体的颜色以诊察疾病的望诊方法。舌体所呈现出的颜色称为舌色。

通过观察舌色可直接知晓人体气血精津的盈亏与否、气血运行的通畅与否、津液代谢的正常与否以及人体的阴阳消长情况。气血充盛，血运有力，则舌络充盈，舌色红活鲜明而有光泽。气血亏虚，血不荣于舌或是阳气衰少无力化生阴血，推动血液运行缓慢，使血液不能充分营运于舌质之中，则可致淡白舌。气虚推动血液无力，或阴寒内盛，使血液运行迟滞，则可致舌色偏暗，出现青舌、紫舌。如已形成瘀血内阻，则可见舌色偏紫，舌体出现瘀斑、瘀点。热邪入于血分，或阴虚火旺，致使气血上涌，则可见红舌，甚则绛舌。

正常舌色 正常人由于气血调和，因此大多舌色淡红润泽，红活鲜明。《舌胎统志·舌胎新

例》云："舌为心之苗，其色当红，红不娇艳；其质当泽，泽非光滑。"极少数人由于生理的差异，舌质的颜色略有偏红、偏淡的不同，这是由于禀赋差异，不为病征。

主病舌色 主病舌色大体可分为淡白、红、绛、青、紫五类。望舌色可通过病理舌色辨其寒热虚实以及阴阳的盛衰，如舌色淡者多主虚证，舌色红绛者多主热证等，详参舌色诸条。此外，前人通过观察舌色来辨别病情轻重，大体分为死色、活色两种。所谓"活色"指舌色隐隐红活，代表病较轻，预后良好；所谓"死色"指舌色干晦枯痿，代表病情笃重，预后不良。此法为通过舌色分辨预后吉凶的纲领。

（林晓峰）

dànhóngshé

淡红舌（pale-red tongue） 舌色白里透红，不深不浅，淡红润泽的舌象（图）。多见于正常人，是气血充盈上荣的表现，《舌鉴辨正·红舌总论》谓之"全舌淡红，不浅不深者，平人也"。

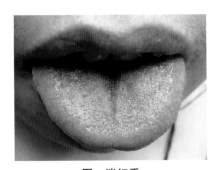

图 淡红舌

临床意义 主气血调和，多见于正常人；病中见之多主病情轻浅。

发生机制 心开窍于舌，心主血脉而色赤，脏腑经脉直通于舌；胃中甘淡之津气亦上营于舌，故正常舌体的颜色便表现为淡红适度，不深不浅。正如《舌胎统志·正红舌》云："舌色淡红，平人之候……红者心之气，淡者胃之气。"红为血之色，而明润光泽为胃气之华，故淡红舌多主人体心血充足，胃气旺盛，是健康的征象。淡红舌多与正常舌苔并见，其苔薄白而均匀，即所谓"淡红舌，薄白苔"。舌为心之苗，故体红而光泽内含，但若红光外露，即使舌色淡红也为疾病征象，《辨舌指南·红舌类诊断鉴别法》云："红光外露，不能内藏，斯为有病之舌。"临证中对于这一情况应予注意。病中见淡红舌，多为疾病轻浅之象。如外感病轻浅阶段，尚未伤及气血和脏腑之时，舌色仍可保持正常而呈现淡红；内伤杂病中，若舌色淡红明润，多提示阴阳平和，气血充盈，病情较轻，或为疾病转愈之佳兆。

（林晓峰）

dànbáishé

淡白舌（pale tongue） 较正常舌色浅淡，白色偏多红色偏少的舌象（图）。轻者一般较正常人的舌色略淡，仍可见红色；重者甚至全无血色，舌体淡白而失于荣润，伴见口唇、齿龈苍白无华，又称枯白舌、熟白舌。若脾胃受损严重，气血两虚日久，无以上荣于舌，则可见舌色淡白，舌苔逐渐剥脱，新苔无以续生，舌体光滑洁净，甚则可见全舌舌面光滑无苔，好像新剥皮的鸡肉一样，称为淡白光莹舌。

临床意义 主气血两虚、阳虚；枯白主气夺血脱。

发生机制 气血亏虚，无以上荣于舌，或是阳气衰少无力化生阴血，或气虚推动血液运行缓慢，血液不能充分营运于舌质，则可见舌色淡白。如《舌鉴辨正·白舌总论》指出淡白舌为"虚寒舌之本色""至若杂病之人，舌白嫩滑，刮之明净者，里虚寒也。"气血不足不能充斥血络，或阳气不足不能温运血液上荣于舌，或阳虚生内寒血脉因而收引，皆可导致舌体血液衰少，故而使舌色淡白。舌色淡白多主虚证，常提示病程较长，不易迅速治愈。淡白舌多主气血两虚与阳气不足，其具体病因病机及临床特征如下：①气血两虚，心脾不足。导致气血两虚的病因较多，如先天禀赋不足、后天失于调养、疾病久延不愈、失血过多等因素皆可导致人体出现气血亏虚，在这些病因中有因气虚不能生血者，亦有因血虚而致气衰者，最终形成气血两虚的结局。气血不足，无以上荣于舌则可出现舌色淡白。其舌象特征为舌色较正常人浅淡，略带淡红，舌体与常人大小相似或稍小，舌质虽润但没有过多的水分。由于气血衰少，机体各部失养，患者常伴有疲乏无力、声低息微、心悸自汗、气短懒言、面色爪甲口唇色淡、头晕目眩、脉虚细或是微细无力等气血两虚的症状；②脾阳不足，寒湿内生。

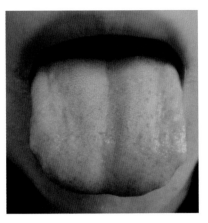

图 淡白舌

导致阳气亏损的病因亦较多，正如《舌胎统志》所指出的大失血、脾阳素虚而过食寒凉、寒邪直中、外感寒湿等因素皆可导致脾肾阳虚、寒湿内生的病机出现："为脱血，为虚体过食寒凉，为腹痛，为泄，为中寒，为寒湿伤。"脾阳亏损，运化无力，则气血化生无源，脏腑经络无以滋荣，亦无以奉养舌体，则见舌色淡白无华；脾虚不能制水，水湿失于运化，停聚胃中，蒸腾于舌面，舌体受其浸润，则见舌体肿大胖嫩；故脾阳虚衰为其本，寒湿潴留为其标。此时舌象特征为舌色淡白不红，舌体明显增大似水肿状，一般伴见滑腻苔，舌边有齿印。水湿流于肠间，同时可兼见大便溏泄、腹胀纳呆、形寒肢冷、小便不利、浮肿、脉象沉迟无力等脾阳不足、寒湿内停的症状。若水湿停滞日久则可化热，湿热上蒸于舌则可见舌色淡白而苔淡黄腻；若阳气不足推动血运无力，则可导致血行不畅，致使舌色淡白而偏暗。③阳虚水停，痰湿中阻。若阳气虚损不能生化津液，或阳虚水停、津液不能上承，则可见舌色淡白而少津。阳气虚弱既不能化生津液上奉口舌，又对既停之饮无力布散，临床常见腹中水停之人，出现口舌反而干燥，渴欲饮水而饮之不多的症状。④气血两虚，脏腑枯竭。若脾胃亏虚严重，气血大伤日久不复，胃中精气即将败绝则可见淡白光莹舌；若病情危重导致脱血夺气，舌无血气充养，则可见舌色枯白无华，如《舌胎统志·枯白舌》云："白舌无气为枯，乃其脏腑之气血不荣于舌上也。其舌枯白者，必连龈唇皆无血色，枯白之舌，半死半生。"

(林晓峰)

hóngshé

红舌（red tongue）

较正常舌色红，甚至呈鲜红色、正红色的舌象（图）。红舌可见于整个舌体，亦可只见于舌尖，舌两边。

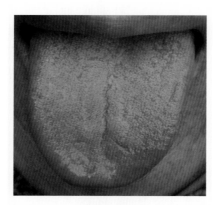

图　红舌

临床意义　主热证，有实热、虚热之分。

发生机制　血得热则行，热盛则气血涌沸，舌体血脉充盛，故而舌色变红。凡属热证，无论表里虚实，皆可见红舌。从舌色变红的程度上可辨别热势的轻重深浅，舌色越红提示热邪越重。一般来说，淡红、嫩红，或是白中带红尚属热邪较轻；鲜红、深红，乃至红而兼绛则为热邪较重；邪在气分舌色多鲜红；邪入营分舌色多深红。正如《舌鉴辨正·红舌总论》云："色赤红者，脏腑俱热也；色紫红瘀红者，脏腑热极也。"实热证与虚热证皆可见红舌，但其病因病机及其临床症状不同，大致可分列如下：①实热证。实热证为"阳气有余"，邪热偏盛内灼阴津，导致舌体缺乏阴津荣润而见苍老坚敛；邪热焦灼气血则见舌色老红或鲜红，舌质纹理粗糙而有苔，临床上多伴有发热汗出、口渴喜饮冷水、脉洪数有力等实热证表现。其中舌色稍红或仅舌边尖略红者，多

属外感风热表证初起；舌色红而湿润，多属湿热内蕴；舌红而起芒刺伴见厚苔者，多属热甚；舌红而有紫色斑点者，多属热炽气血，病将发斑；舌尖红，多属心火上炎；舌两边红，多属肝经有热；舌红舌心干，多属热灼胃津。如《舌胎统志·正红舌辨》云："舌本之正红者，为脏腑已受温热之气而致也。"②虚热证。虚热证为阴液不足，阴虚不能制约阳气导致阳气相对亢盛而出现的虚性病证。阴虚精津不足，无以荣养舌体则见舌体裂纹，虚火上炎则可见舌色嫩红，少苔或无苔。《辨舌指南·红舌类诊断鉴别法》云："舌色鲜红，无苔无点，舌底无津，舌面无液者，阴虚火炎也。"虚热证之红舌临床多伴有午后潮热，口不渴或是渴而不喜饮，脉细数无力等阴虚发热病症，其成因多为邪热久羁灼烁阴液，或疾病久治不愈阴液亏耗，或因过用汗下、燥热之药，致使阴液亏虚，虚火上炎。若舌质红绛，舌面望之似有光泽、光滑如镜面，实则干燥无津、干瘪枯萎者，为胃肾阴液大伤，阴液即将亡竭之征，《舌鉴辨正·红舌总论》云："色绛红，无苔无点，光亮如镜……水涸火炎，阴虚已极也。"若同时并见舌底和咽喉干燥者为肾阴枯竭，若仅见舌心干者则为胃阴干涸。

鉴别诊断　①实热证红舌与虚热证红舌相鉴别。从舌象上分析，阳盛实热证之红舌多见舌形苍老坚敛、舌色老红或鲜红，舌体质粗有苔，临床多伴有发热汗出、口渴喜饮冷水、脉洪数有力等实热证表现。虚热证之红舌，多晦暗无泽，一般无苔，舌面干而少津。临床多伴有午后潮热，口不渴或是渴而不喜饮，脉

细数无力等阴虚发热见症；从病机上分析，阳盛实热之红舌虽然也提示有伤阴现象，但就整个病情分析，邪热亢盛是其主要矛盾，与阴虚内热之红舌以阴虚为主，虚火灼津可资鉴别。②红舌与绛舌相鉴别。红舌进一步发展可变为绛舌，二者的形成机制和临床意义有相似之点，但亦有不同。二者颜色深浅不同：红舌与绛舌虽都属舌质变红，但红舌之舌色多鲜红，比正常人的淡红舌颜色深；绛舌是在红舌基础上颜色进一步加深加浓而成，属深红中略带暗黑；二者主病部位与主病程度不同：红舌与绛舌虽都主热证，但在病位及主病程度上有别：红舌主病部位比较广泛，无论是卫气营血，或是脏腑经络，只要有热邪来犯，都可出现红舌，但热势盛程度不及绛舌；而绛舌主病部位比较局限，只有热邪侵入营血才可出现绛舌，在脏腑中只涉及心、心胞络、肝、肾，多为邪热极盛之候，此外绛舌亦主血瘀。

（林晓峰）

jiàngshé

绛舌（deep-red tongue）
较红舌颜色更深，或略带暗红色的舌象（图）。

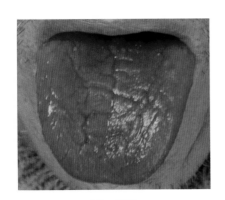

图　绛舌

临床意义　主热盛，血瘀。

发生机制　邪热渐盛，深入营血，导致气血涌沸，营阴耗伤，血液浓缩则可出现血行瘀滞，舌体脉络充盈，舌色由红转绛，出现绛舌。绛舌主热盛有外感与内伤之分：①外感热病。外感温热病邪，邪热蒸腾于膻中，炽灼营分，血热涌沸，故见舌色较红舌更深，出现绛舌。《舌胎统志·绛色舌》云："绛色者，火赤也，深红也，为温热之气蒸腾于膻中之候。故绛色者，神必不清，气必不正，为壮火食气，气乱则神昏是也。"此时多伴有高热、口渴引饮、心烦躁扰，甚则神昏谵语、斑疹隐隐、脉洪数有力等实热症状。绛舌的出现标志着热邪已入营血，在温病的诊断中有重要意义。《辨舌指南·辨舌之颜色》云："凡邪热传营，舌色必绛。绛，深红色也。心主营、主血，舌苔绛燥，邪已入营中。"临证中，邪热深入营血时舌绛而起刺，逆传心包时全舌色绛，心火亢盛时舌尖独绛，热毒攻心时舌绛而有大红点，肝胆有热时舌边红绛，肾火炽盛时舌根红绛，胃火炽热劫伤阴津时舌色绛而舌中干，热邪灼伤阴液时舌绛干燥而起裂纹，热邪盛极时舌绛而苔黑，热在营血而中焦夹有秽浊时舌绛而苔黏腻或见霉酱苔垢。值得注意的是，舌绛之时虽然津液已被热邪灼伤，出现阴虚的情况，但其根本原因及主要矛盾仍是邪热亢奋有余，故仍属实热证。温病有新感和伏邪的不同。新感温病，病邪由卫分、气分渐次传入营分、阴分，故而在舌象上一定先见白苔，舌质由红逐渐变绛；伏邪温病，由于邪热久伏于内，热势已成，暗耗阴液，故而起病舌色即见红绛而舌体无苔，在治以清营透泄之后伏邪转出气分，舌体才渐渐布生薄苔。新感与伏邪在舌象上的不同，是辨证中的关键判断依据之一。②内伤虚热。久病迁延不愈致使阴津大伤，无以滋濡润舌体，舌象也随之改变，舌体愈加瘦薄。此时病证以阴虚为主要矛盾。阴虚无以制约阳气，虚火内炎，则可见舌绛而少苔或是光剥无苔，内伤病中阴虚证者多见此舌。如舌象绛而无苔，光亮无津者称镜面舌，为胃阴枯竭之阴虚重证，或为胃中有顽痰积滞不祛；舌绛而色不鲜艳、干枯而萎如猪腰称猪腰舌，是肾阴枯竭之候。此外，绛舌亦主血瘀。多因热邪炽盛，迫血妄行，血不循经而溢于脉外形成瘀血，热灼于舌则可见舌绛，瘀血内阻则可见舌色暗或有瘀斑、瘀点。若舌面散在红色小斑点者多为热入血分，欲发斑疹之候。故绛舌亦主血热血瘀，是血热壅盛、气血壅滞之象。

鉴别诊断　见红舌。

（林晓峰）

qīngshé

青舌（blue tongue）
舌色如皮肤上暴露的"青筋"，舌质皮下静脉显露，缺少红色的舌象（图）。又称水牛舌。

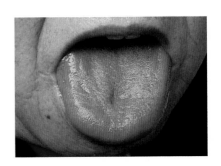

图　青舌

临床意义　主阴寒内盛，血瘀等。

发生机制 阴寒内盛，血液凝滞，舌体失于阳气温煦故见舌色发青。若因瘀血内阻，血行不畅，亦可导致舌体血运不畅，舌色变青。①阴寒内盛，血液凝滞。寒为阴邪，阴寒内盛，阳气不能温煦舌脉，寒邪郁而不宣，致使血液凝滞，故见舌色发青。《辨舌指南·辨舌之颜色》云："舌苔青滑乃阴寒之象"，《舌胎统志·青色舌》亦云："青色舌，如水牛之舌，乃寒邪直中肾肝之候，竟无一舌属热之因。"外感病见此，常为寒邪直中少阴、厥阴之证；或因久病，屡经汗下，阳气受损，肝肾亏虚，阳虚内寒中生，阳气将败而见舌青。如《神验医宗舌镜·紫润青筋舌》云："若杂病见此……真阳衰绝之候，其有可治者，或稍带微蓝，或略带蓝纹……脏气未绝。"此时多由淡白舌转变而来，全舌发青。脾胃火衰不能运化水谷，饮食内滞，水湿聚而上溢于舌，则见舌色青滑而苔白，临床多兼见恶寒蜷卧，四肢厥逆，口不渴，吐利腹痛，或下利清谷，或手足指甲唇青，脉来沉迟无力，甚或无脉等脏腑虚寒之症。其中寒邪直入厥阴者舌色多青而苔黑滑，提示病情危重，《辨舌指南·辨舌之颜色》云："舌苔青滑，乃阴寒之象……外症若见面青唇紫、囊缩、厥逆、筋急、直视等症者，厥阴败症也，不治。"②瘀血内阻，血行不畅。瘀血内阻，气血运行不畅，舌体脉络呈现瘀血之色，故见舌色青。《金匮要略·惊悸吐血下血胸满瘀血病脉证治第十六》提出瘀血阻滞可形成青舌："病人胸满唇萎，舌青口燥，但欲漱水不欲咽……腹不满，其人言我满，为有瘀血。"《辨舌指南·辨舌之颜色》亦有提及："舌边色青者，有瘀血郁阻……舌青口燥，漱水不欲咽……内有瘀血也。"形成青舌的血瘀病机主要有三：一是寒邪入侵脏腑，血得寒则凝；二是气虚或是气滞不能推动血液正常运行，血停而为瘀；三是外伤或其他原因出血，导致离经之血停留体内。此时多为舌质青、色泽暗，扪之潮湿不干，或舌边发青而干涩，多伴见口干但欲漱水不欲咽，面色黧黑，口唇青紫，胸满，皮肤甲错，出血紫黑，舌体散在的瘀斑、瘀点，或见皮肤局部青紫斑块，肿块癥积，肿胀刺痛，脉迟细涩等瘀血内阻症状。

（林晓峰）

zǐshé

紫舌（purple tongue） 全舌呈紫色、淡紫、绛紫或青紫的舌象（图）。

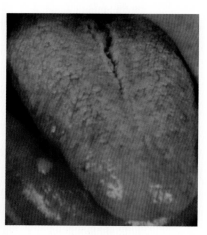

图 紫舌

临床意义 主血瘀，热证，寒证，酒毒。

发生机制 气血运行不畅，舌体血络亦随之变为青紫，舌色整体呈出现紫色。紫舌多由其他舌象，如淡白舌或红绛舌发展而成，故紫舌主病多是在原有主病舌象基础上形成。紫舌的直接成因为血瘀，而间接成因为热邪、寒邪等导致血瘀的病理因素。《通俗伤寒论·第七节（六经舌苔）》指出："舌色见紫，总属肝脏络瘀。因热而瘀者，舌必深紫而赤，或干或焦，因寒而瘀者，舌多淡紫带青，或滑或黯。"在临证中血瘀成因有多种，主要可归为五类：热壅血瘀，寒凝血瘀，瘀血内阻而致血瘀，情志不畅气郁血瘀，酒毒内蕴灼血而致血瘀：①热壅血瘀。邪热炽盛，深入营血，灼伤阴津，津血同源，津伤则血液无以滋润，故而血稠难运出现血瘀。此时之舌多绛紫而干枯少津，并伴有高热烦躁，甚或昏狂谵妄等热与血结的症状；或因热邪深重，致使气津两伤，气伤则无力推动血液运行，且津伤则血浓难运，致使血行迟滞而见舌现紫色；或因热炽燔血，气与血壅，亦可使血行滞涩，而出现紫舌。如王清任指出："血受烧炼，其血必凝，血凝色必紫，血死色必黑。"此时之紫舌多由红绛舌发展而来，《舌鉴辨正·紫色舌总论》云："紫见全舌，脏腑皆热极也。"或因温热病营热不解，热邪深入血分，热深毒盛，迫血离经妄行，而见舌紫有瘀点、瘀斑，并兼见身体斑疹紫黑，或吐血，衄血，脉洪数等热深毒盛动血的症状。②寒凝血瘀。寒邪入经，阳气不宣，运血无力，则血因寒而凝，血凝色必紫，故见紫舌。《素问·举痛论》中云："寒气入经而稽迟，泣（"泣"通"涩"）而不行，客于脉外则血少，客于脉中则气不通。"寒邪导致的紫舌多从舌淡白演变而来。寒证的形成或因阳虚生内寒，或因寒湿凝聚，或因寒邪直中，或因伤寒失治误治阳气受伤。四者皆可导致紫舌出现，其具体病机症状如下：阳气衰微者，脏腑经脉皆失于温煦，故而虚寒内生，运血无力，气血凝滞，则可形成紫舌，其舌多为淡紫或是紫暗，因其阴津未伤故而舌紫且润；寒湿凝聚者，多为寒湿困遏阳气，阳气不布，脏腑失和，气血运行不利，日久成瘀，其舌多紫而苔白腻；寒邪直中者，乃因寒邪直入脏腑经脉，阻碍血行，血遇寒凝，形成气血瘀滞，其舌多青紫，并兼见身寒战栗，四肢厥冷，腹痛吐利，或手、足、指甲、唇青，脉沉迟等寒邪直中的症状。《伤寒舌鉴·淡紫青筋舌》中云："舌淡紫带青而润，中伴青黑筋者，乃直中阴经。必身凉，四肢厥冷，脉沉面黑。"伤寒如失治误治，攻伐机体阳气，内寒中生，气血因而运行迟滞，阳虚过久或寒邪过重，久之皆可导致出现紫舌。③瘀血血瘀。素有瘀血，瘀血阻于脉络，致使气血运行不畅，可致舌紫，其舌紫而多兼见局部刺痛，痛处固定不移，面暗消瘦，肌肤甲错，脉细涩等瘀血内阻之症；或因外感热邪，热邪内蕴导致经脉瘀滞，而见舌见色紫暗，《温热论·论舌绛》云："热传营血，其人素有瘀伤，宿血在胸膈中，挟热而抟，其舌色必紫而暗，扪之湿。"④气郁致瘀。情志郁结，日久不畅，脏腑失和，导致气血运行滞涩，故而瘀血内生而见舌紫，其舌色多呈紫色而略带灰色、晦暗无泽，舌边伴有瘀点，多伴有两胁胀满不舒，女性可伴见月经失调等肝经症状。⑤酒毒血瘀。酒为辛热之品，其性剽悍，《兰室秘藏·中满腹胀门》云："论酒大热有毒，气味俱阳，乃无形之物也。"长期嗜酒成癖，或恣意暴饮，导致酒食湿浊蕴积脾胃，形成湿热痰浊内阻，致使气血运

行受阻，血行不利，其舌因而绛紫色暗，肿大干枯而少津，舌面焦燥起刺。此时多伴见口苦舌干，呕恶纳呆，脘腹痞胀，小便不利，脉弦数等脾胃湿浊化热内阻的症状。

鉴别诊断 生理性紫舌与病理性紫舌相鉴别。生理性紫舌多为某些患者在接受医生检查时，因伸舌时间太长，且过分用力，致使舌面处于紧张状态，局部气血运行不利，而出现舌紫，将舌缩回后其色即退。病理性紫舌则因体内气血瘀滞而成，不会因舌体放松而改变颜色。因此，在诊察舌色时应嘱患者平舒伸舌，勿过分用力，避免造成假象而误诊。

(林晓峰)

wàng shéxíng

望舌形（inspection of the tongue shape） 观察舌体的外在形状与神气以诊察疾病的望诊方法。舌体的外在形象与神态称为舌形。

理论依据 脏腑的气血津液直接上荣于舌，故而舌象是审察人体病变情况的有效途径。舌形的改变相对于舌苔和舌色的变化较为缓慢，对疾病的反映不如二者灵敏，但正因如此，舌形的改变多提示病邪较重或病程较长；正常人中亦可见一些舌形的改变，具有提示先天禀赋体质类型的作用，同时舌形的改变是人体整体气血津液病变的重要反映指标，故《辨舌指南·辨舌察脏腑之病理》曰："辨舌欲知脏病，当先观其舌形。"通过观察舌形的改变情况可辨别正邪的虚实变化，以及神气的盛衰情况。正常舌形是胖瘦大小适中，不老不嫩，舌面平滑无刺无裂。若舌体形质胖嫩多为阳气不足，形质尖瘦多为阴血不充，舌体形神苍老起刺则反映邪气暴实，舌面齿痕裂纹则

多提示正气久虚等。

基本内容 望舌形包括观察舌面乳头组织、舌体纹理以及舌的大体外在形态神气特征三个方面。病理舌形包括苍老舌、娇嫩舌、瘦薄舌、胖大舌、芒刺舌、裂纹舌、肿胀舌、重舌、斑点舌、齿痕舌以及一些特殊病态形状。通过望舌体的形状有助于对人体气血津液病变进行判断，在观察舌形时应注意对舌色、舌苔变化的观察，将这些情况综合分析方有利于正确辨证施治。

(林晓峰)

cānglǎoshé

苍老舌（rough tongue） 舌质纹理粗糙或皱缩，舌色晦暗干燥的舌象（图）。又称老舌。

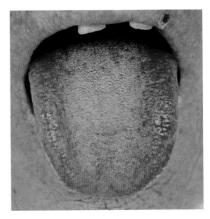

图 苍老舌

临床意义 多主实证。

发生机制 邪气亢盛，正气未衰，正邪交争，气血壅实于上，故致舌体苍老。若苍老舌与不同舌色兼见，则应具体分析其发生机制：舌青而苍老，多为肝胆两经邪盛所致；舌赤而苍老，多为心与小肠两经邪盛所致；舌白而苍老，多为肺与大肠两经邪盛所致；舌黑而苍老，多为肾与膀胱两经邪盛所致；舌老而焦紫，多为肝肾阴竭所致；舌心绛而老，

多为热灼心营所致。

（林晓峰）

jiāonènshé

娇嫩舌（tender tongue）

舌体纹理细腻，舌色娇嫩，舌形多浮胖的舌象（图）。又称嫩舌。

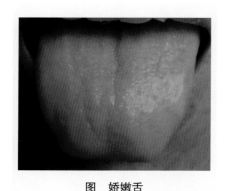

图 娇嫩舌

临床意义 多主虚证、寒证，亦主实证。

发生机制 气血亏虚，虚寒生湿或痰饮内盛皆可导致舌象娇嫩，其病机如下：①气血亏虚。气血亏虚，舌体失于血液濡养则可见舌嫩而淡；阳气不足，失于温煦则可见舌体娇柔。②虚寒生湿。阳虚生寒，水湿不化，上泛濡渍于舌，舌体失于阳气养，则可见舌体娇嫩莹莹。③痰饮内盛。水饮痰湿内盛，阻于经络，脾气不化，阳气被困，水饮上泛浸渍舌体，阳气不充则可导致舌体娇嫩而胖大。此外，当娇嫩舌与不同舌色兼见时，应具体分析其发生机制：舌青而浮胖娇嫩者，多为肝胆精亏气虚；舌黄而嫩者，多为脾胃精气亏虚；舌赤而嫩者，多为心与小肠精气亏虚；舌白而胖嫩者，多为肺与大肠精气亏虚；舌黑而胖嫩者，多为肾与膀胱精气亏虚。

（林晓峰）

shòubáoshé

瘦薄舌（thin tongue）

舌体之中气血津液不充，舌形瘦小而枯薄的舌象（图）。又称瘦瘪舌。

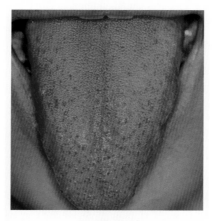

图 瘦薄舌

临床意义 主气血两虚，阴血亏虚，阴虚火旺。无论久病、新病，病情均非轻浅，如果舌体枯萎无津，或色泽晦暗，多预后不良。

发生机制 人体有赖于气、血、津、液、精、神的奉养，以维持形体和机能的正常，《素问·阴阳应象大论》云："阳化气，阴成形"，在这些物质中，精、血、津、液属阴，为填充人体的有形物质。气、神属阳，为生化、温煦与推动这些阴性物质的主要力量。若气血精津不足则机体无以充养，表现于舌体则可见舌体瘦薄枯小。瘦薄舌与不同舌色兼见时，应具体分析其发生机制：舌色淡白而瘦薄者，多为心脾两虚，气血不足，不能充盈和濡养舌体所致，如《辨舌指南·辨舌之形容》提出："舌瘪者，薄瘦也。舌肉属心脾，心脾虚则舌瘦瘪也。"舌色红绛而瘦薄者，多为阴虚火旺，虚火灼血消肉，舌体久失阴血荣润滋养所致；舌色淡红而嫩者多为心血不足所致；舌紫绛灼红者多为内热动风所致；舌干绛甚则紫暗如猪肝色者多为心肝血枯，舌体久失

濡养所致；舌色不赤，中黄无苔而枯瘦者，多为过汗津枯，阴伤血燥所致。

（林晓峰）

pàngdàshé

胖大舌（enlarged tongue）

舌体较正常肥大，与自身形体不成比例，轻则厚大异常，重则胀塞满口的舌象（图）。

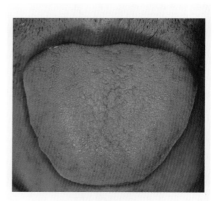

图 胖大舌

临床意义 主阳虚，水湿痰饮等。

发生机制 水饮痰湿内阻，或阳虚不能化饮，致使痰饮内生，水气上泛，潴留于舌，则可见舌体胖大。胖大舌与不同舌色兼见时，应具体分析其发生机制：舌色淡白而胖大，舌面水滑者，多为脾肾阳虚津液不化，水饮内停水湿潴留舌体所致，临床常伴见形寒肢冷、下利清谷，或小便不利，面浮肢肿等阳虚内寒之症；舌体淡红或红赤胖大者，多为脾胃湿热，或心胃热盛与痰浊相搏，湿浊痰饮挟热上攻于舌所致，临床常伴见咳喘、咳痰，或胸闷、心悸、神昏、癫狂或眩晕等痰浊内扰之症。

（林晓峰）

mángcìshé

芒刺舌（thorny tongue）

舌面鼓起的小点、软刺或颗粒，逐渐

增大，形成尖锋，高起如刺，摸之棘手的舌象（图）。又称刺舌。多由点舌不治发展而来，故常与点舌合称为点刺舌。

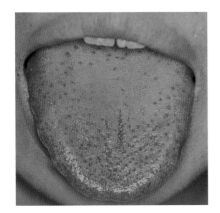

图　芒刺舌

临床意义　主火热炽盛，血分实热；亦主真寒假热。

发生机制　热毒内盛，乘心入血，舌体血络受其熏灼则舌上生出点刺；若阴寒内盛，格阳于外，阳气不能内守而外越于舌则亦可致舌面被灼生出点刺。芒刺舌较为少见，若见芒刺舌，无论舌苔舌色，多为热势已极，营热郁结，外发于舌所致。根据芒刺出现的部位可分辨热邪来自于何脏：舌尖有芒刺者为心火亢盛所致；舌边有芒刺者为肝胆火旺所致；舌中有芒刺者为胃肠热盛所致。根据苔之有无以及舌体所兼色泽不同可分辨热邪壅盛于何部：芒刺舌而兼黄燥者，为邪热入里与胃腑有形之邪相结，化燥成实转成阳明腑实之证，燥热不去伤阴耗液上灼于舌所致，属病气分；芒刺而兼舌绛无苔者，为邪热猖獗，热从气分而深达于营分，郁而不解，邪热羁恋，热毒燔盛，煎灼营阴，阴津亏耗，舌体失养复被热灼所致，属病营分；但若舌生芒刺而刮之即净者，为真寒

假热之象，属阴寒内盛而格阳于外，临床应予注意，避免误诊。

鉴别诊断　应与点舌相鉴别。芒点舌是舌面有鼓起之小点，色呈红、黑、白、黄，又称星舌。其色红者称红星舌或红点舌，色白者称白星舌。刺舌是舌上之小点增大，且高起形成尖锋，摸之棘手，是点舌进一步加重而来。二者在外形上有所不同：芒刺舌为舌面生出突起芒刺，有尖锋样改变，摸之棘手；而点舌无论红、黑、白、黄点，皆为突起之圆点，并无棘手之感。在主病上皆主热毒内盛，皆可根据舌生点刺的部位以及舌苔颜色进行疾病的定位，点舌除主脏腑血分热盛外亦主气血壅滞、湿热内盛、瘟疫等。

（林晓峰）

lièwénshé

裂纹舌（cracked tongue）
舌面出现裂纹且裂纹中无舌苔覆盖的舌象（图）。裂纹形状有横形、纵形、人字形、川字形、井字形等规则或不规则裂纹。纹裂少则一两条，多则满布舌面。唐·孙思邈又称之为舌破。

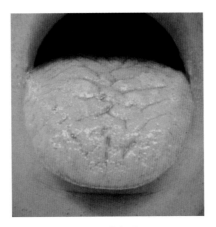

图　裂纹舌

临床意义　主热盛伤津、阴虚血弱。若舌质淡红，舌面荣润，裂纹或裂沟中有舌苔覆盖，且体

无病态，多为先天性裂纹，为生理现象。

发生机制　精血亏损或津液耗伤，无以上荣，舌体失养则可导致舌面局部萎缩断裂形成裂纹。因其发生机制不同，其舌色和舌苔也不尽相同：舌裂无苔，舌质深绛或光红者其病机有三：温热病后期邪热久羁，燔灼烁津，阴液大伤，或因久病失治误治脏腑亏损，阴液耗伤，亦或因素体阴虚又服食温燥之物伤及阴津所致；舌裂有苔，舌苔黄糙扪之干涩少津者，多因邪热内传阳明，搏结于胃肠，化燥成实，消烁津液所致；舌色淡白而有裂纹者，多因素体血虚，阴血无以充养荣润舌体所致。

鉴别诊断　要注意鉴别舌苔裂纹与舌体裂纹。裂纹舌有时也指舌苔的裂纹，但一般不如舌质裂纹在辨证中的作用重要。舌苔裂纹在辨证时，应从苔的干润来分辨。若是因干而裂，多为外感疾病热灼津伤，燥热较重所致；若苔上有津而裂，多为气虚所致。舌体裂纹多为内伤疾病，主热盛伤津、阴虚血弱。

（林晓峰）

zhǒngzhàngshé

肿胀舌（swollen tongue）
舌体肿大，或兼木硬、疼痛，甚至肿大满口而妨碍饮食、言语及呼吸的舌象（图）。《诸病源候论》名以舌肿强，《千金方》名以舌胀，宋代以后则将舌肿胀而兼木硬不舒者专名木舌、木舌胀、木舌风等。

临床意义　主血热上壅，酒毒冲逆，中毒血瘀；亦主外感风寒，心经积热，心脾积热，脾虚寒湿。

发生机制　热毒内迫，血热上壅，或痰浊湿热盛极，上泛充

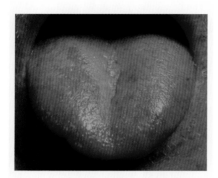

图 肿胀舌

斥于舌络，则见舌体肿胀，总因气血壅滞而成。肿胀舌与不同舌色兼见时，应具体分析其发生机制：舌色鲜红而肿胀者，多为心脾热盛气血上壅所致，《诸病源候论·四十一虚劳舌肿候》云："心脾有热，故令舌肿"；舌紫而肿者，多为平素嗜酒而复感温热之邪，邪热入血挟酒毒上冲，壅阻于舌所致；舌紫暗发青而肿者，多为中毒而引起的瘀血内阻所致；舌暗紫不红而肿大者，多为外感风寒，外邪侵袭，心脾两经受邪所致。舌焮红而肿痛如针扎火燎者，多为思虑太过，心火暴盛，上攻于舌所致；舌色暗淡而肿大边有齿痕者，多为脾虚兼挟寒湿，阳气不足，运化无力，血行不畅所致。

（林晓峰）

chóngshé

重舌（heavy tongue） 舌下血络肿胀突起，其状似舌下又生小舌，与舌体重叠的舌象。又称重舌风、子舌。《医宗金鉴·外科心法要诀》云："重舌者，因舌下近舌根处，其肿形似舌，故名重舌。"若舌下二、三处肿起，连贯而生，状如莲花者，又称莲花舌。

临床意义 主心脾郁热，或外邪引动内热。多好发于小儿。

发生机制 心脾郁热与外邪引动内热皆可导致血热上壅，舌体血络突起，出现重舌，但心脾郁热者较为多见。心手少阴之别系于舌本，脾足太阴之脉亦络舌本散舌下，故热郁心脾两经，火热循经上冲，遂令舌下血脉壅滞肿起如生小舌，《辨舌指南·舌病证治之鉴别》中云："重舌乃舌下生一小舌，其色鲜红……此因心经热毒或由心经遏郁，忧思过度，心脾郁而生热。"若外邪侵袭，引动心火，邪热亦可循经上壅于舌而导致口生重舌。重舌初发时舌下血络颜色鲜红，伴有舌体疼痛，患者多因疼痛而出现舌体活动不利及饮食不便。日久，舌下血络可呈青紫色，肿痛亦不明显。大多患重舌者常于下颏处可见浮肿，按之内有硬核。

（林晓峰）

bāndiǎnshé

斑点舌（spotted tongue） 舌面出现大小不等、形状不一的青紫色或是紫黑色斑点、斑块的舌象（图）。又称瘀斑舌（图1）、瘀点舌（图2）。

临床意义 主血瘀。

发生机制 舌体脉络丰富，若血液运行不畅，结而内滞，阻于血脉，则可致舌体脉络瘀滞，形成瘀点、瘀斑。形成血瘀的病因较多，宜根据其伴见的不同舌色来判断病机：①寒凝血瘀。寒主凝滞，寒邪入血则凝血而为瘀，此时舌色多淡紫湿润而有瘀斑。②热灼血瘀。热盛则伤津，热邪炽盛则燔灼津血。灼血则血结，灼津则津亏，血失充养，凝结难行，导致血瘀内生，其舌色多绛紫而少苔甚或无苔。热邪迫血妄行，血溢经外而为瘀血，表现于舌则可见瘀斑瘀点，表现于肌肤则可见肌肤斑疹。热病见此舌象往往提示热入脏腑，为全身发斑

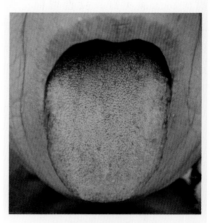

图1 瘀斑舌

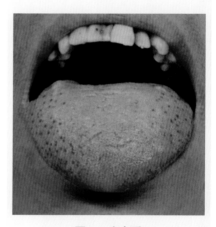

图2 瘀点舌

的先兆。若舌色淡红而见红绛色斑点者，属病情较轻；舌色红绛而见紫黑色斑点者，病情较重。《辨舌指南·辨舌之质本》云："舌红极有紫斑及红斑，如遍身发斑者，阳毒入心。"③气虚血瘀。久病正虚，正气不足则推动血液运行无力，血行迟缓，久之则可形成血瘀，导致舌生斑点；气虚则生理机能低下，气机易滞，气机郁滞不利，亦可减缓气血运行速度，使血液瘀滞，出现斑点舌。④气郁血瘀。气为血之帅，气行则血行。故气机滞涩不利，则血液亦随之而凝结，瘀血内生，上现于舌则成瘀斑瘀点，其舌色多紫而晦暗无泽，舌边瘀点，伴

有两胁胀满不舒，女性可伴见月经失调等气血不畅之症。⑤瘀血血瘀。瘀血为各种病理因素所形成的血液凝聚的病理结果，但其形成之后，又可作为进一步加重血瘀证的病理因素存在。血液运行不畅甚至停滞凝聚，或离经之血积于体内，皆谓之瘀血。无论是外伤或是内伤疾病所形成的瘀血皆可进一步阻碍气血的生成与运行，形成更为广泛的血瘀病机。

(林晓峰)

chǐhénshé

齿痕舌（teeth-marked tongue）

舌体边缘有牙齿压迫痕迹的舌象（图）。又称齿印舌。

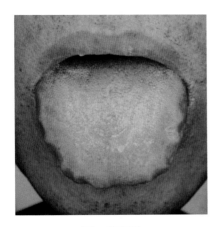

图　齿痕舌

临床意义　主脾虚，或水湿痰饮内盛。

发生机制　脾虚不能运化水湿，水湿痰饮内停，上泛于舌，充斥舌络导致舌体胖大受牙齿压迫，进而形成齿痕，齿痕舌常与胖嫩舌并见。齿痕舌与不同舌色兼见时，应具体分析其发生机制：舌体淡白湿润，舌边有齿痕者多为寒湿壅盛；舌红肿胀满口，舌边有齿痕者多为湿热痰浊壅滞于内；舌体淡红，舌边有齿痕者多为脾虚或气虚；若病中见舌淡红而嫩，舌体正常或伴轻微齿痕者

提示病情较轻，多为气虚或气阴两虚，可见于小儿或气血不足者。

鉴别诊断　注意鉴别生理性齿痕舌与病理性齿痕舌。生理性齿痕舌多淡红而嫩，舌体并不胖大，伴有轻微齿痕，长期存在不易消失，无任何临床不适症状。病理性齿痕舌多具有时间性，平素舌体不见齿痕，仅为一段时间内出现，严重者可自觉舌体增大，伴有相应的临床症状，经治疗后可随其不适症状一同消失。

(林晓峰)

wàng shétài

望舌态（inspection of the tongue shape）

通过观察舌体的动态功能状况以诊察疾病，判断预后的望诊方法。

人体脏腑通过经络与舌体形成直接或间接的沟通联属，脏腑之气血津液皆上荣于舌，脏腑之精神亦上荣于舌，具有维持舌体功能正常的作用，故而舌态的改变多提示舌神病变。中医十分重视对神气的审察，素有"得神者生，失神者亡"的论断。而舌神是反映全身神气的一个关键部分，望舌神成为中医望诊中一项重要内容。舌神的基本特征主要体现在舌体的色泽荣枯和舌体运动两方面，如《望诊遵经·望舌诊法提纲》云："神也者，灵动精爽，红活鲜明，得之则生，失之则死，变化不可离，斯须不可去者也。"观察舌体的动态对于疾病的预后判断具有重要指导意义，舌体功能的正常与否与脏腑精气虚实状况密切相关。舌体的运动功能主要表现在舌体的柔软度与运动的灵活程度上，正常人的舌体活动灵敏，伸卷自如，是气血充盛，经脉调畅，脏腑健旺的表现；但若脏腑经络或气血津液阴阳失调，则可致使舌体形成异常的舌态改

变。舌态的改变多因人体阴血亏虚不能濡养舌体所致，亦可因风或因热而起，多提示人体正气精神亏损，病情较重。

常见的病理舌态包括强硬舌、痿软舌、歪斜舌、颤动舌、吐弄舌、短缩舌、弛纵舌、舌蹇等。

(林晓峰)

qiángyìngshé

强硬舌（stiff tongue）

舌体失于柔和，板硬强直，卷伸不利，不能灵活转动，甚则致使言语蹇涩不利的舌态。又称舌强。

临床意义　主热入心包，高热伤津，风痰阻络。多为脏腑疾病重症，预后不良。舌体强硬而色红绛少津者，多为热入心包或热邪伤津，常伴有高热症状；舌体强硬而胖舌苔厚腻者，多为风痰阻络；舌体强硬舌质淡红或青紫，伴肢体麻木、口眼㖞斜者，多为中风或中风先兆。

发生机制　心开窍于舌，若病中热盛，热邪深入心包，或因外感病时邪热循经入于心包，扰乱心神，神明内乱，则其主持舌体运动的功能出现失常，致使舌失主宰，舌体板硬不灵；热邪内盛，燔灼阴津，致使舌体筋肉脉络失于濡养，亦可见舌体板硬僵滞；热邪炎上，舌体受其焦灼而失于柔和，同样会出现舌强硬不利，运动不灵；内伤疾病中，肝风夹痰上扰，风痰阻络，或因痰浊内盛阻于经脉皆可导致舌体脉络不通，出现舌体强硬不灵。

(林晓峰)

wěiruǎnshé

痿软舌（flaccid tongue）

舌体软弱无力，不能随意伸缩回转，甚则痿废不用的舌态（图）。又称舌痿、舌痿、痿软舌。

临床意义　主伤阴，或气血俱虚。暴病见舌痿者多主热灼伤

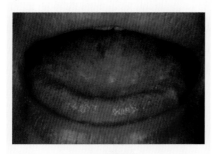

图　萎软舌

津，久病见舌萎者多主气阴虚损。舌萎软而淡白无华者，多为心脾气血两虚；舌萎而人中满唇反者多为脾经气绝；舌萎软而红绛光滑者，多为热灼津伤，阴虚已极；舌萎软而红绛不鲜、干枯者多为肾阴涸竭；舌萎软、舌形敛束伸不过齿而紫绛者多为肝肾阴液枯竭的败证。

发生机制　阳气主动，为气力之化源，阳气充沛则能维系一身之筋脉功能正常，若气虚不能充养筋脉，表现于舌体筋脉时，可见舌萎无力；阴精具有维系保持形体的作用，阴精亏虚，舌体筋脉肌肉失于阴奉精养亦可形成舌萎。故而无论是热邪耗气、久病气血虚损，还是热邪伤津或是素有阴虚、虚火内旺，最终皆可导致舌体筋脉受灼，气津匮乏，失于充养而出现舌萎无力。

(林晓峰)

wāixiéshé

歪斜舌（deviated tongue）舌体不正，伸出时偏向一侧的舌态（图）。又称偏歪舌、舌歪。

临床意义　主中风、中风先兆或中风后遗症。舌体歪斜而淡胖红嫩者，多为心脾不足气血受损；舌体歪斜来势急骤舌质紫红者，多为肝风发痉；中风风痰壅盛者平素即多见体丰痰盛，常伴见风痰上扰之症，如眩晕头胀，痰多易怒等，发病后舌歪多并见

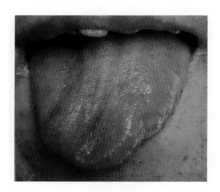

图　歪斜舌

苔厚腻、舌强不利等症；阴虚风动挟痰中风者平素多为形瘦火旺之体，常伴有风阳上扰之症，如眩晕耳鸣、口苦肢麻等，发病时多见舌歪而舌红少津；舌体歪斜而有瘀斑者，多为瘀血内阻。

发生机制　歪斜舌既可单独出现，也可与口眼㖞斜、肢体偏瘫并见。舌体与脏腑通过经脉相连，并受其气血之濡养，如汗出当风或坐卧失所，冒冷冲寒，风寒之邪乘腠理之开或卫气之虚而侵入，闭阻经络，导致受邪之侧经脉气血涩滞，上行受阻，舌体一侧肌肉失去气血濡养而见弛缓无力，而健侧舌体如常，舌体肌肉病侧与健侧失去平衡，故舌体伸出时可见舌歪偏向健侧，此为风邪中络。若平素失于调摄，阴液暗耗，里热渐炽，灼津为痰，遇暴怒之时痰随气逆循经上壅，或火邪太盛迫痰上扰，导致一侧舌络闭阻，亦可导致舌肌滞涩而成舌体歪斜。此外，亦有瘀血内阻而致中风舌歪者。

(林晓峰)

chàndòngshé

颤动舌（trembling tongue）舌体不自主的震颤抖动或动摇不宁的舌态。轻者仅伸舌时颤动，重者不伸舌时亦抖颤难宁。又称舌颤、舌战。

临床意义　主气血两虚，阴虚风动，热极生风，肝阳化风。舌颤而色淡红，伴见语言思维滞涩者，为心脾不足气血两虚；久病舌体蠕蠕颤动而色淡白者，为气血虚衰；舌颤而舌体嫩红者为血虚液亏；舌颤而色鲜红者，多为阴虚肝风内动；新病之时，舌色深红，或红绛少津而颤动者，为热极生风；素嗜饮酒，酒毒内蕴，日久化热灼津，舌体筋脉失于滋养者则可见舌体绛紫而颤动；舌体颤动舌红少津，伴见肝经风阳内动表现者，多为肝阳亢盛化风；舌颤而绛紫者为肝脏热毒化风。

发生机制　气血虚衰，阴液亏损，则可致舌体失于濡养而无力保持伸展平稳；热极动风，肝阳化风，舌脉受风邪内扰则可致舌体震颤，但其发生机制有所不同：①气血两虚。阴主静，阳主动，《素问·阴阳应象大论》云："阴静阳躁"，人体之柔润宁静皆有赖于阴血之滋养。气血不足，无所上奉于舌，导致舌之气血不足。舌体失于阴血滋养充奉，宁静之力不足则可致舌体颤动；人体动作皆有赖于阳气充盈肢体筋脉，若人体阳气亏虚，筋脉失于阳气充养主持，则可见肢体困乏，表现于舌则可见舌体筋脉无力，难以保持舌体伸展平稳，而见舌体颤动。②阴虚风动。阴虚则其柔润宁静之力不足，舌脉失其所充，则舌体宁静乏度而见震颤；阴虚不能制约阳气，阳气无以宁敛而躁扰则形成虚风内动，表现于舌则可见舌体颤动，色红而少苔；肝主藏血，内伤杂病中多病肝之阴血不足，故肝病多见舌体颤动。③热极生风。火性炎上，邪热内盛不解，亢极则升炎成风，风性主动，扰动舌络则可见舌体颤动。《辨舌指南·辨舌之形容》

记载："舌挺出振战者，多见于酒客。"④肝阳化风。肝为风木之脏，主筋，其脉络于舌本，因此凡致肝经风动或致肝经不足，筋脉失养之病证，皆可扰动舌脉，导致舌体颤动。

（林晓峰）

吐弄舌（protruding and moving tongue）

tǔnòngshé

舌体伸出口外不立即回收或立即回收后又频繁伸缩摆动的舌态。舌体伸出口外不立即回缩的舌态称为吐舌，又名舌舒；舌体伸出后旋即缩回，或反复舐弄口唇四周，动如蛇舐的舌态称为弄舌，二者合称为吐弄舌。

临床意义 主心脾有热，脾肾虚热，肝风上扰。病情危重时吐舌多主疫毒攻心或正气已绝；弄舌多主热甚动风先兆。

发生机制 心脾实热，脾肾虚热，肝风上扰皆可导致舌体失养而出现吐弄舌，但其病机不同：①心脾有热。心脾有热，耗伤津液，阴液亏虚无以充养舌体，可致舌体干涩。实热邪气上壅，则舌体肿胀，筋脉不舒而有紧束感，故而频频吐弄舌体以求舒缓。《小儿卫生总微论方·弄舌论》曰："小儿弄舌者，其证有二：一者心热，心系舌本，热则舌本干涩而紧，故时时吐弄舒缓之。二者脾热，脾络连舌，热则舌亦干涩而紧，故时时吐弄舒缓之。"此时多见舌体吐弄而舌红苔黄；疫毒攻心或正气已绝时多见全舌青紫而吐舌，预后不良。②脾肾虚热。脾肾阴虚，阴液不足则无以制约阳气，阴虚则火旺，虚火循经上扰于舌，则可见吐弄舌。此时多见舌体吐弄而舌红少苔不肿，伴有大便不实，食少作渴，渴喜热饮等虚热证表现；肾为先天之本，脾为后天化生之源，肾藏精通脑髓而主志。若先天禀赋不足，后天又复失养，阴精匮乏，神气无充，虚火内扰则可见小儿吐弄舌体，常伴见智力发育不全。③肝风上扰。肝经风热，循经上扰，或素有痰邪与肝风搏结，上扰于舌则可见舌体吐弄不宁。若心脾有热，邪热引动肝风，导致筋脉动摇不宁，则可见舌体吐弄而不能自已；脾虚风热者则可见舌体吐弄伴见口角流涎、腮颊肿；病症出现吐弄舌时，多为风痰气逆之证。

（林晓峰）

短缩舌（shortened tongue）

duǎnsuōshé

舌体卷短，紧缩不能伸长，甚则舌体抵齿亦有困难的舌态。又称舌短缩、舌卷（图）。《辨舌指南·辨舌之形容》云："缩者，卷短也，舌系收紧不能伸长之谓也。"如伴见阴囊收缩不下者则称为舌卷卵缩，又名舌卷囊缩，证属危候。

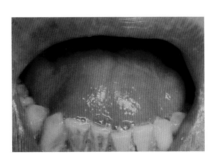

图 短缩舌

临床意义 主寒凝筋脉，气血虚衰，热极风动，风痰阻络。病中见舌短缩，无论虚实，病情皆危重。

发生机制 筋脉挛急或舌体失养是导致舌体短缩的直接原因，其发生机制可因寒凝筋脉，气血虚衰，热极风动，风痰阻络而致，病机如下：①寒凝筋脉。寒主收引，素体虚寒，或寒邪内侵，致寒凝筋脉，则可导致舌体筋脉收引挛缩。肝主筋，体阴而用阳，为罢极之本。寒凝肝脉，厥阴之气不能营养筋脉，则可见舌挛缩而卷短。此时多见舌短缩而色淡白或青紫湿润；肝脉下循阴股过阴器上达喉咙而络舌本，肾脉上连舌本而下贯前后二阴，寒邪直中厥阴肝经、少阴肾经则可见舌卷而囊缩。②气血虚衰。脾肾衰败，气血俱虚，血虚则不能濡养舌体，气虚则不能温煦助其运动，因而可致舌体短缩不伸。此时多见舌卷而淡白胖嫩。③热极风动。心主火，开窍于舌。若热邪炽盛，心火上炎则可致使舌卷而舌色红绛。肝为风脏，主条达。肝在体为筋，若里热极盛，燔灼肝阴，阴津涸竭，则可导致肝经气绝。肝经气绝则筋亦绝，可见舌卷而干绛。《灵枢·经脉》云："足厥阴气绝……筋急则引舌与卵，故唇青舌卷卵缩。"《医学心悟·厥阴经证》云："肝主周身之筋，热邪内灼，则津液枯，不能荣养于筋，故舌卷而囊缩，宜急下之。"热盛伤津，阴虚则易燥热生风，筋脉失于滋润，导致筋脉拘挛，舌体卷缩。此时多见舌卷短而色深红干燥。④风痰阻络。心为君主之官，主神明而开窍于舌。神清志明则舌有所主，运动灵活。若痰湿内盛，又逢肝风内动，风痰上壅，蒙闭心窍，神明不出，舌神失充则可见舌卷苔腻而胖，语言不利。《医林绳墨卷八（舌）》云："因风痰之所中，则舌卷而难言。"若风痰相搏，上扰于舌，痰阻舌根，致使舌脉不舒，则亦可见舌挛缩卷短。此时多见舌体挛缩而胖，舌苔黏腻；若痰郁化热与肝风相搏阻于舌络，则可见舌红绛肿大，欲伸而抵齿难出。

鉴别诊断 需与绊舌和强硬舌相鉴别。①短缩舌与绊舌。短缩为病中出现，并非素来如此，主病多危重，无论虚实皆预后不良，属病理状态。先天性舌系带过短称为绊舌。因舌系带过短而导致舌卷不伸，但无其他脏腑功能异常表现者，不属病候，可行手术治疗加以改善。②短缩舌与强硬舌。短缩舌与强硬舌虽均有舌头板硬不灵之症，但短缩舌为舌卷曲而回缩向后，常不能伸出口外，强硬舌则为舌体强直不曲，能略伸出口外；另外二者在主病的预后判断上亦有差别：短缩舌多见于急症及危笃患者，强硬舌则逊之。

(林晓峰)

chízòngshé

弛纵舌 (protracted tongue)

舌体常伸于口外，回缩困难甚至不能回缩，或伴流涎不止的舌态。又称舌纵、纵舌、拖舌、舌长、舌出。

临床意义 主实热内踞，痰热扰心，气虚。久病重病之人见此舌象多为正气衰绝之危证。

发生机制 舌体于气血濡养，邪热上攻，神明失主皆可致使舌体肌肉经筋舒纵不收，但三者发病机制各不相同：①内热炽盛。内热炽盛则舌出口外以泄热气，热盛伤津，热邪焦灼，舌体不柔，则内收困难而留于口外。此时多见舌纵而舌色深红、舌坚质干；②痰热扰心。《辨舌指南·辨舌之形容》云："舌常欲伸出口外者，心有热痰，舌中胀也。"舌体因痰热内阻舌络，郁而伸长，不能回收，此时多见舌红而舌体胀满；若痰涎壅闭心窍，痰火扰动神明，则可见舌失神主而纵于口外。此时多见舌纵而色深红胀

满，多伴见神志不清或喜笑无常；③气虚失充。《素问·生气通天论》云："阳气者，精则养神柔则养筋"，阳气亏虚则筋脉弛缓，表现于舌则舌体萎软，无力回收。《证治汇补·口唇章》提到："（舌）气虚则麻纵。"此时多见舌弛纵兼有舌色淡而润，舌体麻木不仁；气虚而痰湿内盛者则多伴见舌纵苔滑腻、流涎不止。

鉴别诊断 应与吐弄舌相鉴别。二者在症状表现上虽皆有舌体伸出口外之象，但弛纵舌系指舌体伸出口外，难以回收，并无左右舐唇之症状表现；而吐弄舌伸出口外，或有频频摆动之姿，但回缩并无障碍；二者在病机上亦有差别，弛纵舌由热邪上攻，神明失主或舌体失养所致；吐弄舌多见于心脾有热，脾肾虚热，肝风上扰，小儿智力发育不良者之时。

(林晓峰)

shéjiǎn

舌蹇 (retracted tongue)

舌体卷缩而强硬，转动不灵活，导致言语不清的舌态。又称舌謇、舌涩、舌强语謇。

临床意义 主痰迷心窍或脾胃积热灼伤津液。舌謇而舌体强硬木然者，多为痰迷心窍，风痰相挟上阻于舌络；舌謇而红绛少苔或无苔者，多为脾经有热。

发生机制 舌体的柔软与灵活程度直接影响着语言发声功能。舌体功能的正常有赖于气血的充盈荣养，舌体肌肉筋脉充盛，神气正常则舌体可随需要而运动自如。心主血脉，开窍于舌；心主神明，心手少阴之别系于舌本；若素有痰邪，又逢肝风内动，风痰相挟上壅，阻于心窍可导致心神昏乱，舌神失主而见舌强语謇。脾主肌肉，其经脉连于舌本散于

舌下，若脾胃气虚，运化功能减弱，可导致宿食积滞郁而化热，邪热不祛，壅盛于上，燔灼舌体，阴津被劫则可导致筋脉肌肉失养，舌体失其柔和之性而活动不灵，言语不利。

鉴别诊断 与舌卷相鉴别。二者都有活动欠灵活的特点，但舌强是舌体强直而硬，舌卷是舌体卷缩不灵，病因相似，但表现不同。

(林晓峰)

wàng shétāi

望舌苔 (inspection of the tongue coating)

通过观察布散于舌体上苔垢物的颜色、厚薄、润燥、质地、形状、分布、有根无根等信息以诊察疾病的方法。舌面上附着的一层苔状物，称为舌苔，又称舌垢。"舌苔"古代多写作"舌胎"。

理论依据 脾胃之气蒸腾胃中水谷精微，凝聚于舌面从而形成舌苔。《伤寒论本旨·辨舌苔》云："舌苔，由胃中生气所现，而胃气由心脾发生，故无病之人，常有薄苔，是胃中之生气，如地上之微草也。"人体是一个有机整体，脏腑皆主司一职或多职，脏腑之间存在着生克制化的规律，各功能之间互相协助，互为影响。胃为水谷之海，五脏六腑之气皆受气于胃，故各脏腑病变亦能反映于舌苔之上。正如《形色外诊简摩·色诊》云："苔乃胃气之所熏蒸，五脏皆禀气于胃，故可借以诊五脏之寒热虚实也。"当人体阴阳失调或外邪侵袭时，脏腑功能失常，脾胃蒸腾谷气精微的功能亦随之异常，使上蒸于舌面的舌苔出现相应改变。故而舌苔可以反映病邪的性质、病邪深浅以及胃之气津的有无，对临证诊察有较大意义。望舌苔包括诊

察苔体和苔色两个方面，通过对二者所反映出的象进行结合判断，从而可以诊察脏腑的盛衰、气血津液的盈亏以及运行状况、邪气的阴阳属性、病位的浅深，以及邪正消长的对比情况，最终可为临床辨证施治和预后判断提供重要信息。有时为了进一步了解苔的再生、滑涩润燥及苔去后的舌面与舌体情况，常采用擦揩刮等辅助方法进行观察。

基本内容 望舌苔主要包括观察苔色和苔质两方面的变化。正常的舌苔，一般是薄白而均匀，舌体的中部和根部舌苔垢稍厚，干湿适中，不滑不燥。苔色多侧重于反映疾病的阴阳属性，如色白多寒、色黄多热；苔质多侧重于反映脾胃的运化能力以及正邪的盛衰情况，如苔厚多为湿浊食积，苔剥多为胃气衰败。《伤寒论本旨·辨舌苔》云："故观舌本，可验其阴阳虚实，审苔垢，即知其邪之寒热浅深也。"舌苔在舌面分布位置，多侧重于反映病变脏腑部位与病变程度，如苔偏聚舌中多为邪聚中焦脾胃，舌苔满布舌面多主邪气散漫，舌苔团聚多主邪气内结。苔质与苔色的主病内容详参各条。通常情况下，苔色及苔质的异常改变多相伴出现，如苔白薄而腻，苔黄而厚干等，故而在实际望舌诊病时，应将二者所反映的信息综合分析。

（林晓峰）

wàng tāisè

望苔色 （inspection of the color of tongue coating） 观察舌苔的颜色以诊察疾病的方法。舌苔所呈现的颜色称为苔色。

理论依据 舌与人体脏腑通过经络发生直接或间接的联系，脏腑之间存在着生克制化的规律，各种功能之间相互协助，互为影响。五脏六腑皆受气于胃，脾胃蒸腾胃中水谷精微上达于舌而生成舌苔，故而各脏腑病变亦可反映于舌苔之上。正如《形色外诊简摩·舌质舌苔辨》所云："苔乃胃气之所熏蒸，五脏皆禀气于胃，故可借以诊五脏之寒热虚实也。"脾胃功能正常，则精微输布有序，可在舌面形成一层薄白而均匀，干湿适中，不滑不燥，刮之不去的舌苔。当外邪侵袭或脏腑失和时，脾胃蒸腾水谷精微的功能亦因之而发生变化，表现在苔色上则会随着病变脏腑及病邪的阴阳属性而发生相应的颜色改变，故而望苔色可用于辨别病邪性质及推断病情的轻重进退，一般而言苔色由黑转灰，由灰转黄，由黄变白，颜色渐退，复生新薄白苔者，为顺象，表明疾病渐愈；苔色由白转黄，由黄转灰，由灰转黑，颜色渐深，为逆象，表明疾病加重。如《辨舌指南·辨舌之颜色》中马良伯语云："外淫内伤，脏腑失和，则舌上生苔，故白苔者，病在表；黄苔者，病在里；灰黑苔，病在肾。苔色由白而黄，由黄而黑者，病日进；苔色由黑而黄，由黄而白者，病日退。"

基本内容 苔色主要有白苔、黄苔、灰苔、黑苔及霉绛苔。这些苔色在临床中可单独出现亦可相兼出现，如黄白苔、灰黑苔等。观察苔色变化时需要同察苔质、舌色和舌态的变化相结合，进行综合分析，以准确辨证。

（林晓峰）

báitāi

白苔 （white coating） 舌面附着的白色苔垢物。正常舌苔为舌上分布薄薄一层白色舌苔，透过舌苔可以看到舌体，称之为薄白苔（图）。

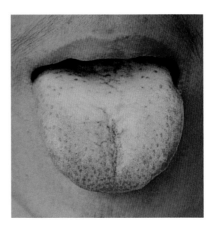

图 薄白苔

临床意义 薄白苔多为正常人苔象，在疾病初起或疾病恢复期，以及病证轻微时皆可见之；病中见之多主表证、寒证，少数情况下主热证。临证中多根据苔色的转变来判断疾病的转归预后，一般而言苔色由黑转灰，由灰转黄，由黄变白，颜色渐退，复生新薄白苔者，为顺象，表明疾病渐愈；苔色由白转黄，由黄转灰，由灰转黑，颜色渐深，为逆象，表明疾病加重。

发生机制 脾胃蒸腾水谷精微之气上达舌面形成舌苔，精微之气轻清而柔泽，上呈舌面形成薄薄一层白色舌苔，白而不浊，薄而不厚，均匀分布于舌面。若病症轻浅，或疾病渐愈之时，邪气轻微，病邪对脾胃的影响较为轻浅，故常多见薄白苔；病理性白苔多见于表证、寒证之时，少数情况下亦见于热证。

见于表证 肺主皮毛而宣发卫气。外邪袭表循皮毛口鼻而入，卫气御邪于外，邪气尚未入里，里热未起，故而舌苔无明显变化，仍为薄白苔。《重订通俗伤寒论·六经舌胎》云："白苔主表……但看舌苔带一分白，病亦带一分表"；在外感表证中随邪气性质的不同，舌苔在薄白的基础上可略有差异：外感风寒表证苔多薄白而润，舌色如常或略淡；外感风热表证苔多薄白而略干，舌尖边红；外感寒湿表证苔多薄白而滑，舌质较暗淡；若邪气较盛，寒邪有化火入里之势则可见厚白苔。舌苔呈乳白色或粉白色，舌边尖稍薄，中根部转厚，舌体被舌苔遮盖而不透露于外者，称为厚白苔或白厚苔。若舌质颜色正常或较红，提示正气尚盛，邪不胜正；若舌质淡白，则提示正气亏虚，正不胜邪。

见于寒证、寒湿证 寒证、寒湿证皆属阴邪，而白色多为凉象，其性属阴。病证与苔色相应，故常在病中兼见，无论是实寒证还是虚寒证，均以白苔为基本苔色。但不同的白苔主病意义不尽相同，临证应予细辨：白厚苔，在内伤病中亦可见之，主邪气盛实，可见于寒、湿、痰、食等邪气内盛之证，邪气内盛，随脾胃蒸腾之气一并上达于舌面，故见舌苔白厚。白滑苔，舌苔色白而津液充足表现为滑润的苔象，主虚寒证，外感寒湿证；虚寒证多见于脾肾阳虚证，脾主运化水液，肾主气化津液，是人体水液代谢的重要脏腑，脾肾阳虚则水液的运化输布不利，水液停聚，进而形成痰饮、水湿等病理产物；水气上溢于舌则见可见舌苔湿润水滑、舌体胖大，临床多伴见面白肢冷，眼睑浮肿，倦怠嗜卧，水肿尿少，肠鸣泄泻，涕唾痰涎稀薄清冷等水寒内盛之症；外感寒湿证亦多见白滑苔，冒雨涉水或居处湿地，寒湿之邪内侵，湿邪盛实，上蒸于舌则可出现白滑苔；此时正虚不显，无虚损之象，属寒湿实证，故舌质一般不会出现胖大白嫩等阳虚水湿之象。白腻苔，舌苔色白而苔粒紧密细腻的

苔象，主湿邪内停，"湿性黏滞"，当湿邪停滞体内，随胃气上蒸于舌面则可见舌苔垢浊不清，黏腻不爽。湿为阴邪易遏气机，易伤阳气，若阳气被遏不能伸展，则可见舌淡而苔白腻。白腻干苔，舌苔色白而苔粒紧密细腻，干燥无津的苔象，主湿浊痰饮内停。湿浊痰饮停聚体内，若阻碍津液输布通道，气津不能上承于口，或因脾阳虚损气化生津能力不足，则可出现口舌干燥等"生湿不生津"的局面，痰湿上呈于舌则可见舌苔白腻。雪花苔，指苔色洁白，光亮少津，形如片片雪花布散于舌上的苔象，其颜色比一般白苔更白，亦称为舌起白如雪花；主脾阳衰竭，病情危重。久病脾阳亏损，或屡经吐下中气大伤，或中寒饮冷脾阳渐败，内寒凝闭中焦，中阳不足，蒸腾水谷精微之力甚弱，故而形成舌苔不整，如片片雪花散布舌上。中阳既衰则无以运化水湿、蒸腾津液，故见舌苔白净而津少。中阳衰微，虚阳上跃，神气外现于舌故见舌苔光亮。《辨舌指南·辨舌之颜色》云："舌起白苔如雪花片者，此俗名雪花苔，为脾冷而闭也。""脾冷而闭"即指脾阳衰败无力蒸腾气津，临床多伴见腹中冷痛，腹满喜温，四肢发凉，形寒气怯等脾失健运、虚寒内盛之象。

见于热证 主表主寒是白苔主病中的基本病邪性质，为其主病之常，但在某些特殊情况下白苔亦主热证，为其主病之变。《舌鉴辨正·白舌总论》云："白舌为寒，表证有之，里证有之，而虚者、热者、实者亦有之……若白苔夹变别色见于某经，即是某经病重，凡表里寒热虚实证皆同。辨舌者，宜于望闻问切四事参考

之，庶几不差。"积粉苔，舌上满布白厚腻苔，似白粉堆积，扪之不燥的苔象，亦称白如积粉苔；主外感秽浊热毒，见于外感温热疫病，多由外感秽浊不正之气，毒热内盛，夹有湿热，秽浊与毒热胶结，上蒸舌面所致，常见于瘟疫或内痈症。白糙苔，舌苔白糙，燥裂如砂石，扪之粗糙干涩的苔象，亦称糙裂苔、白砂苔或白裂苔；主邪热暴盛，多由急性温热病邪气过盛，燥热暴起，迅速入里化燥，苔色尚未转黄而里热已炽，津液暴伤，熏灼于舌所致，故见舌红苔白干燥如砂石。

（林晓峰）

huángtāi

黄苔（yellow coating） 舌面附着的黄色苔垢物。根据苔色变黄的程度不同，有淡黄、深黄和焦黄之分。淡黄苔，苔呈浅黄色的苔象，多由薄白苔转化而来，又称微黄苔；深黄苔，苔的黄色明显，颜色深稠，且苔质较厚的苔象，又称正黄苔；焦黄苔，苔色于正黄中夹有灰黑色的舌苔，呈现出黄黑色的苔象（图），又称老黄苔。

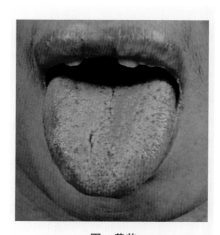

图 黄苔

临床意义 主实热证、湿热内蕴证；外感病中白苔转黄苔主

外邪入里化热；舌苔颜色的浅深与热邪程度呈正相关：淡黄为热轻，深黄为热重，焦黄为邪热燥结；在湿热证中，黄色的深浅以及苔质的黏腻、厚薄程度是分辨湿与热轻重比例的依据：黄色浅，黏腻程度不甚，苔质较稀薄的苔象，为湿多热少，痰涎之邪亦轻；黄色深，苔质黏腻而稠，苔质较厚的苔象，为热多湿少，痰涎之邪亦甚。

发生机制 脾胃蒸腾水谷精微之气上达舌面形成舌苔，精微之气轻清而柔泽，上呈舌面形成薄薄一层白色舌苔，白而不浊，薄而不厚，均匀分布于舌面。若邪热熏灼舌苔，则可见苔呈黄色，故黄苔主热，《舌鉴辨正·黄苔总论》云："黄苔舌，表里实热证有之，表里虚寒证则无……黄苔见于全舌，为脏腑俱热，见于某经，即某经之热，表里证均如此辨，乃不易之理也。"无论是实热证还是湿热证，均以黄苔为基本苔色，但不同的黄苔主病意义不尽相同，临证应予细辨：①主表热证或表邪入里化热证。淡黄苔主外感风热证或暑、燥诸邪在表，以及邪热入里证。外感风热、暑、燥之邪，邪气结于皮毛孔窍，热尚不甚，故见舌苔颜色淡黄；邪热入里之证多由外感邪气不解，入里化热熏灼舌面，使苔由薄白转化而成。根黄尖白苔，舌尖部舌苔薄而白，中部至后半部黄且苔质较厚的苔象，主表邪入里化热。表邪入里化热，熏蒸于舌，使部分白苔变为黄色，如《伤寒舌鉴·黄根白尖舌》提出："舌尖白根黄，乃表邪少而里邪多也。"通过舌苔津液的多少可以辨别病邪部位与程度：若舌苔不干，犹带几分润泽，是表邪未全入里化热，此时热势较轻；舌苔干而无津，又不

见恶寒等表证，则是邪气入里化热的里热证。尖黄根白苔，舌中至舌根部均为薄白苔，惟舌尖部苔呈黄色的苔象。主热在上焦。舌前主上焦，热在上焦未遍及中下二焦之时，上焦邪热熏蒸舌尖故见舌苔尖黄根白。②主里热证。黄干苔，苔色黄而干燥无津，舌苔或薄或厚的苔象，主里实热证。热病初期，外邪入里，化热伤津则可形成薄黄的干燥苔；若阳明经邪热不解，传入肠腑，与燥屎相搏，邪热深藏，则可见舌苔深黄，厚且干燥，甚或老黄焦裂起芒刺。临证多伴见面赤身热，日晡潮热，口渴，汗出连绵，大便秘结，或纯利稀水，腹满疼痛拒按，烦躁，谵语，脉沉有力，或滑实。甚则出现热扰神明，神志不清、循衣摸床等症，《伤寒舌鉴·黄苔舌总论》曰："黄苔者，里证也。伤寒初起无此舌，邪传少阳无此舌。直至阳明腑实，胃中火盛，火乘土位，故有此苔。"《中医舌诊·舌苔的诊察（黄色苔类）》云："至于苔干色黄，满舌厚积，则为实热里证无疑。"焦黄苔，苔色黄黑相兼，苔质较厚，积于舌中，犹如锅焦黄色的苔象，主邪热久灼。邪热与胃肠浊气上蒸，热盛熏蒸日久，则可见苔色由黄转黑，浊气久积则可见苔质增厚；若温热之邪侵袭人体，与痰浊交结，阻塞胃肠，迁延日久，痰浊与温热一并上泛于舌，则可见苔黄黑相兼，苔质增厚。黄瓣苔，苔黄而质干涩，中有裂纹如花瓣的苔象，主脏腑燥热内结。邪热内蕴肠胃，久则蒸灼津液，燥实内结于胃腑，上蒸于舌面则可见苔黄而焦裂成瓣。黄糙苔，苔色黄，或薄或厚，苔质干且硬，望之似砂石的苔象，主邪热伤津。火热炽盛，胃中津

液焦涸，无以滋润舌苔，复因火热熏灼，则可见苔黄而焦裂坚硬。半黄半白苔，舌苔纵分两色，一边色白，一边色黄的苔象，主热郁肝胆。《素问·阴阳离合论》曰："厥阴根起于大敦，阴之绝阳，名曰阴之绝阴"肝为厥阴之脏，处于脏腑阴阳相交之所，体阴而用阳，又与胆互为表里脏腑，故邪热郁于肝胆，火热尚未向外升炎，郁火上蒸于舌则可见舌苔半黄而半白。双黄苔，舌上出现两片条状黄苔，分布于舌之左右，余处为薄白苔的苔象，主邪热居于肠胃或表邪入里。邪热聚于肠胃，肠胃不和，热势不甚，他脏未受热扰，但病位较深，热邪循经上熏于舌则可见苔色黄成条贯纵于舌；若表邪未罢，出现入里化热之势，熏蒸于舌，则可见舌苔黄白两色相间。若舌嫩而见白苔傍生黄苔者多为阳虚寒湿化热所致，若舌老而见白苔傍生黄苔者多为温热内伏，《舌胎统志·又淡红舌》云："白胎两傍黄色，嫩者主寒湿，老者主温热。"③主湿热证。黄滑苔，苔色深黄而苔质略厚，苔面湿润光滑的苔象，主邪热，湿温，痰饮化热，或温热病兼有水饮。邪热入里而未伤津液，则可见舌苔润滑，热扰舌苔则可见苔色转黄。《温热论·论舌黄》云："黄苔不甚厚而滑者，热未伤津，犹可清热透表。"若湿温病或温热病兼有水饮者，热邪与湿邪皆重，二者共同熏蒸上达于舌，故见舌苔黄滑而多津；若痰饮内停日久，湿邪化热，湿热上蒸舌苔，则可见舌苔黄而多滑。然阳虚内寒所致水湿内停形成的痰饮，属本虚标实之证，不同于黄苔主病的其他实证，临证应注意辨别。黄浊苔，苔色深黄，颗粒不清，垢浊

交结，浑成一片的苔象，主湿热、食积化热。感受湿邪，郁久入里化热，或素嗜辛热厚味，助湿积热，或胃中宿食化热，湿热秽浊之邪上泛于舌，则可见舌苔黄而垢浊。若邪热尚未积聚，则可见苔黄浊而不甚厚；若湿热秽浊之邪已与肠中陈腐宿垢搏结，则可见苔黄浊而厚，《察色辨证新法·黄苔类分别诊断法》云："老黄色，为胃中阳气旺盛之候，若浓腐堆起，此胃中饮食消化腐浊之气上达之后，为湿温化热之始。"黄腻苔，苔色淡黄或深黄，苔粒紧密而细腻光滑的苔象。主湿热或痰湿化热。湿热内蕴或痰湿中阻化热，熏蒸于舌，热则可见舌苔色黄，湿气浸舌则可见苔腻。黄黏腻苔，苔色黄而粘腻，颗粒紧密胶黏，犹如黄蜡调涂舌上的苔象，主湿温或邪热与痰涎湿浊胶结。湿性黏滞，湿温病中湿与热俱重，或邪热与痰涎湿浊胶结，湿热或痰热上呈于舌则可见苔黄腻而黏，如《察舌辨证新法·黄苔类分别诊断法》云："黄如蜡敷舌上，湿温痰滞之候，故苔无孔而腻。"黄腻厚苔，苔粒紧密细腻而黄厚的苔象，主湿热壅盛。湿热之邪深重，蕴结于脾胃或肝胆，湿热浊垢胶结上达于舌则可见苔黄厚且腻。

（林晓峰）

huītāi

灰苔（grey coating） 舌面附着浅黑、淡青色的苔垢物（图）。多由白苔晦暗或黄苔转化而来，如《辨舌指南·辨舌之颜色》云："灰色苔者，即黑苔之轻也。如以青黄和入黑中，则为灰色也，当与黑苔同治。"

临床意义 主里热证，里寒证，寒湿证，或阳虚证。

发生机制 灰苔病机较为复

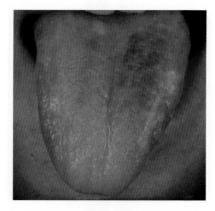

图 灰苔

杂，寒热虚实之证皆可见之，病情多重：若里寒内盛或寒湿内停，或阳虚生寒，痰饮内停，皆可导致寒湿困遏脾阳，阳气不能蒸腾温煦，寒湿上泛于舌则可见舌苔色灰而润；若里热炽盛，焦灼阴津，热邪炎灼于舌，则可见舌苔色灰而干。舌苔的润燥是辨别灰苔主证寒热虚实与病位浅深的重要依据。①主寒证。灰滑苔，苔色灰而湿滑有津的苔象，主阴寒内盛，痰饮内停，寒湿中阻。阴寒内盛，阳气不足以驱逐寒邪并为阴寒所侮，阳气受损运化水湿不利，痰饮寒湿内生中阻，表现于舌则可见苔灰而润滑，《伤寒指掌·察舌辨证法》云："如舌苔灰黑而滑者，此寒水侮土，太阴中寒证也……如杂症而出现黑滑苔者，必是湿饮伤脾。"初病即见之多为中寒夹食，若苔灰兼黑，伴有神志狂乱者多为蓄血证。②主寒湿证。白腻灰黑苔，舌苔白腻，日久不化，舌中、根部出现灰黑苔而质湿滑，舌体淡白胖嫩的苔象，主阳虚寒湿、痰饮内停，上泛于舌，舌体失于阳气温煦所致。③主热证。灰黄苔，苔灰而夹有黄色的苔象，主里实热证，因其所夹黄苔部位不同，主病意义各异：若苔灰而根夹黄色

者，主热传厥阴，可兼见消渴、气上撞心、饥不欲食、食则吐蛔等证；若苔中灰而边黄者，主脏腑本热，毒疫复中脾胃。若伴有灰苔生刺多是感受疫邪、实热或误服辛燥温补所致；若苔根灰中赤而尖黄者，主胃肠燥热。④主湿热证。黄腻灰黑苔，苔色黄伴有灰黑，苔质紧密细腻的苔象，主湿热内蕴，日久不化。灰干苔，苔色灰而少津，甚则干燥的苔象，主热证，外感热病热炽伤津或阴虚火旺，火热熏灼则可见苔灰而干。灰苔临床意义较为复杂，当四诊合参进行诊断。

（林晓峰）

hēitāi

黑苔（black coating） 舌面附着棕黑色或焦黑色的苔垢物（图）。又称黑苔舌。

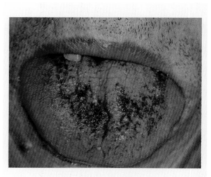

图 黑苔

临床意义 主里证，寒、热、虚、实之证均可见之，病情多危重。《舌鉴辨正·黑舌总论》云："凡舌苔见黑色，病必不轻，寒热虚实各论皆有之，均属里证，无表证也。"黑苔见时应了解其动态变化，以助于疾病证候吉凶的判断：由白而黄，或由黄而黑，为顺证；由白而灰，由灰而黑，凡不由黄而黑者，此谓黑陷苔，为逆证。

发生机制 黑苔为灰苔苔色

之加深，寒、热、虚、实之证皆可见之，其主病和发生机制较为复杂。黑苔多由灰苔或焦黄苔转化而来，主病与灰苔、黄苔相似，但病情较重。若阴寒内盛或寒湿内停，或阳虚生寒痰饮内停，则可导致寒湿困遏脾阳，阳气不能蒸腾温煦，寒湿上泛于舌而见舌苔色黑而润；若里热炽盛，焦灼阴津，热邪炎灼于舌，则可见舌苔色黑而干。舌苔的润燥是辨别黑苔主证寒热虚实的重要依据。①主寒证。薄黑苔，舌苔浅黑如煤烟所熏，苔质极薄而润，隐隐可见的苔象，主中焦阴寒内盛。阴寒内盛，阳气不能蒸腾温煦，寒湿上泛于舌则可见舌苔色黑而润，多伴见四肢发寒，口不渴等阴寒内盛之症。双黑苔，黑苔两片分布于舌之左右，其余均为白苔的苔象，若伴手足厥冷，胸中结痛者主寒湿入胃、饮食停积；寒邪较盛，局部阳气被遏，则可见黑苔局限于舌之两侧，余处为白苔的苔象；若苔干而兼口渴者主寒邪入里化火；寒邪入里，郁而化火，聚于肠胃，病位较深，邪热尚未弥漫，循经上熏于舌，灼伤口津则可见苔黑而干，局限于舌之两侧余处为白苔。黑刺白苔，白苔之中满生黑芒刺的苔象。若苔刺匀润，摸之不碍手，剥之即净者主真寒假热；阴寒内盛，格阳于外，阳气上跃于舌，则见苔生而无根；正不伤津，苔无邪热灼伤则见苔起刺而润；若舌上无津，苔刺粗糙，摸之碍手者主邪热内盛；寒邪化热或邪热内盛，灼伤津液，热邪上蒸于苔，则见苔黑刺起而质干糙；暴热伤津或热邪入里迅速，苔尚未变黄而津已大伤，故见苔白而起黑刺。②主寒湿证。黑滑腻苔，舌苔色黑且

满布于舌，或出现于舌的中部或根部，苔质厚而润滑的苔象。主阳虚寒湿内盛，湿浊之邪停于胃肠。阴寒内盛，阳气不足以驱逐寒邪并为阴寒所侮，阳气受损运化水湿不利，痰饮寒湿内生中阻，表现于舌则可见苔黑而润滑，《伤寒指掌·察舌辨证法》云："如舌苔灰黑而滑者，此寒水侮土，太阴中寒症也……如杂症而出现黑滑胎者，必是湿饮伤脾。"中黑边白滑苔，苔中部色灰黑而滑润，舌边白滑苔的苔象，主虚寒夹湿。脾主中焦，脾阳不振，虚寒日久或水饮内停，水湿上泛，中焦阳衰，则可见苔中黑而边白滑润。《伤寒舌鉴·中黑边白滑苔舌》指出："舌见中黑边白而滑，表里俱虚寒也。"黑滑苔，苔黑而润滑的苔象，主寒湿久停。寒邪湿浊久停肠胃之中，水湿之气上蒸于舌，苔失阳气温煦则可见苔黑而润。③主热证。黑点白苔，白苔之中散布黑色点或斑的苔象，主邪热在里，或为寒邪入里化热，或湿热内盛；若苔干无津者主邪热内盛。邪热内盛或寒邪入里化热，暴热伤津或热邪入里迅速，苔尚未变黄而津已大伤，故见苔白而起黑点。半黑黄半白滑苔，舌苔的颜色左右不一，黑黄与白滑各半的苔象，又称半白滑半黄黑苔，主邪热内结肝胆。疾病在黑黄苔一侧，右为胆，左为肝。《素问·阴阳离合论》曰："厥阴根起于大敦，阴之绝阳，名曰阴之绝阴。"肝为厥阴之脏，处于脏腑阴阳相交之所，体阴而用阳，又与胆互为表里脏腑，故邪热郁于肝胆，火热尚未升炎，郁蒸于舌则可见舌苔半黑黄而半白滑。中黑干边白苔，舌中苔色黑而干，舌边苔色白的苔象，主脏腑实热。脏腑实热，火燥伤津，

熏蒸舌苔则可见苔黑而干。黑满胎舌，满舌遍布黑苔的苔象，主里热炽盛，脏气已绝。邪热盛极，灼伤阴津，正气将绝，则见舌体满布黑苔，为火极似水之候，伴有结代脉，一二日即死；若瘟疫证误服温燥药，致苔由白变黑，苔质坚厚干燥，敲之有声者，宜急治之。黑燥苔，苔色黑而干燥无津，苔质或薄或厚的苔象，主邪热伤津。若舌中黑燥，四周无苔，为热盛阴亏之证，阴虚与邪热俱重；热邪伤阴，阴虚则生苔乏资，仅见舌中黑燥而四周无苔；若燥生芒刺，为热极津涸之实证，邪热内盛，炽灼舌苔，则见苔黑而燥。焦黑苔，舌苔焦黑的苔象。若伴见舌苔干燥，舌质干裂起刺，不论外感内伤，均为热极津枯之征。④主湿热证。黑腻黄边苔，舌的边尖部分布黄苔而舌心部独着黑腻苔的苔象，主湿热内蕴中焦。湿性黏滞，蕴结中焦，湿与热俱重，热浊与痰湿搏结，上蒸于舌则可见苔边黄而中黑黏腻。黑厚黏腻苔，苔粒紧密细腻而黏，苔质黑厚的苔象，主痰湿挟热伏于中焦，若中暑见到此苔，属湿痰兼有郁热、痰质稠厚；若痰湿与热浊搏结，垢浊壅盛，热邪蒸灼，上达于舌则可见苔黑厚黏腻。

（林晓峰）

méijiàngtāi

霉绛苔（coating like mildewy sauce）　舌面上附着红中发黑又带黄色，类似霉酱色的苔垢物（图）。

临床意义　主湿热久郁。《舌鉴辨正·霉酱色舌总论》指出："霉酱色者……见此舌不论何证何脉，皆属里证、实热证，无表证、虚寒证。"若苔色浓重而腹痛不止者多为危候；若舌绛而兼见霉酱苔，伴有口唇干燥者亦多难治。

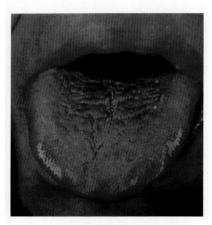

图　霉酱苔

发生机制　胃肠宿有垢积湿浊，郁久化热，湿浊与热邪胶结不分，上蒸于舌，则可见苔色赤黄兼黑，有如霉酱色。《舌鉴辨正·霉酱色舌总论》指出："霉酱色者，有黄赤兼黑之状，乃脏腑本热，而夹有宿食也。凡内热久郁者，夹食中暑者，夹食伤寒传太阴者皆有之。"

鉴别诊断　应与霉苔相鉴别。二者在主病上皆主湿热，在舌苔色泽上皆表现为晦暗，但其差别亦较为明确。首先，二者颜色不同：舌苔表面附着一层黏液，苔色灰白垢腻，颜色晦暗，或杂有白色霉点的苔象称为霉苔，轻者仅见舌之一部分，重者满舌皆是。霉酱苔为红中发黑又带黄色，类似霉酱色的苔垢物；其次，二者主病不同：霉苔主胃肾阴虚，湿邪内踞。虚热与湿毒蕴郁熏蒸于舌而成，为本虚标实之候。其轻者，仅见舌之局部，是正虚邪盛之候。若满口白衣，或糜点如米粒之状，是津液悉化腐浊，病变严重，预后不良。《辨舌指南·辨舌之颜色》说："舌与满口生白衣如霉苔，或生糜点者，胃体腐败也。"不同于霉酱苔主病的湿热宿食搏结之实证。

（林晓峰）

wàng tāizhì

望苔质（inspection of the proper of tongue coating）

观察舌苔的质地与形态神气以诊察疾病的方法。舌苔的质地称为苔质，包括舌苔的薄、厚、润、燥、滑、腻、腐、剥、偏、全、真、假、有、无、长、退等方面的形神改变。

理论依据　脾胃之气蒸腾胃中水谷精微，上达于舌面凝聚而成苔。脾胃功能正常，则精微输布有序，精微之气轻清柔泽，上呈舌面形成薄薄一层白而不浊，薄而不厚，干湿适中，不滑不燥，刮之不去，均匀分布于舌面的薄白苔。当外邪侵袭或脏腑失和时，脾胃蒸腾水谷精微的功能亦随之发生变化，正邪之气皆循经络而上达于舌，表现于舌苔上则会出现相应病变脏腑对应部位舌苔的苔质、苔色、苔形的改变，根据舌苔发生的变化则可以判断疾病的病位、病性以及预后状况等相关信息。如《形色简摩·舌质舌苔辨》说："苔乃胃气之所熏蒸，五脏皆禀气于胃，故可借以诊五脏之寒热虚实也。"

基本内容　临床常见的苔质有薄苔、厚苔、腻苔、腐苔、润苔、燥苔、滑苔、剥落苔、偏苔、全苔、真苔、假苔。通过辨别舌苔的质地、形态可以判断病邪的表、里、寒、热情况。如《伤寒明理论·舌上苔》说："伤寒三四日已后，舌上有膜，白滑如胎，甚者或燥、或涩、或黄、或黑，是数者热气深浅之谓也。邪气在表者，舌上无胎，及邪气传里，津液相搏，则舌上生胎也。"临床中各种苔质的意义大体如下，薄厚、偏全多用于判断邪气的盛衰：邪气盛则苔厚；邪气轻浅或正常人则多见薄苔；偏者多为邪气局限；全者多为邪气散漫。润燥多用于判断津液的盛衰：润者多为津液未伤或正常人；燥者多为津液受伤。腐、腻、滑多用于判断脾胃功能与痰湿邪气：腐者多为食积或痰热内盛；腻者多为湿浊内蕴；滑者多为寒湿内盛。剥落、真假多用于判断神气的存亡：剥落苔多为胃之气阴两虚；真苔多为脾胃神气尚存；假苔多为脾胃神气衰亡。临证中证候复杂，各种苔质的主病意义并不局限于此，故而尚应四诊合参，综合判断病机，以做到准确辨证。

（林晓峰）

báotāi

薄苔（thin coating）

透过舌苔能隐隐见到舌质的苔象（图）。又称见底苔。

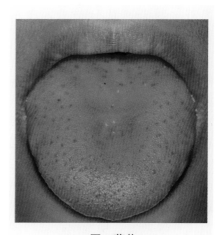

图　薄苔

临床意义　薄苔多见于正常人。病中见之多主外感表证或内伤气郁，提示疾病初起，正气未伤，邪气不盛。

薄苔主病性质应结合其苔色、津液盈亏以及形质的紧密与否进行判别。观察舌苔厚薄的动态改变趋势可以提示疾病的预后转归方向：舌苔由薄转厚，提示邪气渐盛，或表邪入里，为病进的征象；若薄苔突然增厚，提示邪气极盛，迅速入里；舌上复生薄白新苔，提示正气胜邪，或内邪消散外达，为病退的征象。

发生机制　薄苔是正常舌苔的表现之一，舌苔薄而均匀，或中部稍厚，干湿适中，提示脾胃健旺，有生发之气。《辨舌指南·辨舌之苔垢》云："平人舌中常有薄苔者，胃中之生气也。"若在病中见薄苔则提示邪气病位尚浅，多为外感疾病初起在表，或属内伤病情较轻，正气乍微，胃气未伤，故舌苔仍薄而无明显改变化，《辨舌指南·辨舌之苔垢》云："苔垢薄者，形气不足……苔薄者，表邪初见。"故而外感疾病初起或内伤杂病轻浅者以及处于疾病恢复期的患者，由于邪气不盛，或胃气渐复，舌苔多见薄苔。一般来讲，薄白苔者为寒邪在表或气郁不舒；薄白无苔者为脾胃虚寒；苔薄而黄者为外感风热；苔薄黄而滑者为表犹未罢，热未伤津；望之似有薄苔，一刮即净，全无苔迹者，为血虚；苔薄白如米饮敷于舌面者，为伤寒或中寒之初见症候，若无表证，为饮停膈上；苔白而滑润如稠白豆浆敷于舌面者，为伤寒或中寒，湿邪痰饮内生；苔白不润，晦而无泽，舌质不甚红者，为伤燥表证。

（林晓峰）

hòutāi

厚苔（thick coating）　透过舌苔不能见到舌质的苔象（图）。又称不见底苔。

临床意义　主邪盛入里，或内有痰湿食积。

观察厚苔的动态改变趋势可以提示疾病的预后转归方向：舌苔由厚转薄，或舌上复生薄白新苔，提示正气来复，驱邪外出，病邪自里达表或为里蕴之邪逐渐外达；若舌苔骤然消退，舌上无

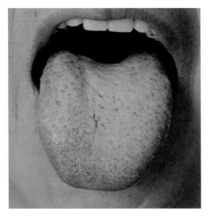

图　厚苔

新生之苔，提示正不胜邪，或胃气暴绝；若舌苔由薄变厚，提示病邪自表入里，病情加重，或是潜伏之邪内动；若薄苔突然增厚，提示邪气极盛，迅速入里。

发生机制　脾胃蒸腾胃中水谷精微，上达舌面凝聚而生成舌苔。若邪气过盛，与胃气抟结，共同上蒸于舌面则使舌苔增厚，形成厚苔覆盖舌体。多见胃气挟湿浊、痰浊、食积、热邪等积滞浊邪上蒸。舌苔厚或舌中根部尤著者，提示外感病邪入里，或胃肠内有宿食、痰浊停滞，病情较重。厚苔多主病位深，或邪气较重，邪入脏腑。如《辨舌指南·辨舌之苔垢》云："苔垢薄者，形气不足，苔垢厚者，病气有余……苔厚者，里滞已深。"厚苔主病性质应结合其苔色、津液盈亏以及形质的紧密与否进行判别。一般来讲，苔白而厚者，为中焦虚寒或痰湿不化；苔黄而厚者，为湿热内滞；黄苔有根地而浊者，为邪已入里，黄浊愈深，入里愈深，热邪愈结；苔厚如湿粉所涂，或黄或白，两边不能渐匀渐薄者，为胃气将绝；苔白厚粉湿滑腻，刮稍净而又积如水形者，为里寒湿滞；苔粉白渐厚而腻者，为寒邪入胃，挟浊饮将欲化火；舌苔

初起则粗糙变黑者为胃火已甚，干而燥裂者其火更甚；苔厚渐退而舌色红绛者为火灼水亏，阴虚渐重；苔白而如豆腐脑铺于舌上者，为痰热内盛；苔白厚如粟米成颗粒者，为邪热居于气分。

（林晓峰）

nìtāi

腻苔（greasy coating）　舌苔致密颗粒细小，融合成片如涂有油腻之状，中间厚周边薄，紧贴于舌面揩之不去，刮之不脱的苔象（图）。多兼见滑苔、黏苔。因其苔质津液色泽差异，腻苔还可再细分为若干种：苔腻而垢浊者，称垢腻苔；腻苔上罩有一层稠厚黏液者，称黏腻苔；苔腻湿润水滑者，称滑腻苔；苔腻干燥少津者，称腻干苔。但均以苔质细腻板滞，不易脱落为特征。

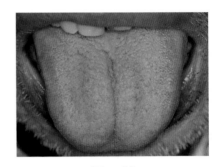

图　腻苔

临床意义　主湿浊、痰饮、食积。

发生机制　脾胃蒸腾胃中水谷精微之气，上达舌面凝聚而生成舌苔。湿浊内蕴，阳气被遏，湿浊痰饮之气上泛于舌则可见苔质细腻，《辨舌指南·辨舌之津液》云："腻者有形，揩之不去，为秽浊盘踞中宫。"脾主运化水液，性喜燥而恶湿。湿为阴邪，其性重浊，易伤阳气。故外感寒湿常易困脾，致脾阳不振，运化无权，水饮内停，从而加重水湿

之邪；湿性黏滞，其症状特征多见黏滞不爽，故外感寒湿或湿邪内蕴上蒸于舌则可见舌苔黏腻；湿浊日久，因体质不同，或从寒化，或从热化，腻苔常兼白苔或黄苔。由于腻苔多为湿浊所致，湿性黏滞，易碍气机，气不行则湿亦不行，气滞湿停胶着难解，因而苔腻的患者多具有起病隐缓、病程长，反复发作，缠绵难愈的特点。临床较常见的腻苔大致包括以下几类：

白腻苔　白腻苔的成因有三：①外感寒湿。由于汗出受寒，或浴后当风，或涉水淋雨，或晓露夜行，感受寒湿之邪，卫阳受遏，寒则令色白，湿主苔腻，因其寒湿在表，故舌苔呈薄白腻状，舌质无变化。此时多伴有恶寒发热，头痛头胀如裹，身重疼痛，无汗，脉浮紧等风、寒、湿束表之症，《通俗伤寒论·六经舌胎》云："然必白浮滑薄，其胎刮去即还者，太阳经表受寒邪也。"②湿阻膜原。由于感受湿热邪毒，或因湿浊内蕴，复感外邪而致湿热由表入里，蕴伏于膜原之间，邪居半表半里，阳气被郁，湿浊上泛，故见舌苔白腻，热重于湿则见苔厚如积粉，舌质红。此时多伴见发热恶寒，身痛汗出，手足沉重，呕逆胀满，脉缓等湿邪困遏，阳气不展之症。《形色外诊简摩·杂病舌苔辨证篇一》云："伏邪、时邪皆由里发，即多夹湿，故初起，舌上即有白苔，且厚而不薄，腻而不滑，或粗如积粉。"③寒饮内停。多由脾阳不振，水饮内停，运化水谷无力，水饮与宿食之气熏蒸舌面，故见舌苔白而厚腻水滑，状如稠厚豆浆。此时多伴舌质青紫，大腹胀满，纳呆，四肢厥逆，泛吐清水痰涎，面色㿠白或晦暗，眩晕，

神疲肢寒，口不渴，或渴不欲饮，脉沉迟等饮邪内停之症。如《舌鉴辨正·白舌总论》云："苔白厚粉湿滑腻，刮稍净，而又积如面粉发水形者，里寒湿滞也。"

黄腻苔　黄腻苔的成因有三：①痰热闭肺或痰热结胸。痰热闭肺者多由外邪犯肺，郁而化热，热灼肺津，炼液成痰，痰与热搏，蕴于肺络或胸膈，上蒸于舌，而见舌苔黄腻；或素有痰浊，蕴而化热，上泛于舌致使舌苔黄腻。由于痰热蕴结的部位不同，临床症状亦有区别：痰热闭肺证病位在肺，故多见肺失肃降的症状，可见苔黄腻，咳嗽，喉中痰鸣，咯黄稠痰或痰中带血，胸膈满闷，甚者呼吸迫促，倚息不得卧，脉滑数，右寸实大；痰热结胸者多由脾肺病变。脾为生痰之源，肺为贮痰之器，若生痰化热，痰热上行内阻胸脘，熏蒸舌面，则可见舌苔黄腻。此时多见面红身热，渴欲凉饮，胸脘痞硬，按之疼痛，呕恶大便秘结，脉滑数。②肝胆湿热。素嗜肥甘酒饮，损伤脾胃，水谷不化，聚湿生热，或由情志拂郁，木郁化火，影响肝胆疏泄功能，湿热上泛于舌，则可见舌苔黄腻而黏。此时多伴见口苦，头重身困，胸胁满闷，大便秘结，小便短赤，目黄，皮肤黄，腹胀纳呆厌油腻等湿热内蕴的症状。临证当辨析湿与热孰轻孰重：热重于湿的舌苔黄黏薄腻，黄色鲜明如橘，伴身热口渴，便秘，脉滑数等邪热内灼的症状；湿重于热的舌苔黄黏厚腻，伴头重身困，胸脘痞满，腹胀便溏，脉濡数等湿邪困脾的症状。③大肠湿热。暴饮暴食伤及脾胃，湿滞不运，蕴久化热，或夏秋之际过食生冷不洁之物，损伤脾胃正气，复感暑湿之邪，内外相召，湿热下注

于大肠，大肠传导失司，秽浊之气熏蒸于舌，则可见舌苔黄腻。此时多伴见腹痛下利，里急后重，大便脓血，肛门灼热，小便短赤，脉弦滑而数，或有寒热等湿热下利的症状。临证须结合苔质的干润与厚薄、苔色的深浅与老嫩以及全身症状，来辨别湿热的孰重孰轻，从而确定湿热痰浊所稽留的脏腑。

薄厚黏腻苔　腻苔亦有黏腻薄厚之分，舌苔黏腻者多为脾阳被抑，水湿不化，痰饮之气上泛于舌，常见于痰饮、湿热、寒湿患者；薄腻苔与厚腻苔主病病机亦有差异：①苔薄腻或腻而不板滞者，多为食积或脾虚湿困，阻滞气机，腑气不利，并无实热内灼阴津，故见苔腻而不板；②舌苔黏腻而厚口中发甜者，多为脾胃湿热邪气上泛。脾为中土，在味为甘，脾胃湿热挟脾气上泛故见舌苔黏腻而口中发甜；舌苔黄腻而厚者，多为痰热、湿热、暑湿等邪内蕴，腑气滞而不畅，挟有形实邪上泛于舌，故见舌苔黄腻而厚。

鉴别诊断　腻苔需与腐苔相鉴别。腻苔、腐苔是不同的苔象，反映着不同的病理变化。二者在外形与病机上皆有很大差别：腻苔为舌中心及根部较厚，舌的边尖部稍薄，颗粒细小致密，紧贴舌上，揩之不去，刮之不脱，舌面罩着一层黏液如油腻状，舌质大多被其遮盖而不能见。病机多为阳气被阴邪所抑，水谷不化，内生湿浊痰饮，或宿食久积与顽痰郁遏搏结所致；腐苔为苔质较厚、颗粒粗大而疏松，形如豆腐渣堆铺于舌面。病机多为阳气有余，蒸腾胃中痰浊食积，秽浊之气上泛，聚积舌面而成，亦有因脾胃阳气虚寒，水谷不化滞而为

积，邪气上泛于舌所致。

（林晓峰）

fǔtāi

腐苔（curdy coating）

苔质疏松，颗粒粗大，形如豆腐渣堆积于舌面，边中皆厚，揩之易去的苔象（图）。舌上生起很厚一层有如疮脓状的苔称为脓腐苔；舌上一层白膜或出现如饭粒样糜点的苔称为霉腐苔。

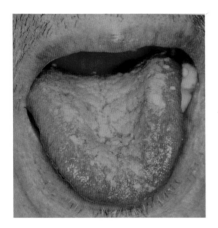

图　腐苔

临床意义　腐苔主痰浊、食积、脾阳虚衰；脓腐苔主疮疡、内痈或邪毒内结；霉腐苔主阴虚湿热证，病多危重。腐苔的变化趋势对于疾病预后具有指导判断的意义：在急性病程中如风温等病，苔腐而疏松不板实，渐生浮薄新苔者为向愈之兆；若胃中水谷津液悉化为浊腐蒸腾而上，由食道上泛咽喉，满舌连及唇齿、上下腭，皆见腐浊者为预后不良。在一般疾病程中，舌苔由板滞不宣而化腐，由腐而渐退，生出浮薄新苔者，为正气胜邪之象，提示病邪消散；若腐苔脱落，不能续生新苔，属于无根苔者，为病久胃气衰败，预后不良。临床中霉腐苔多由体弱或过量应用激素、免疫抑制剂以及广谱抗生素等，导致机体正气极亏，湿热秽浊之

邪泛滥而成，多见于危重患者、体虚小儿等，提示正气衰败，属危象。

发生机制　胃为水谷之海，以通降为顺，若胃失和降，胃中水谷不能化为精微，反生痰浊，或食停气滞，阳热有余，邪气从热而化，胃中痰浊壅滞或食积，秽浊之气蒸腾上泛，聚积于舌面，则可见腐苔，多属实证。《察舌辨症新法·浓腐与浓腻不同辨》中云："腐者如腐渣、如腐筋、如豆腐堆铺者，其边浓，为阳有余，能鼓胃中腐化浊气上升，故有此象。"

腐苔之病机有三：①痰浊。胃热痰浊者，邪气上泛于舌，则可见苔质疏松不牢，形如豆腐渣，浮于舌面而厚腐，此时多伴见恶心口苦，或咳吐黄痰，或脘闷纳差，脉弦滑而数等湿热痰浊之症。②食积。宿食积滞者，舌苔疏松不牢，浮于舌面，厚腐而臭。此时多伴见干噫食臭，嗳腐吞酸、脘闷腹胀，肠鸣，纳差便溏，脉细滑而数等食积内滞之症。③脾阳虚衰。腐苔亦有寒证，但较少见，多由脾胃阳气虚寒所致。《察舌辨症新法·浓腐与浓腻不同辨》云："浓腐之苔无寒症，胃阳上蒸，浊气上达，故苔腐浓，忌用温燥宜化之剂，尤忌发表，此宜清降。"指出若腐苔苔面有凹陷如槽，则为脾气虚不能运化水谷，食积不祛，化热而上蒸于舌而见苔腐。

脓腐苔与霉腐苔皆属腐苔，但其主病、病机与腐苔不尽相同：①脓腐苔。脓腐苔主疮疡、内痈或邪毒内结。为邪盛病重的表现。《通俗伤寒论·伤寒脉舌》指出脓腐苔的主病尚应依据舌苔的干湿、薄厚、颜色来综合判断：苔微厚而刮不脱，渐积而干，舌本

尚罩一层黏涎，是厚腻之常苔，固多食积，亦有湿滞；而脓腐苔白带淡红，黏厚如疮中之脓，凡内痈多见此苔，如肺痈、肠痈多白腐苔，胃痈多黄腐苔，肝痈、腰痈多紫黑腐苔，下疳结毒，仍多白腐苔。②霉腐苔。霉腐苔的苔质与一般腐苔相似，但舌苔又与腐苔平铺于舌面不同，而是类似于灰白的糜点或饭粒，厚薄不一的堆积于舌面。主阴虚湿热证。多为危重病症。《通俗伤寒论·察舌色》云："若霉腐苔满舌生白衣如霉苔，或生糜点如饭子样……多见于湿温、温毒、伏暑、赤痢、梅毒、疳积等证，乃由胃体腐败，津液悉化为浊热，中无砥柱，蒸腾而上，无论白腐黄腐，其病总为不治。"《医原·杂病舌苔辨证篇》亦认为霉腐苔是"胃肾阴虚，中无砥柱湿热用事，混合蒸腾，证属难治"。

鉴别诊断　腐苔需与腻苔相鉴别。

（林晓峰）

rùntāi

润苔（moist coating）

舌苔润泽含有充足水分，视之较为湿润、扪之有津液，不滑不涩，干湿适中的苔象（图）。

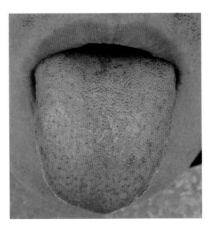

图　润苔

临床意义 主病情轻浅，津液未伤，或见于正常人。

观察舌苔润燥的动态改变趋势可以提示疾病的预后转归方向：若舌苔由润变燥，提示热重津伤，或津失输布；舌苔由燥变润，提示邪热渐退，津液复生，正气渐充。舌苔的润、燥、滑，乃由于病邪传变部位不同，病机也不尽相同，临床辨证应注意鉴别。

发生机制 润苔是正常舌苔的表现之一，是胃津、肾液上承，布露于舌的表现。在疾病过程中出现，则提示津液未伤，如风寒表证、湿证初起、食滞、瘀血等证均可见到润苔。《辨舌指南·辨舌之津液》云："滋润者其常，燥涩者其变；滋润者为津液未伤，燥涩者为津液已耗。"舌心黑润是发热夹有瘀血，不可误认为阴寒证；舌绛苔润为虚热证；苔黑而润为虚寒兼有湿邪之证；苔灰黑而润为湿食停滞之证；疾病初得舌便黑润，症状表现为发热胸闷，无其他明显不适者，为胸膈有痰饮伏留之证；此外，热邪直入血分而未伤及津液者亦可见舌润而不燥。《察舌辨症新法·燥润辨》云："湿症舌润，热症舌燥，此理之常也。然亦有湿邪传入气分，气不化津而反燥者，热症传入血分，舌反润者。"

（林晓峰）

燥苔（dry coating） 舌苔含水量较少，视之干枯，扪之无津，甚则舌苔干裂的苔象（图）。若舌苔颗粒干燥粗糙，扪之碍手，称为糙苔。

临床意义 主热盛津伤，阴液亏耗，或阳虚气不化津。观察舌苔润燥的动态改变趋势可以提示疾病的预后转归方向：舌苔由燥转润，为病情减轻，热退津复，

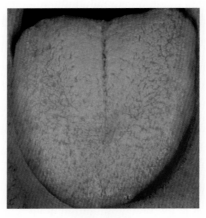

图 燥苔

或阳气渐旺，津液渐生；全舌燥苔，由边向中心逐渐转润者，为疾病好转的征象；燥苔进一步发展可成为糙苔，舌苔干结粗糙，津液全无者，为热盛伤津之重证；苔质粗糙而不干者，多为秽浊之邪盘踞中焦，是病进之象。

发生机制 脾胃蒸腾胃中水谷精微，精微之气清柔淖泽，上达于舌面凝聚而生成舌苔，故舌苔润而不燥。若舌苔失于津液荣养则可变为燥苔，其病因病机有以下几个方面。①热盛津伤。火热耗伤津液，如高热、大汗、吐泻后，或过服温燥药物暗耗阴津等，皆可导致津液不足，舌苔失于阴液滋润而干燥，一般表现为舌苔黄燥或兼有舌体瘦小。多见于里实热证。②阴液亏耗。燥邪伤肺而致阴液亏损，或肾阴匮乏而致津液虚极，或脾胃阴虚化津乏源等，皆可导致舌体少苔或无苔而燥，甚则出现绛舌。如舌根苔黑而燥，为热在下焦，多为病情危重。③气不化津。痰饮或瘀血内阻，或湿邪传入气分等因素致使阳气被遏，气机不利，或素体阳虚，皆可导致水液代谢失常，津液输布障碍，气化与熏蒸津液能力减弱，从而使舌苔失于濡润而见苔燥，多见舌苔干燥而淡白，

伴有口渴而不欲饮。《察舌辨症新法·燥润辨》云："湿症舌润，热症舌燥，此理之常也。然亦有湿邪传入气分，气不化津而反燥者，热症传入血分，舌反润者。"临证对燥苔的病机判断应注意详查其津亏之因，避免误诊。

（林晓峰）

滑苔（slippery coating） 舌苔视之津液过多，扪之湿而滑利，甚者涎流欲滴的苔象（图）。又称水滑苔。《辨舌指南·辨舌之津液》将其总结为："滑者津足，扪之而湿。"

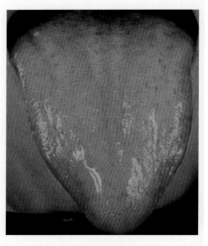

图 滑苔

临床意义 主痰饮、主寒、主湿，为湿邪内聚的表现。

发生机制 脾胃蒸腾胃中水谷精微，精微之气清柔淖泽，上达于舌面凝聚而生成舌苔，故舌苔干湿适度，润而不滑。若上、中、下三焦阳气衰少，不能运化水湿，水液内停，聚而为饮，结而成痰，痰饮随经气上溢于苔，则可见舌苔为津液所浸，甚则流涎欲滴；外感寒湿，寒湿伤阳，或中阳不足，致使水饮内停，水湿之邪上泛于舌则可见滑苔，常与腻苔兼见。《辨舌指南·辨舌

之津液》中云："滑苔者，主寒主湿也，有因外寒而滑者，有因内寒而滑者。"滑苔的病机与主病如下：①外感寒湿。风寒之邪初入于里，伤阳生湿，则可见苔白滑而浮。苔白滑者为外感风、寒、湿邪；苔薄滑者为太阳风寒表证或肺寒证；无苔而冷滑者为少阴中寒；苔黑而滑者为水极似火阳虚已极。②中阳不足，痰湿内停。阳虚生内寒，失于运化，水湿内生，上泛于舌则可见苔白滑浮腻；苔滑腻而薄者为痰、湿互结；滑腻而厚者为寒、痰、湿互结。③湿热内蕴。外感湿热之邪或饮邪郁而化热，湿热俱重，邪气上泛于舌皆可见苔黄而滑腻。若苔黄而光滑者，为中焦阳虚湿热内结之象。详参腻苔条。

鉴别诊断 滑苔需与润苔相鉴别。滑苔为苔面水滑之象，口中涎液过盛，水湿溱溱。常有一层半透明或透明液体黏附苔上，主寒主湿；润苔为津液适度，不多不少，但见其润，不见其滑，薄而滋润的正常舌苔或疾病情轻浅，津液未伤的苔象。

（林晓峰）

bōluòtāi

剥落苔（exfoliative coating）

舌面素有舌苔，在疾病过程中舌苔部分或全部脱落，脱落处可见光滑舌体的苔象（图）。根据舌苔剥脱的部位和范围不同，剥落苔可分为以下几种：舌前部苔剥脱者，称前剥苔；舌中部苔剥脱者，称中剥苔；舌根部苔剥脱者，称根剥苔；舌苔多处剥脱，舌面仅斑驳残存少量舌苔者，称花剥苔；舌苔全部剥脱，舌面光洁如镜者，称为镜面舌；舌苔不规则地剥脱，边缘凸起，界限清楚，形似地图，部位时有转移者，称为地图舌；舌苔剥脱处，舌面不光滑，仍有

新生苔质颗粒者，称为类剥苔。

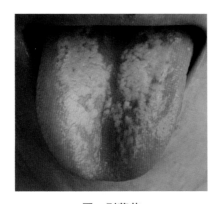

图 剥落苔

临床意义 主胃气衰败，胃阴枯竭，或气血两虚；亦为全身虚弱的征象。观察舌苔的有无、消长及剥脱变化，可以测知胃气、胃阴的存亡，亦可诊察邪正的盛衰，判断疾病的预后：舌苔从全到剥，是胃之气阴不足，正气渐衰的表现；舌苔剥脱后，复生薄白之苔，为邪去正胜，胃气渐复之佳兆。

发生机制 胃气匮乏，精微不生，无以上熏于舌，或胃阴枯涸，不能上潮于舌则可形成剥落苔。由于导致胃气、胃阴亏损的原因不同，脾胃之气损伤的程度也有轻重之分，故而形成了各种类型的剥落苔。剥落苔的范围大小与气阴亏虚或气血不足程度有关。舌淡苔剥以及类剥苔，多为血虚或气血两虚；舌红苔剥多为阴虚，剥脱部位多与舌面脏腑分布相应：舌苔前部剥落多为肺阴不足；舌苔中部剥落多为胃阴不足；舌苔根部剥落多为肾阴枯竭；镜面舌舌色红绛者为胃阴枯竭，胃乏生气之兆，属阴虚重证，或胃中停有顽痰。《察舌辨症新法·舌质无苔类总论》云："须以脉舌无苔，质光如镜，为胃阴胃阳两份……亦有顽痰胶滞

胃中。"地图舌为胃之气阴不足，多见于素体虚弱之小儿，或热性病耗伤津液者；舌苔部分脱落，未剥落处仍有腻苔者，多为正气亏虚，痰浊未化，病情较为复杂。《辨舌指南》指出舌苔忽剥蚀而粉干者为阴虚；苔剥蚀而边仍有腻苔者为痰湿。

鉴别诊断 辨剥落苔还应与先天性剥落苔加以区别。先天性剥落苔为生来就有，舌苔剥落处常位于舌面中央人字沟之前，呈菱形，多因先天发育不良所致；而病理性剥落苔为后天疾病所致的苔体剥落，于疾病后出现，多部位不一，形态各异，经治疗后可好转。

（林晓峰）

piānquántāi

偏全苔（partial or full coating）

偏苔与全苔的合称。舌苔偏布于舌面的前、后、左、右或某一局部的苔象，称为偏苔（图1）。舌苔均匀布满舌面的苔象称为全苔（图2）。

临床意义 全苔主邪气散漫，多为湿痰阻滞中焦；偏苔之中若苔偏于舌的一侧者，主邪在半表半里或病在肝胆；若苔偏于中、根部而苔质厚腻者多为痰饮或胃肠积滞。

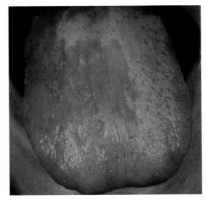

图1 偏苔

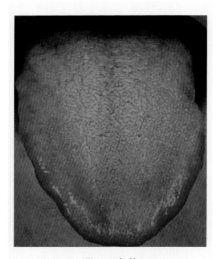

图2 全苔

满布舌面或伴见增厚。

鉴别诊断 ①偏苔与剥苔相鉴别。偏苔为舌苔薄厚分布异常上的病理现象，全舌皆有舌苔，但舌苔各部薄厚不均；剥落苔为舌苔生长异常的病理现象，舌面本来有苔而后因病出现舌苔剥落脱失，致使舌苔独存于一处或几处，余处无苔。②生理性偏苔与病理性偏苔相鉴别。生理性偏苔可因一侧牙齿脱落，摩擦减少而使该侧舌苔较厚，属于生理性偏苔，与病理性偏苔具有主病意义不同，不属人体阴阳的异常改变所致；病理性偏苔多与口腔因素无关，与疾病同时或相对较早出现，经治疗后舌苔可恢复正常。

（林晓峰）

发生机制 察舌苔分布的偏全，可以判断疾病病位的所在，《辨舌指南·辨舌之苔垢》云："偏者，其苔半布也，有偏内、偏外、偏左、偏右之分。凡偏外者，外有苔而内无也，里邪虽减，胃滞依然……偏左滑苔，为脏结证，最为难治；偏右滑苔，为病在肌肉，为邪在半表半里。"舌的脏腑主病规律一般为舌前主心肺，舌中主脾胃，舌边主肝胆。故舌苔偏见于舌的一侧，为邪在半表半里，常提示肝胆湿热或气机不畅，积滞内生。肝为厥阴之脏，《素问·阴阳离合论》曰："厥阴根起于大敦，阴之绝阳，名曰阴之绝阴"，肝与胆互为表里，处于五脏阴阳相交之所，因而当邪在半表半里之间时多见肝经病变，出现舌苔偏于一侧；舌中主脾胃，当中根部舌苔过于厚腻，为脾有痰湿、胃有积滞，或是外邪虽退，而胃滞仍重；舌苔偏于舌尖部，是邪气入里未深，但胃气已先伤之征；舌苔仅见于舌中，常为痰饮、食浊停滞中焦；在疾病过程中全舌为邪气散漫之象，湿性弥散，脾喜燥而恶湿，当湿痰阻滞中焦之时则多见舌苔

zhēnjiǎtāi

真假苔（ture or false coating）

真苔与假苔的合称。真苔又称有根舌；假苔含义有二，一指无根苔（又称无根苔），二指染苔。辨别真假苔对于判断疾病的轻重、预后有重要意义。

（林晓峰）

yǒugēnshé

有根舌（tongue coating withroot）

舌苔坚敛着实，紧贴于舌面，刮之难去，似从舌体中长出的苔象（图）。又称有根苔、真苔。

发生机制 脾胃强健，熏蒸

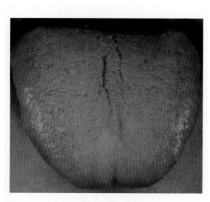

图 有根舌

谷气上达舌面的功能正常，则所生舌苔亦着实有根。《形色外诊简摩·舌苔有根无根辨》指出胃中受纳水谷，其精微之气上蒸舌面形成舌苔。胃气正常则其所成之苔必是薄而均匀且紧贴于舌体，如根着其中。胃气匮败则其所生之苔如别有一物涂于舌体之上，是无根之苔，预后不良："根者，舌苔与舌质之交际也。夫苔者，胃气湿热之所熏蒸也，湿热者，生气也……至于苔之有根者，其薄苔必匀匀铺开，紧贴舌面之上，其浓苔必四围有薄苔辅之，亦紧贴舌上，似从舌里生出，方为有根……若厚苔一片，四围洁净如截，颇似别以一物涂在舌上，不是舌上所自生者，是无根也。此必久病……胃气告匮，不能接生新苔。"

临床意义 凡真苔，无论厚薄，均提示正气未衰，预后较好。若见有根薄苔均匀铺于舌面之上，苔质疏松活泛适度，属正常苔象，是脾胃之气旺盛的表现。见于正常人、表证及病情轻浅的患者，提示正气充足，邪气轻微；若见有根厚苔铺于舌面之上，多提示邪气壅盛，但正气尚充，脾胃之气未竭。

鉴别诊断 需与无根舌相鉴别。二者在外形与主证上皆有差别：在外形上有根舌之舌苔刮之难去，刮去后仍留有垢迹，如浆糊一层，不能显露舌质；无根舌之舌苔刮之即去，舌面光滑洁净，全无垢腻。在主证上有根舌多属实证，而久病突然出现无根舌，多属正气大虚，胃气衰败。

（林晓峰）

wúgēnshé

无根舌（tongue coating without root） 舌苔无根，似浮涂于舌上，刮之即去，不坚敛着实于舌

体，非如舌上生出的苔象（图）。又称无根苔。《形色外诊简摩·舌苔有根无根辨》将其描述为："若浓苔一片，四围洁净如截，颇似别以一物涂在舌上，不是舌上所自生者，是无根也。"

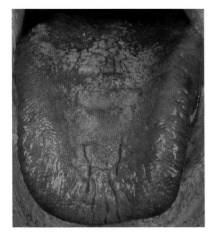

图　无根舌

临床意义　无根苔无论厚薄，皆属胃肾之气不能上潮，正气衰竭，提示真气耗尽，病情危重，预后不良。

发生机制　多因久病之后，胃气匮乏，不能续生新苔，而已生之旧苔渐渐脱离，浮于舌面无根无蒂，舌面洁净如截。《形色外诊简摩·舌苔有根无根辨》云："（无根苔）此必久病，先有胃气而生苔，继乃胃气告匮，不能接生新苔，而旧苔仅浮于舌面，不能与舌中之气相通。"

鉴别诊断　需与有根舌相鉴别。见有根舌。

（林晓峰）

rǎntāi

染苔（stained fur）　舌苔被食物或药物染色，出现暂时性的苔色改变，停服此类食物或药物一定时间后舌苔可恢复本色的苔象。又称假苔。

发生机制　某些饮品、食物或药物在服用后，这些物质中的颜色成分或食物残渣会贴着舌面，使舌苔染色。例如，在望诊前的短时间内饮用牛奶、豆浆、钡剂、椰汁等可使舌苔变白、变厚；食用花生、瓜子、豆类、核桃、杏仁等富含脂肪的食品，可使舌面附着黄白色残渣，视之易与腐腻苔相混；食用蛋黄、枇杷、橘子、柿子、核黄素等，可将舌苔染成黄色；长期吸烟或服用各种黑褐色食品，如橄榄、酸梅、咖啡、杨梅，或某些药物，如补铁制剂、甘草片等，可使舌苔染成灰色、黑色；长期服用某些抗生素，可产生黑腻苔或霉腐苔，等等。

临床意义　染苔不能作为临床疾病诊察的判断依据。是服用一些饮品、食物或药物导致的舌苔一过性染色而成，属于外界物理因素干扰而形成的假苔，不能作为机体的病理征象，临证时应予以鉴别，避免影响辨证诊断。

鉴别诊断　要与病理性舌苔相鉴别。《辨舌指南·辨舌之苔垢》云："然染成之色必润而不燥，刮之即净。"一般染苔多不均匀地附着于舌面，边缘清晰，且仅浅表染色，与舌面接触的底层舌苔并未染色。因其所染苔色浅表，因此可在短时间内自然退去，或经揩舌除去。此外，染苔所反映出的证候与病情亦不相符。如果因服用某些抗生素而致的特殊苔色，在停药短时内其染苔之色也难以消退，出现苔色与病情不相符的情况，临床应加以细致区分。如有疑问，可询问饮食、服药等情况或者运用揩舌的方法进行鉴别。病理性舌苔为人体脏腑、气血阴阳等机能出现偏颇，导致舌体出现的相应性病理性舌苔，其色泽形态一般与其它临床症状所提示的病机属性相符，仅

在一些特殊情况可出现舌症不符的情况，见望舌。苔色的形成与饮食用药无关，经揩舌等辅助检查后其苔色仍无改变。

（林晓峰）

shé zhī wèiqì

舌之胃气（stomach qi of tongue）　舌苔所反映出的胃气盛衰状况。脾胃蒸腾胃中水谷之气上达舌面形成舌苔，通过观察舌苔之有根无根即可察知胃气的盛衰情况。舌苔有根，紧贴于舌面，刮之不去，提示胃气充盛，称舌有胃气；反之，舌苔浮于舌面，无根无底，刮之即去，提示胃气匮乏，称舌无胃气。

发生机制　脾胃之气熏蒸谷气上潮舌面形成舌苔。脾胃之气强健则舌苔生于舌上亦如地上生草，着实有根，刮之不去。脾胃之气败乏则熏蒸谷气无力，胃中邪气挟谷气上达于舌面所形成的舌苔则多见浮而无根，刮之即去。《形色外诊简摩·舌苔有根无根辨》指出有苔、无苔是辨别邪气浮沉虚实的依据，而舌苔有根、无根是辨别中气存亡的依据。

临床意义　人体机能的正常有赖于脾胃受纳腐熟水谷，形成精微之气，运化布散于周身进行维系。观察胃气的存亡是判断疾病预后的重要依据，有胃气则生，无胃气则死。胃气的盛衰在舌象上主要从舌苔的根底有无上表现出来。一般来说，舌苔中厚边薄紧贴于舌面，苔底牢着，或苔虽松厚刮之舌面仍有苔迹，或厚苔渐脱而有新苔渐生之象，均属有根，是有胃气的征象，提示正气未衰或虽病重其预后亦为良好；舌苔似有似无甚至光剥如镜，或苔厚松腐四周如截，刮之即去，舌面光滑，苔垢不易复生者，为无根之苔，是胃气衰败之恶候。

提示正气已虚，预后较差。

（林晓峰）

wēizhòng shéxiàng

危重舌象（tongue manifestation in critical condition）

病情发展到危重阶段的舌象。脏腑功能紊乱，阴阳气血津液出现偏颇，舌象随之出现的各种特殊形色变化。

临床意义 主病情危笃，古人多谓之主"绝证""死证"。危重舌象是前人望舌经验的总结，对于推断病情轻重，预测病情吉凶，具有一定意义，可供临证参考，但不应拘泥。临证亦可见一些患者虽舌象尚未如此严重而神气已然大伤，生命衰微濒临危险，此时应根据舌象辨明脏腑阴阳虚实，及时正确抢救。病至危重，脏腑虚竭之时，临床仍宜四诊合参，综合判断，积极救治。

发生机制 病情发展到危重阶段，阴阳出现偏颇，精神气血津液皆已耗竭，舌质和舌苔随之出现相应的特殊改变：舌见蓝色，为肺气损伤，色微者可治，色深者必死；痹病舌黑或舌上焦点，为阴阳两竭，非为热极即是寒极；全舌纯黑不见赤色，为阴气已绝，不死者，非为热极即是寒极；舌黑烂而频欲自啮，为脏腑热极兼有秽毒，治之不效则必舌烂至根而死；猪腰舌，舌面无苔如去膜之猪腰，为热病伤阴胃气将绝，病危难治；镜面舌，舌深绛无苔而光亮如镜，为胃气、胃阴枯涸，若舌色㿠白如镜，毫无血色者称㿠白舌，为营血大亏，阳气将脱，病危难治；砂皮舌，舌粗糙有刺如沙鱼皮，或干燥枯裂，为津液枯竭，病危难治；干荔舌，舌敛束而无津，形如干荔肉，为热极津枯，病危难治；火柿舌，舌如火柿色，或色紫而干晦如猪肝色。为内脏败坏，病危难治；赭黑舌，舌质色赭而带黑，为肾阴将绝，病危难治；瘦薄无苔舌，舌体瘦小薄嫩，光而无苔，为胃气将绝，病危难治；囊缩卷舌，舌体卷缩，兼见阴囊内缩，为厥阴气绝，病危难治；舌强语謇，舌体强直，转动不灵，且语言謇涩，为中风痰瘀阻络，病危难治；蓝舌而苔黑或白，舌质由淡紫转蓝，舌苔由淡灰转黑，或苔白如霉点、糜点，为病危难治；舌与口满生白衣或霉苔或糜点，为胃体腐败，病危难治；饭花苔，舌底干燥、苔或白或黄，状如豆腐渣或如碎饭粒，为病危难治；舌色紫绛带黑，为肾气将绝，病危难治；舌起白苔如雪花片，为脾阳将绝，病危难治，详参白苔；舌干晦枯萎而无神，为阴阳两竭，病危难治；舌如烘糕，为热极津枯，病危难治；舌㿠白兼青，为中焦生气已绝，危重难治；舌忽变棕黑色或赭色带黑，为热病伤阴，肾阴将绝，为病危难治，若舌焦干而黑同时伴见脉代，亦为病危难治；舌燥苔黄中黑通尖，伴见利下臭水者，为胃肠腐败，病危难治；舌黄全舌见姜黄色苔及淡花色苔，为津枯液涸，胃阳衰败，病危难治；舌淡灰转黑或淡紫转蓝，为邪毒攻心已甚，脾伤胃腐，病危不治。

（林晓峰）

shéxià luòmài

舌下络脉（the sublingual veins）

舌下位于舌系带两侧的纵行的大络脉。其管径不超过2.7mm，长度不超过舌尖至舌下肉阜连线的3/5，颜色淡红或淡紫色，隐现于舌下（图1）。脉络无怒张、紧束、弯曲、增生，呈线状有序排列。通过对舌下络脉的观察来诊察人体阴阳气血失调情况的方法称为望舌下络脉，亦称诊舌下络脉、舌下络脉诊法。舌下络脉静脉干饱满、隆起，直径大于2.7mm，称为舌下络脉扩张（图2）；舌下络脉干饱满、隆起，直径大于2.7mm，伴有迂曲，甚至成囊柱状或串珠状等，称为舌下络脉曲张；舌下络脉出现暗红或紫褐色点状凸起或蓝色丘疹样改变，称为舌下络脉瘀点；舌下络脉出现紫蓝色或紫黑色斑片状改变，称为舌下络脉瘀斑；舌下或外侧带边缘呈青紫色丝条状或丝网状改变，称为舌下络脉瘀丝。

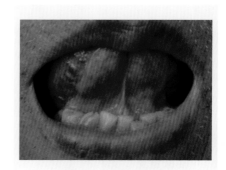

图1 正常舌下络脉

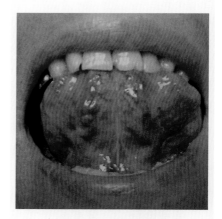

图2 舌下络脉扩张

理论依据 舌下络脉是少阴肾经循于体表的脉络，《灵枢·卫气》指出足少阴经脉上达于舌下："足少阴之本，在内踝下上三寸中，标在背腧与舌下两脉也"。除舌下两条大络外，舌下尚分布有很多细小络脉，《黄帝内经》中分别论述了脾、肾、肝、心四条经脉均络于舌体：足太阴之脉"属脾络胃，上膈夹咽，连舌本，散舌下"；足少阴之脉"其直者，从肾上贯肝膈，入肺中，循喉咙，挟舌本"；"厥阴者，肝脉也。肝者，筋之合也。筋者聚于阴器，而脉络于舌本也"；"手少阴心之别，名曰通里，去腕一寸半，别而上行，循经入于心中，系舌本"。根据舌下脉络与脏腑的络属关系，通过观察其形色变化可以诊察脏腑经络的异常病变，《黄帝内经》要求以"盛"与"不盛"作为观察舌下络脉可刺与不可刺的形色指征，"盛"指舌下络脉的充盈饱满粗胀，为络形之变化。由于心主血，肝藏血，故而舌下络脉与心肝二经关系亦十分密切。身体任何部位出现瘀积或痰湿内阻，导致脉道不利时，皆可致使舌下络脉出现改变，舌下络脉的形态变化在辨证及分析患者对致病因素的反映态势，如气血是否和调，经络是否畅通，有无气滞血瘀等方面具有临床意义，其变化有时会早于舌色变化，是分析气血运行情况的重要依据。

观察内容 主要观察舌下络脉的形和色两个方面，具体包括长短、粗细、形态、颜色以及是否有瘀点、瘀斑、红肿等，并注意周围细小络脉的颜色、形态有无异常。

观察方法 令患者张开口，舌体向上腭方向翘起，舌尖轻抵上腭或门齿内侧，勿用力太过，使舌体保持自然松弛，避免用力紧缩或挺撑，充分暴露舌下脉络主干及其分支。

临床意义 舌下脉络异常可因气滞、寒凝、热郁、痰湿、气虚、阳虚等病机导致，需结合其他临床症状综合分析。舌下络脉短而细，周围小络脉不明显，舌色偏淡者，多属气血不足，脉络不充；舌下络脉粗胀，或呈青紫、绛、绛紫、紫黑色，或舌下细小络脉呈暗红色或紫色网络，或舌下络脉曲张如紫色珠子状大小不等的结节改变，皆为血瘀的征象；舌下络脉出现瘀点或瘀斑，或针尖样，或粟粒样，或绿豆样，亦有条片状者，分布于舌系带两侧，无论色泽暗红或紫红，均是瘀血证的重要体征，与舌下络脉变化一致；舌底瘀丝颜色为青紫，甚至脉络间有瘀点，亦见于各种瘀血证；舌下血络肿胀突起，其状似舌下又生小舌，与舌体重叠的舌象，称为重舌，多因心经热毒亢盛，或肝胆火盛，或外感邪气与内热相结，导致舌下血络瘀滞肿起。在产科中如见舌下络脉青黑，舌体卷缩时多为危重之证，临床应予注意。施桂堂在《察病指南·产难外候》提出："寒热并作，舌下脉青而黑，舌卷下冷，子母皆死。"

注意事项 舌下络脉是舌体的一部分，为了使望舌所获得的信息准确，必须注意排除各种操作因素所造成的虚假舌象。应注意光线、饮食及伸舌方法：①察舌首要注意光线，同一舌下络脉颜色在不同照明条件下会有色觉差异，如光线过暗可使舌下络脉颜色偏于暗滞，日光灯下使脉络颜色偏紫。应以白天充足而柔和的自然光照条件为准，光线应直接照射到舌下络脉。②饮食对于舌下络脉的影响较大。唐·孙思邈在《千金要方·舌论第三》中提出饮食对舌脉的影响："若多咸，则舌脉凝而变色"，患者在乍进饮食或咀嚼口香糖等舌体大量运动后，或刚刚服用一些刺激性食物、饮品、药物后皆不宜进行望诊，以免误诊。③伸舌方法不正确亦可导致舌下络脉变色。当舌抵上腭时动作过猛，用力过强，或努力紧缩、挺撑舌体时皆可导致舌下络脉颜色改变。

（林晓峰）

wàng páichūwù

望排出物（inspection of the discharges） 医生运用视觉对患者的分泌物、排泄物以及某些排出体外的病理产物的形、色、质、量和排出情况的变化进行总体观察的望诊方法。分泌物主要指人体组织器官分泌的液体，如涕、泪、涎、唾、带下等；排泄物是指人体排出的代谢废物，如大便、小便、月经等；病理产物是指出现在某些疾病过程中的病理性产物，如痰液、呕吐物、脓血等，均属排出物的范畴。

理论依据 排出物是脏腑生理、病理过程的产物。各种排出物的产生，均与脏腑组织器官的功能活动密切相关，排出物均有一定的色质形状和排泌规律。当脏腑组织器官功能发生异常时，可以引起排出物的形色质量及排泌规律等方面的异常变化。观察排出物形、色、质、量及排出情况的变化，可以了解相关相关脏腑组织的病变情况，分析判断疾病的寒热虚实等性质。排出物变化的总体规律：一般色白、清稀、量多者，多属寒证、虚证；色黄赤、黏稠、秽浊者，多属热证、实证；色紫暗发黑，或夹有凝块者，多为瘀证。此外，还应结合排出物的气味（闻诊）、排出状态及异常感觉等情况（问诊），进行综合分析与判断。

基本内容 包括望痰涎、涕唾、呕吐物、大小便、月经、带下等。

（魏 红）

wàng tán-xián-tì-tuò

望痰涎涕唾 （inspection of the sputum, saliva and nasal discharges）

医生运用视觉对患者的痰、涎、涕、唾的色、质、量和排出情况的变化进行总体观察的望诊方法。痰涎涕唾为津液化生，具有滋润濡养官窍的作用，与五脏功能有关。

望痰 痰是由肺和气道排出的黏液，是体内水液代谢失常所形成的病理产物。痰分为有形之痰与无形之痰两类，此处为有形之痰。古人有"脾为生痰之源，肺为贮痰之器"之说。痰的形成与肺、脾两脏功能失常关系密切，多因外邪犯肺，或脾肺亏虚，生痰上逆所致。观察痰的色、质、量的变化，可以判断肺脾等脏腑的功能状态及病邪的性质。一般痰液稀白病性多寒，痰液黄稠病性多热。此外，从痰液的稀稠及颜色的转化，还可推测病情的进退变化。

痰白清稀，量较多者，多属寒痰，因寒邪伤阳，津凝不化，聚而为痰，或脾阳不足，湿聚为痰，上犯于肺所致；痰黄稠有块者，多属热痰，因邪热犯肺，煎津为痰，肺失清肃所致；痰少质黏，难于咯出，甚则干咳无痰者，属燥痰，因燥邪犯肺，耗伤肺津，或肺阴亏虚，清肃失职所致；痰白滑、量多，易于咯出者，多属湿痰，因脾失健运，湿聚生痰，上犯于肺所致；痰中带血，颜色鲜红者，称为咯血，多因肺阴亏虚或肝火犯肺，灼伤肺络所致；咯吐大量脓血痰、气味腥臭者，为肺痈，因热毒蕴肺，化腐成脓所致。

望涎 涎是从口腔分泌的清稀的液体。涎为脾之液，具有濡润口腔、协助进食和促进消化的作用。望涎可以诊察脾与胃的病变。口流清涎量多者，多属脾胃虚寒，因脾胃阳虚，气不化津所致；口中时吐黏涎者，多属脾胃湿热，因湿热困阻中焦，脾失运化，湿浊上泛所致；小儿口角流涎，涎渍颐下，称为滞颐，多由脾虚不能摄津所致，亦可见于胃热虫积；睡中流涎者，多因胃热、或宿食内停所致；口角流涎，伴口眼㖞斜者，多见于中风病，或风邪中络。

望涕 涕是鼻腔分泌的黏液，涕为肺之液，具有清润气道，维护呼吸通顺的作用。涕液的变化和分泌异常，可以反映肺气的虚实以及肺系受邪情况。鼻为肺之窍，正常状态鼻腔湿润适度。鼻燥干痛，多为肺燥或热病伤津；流涕多因六淫侵袭、肺失宣肃，或因热邪熏蒸所致，可见于外感表证及多种鼻病；新病流涕，多属外感表证；鼻塞、流清涕，属外感风寒所致；鼻塞、流浊涕，为外感风热所致；若反复阵发性鼻流清涕、量多如注，伴喷嚏频作者，属"鼻鼽"，因肺气虚，卫表不固，风寒等邪气侵袭所致；若久流浊涕，质稠、量多、气味腥臭，伴头痛鼻塞者，属"鼻渊"，多因外感风热或湿热蕴阻所致；涕中夹血，多为燥热伤络，经常涕中带血丝，应慎防鼻腔恶候，需进一步检查。

望唾 唾是从口腔分泌的黏稠液体。唾为肾之液，足少阴肾经夹舌本、散舌下，唾液分泌异常，多与肾、胃有关。一般体质强健者，唾液分泌比较充盈；年老体弱者，唾液分泌不足，常出现口干舌燥、皮肤干燥、大便秘结等；时时吐唾者，多因胃中虚冷，肾阳不足，水液上犯所致；胃有宿食，或湿邪留滞，唾液上溢于口，均可出现多唾。

（魏 红）

wàng ǒutùwù

望呕吐物 （inspection of the vomitus）

医生运用视觉对患者的呕吐物的色、质、量和排出情况的变化进行总体观察的望诊方法。呕吐物是因胃气上逆导致的经口而吐出的胃内容物。胃气以和降为顺，凡外感、内伤皆可引起胃气上逆而导致呕吐。通过观察呕吐物的色、质、量的变化，有助于了解胃气上逆的病因、病性，脾胃、肝胆等脏腑的病变及其寒热虚实性质。

呕吐物清稀无酸臭味者，属寒呕，多因胃阳不足或寒邪犯胃所致；呕吐不消化的酸腐食物，伴胃脘胀满者，属伤食（食积），多因暴饮暴食、损伤脾胃所致；呕吐黄绿色苦水，伴胁下胀痛者，多属肝胆郁热或湿热所致；呕吐清水痰涎，胃脘有振水声者，为痰饮，因水饮内停于胃，胃失和降所致；吐血鲜红或紫暗有块，夹食物残渣者，称为呕血，多因胃有积热，或肝火犯胃，或胃腑瘀血所致，临床常见于胃痛、胃癌、臌胀等疾病出血。临证时，应注意发病的缓急、呕血的颜色、出血量的多少及伴随症状、病史等情况，进行综合判断。

（魏 红）

wàng dàbiàn

望大便 （inspection of the stool）

医生运用视觉对患者的大便的形、色、质、量和排出情况的变化进行总体观察的望诊方法。大便是由直肠排出的代谢废物。大便的形成与脾胃、肝胆、大小肠的功能关系密切，也与肺气的肃降、肾阳的温煦有关。正常的大便呈黄色、圆柱状或条状软便。观察大便的异常变化，可诊察相关脏腑的病理变化及病性的寒热虚实。

大便清稀如水样，多因外感寒湿，或饮食生冷，脾失健运，清浊不分所致；大便稀溏，或完谷不化（见问大便），伴食少乏力，多为脾虚或兼肾虚所致；大便燥结，干如羊屎，排出困难，多因热盛伤津，或阴血亏虚，或气阴两虚，肠失濡润推动所致；大便黄褐如糜而臭秽，多因湿热或暑湿伤及胃肠，大肠传导失常所致；大便如黏冻，夹有脓血，伴里急后重（腹痛窘迫，时时欲泻，肛门重坠，排便不爽）者，多见于痢疾和肠癌等疾病，因湿热邪毒蕴结大肠，肠络受损所致，其中，血多脓少者偏重于热，病在血分，脓多血少者偏重于湿，病在气分；大便灰白呈陶土色者，多见于黄疸病，因肝胆疏泄失常，胆汁外溢所致；小儿便绿，多为消化不良的征象；大便带血，或便血相混，或全为血便者，称为便血，多因胃、肠脉络受损所致，其中，血色鲜红，附在大便表面或于排便前后滴出，为近血，多见于肛裂、痔疮出血等，血色紫暗或黑如柏油，与大便均匀混合，为远血，多见于胃痛、胃癌、臌胀出血。

（魏　红）

wàng xiǎobiàn

望小便（inspection of the urine）

医生运用视觉对患者的小便的形、色、质、量和排出情况的变化进行总体观察的望诊方法。小便是由膀胱气化经尿道排出的代谢废物。小便的形成与肺脾肾、三焦、膀胱的气化功能密切相关。正常的小便颜色淡黄，清净而不浑浊。冬天汗少尿多，其色较清；夏日汗多尿少，其色略黄。观察小便的色质异常，可以了解体内

津液的代谢情况、机体阴阳的盛衰及相关脏腑的功能状态。

小便清长量多，多属虚寒证，因阳气亏虚，不能蒸化津气，水津下趋膀胱所致；小便短少色黄，多属实热证，因热盛伤津，或汗、吐、下泻伤津所致；小便色红，多见于尿血、血淋等患者，多因结石损伤血络，或湿热蕴结膀胱，或药毒伤肾等所致，区别主要看是否有尿痛。尿赤伴尿痛或腰腹剧痛者，多属血淋、石淋，不伴尿痛者，多见于肾和膀胱肿瘤、肾痨等疾病；尿中有砂石，排尿不畅或尿流中断，见于石淋患者，因湿热蕴结下焦，煎熬尿中杂质，日久结为砂石所致；小便浑浊如米泔水，或滑腻如脂膏，见于尿浊、膏淋等患者，多因脾肾亏虚，清浊不分，或湿热下注，气化不利，脂液下流所致。

（魏　红）

wàng xiǎo'ér shízhǐ luòmài

望小儿食指络脉（inspection of the infantile index finger veins）

医生运用视觉对3岁以下小儿食指掌侧前缘浅表络脉（静脉）的形色变化进行总体观察的望诊方法。又称望小儿指纹。

渊源　始见于唐·王超的《水镜图诀》，由《灵枢·经脉》中的"诊鱼际脉络法"发展而来。后世医家宋·钱乙的《小儿药证直诀》、清·陈复正的《幼幼集成》、汪宏的《望诊遵经》等，对此诊法都有详细的论述和发挥，使之广泛应用于儿科临床，对诊断小儿疾病具有重要意义。

理论依据　因食指掌侧前缘络脉为寸口脉的分支（其支者，从腕后直出，循次指内廉，出其端），与寸口脉同属手太阴肺经，其形色变化在一定程度上可以反映寸口脉的变化，故望小儿食指

络脉与诊成人寸口脉的原理及意义基本相同。3岁以内小儿的寸口脉脉位短小，加之诊脉时患儿常易哭闹，影响诊脉的准确性，且小儿皮肤薄嫩，食指络脉变化易于观察，故望小儿食指络脉比诊寸口脉更加方便易行。

诊察方法　诊察时让家属抱小儿面向光亮处，医生先用左手拇指和食指固定小儿食指末端，再用右手拇指侧缘，从小儿食指指尖掌侧前缘向指根部用力适中地推擦几次，使其食指络脉显露，然后仔细观察络脉的形色变化。

正常小儿食指络脉特点：在食指掌侧前缘，隐隐显露于掌指横纹附近，颜色浅红略紫，呈单支，粗细适中。小儿食指络脉受年龄、胖瘦、肤色、气温等多种因素的影响，望诊时应注意排除各种影响因素。一般年幼儿、体瘦儿食指络脉显露而较长，年长儿、体胖儿食指络脉不显而略短；天热脉络扩张，食指络脉增粗变长；天冷脉络收缩，食指络脉变细缩短。

临床意义　观察小儿食指络脉的形色变化，作为儿科临床常用的一种辅助诊察方法，可以协助诊察病位的表里，病性的寒热虚实，判断脏腑气血的盛衰，以及病情的轻重和预后。

诊察要点　望小儿食指络脉，应注意其浮沉、色泽、长短、形状等方面的变化。辨别要领可概括为：浮沉分表里，络色辨病性，淡滞定虚实，三关测轻重。

浮沉分表里　根据食指络脉的浮沉，判断病位的表里。浮是指络脉浮而显露，为病位较浅，见于外感表证，因外邪袭表，正气抗邪，鼓舞气血趋向于表所致；沉是指络脉沉隐不显，为病位较深，见于内伤里证，因邪气内困，

阻滞气血难以外达所致。

络色辨病性 根据食指络脉的颜色，判断病变的性质。络脉鲜红，属外感表证，因风寒外袭，邪正相争，气血趋向于表所致；络脉紫红，属里实热证，因里热炽盛，脉络扩张，气血壅滞脉络所致；络脉色青，主疼痛、惊风，因痛则不通，或因肝风内动，脉络郁滞，血行不畅所致；络脉紫黑，为血络郁闭，病情重危之候，因邪气壅盛，心肺气衰，脉络瘀阻所致；络脉色淡，多属脾虚、疳积，因脾胃气虚，气血生化不足所致。

淡滞定虚实 根据食指络脉的淡滞，判断病性的虚实。淡指络脉浅淡而纤细，多属虚证，因气血不足，脉络不充所致；滞指络脉浓滞而增粗，多属实证，因邪正相争，气血壅滞所致。

三关测轻重 根据食指络脉出现的部位，测定邪气的浅深和病情的轻重。小儿食指按指节分为三关：食指第一节（掌指横纹至第二节横纹之间）为风关，第二节（第二节横纹至第三节横纹之间）为气关，第三节（第三节横纹至指端）为命关（图）。

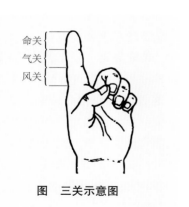

图 三关示意图

络脉显于风关，是邪气入络，邪浅病轻；络脉达于气关，是邪气入经，邪深病重；络脉达于命关，为邪入脏腑，病情严重；络脉透过三关，直达指端，称"透关射甲"，提示病多凶险，预后不良。

据现代研究，心气心阳虚衰和肺热病患儿，大多出现食指络脉向命关伸延的情况，这是由于静脉压升高所致：因食指络脉充盈度与静脉压有关，静脉压愈高，食指络脉充盈度就愈高，也就愈向指尖方向发展。血虚患儿由于红细胞及血红蛋白减少，则食指络脉变淡。

(魏 红)

wénzhěn

闻诊（auscultation and olfaction）

医生通过听觉和嗅觉了解由病体发出的各种异常声音和气味，以诊察病情的方法。是医生获得客观体征的一个重要途径。

理论依据 声音和气味都是人体生命活动的外在征象，能够反映脏腑功能活动和气血津液的盛衰。当人体生病后，由于外邪侵袭，或脏腑功能紊乱，气血津液失调，必然会出现声音和气味方面的异常。通过观察患者声音和气味的各种变化，能了解疾病的性质、部位等方面的情况。

基本内容 主要包括听声音和嗅气味两个方面。听声音主要辨别患者的语言、声音、呼吸、咳嗽、呕吐、肠鸣等声响，了解患者的病情。通过对声音的有无、高低、强弱、清浊以及有无异常声音，判断脏腑气血盛衰及寒热虚实的变化。嗅气味是通过医生的嗅觉辨别患者病体的气味、分泌物和排出物的气味以及病室气味的变化，来判断疾病性质的寒热虚实。患者的声息气味都是脏腑寒热虚实病理变化的外在表现，是临床不可缺少的辨证指标。

注意事项 当临床上出现脉症不应，望色不符时，患者声息和气味的异常表现，往往会成为辨证的关键。如真热假寒证患者虽形寒肢冷，默默不语，但语声往往洪亮有力，口气臭秽，大便下利黄色稀水而又恶臭气味，这些都是患者体内热邪炽盛，格阴于外的真实表现；而真寒证患者往往表现为懒言而语声低微无力，下利清谷而无臭秽之气。

闻诊的现代研究较少。由于辨识声音的难度很大，声诊研究主要集中在利用声诊仪对声诊的研究，多见于对临床常见的语声、咳嗽声、呼吸声、小儿哭声等的声频变化特点进行分析。也有学者采用心音拾音器，描述肠鸣音图，对肠鸣音的频率、强度、长短等进行了客观定量观察。另外，国内外的学者运用气相色谱技术对人体口腔气味进行研究，发现正常口气有200多种，大致分为5类：酯类化合物、芳香族化合物、氨基酸代谢产物、含硫类化合物、卤化物。同时对糖尿病、尿毒症、肝炎、肝硬化、肺癌等疾病口腔气味进行研究，找到了相关的挥发性物质。

(龚其森)

tīng shēngyīn

听声音（listening to the sound）

医生运用听觉来辨别患者的语言、声音、呼吸、咳嗽、呕吐、肠鸣等声响，以了解病情的闻诊方法。是中医闻诊的主要内容，声音的辨别，要注意语声的有无、声音的高低、强弱、清浊，以及有无异常声音，从而判断脏腑气血盛衰及寒热虚实性质的病变。

理论依据 声音是人体生命活动的一种外在表现，语声是由肺、喉、舌、齿、唇、鼻等器官共同协调活动的结果，呼吸、咳嗽、呕吐、肠鸣等异常声响是脏腑功能活动失常的病理性表现。中医认为心主神志，语由心生。肺主气、司呼吸，是发声的动力。肾藏精、主纳气，对肺司呼吸和发声有协同作用。若心、肺、肾功能活动失常，或者其他脏腑的病变影响到心肺肾，人的声音语言就会发生病理性变化。如邪热扰乱心神，患者可出现谵语、狂言等；感受外邪或各种病因导致脾失运化，津液运化失常，形成痰湿，停聚于肺，可产生呼吸、咳嗽等多种病理性声音；胃肠道功能失常，亦可听到呕吐、肠鸣等异常声音。因而，声音的变化与人体内的脏腑功能活动的变化密切相关。

基本内容 听声音应该辨别正常声音和病变声音。

正常声音是人体在生理状态下发出的声音，具有发声自然、声调和畅、柔和圆润、语言流畅、应答自如、言与意符等特点，表示人体气血充盈，发声器官和脏腑功能正常。但是，由于年龄、性别和禀赋等个体的差异，正常人的声音也有不同，一般男性多声低而浊，女性多声高而清，儿童声尖利而清脆，老年人多浑厚而低沉。另外，人的语声与情志变化有关，是表达情感的方式之一。声音可随喜怒哀乐情绪而变化，如喜时发声多欢悦而舒缓，怒时发声多急厉，悲时发声多悲惨而断续等，这些均属正常语声，与疾病无关。

病变声音是指患者所发出的语声、鼻鼾、呻吟、惊呼、喷嚏、呵欠、太息等异常声响，通过这些声音变化可以判断正气的盛衰、邪气的性质及病情的轻重。

随着科学技术的发展，人们不仅仅局限于用听觉来辨别声音，而是应用声图仪，利用电子计算机对人体的一些生理病理性声音进行分析研究，弥补了传统诊法的听觉差异，避免了由于人的听觉误差而造成临床上的漏诊或误诊，使人们对声音的判断更具有客观性。

（龚其森）

tīng fāshēng

听发声（listening to the voice）

医生运用听觉辨别患者声音的变化，以了解病情的诊断方法。语声高低、语调改变、音哑或失音等，可反映正气的盛衰、病邪的性质和病情的轻重。中国古代有"五声"之说，在中医学中，"五声"指患者的五种声音，即呼、笑、歌、哭（或为悲）和呻。

理论依据 五声与五脏相关，肝在声为呼，心在声为笑，脾在声为歌，肺在声为哭，肾在声为呻。中医常借以诊察病情，《医宗金鉴·幼科杂病心法要诀·四诊总括》："诊儿之法听五声……心病声急多言笑，肺病声悲音不清，肝病声呼多狂叫，脾病声歌音颤轻，肾病声呻长且细。"人体的声音是以阳气为动力，肺主一身之气，肾气为人体之根，发声的强弱主要与肺肾两脏关系密切，肺气直接参与发声，声音大小与肺肾之气是否充盛有直接关系。正常人虽有个体差异，但其声音必然表现为清晰洪亮，音调抑扬顿挫，是脏腑精气充盛，气血和调的表现。而久病、重病之人则往往语声低微无力，不相接续，为脏腑精气衰败所致。

基本内容 临床观察患者的语声，主要注意观察其声音的强弱，音调的高低与清浊等方面的改变。语声高亢有力，声音连续，前轻后重者，多属实证、热证；语声低微，气短懒言，声音断续，前重后轻者，多属虚证、寒证；语声极弱，气短不续，欲言而无力复言者，是宗气大虚之征；还应注意是否有音哑或失音的改变，新病音哑或失音，多因外感风寒、风热，或痰湿内蕴，致肺气不宣，清肃失司所致，属于实证；久病音哑或失音，多因肺肾阴亏，精不上承所致，属于虚证。

现代研究认为声音有三种特性，即强度（声频）、音高（声压）、音色（音品），根据声音的特性，采用声谱仪对语声、咳嗽声、呼吸声、喷嚏声等进行各种频谱分析。

（龚其森）

yǔshēng dīwēi

语声低微（low feeble speech voice）

因身体虚弱所致声音低而微弱。又称声怯。《景岳全书·杂证谟》曰："声音出于脏气，凡脏实则声宏，脏虚则声怯。"指出脏腑之气虚弱，导致声音低弱或低微。临床出现语声低微，气短懒言，声音断续，前重后轻者，多属虚证、寒证；甚则语声极弱，气短不续，欲言而无力复言者，是宗气大虚之征。

（龚其森）

yǔshēng gāokàng

语声高亢（high voice）

声音洪亮有力。又称声弘。多因脏腑之气充盛，或感受邪气，邪气亢盛所致。《景岳全书·杂证谟》曰："声音出于脏气，凡脏实则声宏，脏虚则声怯。"临床上出现语声高亢有力，声音连续，前轻后重者，多属实证、热证。

（龚其森）

yǔshēng zhòngzhuó

语声重浊（low muffled voice）

说话或咳嗽的声调因病变影响而低沉含混。简称声重。多因外感风寒或湿痰内阻，使气道不畅所致。临床患者表现声音重浊，多为外邪袭表，或湿邪内困，肺气不宣，鼻窍不利所致；或咳嗽声音重浊，伴鼻塞流清涕，恶寒无汗，属实证，多为风寒犯肺；咳声重浊不扬，痰多、色白而黏，易于咯出，多属痰湿蕴肺。

(龚其森)

音哑 (hoarseness)

声音嘶哑。又称声嘶、喉中声嘶、声哑、嘶嘎、嘶哑、瘖哑等。妇女在妊娠期间出现声音嘶哑，甚则不能出声，称为子瘖、妊娠舌瘖、妊娠子瘖、胎瘖。声音嘶哑出现在产后，称为产后瘖。小儿在出水痘时出现声音嘶哑，称为痘瘖。在出麻疹时出现声音嘶哑，称为麻疹瘖。

发生机制 音哑有虚实之分，《景岳全书·杂证谟》："音哑之病，当知虚实。实者，其病在标，因窍闭而瘖也。虚者，其病在本，因内夺而瘖也。"突然出现音哑，声音重浊，咽喉肿痛，咽干喉痒，咳嗽，伴恶寒发热、脉浮等，见于新病，多因外感风寒、风热，或痰湿内蕴，致肺气不宣，清肃失司所致，属于实证，古人喻为"金实不鸣"。久病出现音哑，以夜晚尤甚，口干咽痒微痛，咽喉色红，伴潮热盗汗、五心烦热、干咳少痰、耳鸣耳聋、腰膝酸软、舌红少苔、脉细数等，多因肺肾阴亏，精不上承所致，属于虚证，即所谓"金破不鸣"。若久病重病而声音突然嘶哑，为肺气将绝。若出现持续性声音嘶哑，并逐渐加重者，应及时检查咽喉有无肿瘤。妊娠晚期，孕妇出现音哑，属生理现象，系胞胎渐长，压迫肾之脉络，使肾精不能上荣于咽喉舌本所致，产后可不治而愈。小儿出疹、出痘，伴有声音嘶哑，多用疫毒攻喉所致。

鉴别诊断 音哑应与失音相鉴别。音哑与失音病机相同，新病多因外邪犯肺，肺气不宣，清肃失司；久病多因肺肾阴亏，肺失濡润。音哑为声音嘶哑，尚能发出声音，严重者可表现为失音，不能发出声音。失音为不能发出声音的表现。

(龚其森)

失音 (aphonia)

完全不能发出声音。古称瘖或瘂。又称无音、音瘂、声不出、不能言、瘖等。突然不能发音者，称为暴瘖。

发生机制 临床须辨外感、内伤、得病新久，证之虚实寒热。《诸病源候论·风病诸候》："皆由风邪所伤，故谓风失音不语。"《张氏医通·诸气门下》："失音大都不越于肺。然须以暴病得之，为邪郁气逆；久病得之，为津枯血槁。盖暴瘖惊呼总是寒包热邪，或本内热而后受寒，或先外感而食寒物。"新病失音，多因外感风寒、风热，或痰湿内蕴，属实证。久病失音，肺肾气阴两伤，属虚证。高声叫呼，强力骂詈，损会厌，耗伤肺气，亦可引起失音。在情绪发生变化之时，也可突然发生失音，而喉部检查无异常者，多见于脏躁。

鉴别诊断 应注意失音与失语的区别，二者是不同的症状。失音是声音不能发出，而失语是不能言语，语言表达障碍。失语多见于中风病。失音与音哑的鉴别诊断见音哑。

(龚其森)

鼻鼾 (snoring)

熟睡或昏迷时鼻喉发出的异常呼吸声。俗称打呼噜。又称鼾、息鼾。"鼾：鼻息有声也。"（《中国医学大辞典》）鼻鼾声音低调而响亮，伴有不同程度的缺氧症状时也就是睡眠呼吸暂停综合征。正常人特别是劳累后在熟睡时亦可闻鼾声，不属病态。

发生机制 现代医学认为是睡眠期间上呼吸道气流通过时冲击咽部黏膜边缘和黏膜表面分泌物引起振动而产生的声音。《医学心悟·伤寒兼症》："鼻鼾者，鼻中发声，如鼾睡也，此为风热壅塞。"认为鼻鼾的产生由于风热壅塞肺卫，肺气不通所致。若形体肥胖及鼻咽部疾患之人，或因药物、饮食及劳倦内伤等，多为中阳虚损，痰湿内生，痰气交阻，息道不畅所致。若在昏迷状态下鼾声不绝，可见于热入心包，或中风入脏之危候。睡中出现鼾声不伴有其他明显症状，多因慢性鼻病或睡姿不当所致。

鉴别诊断 鼻鼾应与鼻鸣相区别。鼻鼾指鼻及咽喉所发出的异常声音；鼻鸣指患者呼吸气粗而似鸣，多为鼻塞时随呼吸发出的鼻音，因肺气不利所致。《医学心悟·伤寒兼证》："鼻鼾者，如鼾睡也，鼻中发声，此为风热壅闭。鼻鸣者，鼻气不清，言响如从瓮中出也，多属风寒壅塞，须按兼证治之。"

(龚其森)

呻吟 (groan)

身体不适时所发出的低哼声或吟叹声。又称呻、吟。多因身体病痛难以忍受而发出的声音。可见于实证或肾虚。其声高亢有力，多为实证，病势较剧或痛剧；其声低微无力，见于久病，多属虚证，为身体虚羸不耐病苦。临床上听到患者呻吟声，结合其相应的姿态，可判断病痛的部位。《诊家正眼·闻声》曰："如攒眉呻吟，苦头痛。呻吟不能行起，腰足痛叫喊以手抚心下，中脘痛。呻吟不能转身，腰痛。"

（龚其森）

jīnghū

惊呼（exclamation）

突然发出的惊叫声。惊呼常与惊恐、剧痛等有关。一般情况，正常人突然受到惊吓会发出惊呼的声音。病理性的惊呼常因邪热内盛所致。若声音尖锐，表情惊恐，常见于高热神昏或精神失常；小儿高热惊风，常见阵发性惊叫。小儿夜啼伴惊呼，多因心脾有热或中寒腹痛所致。

（龚其森）

késou

咳嗽（cough）

"咳"指有声无痰，"嗽"指有痰无声，有痰有声谓之咳嗽。《杂病源流犀浊·咳嗽哮喘源流》曰："有声无痰曰咳，非无痰，痰不易出也，病在肺。肺主声，故声先而痰后。有痰无声曰嗽，非无声，痰随嗽出，声不甚响也，病在脾。脾藏痰，故痰出而嗽止。"而临床上并不区分，统称为"咳嗽"。

发生机制 咳嗽是肺失宣降，肺气上逆所产生的症状，多见于肺脏疾患，但亦与其他脏腑病变有关。《素问·咳论》指出："五脏六腑皆令人咳，非独肺也。"听咳嗽声音，结合痰之量、色、质、味等兼症，可辨病证之寒热虚实。

临床意义 一般情况下，咳声重浊紧闷，多属实证。①实证的咳嗽多因外感病邪，或痰湿阻肺，或肝火犯肺，肺失肃降所致。咳声重浊，咯痰稀白，鼻流清涕，恶寒发热，头身疼痛，无汗脉浮等，属于风寒束肺，多因风寒之邪侵袭人体，肺失宣发肃降所致。咳声不爽，咯痰黄稠，口干咽痛，发热恶寒等，属于风热犯肺，多

因风热袭肺，肺气不利所致。咳声不扬，痰稠色黄，不易咳出，发热，胸痛，舌红苔黄，脉滑数等，属于邪热犯肺，多因热邪犯肺，肺失宣降所致。咳声短而清脆，干咳无痰，或痰少不易咳出，口干咽燥，或声音嘶哑，咳引胸痛等，属于燥邪伤肺，多因燥邪伤津，肺失濡润，肺气不利所致。咳声重浊不扬，因痰而咳，痰量多色白而黏，易于咯出，伴有脘腹胀闷，恶心纳呆，便溏，苔腻脉滑，属痰湿蕴肺，多因脾虚水湿不运，湿聚生痰，痰湿阻肺所致。咳声响亮，咳嗽气逆，甚则呛咳，痰如败絮难以咳出，咳引胁痛，咽干口燥，急躁易怒，胸闷善太息，面赤，脉弦等，属于肝火犯肺，多因恼怒伤肝，肝失疏泄，气郁化火，木火刑金所致。②虚证咳嗽咳声低弱，多因脾肺气虚，或肺肾气虚，或肾阳虚衰，肺失宣降所致。咳声低微，气短，痰多稀白，面色白，自汗畏风，食少便溏，脉虚无力等，属脾肺气虚，多因脾肺气虚，津液不得布散，湿聚生痰，肺失宣降所致。咳声低弱，久咳不止，痰少而黏，或痰中带血丝，伴消瘦、潮热、五心烦热、盗汗颧红、咽干口燥、声音嘶哑、舌红少苔、脉细数等，属于肺肾阴虚，多因热病后期，肺阴大伤，或素体阴虚火旺，肺失濡润，肺失清肃所致。咳声低微，喘促，呼吸困难，痰清稀，咳甚则遗尿，伴气短、面浮肿、舌淡胖等，属于肾阳虚衰，多因肾阳虚衰，气化失司，水湿泛溢，上凌于肺，肺气上逆所致。

某些咳嗽声音异常，具有特殊的诊断意义。临床上常见顿咳和白喉的咳嗽。①顿咳，又称百日咳、时行顿咳、疫咳、天哮、鸡咳等，特点是咳嗽阵发，连声

不断，呈痉挛性发作，咳剧气逆则涕泪俱出，甚则呕吐，咳止时带吸气吼声如鹭鸶叫声。多见于五岁以下的儿童，多发于冬春季节，其病程较长，不易速愈，具有流行性和传染性。多因外感时邪，与伏痰搏结，阻遏气道，肺失清肃所致。顿咳应注意区别虚实，疾病初期而痰多者为实；久病而痰少者为虚。实证多因风寒犯肺或痰热阻肺所致。咳剧而咳声连续不断，痰液稀白，咳甚涕泪俱出，伴恶寒发热、鼻塞流清涕、脉浮等，为风寒顿咳，多因风寒犯肺，肺失宣降，肺气上逆所致。咳剧，阵咳时面赤睛红，痰色黄黏稠，甚则咳血、鼻衄，小儿指纹色紫暗滞，舌红苔黄，为痰热顿咳，多因痰热阻肺，肺失清肃，肺气上逆所致。虚证顿咳多由肺脾气虚，肺失宣降所致，表现为小儿咳声无力，痰稀量少，气短乏力，面色淡白，食少纳差，脘腹胀满，便溏，指纹色淡等。②白喉则咳声如犬吠，干咳阵作，吸气困难，喉部肿胀，有白色假膜，拭之出血，甚则喘息痰鸣，声音嘶哑，烦躁不安，舌红苔黄等，为疫毒时邪，壅阻喉部，气道不畅，疫毒内传，里热炽盛所致，病情凶险。

（龚其森）

ŏutù

呕吐（vomiting）

"呕"是指有声有物，《中国医学大辞典》："呕，口中有声兼有物者也。""吐"是指有物无声，即有物出而无声。"干呕"是指欲吐而无物但有声，或仅仅吐出少量涎沫。"呕吐"多指呕吐物而言。临床上一般统称为"呕吐"。

发生机制 呕吐是胃气失和，胃气上逆的表现。引起呕吐的原因很多，如《素问·脉解》：

"所谓食则呕者，物盛满而上溢，故呕也。"《灵枢·经脉》："是主肝所生病者，胸满，呕逆，……"等，临床上有生理性和病理性呕吐的区别。如妇女受孕后，出现妊娠反应，多于晨间或闻到刺激性气味时发生恶心呕吐，不属病理变化。临床上可根据呕吐声音的强弱和吐势的缓急，以辨别疾病的寒热虚实。

临床意义 一般呕吐暴病多实，久病多虚。①实证呕吐多因寒湿直中脾胃，或食积胃脘，或肝气犯胃，或邪热犯胃所致。若呕声低沉，或先吐清水继而吐出食物，脘腹冷痛较剧，吐后腹痛可缓解，苔滑脉沉，此为寒湿犯胃，多因过食生冷或腹部受凉，致寒凝气滞，胃气上逆所致。若呕吐物酸腐，气味臭秽，或干呕口臭，嗳气厌食，脘腹胀满疼痛拒按，大便不调，苔黄腻脉滑等，此为饮食停滞，多因暴饮暴食，或过食肥甘厚味，以致食滞胃脘，胃失和降，胃气上逆所致。吐势较猛，声高有力，呕吐物呈黏痰黄水，或酸或苦者，多属实热证，常因邪热犯胃，胃气上逆所致。呕声不扬或干呕，时作时止，常伴恶心嗳气，胸闷，脘腹胀满，两胁胀痛，口苦，急躁易怒，苔黄脉弦，每遇情志波动而发作，多因情志不遂，肝失疏泄，肝气横逆犯胃，胃气上逆所致。②虚证呕吐多因脾胃阳虚或胃阴不足所致。吐势徐缓，声低无力，每于饭后反胃呕吐，吐物量少，伴胸脘痞闷，脘腹隐隐作痛，气短懒言，口淡不渴，便溏，舌淡脉弱等，多属虚寒证，多因脾胃阳虚，脾失健运，胃失和降，胃气上逆所致。呕吐剧烈，声音清脆响亮，先吐食物，继之吐清水，甚则苦水，不能进食，食入即吐，

咽干口燥，舌红脉细，多因过食辛辣或热病后期耗伤胃阴，胃失濡养，胃气上逆所致。

（龚其森）

hēqiàn

呵欠（yawn） 疲倦欲睡或乍醒时张口舒气。又称欠、呼欠。

发生机制 "黄帝曰：人之欠者，何气使然？岐伯曰：卫气昼日行于阳，夜半则行于阴。阴者主夜，夜者卧。阳者主上，阴者主下……阴阳相引，故数欠。"（《灵枢·口问》）若缺少睡眠的人，或乍醒时，张口伸腰呵欠属正常生理现象。若不在困倦之时，频频呵欠，不耐劳累则属病态。

临床意义 临床上患者呵气频作，多由肝郁、血瘀、脾肾阳虚所致。若时时欠伸，情绪抑郁或急躁易怒，胸闷胁胀，或咽中如物梗塞，善悲欲哭，其病情常随情志变化减轻或加重，脉弦细，多因思虑忧愁不解，导致肝失疏泄，气机不畅而致。若频频呵欠，胸闷或心悸气短，头晕耳鸣，记忆力减退，情绪易急躁，舌质暗红，脉涩或结代，多因气滞或气血不能帅血而行，血行不畅，脉络瘀阻，阳气受阻不得宣发而致。若连连呵欠，精神不振，易疲乏，伴畏寒肢冷，气短懒言，腰膝酸软，夜尿频，食少，腹胀便溏，舌淡胖，脉沉细等，多因年老体弱，先天禀赋不足，或久病失养，以致脾肾阳衰，中焦虚寒，阴阳之气相引所致。

（龚其森）

tàixī

太息（sighing） 患者自觉胸中憋闷而长嘘气，嘘后胸中略舒，以呼气为主的深呼吸。又称叹息、叹气。太息的特点是平静呼吸过程中，时而深吸气并长嘘叹气，发出比平时呼吸大而多的声音。

发生机制 太息多因气机不畅所致。

临床意义 临床以肝郁和气虚多见。肝郁气滞者常见叹息频作，胸中憋闷，两胁胀满，闷闷不乐或急躁易怒，口苦纳少，脉弦等，多因长期情志不遂，或突然遇到重大精神刺激，以致肝失条达，气机不畅而致。阳气不足或心脾两虚者常见善叹息，乏力气短，语声低弱，胸闷，动则尤甚，舌淡脉弱等，多因劳伤过度、久病失养，导致阳气耗伤太过，或思虑忧愁，伤及心脾，气虚不得舒展所致。

鉴别诊断 太息应与嗳气相鉴别。嗳气是胃气上逆长而缓的声响，太息则是气机郁滞不畅而长叹的表现。

（龚其森）

ènì

呃逆（hiccup） 胃气上逆，通过咽喉所发出的不由自主的短而频，不能自制的冲击声。俗称打呃、打咯忒。唐以前称"哕"，《类经·针刺类》："是古之所谓哕者，即呃逆无疑也。"《丹溪心法·呕吐》："凡有声有物谓之呕吐，有声无物谓之哕。"现今"哕"多指呃逆和干呕。

发生机制 呃逆是胃气上逆的表现，多因感受外邪、情志刺激或久病，胃气衰败而发病。刚进食后，或进食过快，或遇风寒，出现暂时呃逆，大多能自愈。

临床意义 呃逆若发生在疾病过程中，可根据呃声长短、高低和间歇时间不同，以辨别病证的寒热虚实，判断疾病的预后。呃逆声频作，高亢有力者，属实证、热证。呃逆声低沉，声弱无力者，多属虚证、寒证。新病呃逆，其声有力，多属邪气客胃；久病、重病呃逆不止，声低无力，

多属胃气衰败之危候。《形色外诊简摩·外诊杂法类》："新病闻呃，非火即寒；久病闻呃，胃气欲绝也。"

实证呃逆，往往发病较急，多因寒邪直中脾胃或肝火犯胃所致。呃声高亢洪亮有力，频频发作，口臭烦躁，口渴，便秘尿赤，舌红苔黄，脉弦数，属于肝火犯胃，多因情志不遂，肝失疏泄，气郁化火，肝气横逆犯胃所致。呃声沉缓有力，胃脘胀满冷痛，得热则减，形寒肢冷，苔白脉迟等，属于寒邪伤胃，多因寒邪损伤胃阳，胃气不降而上逆所致。

虚证呃逆，多因脾胃阳衰或胃阴不足所致。呃声低弱无力，气短乏力，形寒肢冷，脘腹隐痛或胀满，食少便溏，苔白脉沉，多见于脾胃阳虚，中焦气机不畅，而致胃气上逆。呃声急促，频频发作而不连续，伴有咽干口燥，潮热烦躁，胃脘灼热，舌红少苔，脉细数，属于胃阴不足，多因热病后期，胃津大伤，或过食辛辣，损伤胃阴，胃失濡润而胃气上逆所致。久病呃逆不止，声低气怯无力，形瘦骨立，是胃气衰败的危候。如《素问·保命全形论》："病深者，其声哕"。

此外，情志抑郁亦可发生频繁呃逆，甚则持续数日或数周，但入睡后呃逆可自行停止。

（龚其森）

ǎiqì

嗳气（belching） 胃气上逆，胃中气体上冲，出于咽喉而发出的长而缓的声音。古称噫或噫气，俗称打饱嗝。若嗳气有酸腐而臭的气味，称为嗳腐。

发生机制 嗳气多因饮食、情志、感受外邪或久病重病等因素，影响于胃，胃气失于和降，胃气上逆所致。正常人在饱食、饮啤酒或汽水之后，偶有嗳气，嗳气后脘腹舒适，无特殊症状者，不属于病态。

临床意义 临床上根据嗳气的声响变化及伴有气味的不同，可判断病性之寒热虚实。

实证嗳气，其声多高亢有力，嗳气后，满闷感可减轻。多因食滞内停或肝气犯胃所致。嗳气有酸腐臭气，声音重浊，脘腹胀满疼痛拒按，厌食，大便不调，苔厚腻，脉滑，多因暴饮暴食，食停中焦，气机受阻，胃气上逆所致。嗳气频频发作，嗳声响亮，可随情绪变化而减轻或加剧，胸闷，善太息，两胁胀痛，急躁易怒，脉弦，多因恼怒伤肝，肝气郁结，肝气横逆犯胃，胃气上逆所致。

虚证嗳气，其声低弱而断续，呕吐清水痰涎，食少，脘腹胀满，面色不华，气短乏力，舌淡脉弱，多因脾胃虚弱，运化失健，脾气不升，胃气不降所致。

鉴别诊断 应注意区别嗳气与呃逆的不同。二者都是胃气上逆的表现，但呃逆为声短而频，呃呃连声，发自喉间；嗳气声长而缓，一般不连发。

（龚其森）

tīng tìshēng

听嚏声（listening to the sneeze） 医生运用听觉来辨别患者嚏声的变化，以了解病情的诊断方法。喷嚏声是一种祛邪外出的反射性动作，是人体阳气上行于鼻，抗御外邪的表现。若喷嚏频作，伴有其他不适症状者，多为外感风邪，肺失宣肃，鼻窍不利之症。阳虚久病，突然出现喷嚏，提示阳气回复，病有好转趋势。总之，初病见嚏为阳气不衰，正能抗邪；久病见嚏，说明阳气尚存。

（龚其森）

pēntì

喷嚏（sneeze） 因鼻腔发痒而气流由鼻喷出时产生的声响。俗称打喷嚏。《素问玄机原病式·六气为病》："嚏，鼻中因痒而气喷作于声也。"

发生机制 喷嚏是人体阳气上行于鼻，抗御外邪的一种表现，《灵枢·口问》："阳气和利，满于心，出于鼻，故为嚏。"喷嚏的产生多由于外邪或其他刺激因素导致肺气不利所致。正常人因异物或刺激性气体等引起偶发喷嚏，不属于病态。

临床意义 若喷嚏频作，伴鼻塞流涕，恶寒发热，头身痛，语声重浊，脉浮等，多为外邪侵袭肺卫，肺失宣降。若喷嚏流涕，倦怠乏力，气短，自汗，易感冒，舌淡苔白，脉弱等，多为肺气不足，卫表不固，肺气不利所致。若久病之人，突然出现喷嚏症状，为阳气来复，病情好转的征象。《中医临证备要》："阳虚久病，突然发现喷嚏，为阳气回复，有好转趋势，即所谓'阳出于阴则嚏'。"可见，喷嚏是由于人体阳气振奋抗邪的表现。

（龚其森）

tīng yǔyán

听语言（listening to the speech） 医生运用听觉来辨别患者讲话的内容及吐字的清晰程度，以了解病情的诊断方法。

理论依据 语言是人类交流思想的工具，能够表达人的意识思维。语言反映人的神明活动，多与心神有关。正常人心神功能活动正常，表现为言语条理清楚，对答如流，口齿清晰，反应灵敏。当人体患病后，心神被病邪扰动，心主神明的功能失常，就会引起语言错乱，言不随心的表现。

主要内容 语言的辨别，主

要是判断患者语言的表达与应答能力有无异常和吐字是否清晰。正常人言语条理清晰,应答如流。患者言语具体表现包括语言謇涩、谵语、语迟、郑声、口吃、狂言、独语、错语、呓语等,为心主神明功能失常的表现,多由热扰心神、心气大伤、痰迷心窍或痰火扰心等所致。一般疾病过程中,出现沉默寡言,不喜言语,语声低微,时断时续者,多属虚证、寒证;烦躁多言,语声高亢有力者,多属实证、热证。

现代对于语言病理变化的专项客观化研究较少,多结合声诊对相关语言的声音、语声、嗓音等方面,通过现代科技手段和方法,利用声图仪和电子计算机测定声音属性的各种物理量,找到相同或特有的声图表现和声学参数,从而分析出声音所具有的共性与个性的实验诊断依据。

(龚其森)

yǔyán jiǎnsè

语言謇涩(dysphasia) 神志清楚,但吐字含混不清或困难,可兼有舌强,半身不遂,口眼㖞斜等表现的症状。又称言謇。多因风痰阻络所致,常见于中风先兆或中风。因风痰阻滞,舌体失养,筋脉不利,舌体活动不灵活,故发音含混不清。热病后期,出现语言謇涩,伴舌体卷缩,手足蠕动或抽搐等,为真阴灼伤,阴液不能滋养筋脉,而致舌的运转无力。先天性舌系带过短亦会导致语言謇涩。

(龚其森)

zhānyǔ

谵语(delirium) 神识不清,语无伦次,声高有力,烦躁多言的症状。又称谵言。谵语兼见发狂,称为谵狂。

发生机制 谵语多由邪气太盛,扰乱心神所致,常见于温病邪入心包、伤寒阳明腑实证(胃肠实热)等证,多属于实证,亦可见于重病、久病的危重阶段。若见于急性外感热病,谵语常伴壮热面赤,神昏,口渴汗出,便秘尿赤,舌红苔黄,脉洪大等,此为温病邪入心包,邪热内盛,扰乱心神,其发病急、变化快,甚至会因热入营血而见透发斑疹,或吐血、咳血,或四肢抽搐,牙关紧闭,项背强直等动血、动风的表现。若谵语烦躁,日晡潮热,脘腹胀满疼痛拒按,大便秘结,多日不行,矢气奇臭,舌红苔焦黄起芒刺,脉沉数有力,此为邪热内盛,与糟粕结于胃肠,浊热上攻,扰动神明所致。妇女热入血室,昼日明了,暮则谵语,面赤烦热,痰涎壅盛,舌苔黄腻,脉滑数,此为痰火上扰心神,多因素体痰盛,痰郁化热,或外感时邪,热盛于里,炼液成痰,痰热交蒸,上扰神明所致。谵语亦见于阴盛格阳的真寒假热证或阴竭阳衰的危重阶段。

鉴别诊断 谵语应与郑声相鉴别。二者同属于失神患者的异常语言表现,但二者的发生机理不同。谵语多由邪热、痰火、瘀热等扰乱神明所致,故其声必高,其气必粗,其色必艳,其神必盛,属实证。郑声多由精气内夺所致,其声必低,其气必短,其色必萎,其神必惫,属虚证。

(龚其森)

yǔchí

语迟(slowness to speak) 小儿至三五岁,尚不能进行简单会话的症状。五迟(立迟、行迟、发迟、齿迟、语迟)之一。多因先天肾虚,或心气不足,或脾胃亏虚所致。《圣济总录·小儿门》:"论曰心为言,肝为语,其经属手少阴足厥阴。其气上通于舌,舌者声之机,若禀受之初,母怀惊怖,则子之心火不足,而肝木弱,故令机关不利,气不宣扬而语迟。甚者有经数岁不能言者。"先天因素父精不足,母血气虚,禀赋不足;或母孕时患病、药物受害等不利因素遗患胎儿,以致早产、难产,生子多弱,先天精气未充,髓脑未满,脏气虚弱所致。或后天因素小儿出生后,护理不当,或平素乳食不足,哺养失调,或体弱多病,或大病之后失于调养,以致脾胃亏损,气血虚弱所致。

(龚其森)

zhèngshēng

郑声(unconscious murmuring) 神识不清,语言重复,时断时续,声音细微的症状。《伤寒论·辨阳明病脉证并治》:"郑声,重语也。"

发生机制 多因脏腑精气内夺,精神散乱,神明不能自主所致,属于虚证,常见于疾病的晚期。若郑声伴汗出微黏,身热肢温,烦躁,口渴,气促,舌红少津等,属于亡阴证,多因大吐、大泻、大汗、产后失血或里热炽盛,阴液大伤,心神失养所致。若郑声伴汗出淋漓,肌肤湿冷,四肢厥逆,面色苍白,气短息微,脉微欲绝等,属于亡阳证的郑声,多因久病不愈,元气衰微;或寒邪过盛,阳气大伤,或心阳暴脱,真阳欲绝以致心神失主,神明散乱。

鉴别诊断 郑声应与谵语相鉴别。见谵语。

(龚其森)

kǒuchī

口吃(stuttering) 说话字音重复或词句中断的症状。又称重言或重语。其形成与遗传因素、精神心理因素或特定的疾病相关。《黄帝内经灵枢集注·忧恚无言》："其厌大而厚，则开阖难，其气出迟，故重言也。""重言者，口吃而期期也。寒气者，足少阴寒水之气也。盖少阴之脉，上系于舌，络于横骨，终于会厌。其正气上行，而后音声乃发。如寒气客于厌，则厌不能发，谓不能开也。发不能下，谓不能阖也。是以至其开阖不致，而无音声矣。"

（龚其森）

kuángyán

狂言（raving）

精神错乱，语无伦次，笑骂妄言，不避亲疏，登高而歌，弃衣而走的症状。主要见于狂病，俗称武痴、发痴。发作时患者情绪处于极度兴奋的状态，属阳证、热证。多因痰火扰心或肝胆郁火所致。若狂言兼有狂乱不安，妄作妄动，衣被不敛，头痛失眠，面红目赤，舌红苔黄腻，脉弦滑数等症状，多因情志不遂，气郁化火，或心胃火盛，炼液为痰，痰火扰神所致。若狂言语无伦次，狂躁易怒，心烦意乱，惊悸不安，胸胁胀痛，舌红苔黄，脉弦数等，多因长期情志不畅，或突然遇到重大精神刺激，气郁化热，肝胆郁热，火热扰乱心神所致。

（龚其森）

dúyǔ

独语（soliloquy）

自言自语，喃喃不休，见人则止的症状。因气血不足，心神失养，或气郁生痰，痰蒙心窍所致，可见于癫病、郁病。《脉诀汇辨·声诊》："独言独语，言谈无绪，心神他寄，思虑伤神。"热病见到独语多为邪陷心包。

（龚其森）

cuòyǔ

错语（paraphasia）

语言表达经常出错，但错后自知，或神志

恍惚，语言前后颠倒错乱的症状。又称语言错乱。多因气血不足，心神失养，或肾精亏虚，髓海空虚所致。与心、肝、脾有关，临床有虚实之分。虚证多由思虑过度，心脾气血两虚，心气不足，神失所养所致，兼见面色少华，头晕少寐，心悸气短等症状。实证多由痰湿、瘀血、气滞阻遏心窍所致，因痰湿阻滞者，常兼见恶心呕吐，或见神情呆滞，胸闷，苔腻等症状；因瘀血内阻者，常兼见妇女经行不畅，或产后恶血积聚；因气滞者，常兼见情志抑郁，胸胁胀闷，善太息，或易怒，脉弦等肝气郁滞证。

（龚其森）

yìyǔ

呓语（somniloquence）

睡梦中说话，吐字不清，意思不明，睡着多言，醒后则无，亦不知的症状。又称睡中呢喃、梦话。

多因心火、胆热或胃气不和所致。呓语伴心烦，小便黄，舌尖红等症状，为心火扰神所致。呓语伴口苦咽干，胁肋胀痛等症状，为胆热所致。呓语伴胃脘部胀闷不舒，嗳气等症状，为胃气不和所致。久病虚衰出现呓语，称为虚呓，多为心气大伤，神不守舍所致。

（龚其森）

tīng hūxī

听呼吸（listening to the breathing）

医生运用听觉辨别患者的呼吸强弱、缓急、粗细、清浊等变化，以了解病情的诊断方法。

理论依据 肺为气之主，肺主呼吸，肺的功能正常则呼吸均匀；肾为气之根，肾主纳气，以致呼吸不会表浅，故呼吸与肺肾两脏关系最为密切，亦与其他脏腑有关，当外邪侵袭或其他脏腑病变影响于肺，使肺气不利而出

现呼吸异常。一般情况，患者呼吸正常，是形病气未病；呼吸异常是形气俱病。

主要内容 对于病态呼吸的诊察，主要是辨析呼吸之强弱、缓急、粗细、清浊。一般呼吸气粗、气急，多属实证、热证，多见于外感病或实热证；呼吸气微低怯，徐出徐入，多属虚证、寒证，多见于内伤杂病。病理性呼吸声音有喘、哮、仰息、短气、少气、上气等征象。喘哮是呼吸急促的病变，喘有虚实之分，实喘的特点是发病急骤，呼吸困难，声高息涌气粗，唯以呼出为快，多因外邪袭肺或痰浊阻肺所致。虚喘的特点是发病缓慢，呼吸短促，似不相接续，得引一长息为快，多因肺之气阴不足或肾虚不纳气所致。哮分寒热，有寒哮与热哮之分，寒哮发于冬春季节，遇冷而作，因阳虚痰饮内停或寒饮阻肺所致。热哮多在夏秋季节，气候燥热时发作，因阴虚火旺和热痰阻肺所致。少气、短气等症状在各种不同病证中均可出现，多由于肺气虚或肺肾气虚所致。仰息、上气多因感受外邪或痰饮内停所致。

现代研究主要运用示波器对呼吸音的示波曲线进行描记，从而进行呼吸音的示波分析。有学者应用呼吸音示波曲线描记法观察针灸治疗哮喘的疗效，结果显示，所记录到的波形曲线能够很好地再现支气管喘息患者特有的呼气性呼吸困难的呼吸音及杂音，针灸治疗后波形曲线的改变也能很好地反映其治疗效果。

（龚其森）

chuǎn

喘（asthma）

呼吸困难，呼吸短促急迫，甚则张口抬肩，鼻翼煽动，难以平卧的症状。又称气

喘、喘息、喘逆、喘促、逆气、气促等。

发生机制 喘有虚实之分。实喘者发病急骤，气粗声高息涌，唯以呼出为快，仰首目突，一般形体较壮实，脉实有力，多因外邪袭肺，或痰热郁肺，肺失宣降，肺气上逆所致。风寒之邪闭阻肺气所致气喘，多因风寒之邪侵袭肺卫，肺失宣降，表现为喘急胸闷，伴咳嗽，咯痰清稀色白，初起见恶寒发热，无汗，头身疼痛，舌苔薄白，脉浮紧。风热犯肺所致气喘，多因风热之邪侵袭肺卫，肺失宣降，表现为喘急烦闷，伴咳嗽，咯痰黄稠，兼发热恶寒，汗出，口渴，胸痛，舌苔薄白或薄黄，脉浮数。表寒里热所致气喘，多因风寒之邪外束肌表，或表寒未解，而肺有郁热，表现为喘急胸闷，恶寒发热，头身疼痛，心烦口渴，痰稠不爽，舌苔黄白相兼，脉浮数。痰浊阻肺所致气喘，多因肺失输布，聚津成痰，或脾失健运，湿聚成痰，痰停于肺，肺失宣降，表现为喘促气粗，痰声漉漉，咳嗽痰稠，胸中窒闷，或恶心纳呆，舌苔白腻，脉滑。

虚喘者发病徐缓，病程较长，喘声低微，呼吸短促，似不相接续，动则加剧，但以引长一息为快，形体虚弱，动则气喘汗出，脉虚无力，多因肺气虚或久病及肾，肺为气之主，肾为气之根，肺肾两脏虚弱，气失摄纳所致。肺气阴两虚所致气喘，表现为喘促气短，动则气喘加重，语声低弱，自汗恶风，易感冒，口渴，脉细弱。肾气虚，肾不纳气所致气喘，表现为喘促日久，少气不足以息，呼多吸少，动则尤甚，腰膝酸软，舌质淡，脉沉细。肾阳虚水泛所致气喘，表现为喘咳气急，不能平卧，心悸畏寒，腰酸肢冷，尿少水肿，舌质淡胖，苔白滑，脉沉弱。

鉴别诊断 喘与哮相鉴别。哮与喘均为呼吸困难的表现，但哮不同于喘。喘以呼吸气促困难为特征，而哮以喉有痰鸣或如水鸡声为特征哮必兼喘，故哮亦可称为哮喘；喘不必兼哮，仅有呼吸急促而未必有痰鸣声。

(龚其森)

xiào

哮（wheezing） 呼吸急促，喉中痰鸣如哨或如水鸡声的症状。又称哮吼、呷嗽、喘鸣、吼喘、哮鸣、痰鸣、息鸣、喘喝、喉中水鸡声、喉中痰鸣、齁病等。多反复发作，不易痊愈。

发生机制 哮多因宿痰内伏，复感外邪所引发。患者往往因季节转换或过食酸咸生冷等突然复发，发作前常有如鼻痒、咽痒、胸闷、咳嗽等先兆症状。临床上哮证应辨别寒热。

寒哮又称冷哮，多在冬春季节，遇冷而作，多因阳虚痰停，或寒饮阻肺所致。伴有气短不相接续，倦怠乏力，自汗，动则尤甚，舌淡胖，脉沉弱等，为阳虚痰停。伴有咯痰清稀色白，胸闷，面色发青而晦暗，形寒肢冷，苔白滑，脉浮紧等，为寒饮阻肺。

热哮多在夏秋季节，气候燥热时发作，多由阴虚火旺或热痰阻肺所致。阴虚火旺所致者多表现为干吼无痰，潮热盗汗，五心烦热，口干咽燥，舌红少苔，脉细数等症状。热痰阻肺所致者，多伴有呼吸气急，声高气粗息涌，喉中痰鸣，痰黄稠不易咳出，身热面赤，口渴，舌红苔黄，脉滑数等症状。

若热痰，或寒痰郁而化热，内伏于肺，复感风寒之邪外束于表所致之哮，表现为胸中烦热，咳痰色黄黏稠，或痰白黏难咯，喉中痰鸣，恶寒发热，无汗，头身疼痛等表寒里热证。俗称寒包火。

若肾阳虚水泛，上凌于肺或肾阴虚，虚火灼肺所致之哮，常称为肾哮。若因痰浊壅滞于肺而致之哮，常称为痰哮。

鉴别诊断 哮与喘相鉴别。见喘。

(龚其森)

yǎngxī

仰息（supine breathing） 仰面喘息的症状。

发生机制 多因感受外邪或体内痰饮停留，导致气机不畅而逆上所致，多属实证。《素问·缪刺论》：“邪客于足太阴之络，令人腰痛，引少腹控䏚，不可以仰息。”

鉴别诊断 仰息应与喘相鉴别，喘以呼吸困难为主要表现，仰息主要以气机逆上为主要表现，常伴有喘息的动作，如患者坐而喜仰，咳喘痰多，胸胀气粗，属于肺实气逆的表现。

(龚其森)

duǎnqì

短气（shortness of breath） 呼吸短促，不相接续，似喘而不抬肩，似呻吟而无痛楚，气急而无痰声的症状。《中国医学大辞典》：“呼吸虽数而不能接续，似喘而不抬肩，似呻吟而无痛楚，呼吸急而无叹声。”概括了短气的特点。

发生机制 短气有虚实之分，虚证以肺气不足为主；实证为痰饮、气滞、血瘀等蕴阻于肺所致。《杂病广要·脏腑类》：“短气不足以息者体实，实则气盛，盛则气逆不通，故短气；又肺虚则气少不足，亦令短气。”若患者短气，伴有倦怠懒言，乏力自汗，动则尤甚，易感冒，舌淡嫩有齿痕，脉虚无力，多为肺气不足所致。若患者短气，伴有咳喘，咳稀白水样痰，量多易咳，胸闷憋气，苔水滑，多为水饮停留胸中，阻滞胸中气机，肺气不利所致。

鉴别诊断 短气与少气、喘相鉴别。①少气指呼吸微弱，不足以息，多见久病虚衰、脏气不足之证，是气亏体弱的表现。短气属虚者必兼少气。如《诸病源候论·短气候》："肺虚则少气，亦令短气，其人气微，常如少气，不足以呼吸。"②喘指呼吸困难，呼吸短促急迫，甚则张口抬肩，鼻翼煽动，难以平卧的表现。气喘有可能伴哮，而短气不会伴有哮鸣音。

（龚其森）

shǎoqì

少气（asthenic breathing） 呼吸短促微弱，言语无力的症状。又称气微。《景岳全书·杂病谟》中曰："少气者，气少不足以息也"。

发生机制 少气多因体质虚弱，或久病肺肾气虚所致。患者多表现为倦怠懒言，面色不华，谈话时自觉气不足以言，常深吸一口气后，再继续说话。

鉴别诊断 少气应与短气相鉴别。虚证的短气表现类似少气，但短气吸长呼短，常伴有胸中满闷感，多为肺肾不足所致。短气实证呼吸粗而勉强，气若有所窒，以呼吸急而短促，不相接续为特点。而少气纯属虚证，只觉气少不足以息，而无胸闷感，多为肾气不足所致。《医宗金鉴·杂病心法要诀》："短气者，气短不能续息也；少气者，气少而不能称形也。"

（龚其森）

shàngqì

上气（abnormal rising of qi） 气息急促，上逆于喉间，呼多吸短的症状。

发生机制 多因外邪袭肺，痰饮内停，导致肺气不利，气逆于喉间所致。

鉴别诊断 上气应与息微、气喘相鉴别。息微是指呼吸浅表，气息微弱，断续难以为继的表现，为阳气大伤，肺肾之气将绝之候。气喘为指呼吸困难，呼吸短促急迫，甚则张口抬肩，鼻翼煽动，难以平卧。有虚实之分，详见喘。

（龚其森）

chángmíng

肠鸣（borborygmus） 腹中胃肠蠕动所产生的辘辘作响的声音。亦称腹鸣。正常人一般难以直接闻及。声响较大者，患者或身旁之人即可听到。

肠鸣多因腹中气机不和所致，脾胃、大肠、肝肾的病变均可见肠鸣。临床应注意肠鸣发生的频率、强度和音调等变化，以判断疾病的寒热虚实。肠鸣伴有泄泻，腹痛隐隐，得温缓解，腰膝酸软，形寒肢冷，舌淡脉沉，多因久病不愈或过用寒凉药物，损伤胃阳，而致脾肾阳虚，不得温煦大肠，大肠传导功能失调所致。肠鸣声大如雷，频频发作，伴有脘腹冷痛，呕吐清水，大便稀溏，形寒肢冷，面色发青等，多因过食生冷或腹部受寒，中阳被困，脾胃升降失常，气机受阻所致。脘腹部水声辘辘，受寒或饥饿时加重，伴脘腹满闷，恶心欲吐，头晕，苔腻，脉滑等，多由中气不足，痰饮停聚于胃肠所致。肠鸣声响亮频急，脘腹痞满，大便泄泻者，多为寒湿或湿热客于胃肠。肠鸣阵作，伴有腹痛欲泻，泻后痛减，胸胁满闷不舒，急躁易怒，嗳气

纳差，便溏，喜叹息，脉弦等，每遇生气则肠鸣腹痛加重，高兴时缓解，多因情志不遂，致肝失疏泄，肝气横逆克犯脾土，脾胃气机不畅所致。肠鸣伴腹泻腹痛，里急后重，肛门灼热，大便奇臭，腹痛即泻，泻后痛减，身热口苦，小便短赤，舌红苔腻，脉滑数等，多因饮食不洁，湿热内生，阻滞大肠气机，大肠传导功能失常所致。肠鸣稀少，持续 3 ~ 5 分钟才听到 1 次者，多提示肠道传导功能障碍。若肠鸣完全消失，腹胀满痛者，多属肠道气滞不通的重证。

（龚其森）

shǐqì

矢气（fart） 从肛门排出气体，常伴有响声。亦称失气，俗称放屁、出虚恭。

矢气多由久病、外邪、饮食或情志等因素所致，多见于脾虚、食滞或肝胃气滞等病证。若矢气连连，声响而不臭，伴有急躁易怒，两胁胀满，喜叹息，胸闷，纳呆，脉弦等，属肝郁气滞，胃肠气机不畅。若矢气奇臭如败卵味，伴食欲减退，甚至厌食，恶心呕吐，脘腹胀痛等，多因暴饮暴食，脾失健运，食滞中焦，腹气不畅，或肠中有宿屎内停所致。久病气虚，矢气连连，伴少腹坠胀，内脏脱垂或脱肛等，多为气虚下陷。《形色外诊简摩·嗅法》："病人矢气极臭者，为胃有停食，肠有宿粪，为内实，易治。若不臭者，在平人为气滞；病剧而出多连连不止者，为气虚下陷，恐将脱也。"

（龚其森）

xiǎo'ér tīngshēngfǎ

小儿听声法（infantile auscultation） 根据小儿的生理特点听辨小儿发出的声响，尤其是哭声，

来分析判断小儿寒热虚实病变的方法。

理论依据 小儿听声法主要针对小儿对于自己的病情不会表达或表达不清的一种诊察方法，小儿不能清楚表达自己身体的不适，常常以哭声或叫声表现出来。临床应根据小儿啼哭声或叫声的高低强弱变化，对病情进行判断。

主要内容 小儿啼哭是指婴幼儿因某种原因啼哭过频的现象。小儿啼哭临床有虚实之分。①实证者多由食积、惊恐或积热所致。若小儿睡中惊惕，忽而啼叫，或夜间啼哭不眠，烦躁不宁，面色发青，指纹青紫，多因惊吓恐惧，扰动心神所致，称惊啼。若小儿啼哭声响亮，脘腹胀痛拒按，或呕吐不化之乳食，大便不调，苔白厚腻，指纹紫滞，多因饮食不节，食积胃脘不化，中焦气机不畅所致，称为胃啼。若小儿啼哭夜间尤甚，哭声有力而连续，伴烦躁，面赤唇红，身热，便秘尿赤，舌红脉数，指纹色紫等，多因心经积热，里热炽盛，扰动心神所致，常称为夜啼。②虚证者多由气血两亏或脾胃虚寒所致。若小儿夜间啼哭不宁，哭声无力，伴惊惕不安，消瘦，面色淡白，毛发枯细，指纹色淡等，多因心脾两亏，气血不足，心神失养所致。若小儿夜间啼哭不歇，啼而无泪，哭声时高时低，面青，形寒肢冷，食少便溏，唇舌色淡，指纹色淡沉隐等，多因脾胃虚寒所致。

研究者采用声频图对婴儿的哭声进行分析，对正常哭声与异常哭声进行早期鉴别。另有学者运用呼吸音示波曲线指证法，观察分析小儿支气管喘息的针灸疗效，研究显示记录到 S 波形曲线能很好地再现支气管喘息所特有的呼气性困难的呼吸音及杂音。

（龚其森）

xiù qìwèi

嗅气味（smelling the odors） 嗅辨与疾病有关的气味，包括病体的气味、分泌物和排出物气味，以及病室的气味，来判断病情的闻诊方法。又称嗅诊。

理论依据 正常人气血流畅，脏腑气血得水谷精微充养而能进行正常的新陈代谢，故不产生异常气味。若脏腑为病邪所困，气血运行不畅，脏腑功能失常，秽浊排除不利，可产生异常气味。临床可通过诊察患者散发出的各种气味来判断病性的寒热虚实。一般来说，气味酸腐臭秽者，多属实热；无气味或微有腥臭者，多属虚寒；凡气味腥臭不显或无臭者，多属虚证、寒证；气味酸腐臭秽者，多属实证、热证；若异常气味充斥病室，则说明病情危重。

主要内容 嗅气味需要嗅辨体气和病室气味。体气主要是患者身体散发的气味，多表现为口气、汗气、分泌物及排泄物等所散发出的异味。病室气味是由病体或患者排出物散发所形成的，常见恶臭气味、腥臭气味、腥臊气味及一些特殊气味（烂苹果气味、尿臊气味等）。

（龚其森）

tǐqì

体气（body odor） 人的身体产生或散发出的气味。正常人身体一般不会散发出异常气味，有些患者身体所散发出的气味，多由于人体脏腑气血功能活动受到病邪的影响而发生的改变，多表现为口气、汗气、分泌物及排泄物等所散发出的异味。医生可以根据患者身体散发的气味，判断疾病的寒热虚实的变化。

（龚其森）

kǒuqì

口气（smell of the breath） 口中散发出的异常气味。正常人无异常口气散发，若口气臭秽称为"口臭"。口气多由于一些特殊病变所致。如口气明显或散发臭气，多为口腔不洁，或有龋齿，或消化不良，或胃热。胃火或胃热所致的口臭，常伴口渴喜冷饮，口舌生疮，小便短赤，大便秘结等。食积所致的口臭，常伴有嗳气酸腐，舌苔腐腻等。口气酸臭，兼胃脘胀闷者，多因宿食内停所致。口气腥臭，咳吐脓血者，为痰热壅肺所致的肺痈。呼气中带有血腥气味，可因咯血或呕血所致。服毒者呼气时，伴有毒物的气味（如有机磷农药中毒者，呼出蒜臭味等），在急救时有重要的指导意义。

（龚其森）

yèchòu

腋臭（armpit odor） 腋下汗出臭秽，如狐狸膻臊的气味。令人不可接近。又称狐臭。

发生机制 腋臭多与先天禀赋的特异性体质有关，多因湿邪或湿热郁蒸所致。其臭气的大小，往往与个人的卫生习惯有关。

鉴别诊断 应与漏液相鉴别，二者都属于先天性疾病的症状，都由湿邪或湿热郁蒸所致。腋臭只见于腋下出汗臭秽。而漏液是腋下、手掌、阴下股内、足心等处，常被汗液浸渍，臭秽难闻。

（龚其森）

tánqì

痰气（sputum odor） 患者咳出的痰所带有的气味。正常情况下，人体排出少量的痰，通常无异常气味。咳痰的气味与引起咳嗽咳痰的病因病机有密切关系。若咳吐脓血痰，味腥臭，多为肺痈，为热毒炽盛所致。若咳痰清稀、无气味，多属寒证。若咳痰黄稠、气味微腥臭，多属热证。

（龚其淼）

tìqì

涕气（nasal odor） 鼻中流出的鼻涕所带有的气味。一般情况下，鼻涕是无味的，在病理情况下，鼻涕伴有特殊的气味。

发生机制 鼻涕的气味常常与感受病邪性质及体内的寒热病变有关。如鼻涕黄稠腥臭，常伴鼻塞头痛，嗅觉减退等，为鼻渊，多属肺热或湿热内盛。鼻流清涕无臭味，伴鼻塞，头身疼痛，恶寒发热，脉浮等，多属表寒证，为外感风寒，寒邪束肺，鼻窍不利所致。

鉴别诊断 涕气臭秽之时，应与鼻气中的鼻藁相鉴别。鼻有秽浊臭气，经常自己嗅到，鼻腔内干燥枯槁，有黄绿干痂，或有嗅觉减退，甚则不闻香臭，称为"鼻藁"，多由肝胆湿热上扰鼻窍所致。

（龚其淼）

hànqì

汗气（sweats odor） 随汗出而散发出的气味。

发生机制 汗液是人体生理活动的代谢产物，由阳气蒸腾津液化生而成。人体患病后，汗液是邪气外出的途径，因而感受邪气的性质不同，汗液的气味也不同。汗出多无气味者，多因外感六淫风邪，或卫阳不足，肌表不固所致。汗出量多，伴有酸腐之气，多为气分湿热壅盛，或久病阴虚。汗出而黄，伴有特殊的臭气，为风湿之邪侵袭肌表化热，湿热蕴结，蒸腾汗液所致。汗出伴有尿臊气，伴全身水肿，腹大，小便短少或不利，多见水肿之阴水患者，是病情危重之候，因毒邪由汗液排出所致。

鉴别诊断 夏秋之季气候炎热或室内温度较高，常见出汗量多，若有汗臭气，多由衣被不洁或个人卫生习惯所致。应与因病所致的汗液臭气相鉴别。

（龚其淼）

ǒutùwù qìwèi

呕吐物气味（the odor of vomiting） 呕吐物所散发出的气味。呕吐物是胃气上逆导致恶心呕吐所排出的物质。呕吐物的气味可反映出体内寒热虚实的病理变化。

呕吐物的气味是由体内病理变化所决定的，因而根据呕吐物的性状和气味可以判断体内脾胃的功能变化。呕吐物为清稀痰涎，无臭气或略带腥气，多因脾胃有寒，水谷不化，气机受阻，胃气上逆所致。呕吐物臭秽难闻，或气味酸臭，多因胃热炽盛，食物腐败，阻滞气机，胃气上逆所致。呕吐物气味酸腐，夹杂未消化食物残渣，多为食积。呕吐物夹脓血有腥臭气，多属胃痈，因热聚胃脘，血肉腐败所致。呕吐物带有粪便味则提示可能为幽门梗阻、腹膜炎或肠梗阻等疾病。

（龚其淼）

dàxiǎobiàn qìwèi

大小便气味（the odor of stool and urine） 大小便排泄时散发出的气味。大小便是人体生命活动的代谢产物，大小便的气味直接可以反映人体内生理病理变化的情况。

大小便是人体吸收水谷精微后的代谢产物，小便是水液代谢后的产物，大便是食物代谢后的残渣。当外邪侵袭人体或脏腑功能紊乱时，排泄物受邪气的熏扰会产生各种不良的气味。病邪不同，人体内部的病理变化也不同，所表现于外的异常气味也有差异，临床上根据排泄物的气味特点和所在部位，能分辨病因病性、病变部位。一般而言，湿热或热邪致病，其排出物多混浊而有臭秽难闻的气味，寒邪或寒湿邪气致病，其排出物多清稀而无特殊的气味。大便臭秽难闻，多伴有腹痛、里急后重、大便赤白脓血或黄色稀便、舌红苔黄、脉滑数，为大肠湿热内盛。大便酸腐馊臭，有不消化食物，伴脘腹胀满拒按，厌食，或恶心呕吐，舌苔黄腐，为食积内停。大便溏泻，微有腥臭者，多为大肠或脾胃受寒所致寒湿证。大便色败，无粪气味，为久病大肠气绝或胃气衰败。小便臊臭色黄混浊，伴尿频、尿急、尿痛，口苦，身热，舌红苔黄等，多为膀胱湿热；小便量多色清、微有腥臊或特殊气味，伴畏寒肢冷，腰膝酸软，乏力嗜卧，舌淡脉沉弱，多为肾阳虚所致；小便味甜并有烂苹果气味，为消渴病；小便浑浊或带血，气味恶臭，可见于膀胱肿瘤，或肿瘤溃烂又继发感染。

（龚其淼）

jīngdàièlùqì

经带恶露气（the odor of menstruation, leucorrhea and lochia）
妇女经血、带下或产后恶露不尽等产生的气味。

经带恶露气主要体现妇女体内胞宫等脏器的病理变化。妇女经血有腥气，血质清稀，经色淡，多因血寒所致。经血气味臭秽，血质黏稠，经色深红或紫红，多因血热所致。妇女带下色黄黏稠量多而腥臭，多为肝经湿热下注。妇女带下恶臭，色黄绿夹红，称为"五色带下"，多为胞宫腐败之象，应警惕妇科癌病。妇女带下量多清稀或色白黏稠而微腥，多为肝经寒湿下注或脾肾阳虚。妇女产后恶露臭秽，质黏稠，色紫红者，多为热邪侵袭胞宫或虚热内扰胞宫。产后恶露味腥无臭味，质稀色淡者，多为寒凝胞宫。

（龚其森）

èchòu qìwèi

恶臭气味（cacosmia） 病体散发或病室充斥恶臭的气味。恶臭气味与特殊疾病有关。如臭气触人，多为瘟疫类疾病。妇女带下恶臭，色黄绿夹红，为胞宫腐败之象，应考虑妇科癌症，多属危重病症。

（龚其森）

xīngchòu qìwèi

腥臭气味（fishy smell） 患者分泌物或排泄物有腥臭的气味。临床多见于大便、呕吐物或妇女带下等分泌物和排泄物有腥臭味。大便溏泻，微有腥臭者，多为大肠或脾胃受寒所致寒湿证。呕吐物夹脓血有腥臭气，多属胃痈，因热聚胃脘，血肉腐败所致。妇女带下色黄黏稠量多而腥臭，多为肝经湿热下注所致。妇女带下量多清稀或色白黏稠而微腥，多为肝经寒湿下注或脾胃阳虚。

（龚其森）

xīngsāo qìwèi

腥臊气味（fishy and animal smells） 患者分泌物或排泄物有腥臊的气味。多见于小便，小便量多色清、微有腥臊，伴畏寒肢冷，腰膝酸软，乏力嗜卧，舌淡脉沉弱，多为肾阳虚所致的虚寒证。

（龚其森）

lànpíngguǒwèi

烂苹果味（smell of rotten apples） 患者小便、呼吸之气或所居病室内有烂苹果样气味。多见于消渴病之重症，因热炽阴伤，气味由病体散发到室内所致。小便呈烂苹果样气味常见于西医糖尿病酮症酸中毒的患者。

（龚其森）

niàosāowèi

尿臊味（smell of urine） 患者肌肤、口鼻散发出尿臊气味，即所谓"氨味"。多见于水肿病晚期，因脏腑精气衰败而湿浊之气内蕴所致。

（龚其森）

xuèxīngwèi

血腥味（bloody odor） 病体或病室内有血腥的气味。有血腥味说明患者曾有大出血，如咯血、呕血、便血、产后大失血等。若出血呈腥气，则因寒而出血；若出血呈腥臭气，多为因热而出血。

（龚其森）

fǔchòuwèi

腐臭味（putrefactive odor） 病体和病室内有腐臭的气味。腐臭多发自病体组织，一般由疮疡痈疽溃败所致，甚则秽臭不可近身，如脱疽患者由病肢坏死发出的腐臭。若有尸臭气味，是脏腑败坏之征兆。

（龚其森）

bìngshì qìwèi

病室气味（the odor of ward） 由病体或患者排出物散发出的气味所形成。若气味充斥病室，说明病情危重，或病室通风不良。临床可根据气味的特点了解患者所感受的邪气性质和病情的轻重。

病室气味往往是由病体和患者分泌物、排泄物所散发充斥而成，因此病室气味可反映患者内在脏腑的病理变化。如一般外感病患者，不产生臭气。当表邪入里化热，热结胃肠，与肠道糟粕互结，形成阳明腑实证时，病室常有酸腐之气。若患者感受温热疫疠之气，病室就会出现臭秽之气，多因脏腑之气血受疫气熏蒸而败坏所致。病室腥臭，患者肌肤、口鼻散发出尿臊气味，即所谓"氨味"，多见于水肿病晚期

患者，因脏腑精气衰败而湿浊之气内蕴所致。室内有烂苹果气味，多见于消渴患者，多因热炽阴伤，湿热熏蒸所致。妊娠恶阻的妇女病体可散发出"酮体味"，多因患者频繁呕吐，阴津大伤，胃热炽盛所致。中风或其他疾病而昏迷的患者所居病室若有臭秽之气，多为二便失禁的表现。病室若有血腥味，说明患者曾有大出血的病变，如咯血、呕血、便血、产后大失血等。

（龚其森）

wènzhěn

问诊（inquiry） 通过对患者或陪诊者进行有目的的询问，以了解患者的健康状态，诊察病情的方法。问诊是中医诊察疾病的基本方法之一。备受历代医家的重视，最早见于《黄帝内经》，如《素问·征四失论》说："诊病不问其始，忧患饮食之失节，或伤于毒，不先言此，卒持寸口，何病能中。"而后，在长期的医疗实践中不断得到补充，明·张景岳在《景岳全书·十问篇》中把问诊归纳为十问歌，便于掌握。清·喻嘉言也在《寓意草》中对问诊的一般项目、现病史、既往病史等内容都作了明确的规定。

问诊在四诊中占有重要的地位，历代医家都将问诊作为诊断疾病不可缺少的一个环节。其意义主要包含三个方面。首先问诊能够充分收集望诊、闻诊、切诊无法获取的病情资料。如疾病发生、发展、变化的过程及治疗经过，患者的自觉症状、既往病史、生活史和家族史等。这些资料是医生分析病情，进行辨证的可靠依据。其次问诊有利于疾病的及时诊断。某些疾病早期，患者仅有自觉症状时，只有通过问诊，医生才能抓住疾病的线索，作出

诊断。最后问诊有助于医患之间的交流。通过问诊了解患者的思想状况，及时进行开导，有助于疾病的诊断和治疗。

基本内容　主要包括一般情况、主诉、现病史、既往史、个人生活史、家族史等。询问时，应根据就诊对象，如初诊、复诊、门诊或住院等具体情况，针对性地进行询问。

一般情况　包括姓名、性别、年龄、婚否、民族、职业、籍贯、工作单位、现住址等。询问一般情况，一方面便于联系和随访患者；另一方面可让医生获得与疾病有关的资料，为疾病诊断提供一定的依据。性别、年龄、职业、籍贯等不同，会有不同的多发病。如妇女有月经带下、妊娠产育等方面的疾病；男子有遗精、早泄、阳痿等病变；麻疹、水痘、顿咳等病，多见于小儿；胸痹、中风等病，多见于中老年人；青壮年患病多实证；老年人患病多虚证；长期从事水中作业者，易患寒湿痹病；矽肺、汞中毒、铅中毒等病也与职业有关；因水土关系某些地区的人易患瘿瘤病，岭南等地疟疾发病率较高，长江中下游一带蛊虫病多见等。

主诉　患者就诊时最感痛苦的症状、体征及其持续时间。主诉具有重要的诊断价值，是了解、分析和认识疾病的重要线索，可帮助医生初步估计疾病的范畴和类别、病情的轻重缓急。主诉是疾病的主要矛盾，也是患者就诊的主要原因。一般主诉所包含的症状只能是一个或两三个，不能过多。询问时，医生要善于抓住主诉。记录时，文字要准确简洁。不能使用正式病名不能作为主诉，疾病的演变过程在主诉中也不做记录。

主症与主诉都会反映疾病的主要症状，二者不同的是，主症仅反映症状表现，一般是特别严重的症状或患者最感痛苦的症状，而主诉不仅是症状表现，还包括持续的时间。

现病史　疾病从起病之初到此次就诊时病情发生、发展及诊察治疗的全部过程。是整个疾病史的主要组成部分，可帮助医生分析病情，摸索疾病规律，为确定诊断提供依据。主要包括发病情况、病变过程、诊察治疗经过及现在症状四个方面内容。

发病情况　主要包括询问发病时间，自觉有无明显的起病原因或诱因，起病的轻重缓急，疾病初起的症状及其部位、性质、持续时间及程度等，当时处理情况等。一般而言，起病急、病程短者，多为外感病，多属实证；患病日久，反复发作，经久不愈者，多为内伤病，多属虚证或虚实夹杂证。

病变过程　按时间顺序询问从起病到就诊时病情发展变化的主要情况，各阶段症状的性质、部位、程度有无明显变化，变化有无规律性，影响变化的原因或诱因是否存在，总的趋势如何等。通过询问病变过程，对了解疾病邪正斗争情况，以及病情发展趋势有重要的临床意义。

诊察治疗经过　询问患者患病后曾就诊医院、检查结果、诊断结果、治疗情况、服用药物情况（药物名称、服用剂量、服用时间、效果等）。问清疾病诊察治疗经过，可为诊断提供依据，为进一步检查提供线索，也是决定治疗方案的重要参考。正如明·吴崑说："历问其病证药物而书其验否者，以之斟酌己见也。"

现在症状　患者就诊时所感到的痛苦和不适，以及与病情相关的全身情况。是问诊的主要内容，是辨病辨证的重要依据之一。

既往史　又称过去病史，包括患者平素的身体健康状况和过去的患病情况（不包括主诉中所陈述的疾病）。

既往健康状况　常常与当前疾病有一定联系，可作为分析判断病情的参考依据。如既往健壮者，现患疾病多为实证；既往体质虚弱者，现患疾病多为虚证。

既往患病情况　主要询问患者过去曾患疾病的情况，是否患过传染病及其他重要疾病。传染病如麻疹、白喉、疟疾、痢疾、烂喉痧等；其他重要疾病，如某些全身性疾病、脏腑的急慢性疾病等。

还应注意了解患者过去有无对某些药物或其他物品的过敏史、做过何种手术治疗等。是否接受过何种预防接种等。

个人生活史　包括生活习惯、经历、饮食嗜好、生活起居、精神情志及婚育状况等。

生活经历　主要是询问患者的出生地、居住地及生活时间较长的地区，尤其要特别注意某些地方病、传染病的流行区域，还应重视患者的居住环境与条件，从而判断现患疾病是否与此相关。如长期居住潮湿地带，易患风湿痹病等。

饮食起居　饮食偏嗜与不良的生活起居习惯是导致疾病的发生的原因之一，了解患者的饮食起居情况对分析患者的身体素质及判断病情有一定的意义。《医学入门·问证》云："素饮酒及食煎炒否？酒客多痰热，煎炒多犯上焦，或流入大肠而为湿热之证。"如平素嗜食肥甘者，多病痰湿；偏食辛辣者，易患热证；贪食生冷者，易致寒证；饮食无节者，易患胃病等；喜热恶凉者，素体多阴盛；喜凉恶热者，素体多阳盛。

精神情志　外界因素的刺激会引起人精神情志的变化，不良的精神情志可造成阴阳气血的变化和脏腑功能的紊乱，引起疾病的发生，同时，还能对疾病的发展和变化产生一定的影响。《医学入门·问证》云："……所处顺否？所处顺则性情和而气血易调。所处逆则气血怫郁，须于所服药中量加开郁行气之剂。"因此了解患者平素的性格特征，当前精神情志状况与患病的关系，有助于诊断疾病及开导患者。如平素性格内向，处事谨小慎微，气恼忧思者，易患精神疾患；若病起于情志刺激者，多出现肝气郁结、肝郁化火等证候。

婚育状况　对成年男女应询问其是否结婚、结婚年龄、有无生育、配偶健康状况以及有无传染病、遗传病等。对女性患者要询问其经、带、胎、产的情况，如初潮年龄、绝经年龄、月经周期、行经日数，月经和带下的量、色、质情况等。对已婚妇女还应询问妊娠次数、生产胎数，以及有无流产、早产、难产等。

家族史　询问患者家庭成员以及血缘关系较近的旁系亲属的患病情况，有无传染性疾病或遗传性疾病。许多传染病的发生与生活密切接触有关，如肺痨等；有些遗传性疾病则与血缘关系密切，如杨梅性病等，或近血缘结婚，而出现的体质衰弱、痴呆症等。询问家族史，可为传染病和遗传性疾病提供诊断依据。

注意事项　临床上要运用好问诊需要注意下列事项。①问诊应选择安静适宜的环境进行。对某些病情不便当众表述者，应单独询问；若因意识不清等原因而不能自述者，可向知情人或陪诊者询问。②问诊时态度要严肃认真，和蔼可亲，细心询问，耐心听取患者的陈述，及时加以核实，切忌审讯式的询问。遇病情较重，或较难治愈的患者，鼓励患者树立战胜疾病的信心。切忌有悲观、惊讶的语言或表情。③使用通俗易懂的语言进行询问。当患者叙述病情不够清楚，可对患者进行必要的、有目的的询问或作某些提示，但决不可凭个人主观臆测暗示、套问患者。④问诊应分清标本缓急。对危急患者应扼要地询问，不必面面俱到，要以抢救为先，以急则治标，对症治疗，待病情缓解后，再进行详细询问。不要先求确诊再行治疗，以免贻误最佳治疗时机。⑤根据患者的主诉进行有目的的询问，问主症相关的伴随症状，从整体出发，边问边辨，问辨结合，减少问诊盲目性。

现代医学和心理学中较为成熟的对主观症状的量化分级方法，在中医症状的量化表达方面进行尝试，采用轻中重对症状进行量化分级、运用量表对症状严重程度进行评定，研制具有中医特色的症状评定量表等，使临床诊治更有针对性。

(甘慧娟)

shíwèngē

十问歌（the song of ten questions）

将问诊主要内容归纳总结为"十问"而编成的口诀。

基本内容　始见于《景岳全书·传忠录·十问篇》，是张景岳对前人诊疗过程的经验概括，并加上了个人的临床体会总结而成："一问寒热二问汗，三问头身四问便，五问饮食六问胸，七聋八渴俱当辨，九因脉色察阴阳，十从气味章神见，见定虽然事不难，也须明哲毋招怨。"张景岳的十问歌，除了包含问诊的内容，还有察色脉、明阴阳，以及药物气味等方面的知识，将这些内容都归纳为"十问"欠妥当。因此清·陈修园《医学实在易·问证诗》在保留原有问诊内容的基础上，拓宽了问诊内容，增加了妇人与儿科问诊的条项，使问诊更为完善："一问寒热二问汗，三问头身四问便，五问饮食六问胸，七聋八渴俱当辨，九问旧病十问因，再兼服药参机变，妇人尤必问经期，迟速闭崩皆可见，再添片语告儿科，天花麻疹全占验。"

十问歌是初学中医者临床问诊的准绳，规范了医家问诊的范围，为辨证提供了充分的依据。张景岳曾说："十问者，乃诊治之要领，临证之务也。明此十问，则六变俱存，而万病形情俱在吾目中矣。医之为难，难在不识病本，而施误治耳。误则杀人，天道可畏；不误则济人，阴德无穷。学者欲明是道，必须先察此要，以定意见，以为阶梯，然后再采群书，广其知识，又何误焉？有能熟之胸中，运之掌上，非止为人，而为己不浅也，慎之宝之。"临床上使用十问歌进行问诊，也要根据疾病具体情况，灵活有主次的询问，不能千篇一律地机械套问。

发展　随着医学的发展及疾病谱的演变，有人在原有基础上，改编为："一问寒热二问汗，三问疼痛四头身，五问饮食六问便，七问情绪八睡眠，九问妇女十问男，再添儿科皆占全。"据卫生部中医司《中医病案书写格式与要求》通知精神，内容又改编为：

"问诊首当问一般，一般问清问有关，一问寒热二问汗，三问头身四问便，五问饮食六胸腹，七聋八渴俱当辨，九问旧病十问因，再将诊疗经过参，个人家族当问遍，妇女经带并胎产，小儿传染接种史，痧痘惊疳嗜食偏。"

（甘慧娟）

wèn hánrè

问寒热（inquiring about the cold and heat）

询问患者有无怕冷与发热的感觉以了解病情的问诊方法。是辨别机体阴阳盛衰和病邪性质的重要依据。

基本内容 主要询问患者有无寒与热的感觉。"寒"指患者自觉怕冷的感觉，常分为四种：恶风、恶寒、畏寒和寒战。恶风，是指患者遇风觉冷，避之可缓；恶寒，是指自觉怕冷，多加衣被或近火取暖不能缓解；畏寒，是指自觉怕冷，加衣覆被或近火取暖能够缓解；寒战，是指患者怕冷的同时伴有全身不由自主地颤抖，又称寒栗、战栗、振寒。"热"指发热，包括患者体温升高，或体温正常而患者自觉全身或局部发热的感觉。寒、热二者是单独存在还是同时并见，还要注意询问寒热症状的轻重程度，出现的时间，持续时间长短，临床表现特点及其兼症等。询问患者的寒热症状还可以判断疾病的表里病位，如寒热同时发作可见于表证，里证却多表现为但寒不热或但热不寒。寒热症状临床常见四种类型：恶寒发热、但寒不热、但热不寒、寒热往来。

理论依据 寒和热是临床常见的症状之一，无论是外感六淫、疫疠等邪气，还是内伤七情、饮食、劳倦等，都可以出现寒热症状。寒热症状的产生主要取决于感受外邪的性质和机体阴阳的盛衰两个方面，其中阴阳的失调是决定因素。寒为阴邪，易伤阳气，当机体感受寒邪时，阳气被遏或损伤，多见恶寒；热为阳邪，其性炎热，机体感受热邪时，阳气偏盛，多见发热。各种原因导致体内阴阳失调时也常见有寒热症状，阳盛可见有发热，阴盛可见有恶寒，阳气不足而阴偏盛，也可有畏寒的症状出现，阴液不足而阳偏盛，则虚热内生，可出现发热的症状。所以《素问·调经论》云："阳虚则外寒，阴虚则内热，阳盛则外热，阴盛则内寒。"《景岳全书·寒热》中也说："病有寒热者，由阴阳之偏胜也。凡阳胜则热，以阴之衰也；阴盛则寒，以阳之衰也。故发热恶寒者发于阳也，无热恶寒者发于阴也。"

由于致病原因不同，出现寒热表现亦不相同，若风邪在表，卫分受损，则失其温分肉司开阖的作用，故遇风有冷感而避之可缓。风为阳邪，其性开泄，风邪客表，可致腠理疏松卫表不密，故有自汗出，脉浮缓等，可见于《伤寒论》的太阳中风证。此外，恶风还可见于素体肺卫气虚肌表不固者，同时兼有喘咳，气短乏力，自汗等症状，是外邪侵袭，经络闭塞，阳气被外邪阻遏所致。若外邪袭表，卫阳被遏，卫阳不得敷布，肌表失其温煦而出现恶寒；或因感受寒邪，寒邪过盛，直中于里，郁遏阳气，机体失于温煦而恶寒，此时虽加衣覆被、近火取暖，仍不能使肌体的阳气宣达于表，故寒冷感觉无明显缓解。恶寒多见于外感病初期阶段或里实寒证，病性多属于实。外感病初起，尚未发热之时，有的患者只感觉怕冷，不觉得发热，随着病情的发展，患者可能出现恶寒发热并见，正如《伤寒论》所说："太阳病，或已发热，或未发热，必恶寒……"，强调恶寒在外感表证中具有的重要地位，故有"有一分恶寒便有一分表证"的说法。若新病恶寒伴有脘腹或其他局部冷痛较剧，痛而拒按，得温则减，四肢拘挛，脉弦而紧等症状，此为里实寒证。若机体内伤久病，阳气虚衰，温煦肌表无力而出现怕冷的感觉。此时若加衣覆被、近火取暖，防止阳气的耗散，或以热助阳，阳气暂时恢复，肌表得到温煦，怕冷的感觉缓解。畏寒主要见于里虚寒证，患者一般体质虚弱，病程久，多伴有面色苍白、蜷卧、少气乏力、舌质淡白、脉迟而弱等症。寒战一症，有表里寒热虚实之分，可以因外邪袭表，卫阳被遏，卫阳不得敷布，肌表失其温煦；或因感受寒邪，寒邪过盛，直中于里，郁遏阳气，机体失于温煦；或阳气虚弱，温煦失职；也可以因火热壅盛，经络阻塞，血腐肉败，疮毒内陷导致，《素问·至真要大论》云："诸禁鼓栗，如丧神守，皆属于热。"许多医家认为外感病中，恶风、恶寒、寒战三者无本质区别，只是作为恶寒轻重的三个不同的等级，属于"模糊"定量分类，三者名称虽异，实质则同，皆属恶寒，只是轻重程度不同而已，如《证治概要·恶寒》中说："恶寒有轻重程度不同，重则恶寒战栗，四肢厥冷，轻则微恶风寒而已，亦称恶风。"在内伤病中，恶风与畏寒亦仅有程度轻重的不同，无本质区别，恶风属畏寒之轻，其出现的病机与畏寒相同。寒战若在外感病高热发作前出现，是高热的先兆；若在里热证病程中出现寒战高热则是邪正剧争的反映。

发热一般有外感发热与内伤发热两类，外感发热多由感受外邪所致，内伤发热主要由情志、饮食、劳倦等内因引起，也有少数因外感日久致脏腑亏虚引起。通常外感发热起病较急，病程短，热势高；内伤发热起病徐缓，病程较长或有反复发作的病史，常为低热，或仅自觉发热。《医宗金鉴·杂病心法·内伤外感辨似》对外感和内伤发热进行鉴别："内伤外感皆发热，内伤之发热，热在肌肉，以手扪之，热从内泛，不似外感之发热，热在皮肤，以手扪之，热自内轻也。"

（甘慧娟）

wùhán fārè

恶寒发热（aversion to cold and fever）

恶寒和发热同时并见的症状。自觉恶寒，同时又觉发热。是表证的特征性症状。

发生机制 恶寒发热症状的出现，是外感表证初起，外邪与卫阳相争的反应。外邪袭表，影响卫阳"温分肉"的功能，肌表失温则恶寒；邪气外束，卫阳宣发失常则发热。所以，恶寒与发热并见是诊断表证的重要依据。如果感受寒邪，可导致束表遏阳之势加重，恶寒症状显著，感受热邪，助阳而致阳盛，发热症状显著。

询问寒热的轻重不同表现，常可推断感受外邪的性质。如恶寒重发热轻，是患者感觉怕冷明显，而发热轻微的症状，多为外感风寒之邪所致的表寒证；发热重恶寒轻，指患者自觉发热较重，而轻微怕冷的症状，多属外感风热之邪所致的表热证，发热轻而恶风，多属外感风邪的伤风表证，或称表虚证。外感表证的寒热轻重，不仅与病邪性质有关，而且和邪正盛衰有密切关系，根据寒热的轻重程度，亦可推测邪正盛衰，一般而言，邪正俱盛者，恶寒发热皆较重；正盛邪轻，恶寒发热皆轻，邪盛正实，恶寒发热皆重，邪盛正虚，恶寒重发热轻。

鉴别诊断 恶寒发热并不局限于表证，亦可见于里热证，且里热证之恶寒发热，常表现为病情较表证更为严重，是正气与邪气剧烈斗争的反映，如脓毒流注、肠痈、肝痈等，其恶寒越重发热愈高，乃火毒内蕴，邪正相争，局部气血壅滞，营卫不调所致。

风寒袭表与风热犯肺的恶寒发热相鉴别。同属外感风邪，但前者兼寒，寒性凝滞，风寒外束，腠理闭塞，卫阳被遏，肺气不宣，故恶寒重，发热轻而无汗，并见咳嗽身重，鼻塞流涕，头疼身痛，舌苔薄白，脉浮紧。后者兼热，风热上受，卫表不和，肺失清肃，故发热重恶寒轻而微汗出，并见咽喉疼痛，口干咳嗽，舌苔薄黄，脉浮数。

风湿犯表与暑湿交阻的恶寒发热相鉴别。风湿侵袭肌表，湿性黏滞，阻遏清阳，恶寒发热，并见身体困重，关节疼痛，舌苔白腻，脉濡数。夏月伤暑，暑每多夹湿，暑湿交阻，见恶寒轻发热重，汗出口渴，并见头胀胸闷，恶心呕吐，舌苔白腻，脉濡数。

（甘慧娟）

dànhán bùrè

但寒不热（aversion to cold alone）

只感寒冷而不发热的症状。是里寒证寒热的特征表现。

发生机制 寒冷的产生主要因寒邪直中，郁遏或损伤机体阳气；或脏腑阳气不足，使阳气不能达于肌表，温煦四肢导致。根据发病的缓急和病程的长短，临床上常见两种类型：

新病恶寒 患者突然感觉怕冷，且体温不高。主要见于里实寒证，多因寒邪较重，直中脏腑、经络，郁遏阳气，肌体失于温煦所致。常伴见脘腹或其他局部冷痛剧烈，或有四肢不温，或呕吐泄泻，或咳喘痰鸣，脉沉紧等症。

久病畏寒 患者经常怕冷，四肢凉，得温可缓。主要见于里虚寒证。多因阳气虚衰，机体失温所致。常兼面色㿠白，舌淡胖嫩，脉弱等症。

鉴别诊断 微恶风寒与畏寒很难区别，只有依靠其他兼症判断。

新病恶寒与风寒表证恶寒相鉴别。两者都由感受寒邪所致，但两者病邪侵犯部位不同，前者无热恶寒，内脏症状表现明显。风寒表证的恶寒常恶寒发热并见，且有头身疼痛，脉浮紧等表寒证的兼证。

（甘慧娟）

dànrè bùhán

但热不寒（fever alone）

只觉发热而无怕冷感觉的症状。是里热证寒热的特征表现。

发生机制 但热不寒的发热是里热证的表现之一，主要由情志、饮食、劳倦等内因引起，也有少数因外感日久致脏腑亏虚引起。常见于外邪入里发热及久病阴虚等里热证，外感与内伤等多种原因皆可引起发热，是正气抗邪的一种全身性反应，由于邪热入里，或饮食、劳倦损伤，七情郁而化热，或脏腑功能亢进，或积滞化火或阴血不足，不能制约阳气，阳气相对亢盛所致，总的来说与气机失调和阴虚阳盛有关。正如元·朱丹溪云："气有余便是火。"《医碥·发热》亦说："发热者，热之发现于肌表者也。凡病多发热，热生于火，火本于气，其理不外气乖与气郁两端。

气乖有三：一曰阳亢发热，一曰阴虚发热，一曰阳虚发热。气郁有七：一风寒郁热，一饮食郁热，一为痰饮郁热，一为瘀血郁热，一为水湿郁热，一为肝气郁热，一为脾气郁热。"由于热势轻重、时间长短及变化规律的不同，临床上有壮热、潮热、微热之分。若外感病出现但热不寒的表现，是外邪入里的标志。

鉴别诊断 与表证的发热相鉴别，表证发热多由感受外邪所致，由于外邪客于肌表，腠理闭塞，肺卫失宣，郁而发热，通常起病较急，病程短，热势高并兼有恶寒表证；阳盛里实热导致的发热多热象与脏腑症状并见，热象多见全身性、持续性。若为内伤发热起病徐缓，病程较长或有反复发作的病史，常为低热，或仅自觉发热。《医宗金鉴·杂病心法·内伤外感辨似》对外感和内伤发热进行鉴别："内伤外感皆发热，内伤之发热，热在肌肉，以手扪之，热从内泛，不似外感之发热，热在皮肤，以手扪之，热自内轻也。"临床可通过询问发热的有关情况可以判断机体的虚实，病位的表里，病势的进退。

（甘慧娟）

zhuàngrè

壮热（high fever） 身发高热，体温39℃以上，持续不退，不恶寒，反恶热的症状。多由风寒入里化热或风热之邪内传于里，正盛邪实，正邪相争剧烈，里热炽盛，蒸达于外所致。一般多呈急性或亚急性发病，热势高，持续不退。常兼见满面通红、口渴喜冷饮、大汗、舌红苔黄、脉洪大或浮滑等临床表现。在外感病辨证中，它是病邪入里的标志之一，多见于外感热病的中后期阶段。属里实热证，可见于伤寒病的阳明经证或温病的气分证。

（甘慧娟）

cháorè

潮热（tidal fever） 按时发热或按时热势加重，如潮汐之有定时的症状。

潮热多属里证，但有虚有实，外感与内伤疾病中都可见到，实证潮热多由于外感，发热较高；虚证潮热，多由于劳倦内伤气血亏虚，热势较低，或仅自觉发热，病情缠绵。正如《张氏医通·潮热》中说："潮热有作有止，如潮水之来，不失其时，一日一发，若日三五发者，即是发热，非潮热也。"临床上可根据潮热的热势高低、持续时间不同，常见有阳明潮热，湿温潮热，阴虚潮热三种情况。

阳明潮热 日晡（下午3～5时）发热明显，且热势较高，亦称为日晡潮热、日晡发热。此种潮热常见于伤寒病的阳明腑实证。正如《伤寒论》云："日晡所发热者，属阳明也""潮热者，实也"，故称阳明潮热。特点是热势较高，热退不净，多在日晡时热势加剧，病位在阳明胃与大肠，主要由邪热蕴结胃肠，胃肠燥热内结而致，日晡即申时，阳明经气当旺之时，奋力驱邪外出，正邪斗争剧烈，故热势加重，兼见腹满硬痛或绕脐痛，拒按，大便秘结，口渴饮冷、汗出较多，舌苔黄干或焦黑起芒刺，脉象沉实等症。

湿温潮热 午后发热明显，并有身热不扬等特点的潮热，因多见于"温病"中的湿温病，故称湿温潮热。多在午后热势加剧，退后热不净，因湿邪遏制，热伏于里，不易透达于外，湿郁热蒸所致。湿温潮热多见身热不扬，午后热势加重，同时伴有头身困

重，胸闷呕恶，便溏不爽，苔黄腻，脉濡等症状。主要由于"日中阳气隆"，人体郁热也盛，阳气宣发之力也强，正能胜邪，故热势不甚高。午后阳气衰，阳气宣发之力减弱，郁热散失也减少，正衰邪盛，故热势加剧。入夜之时，阳气衰少，无力驱邪，故阳郁也弱，郁热此时已大量散失，热势亦相对减弱，故热渐退。

阴虚潮热 午后或夜间发热加重，热势较低，往往仅能自我感觉，体温并不高，或表现有五心烦热，骨蒸发热等特点者，此种潮热多见于阴虚证候，阴液亏少，不能制阳，虚阳偏亢而生内热，亦可见于瘀血积久，郁而化热。常伴有颧红，盗汗，口燥咽干，舌红少苔或无苔等症状。午后到入夜是机体的阳气由盛渐衰而入于内，阴气由衰渐盛而出于外，阴阳更移之时，阴虚之人此时无力收敛阳气、虚阳外浮而发热；夜深阳气渐生阴气渐弱，阴阳之间趋于相对平衡，则热势渐退。

此外，午后或夜间发热，亦可见于瘀血久积，郁而化热者；发热以夜间为甚者，称为身热夜甚，温病见之多为热入营分，耗伤营阴的表现，多由外感失治误治，余热留伏营阴所致。邪热传营，伏于阴分，入夜阳气内归营阴，与热相合，故身热夜甚；伴见心烦不寐、口不渴、时有谵语、斑疹隐隐、舌绛而干、脉细数等症状。

（甘慧娟）

wēirè

微热（slight fever） 发热时间较长，热势不高，体温一般不超过38℃，或仅自觉发热的症状。又称长期低热。常见于温病后期和某些内伤杂病。

发生机制 较为复杂。根据

兼见的症状不同，常见有气虚发热，阴虚发热，气郁发热等。

由气虚而引起的长期微热，又称为气虚发热。气虚发热理论，来自李东垣的《脾胃论》，主要因为脾为气机升降的枢纽，有升发敷布阳气的功能，使体内的阴阳平衡。如果脾气虚，中气不足，无力升发，阳气不得宣泄而郁于肌表，故发热。劳则气耗，中气更虚，更加不能敷布阳气，故郁热更加严重。阴虚发热多因阴液亏少，不能制阳，虚阳偏亢而导致内热的产生。因情志不舒而时有微热，心烦，心情不舒时更加明显，兼胸闷，急躁易怒，胁胀，口苦，脉弦等，为气郁发热，亦称郁热。夏季小儿长期低热不已，兼见烦躁，口渴，无汗，多尿，至秋凉时不治而愈，为小儿夏季热，亦属微热，多为小儿体质气阴不足，不能适应夏季气候所致。

鉴别诊断 气虚发热的特点是长期发热不止，热势较低，劳则益甚，伴有神疲乏力，少气懒言，舌淡脉虚等症状。阴虚发热多为长期低热，伴见颧红，五心烦热，盗汗，口燥咽干，舌红少苔或无苔等症状。

（甘慧娟）

fánrè

烦热 (fever with irritability and fidget)

因发热而烦躁不安，坐卧不宁的症状。

发生机制 烦热多由里热过盛，气阴受伤所致。为热所烦，其热无时而歇。在外感热病中，属于表证者，为邪热不得外泄，如《伤寒绪论》卷下言："不经汗吐下而烦热者，为太阳表证。"属于里证者，为里实热盛，如大便不通，少腹满而烦者，为燥屎内结、灼热上扰所致。在内伤杂病中，可见于肝火炽盛、阴虚火

旺等引起的多种疾患，如《伤寒绪论》卷下云："烦热，为郁闷不安，火热不得发越之象。"

鉴别诊断 烦热多属里热证，与壮热、潮热等常易混淆，鉴别时应注意烦热是以"心烦躁扰"为主要表现，而壮热和潮热则是以"热"为主要表现。在外感热病和某些内伤病的发展过程中，常见烦热，其热势高者，多为实证；低者多为虚证。

（甘慧娟）

wǔxīn fánrè

五心烦热 (feverish sensation in palms, soles and chest)

两手心、足心发热及自觉胸中烦热，热势较低，或仅自觉发热，体温并不高的症状。又称手足烦热。常见于阴虚证中，因手足心、心胸属里属阴，为阴经所布，由各种原因所致阴液亏少，阴虚则热生于内，五心受气熏灼，故表现五心烦热。内热郁遏，热不得外泄，热扰心神，故觉心烦。临床上还可见于邪伏阴分证，主要由于外感失治误治，余邪留伏阴分所致，常伴有夜热早凉，热退无汗，形体消瘦。

（甘慧娟）

xiǎo'ér xiàjìrè

小儿夏季热 (the children's summer fever)

婴幼儿在夏季发生的特有的以长期发热、烦渴多饮、多尿、少汗或无汗等症为特征的季节性疾病。至秋凉可自愈。又称暑热证。

发生机制 属于中医"暑温"的范畴，为婴幼儿时期特有的发热性疾病，多见于6个月至3岁的小儿，发病集中在6、7、8三个月，为渐起发热，持续不退，无固定热型，一般午后较高，早晨较低。发病与气温关系密切，气温越高，发病越多，病情越重。

秋凉后，症状自行消失。多因小儿先天禀赋不足，肾气不足，如未成熟儿、早产儿；或因后天调护失宜，脾胃虚弱；或病后等导致体质虚弱，气阴不足，不能耐受夏季炎热气候所致，并非感受暑邪。随着年龄的增长，体质增强，可逐年减轻，逐渐向愈。

鉴别诊断 需与疰夏进行鉴别，疰夏多以青壮年女性为主，多发生在长夏季节，表现为困倦乏力，食欲减退，可有低热，一般无高热、无汗、口渴多饮、多尿等症状。

（甘慧娟）

xīxīfārè

翕翕发热 (feather-warm fever)

发热轻而温和的症状。翕翕发热出自于《伤寒论·辨太阳病脉证并治》。翕者，鸟合羽也；翕翕是形容发热的样子，如合羽所覆，说明热在表，热势轻浅，不似阳明里热熏蒸于外的高热，为六经病中太阳中风发热的一种临床症状，多兼见汗出、恶风寒等症。因卫气奋起抗邪于肌表，与邪气相争见发热，但卫阳被风邪所伤，温煦失职，加之汗出肌腠疏松，故发热轻浅。《内外伤辨惑论·辨寒热》："翕翕发热……发于皮毛之上，如羽毛之拂，明其热在表也。"

（甘慧娟）

chǐfūrè

尺肤热 (fever over skin of forearm)

自觉尺肤部皮肤发热，触之有烫手之感，或见尺肤红肿而热的症状。又称尺热。尺肤部是两手肘关节内侧至掌后横纹处之间的部位，是手三阳经、手三阴经循行经过的部位，尺肤热属热证，主阳盛阴虚，多见于外感热病、中暑、咳嗽等病。阳热内盛，暑热外袭，或邪热壅肺，热邪熏蒸使肌肤灼热，出现尺肤部灼热

烫手。古人据以诊知身体发热，并结合其他症状和脉象，诊断温病。《灵枢·论疾诊尺》："尺肤热甚，脉盛躁者，病温也。"《类经·脉色类》："尺肤热甚，其身必热，脉盛躁者，阳邪有余，故当为温病。"

（甘慧娟）

shēnzhuórè

身灼热（body fever） 身热壮盛，扪之灼手的症状。常见于温邪热盛的患者，为邪热炽盛之象，多表现为身灼热，体温升高。《伤寒论·辨太阳病脉证并治》："太阳病，发热而渴，不恶寒者，为温病；若发汗已，身灼热者，名曰风温。"若身灼热而肢厥，为阳热壅盛，格阴于外所致；若皮肤无汗而灼热，为热甚。

（甘慧娟）

hánrè wǎnglái

寒热往来（alternate attacks of chill and fever） 患者自觉恶寒与发热交替发作的症状。常见于伤寒病的少阳病证和疟疾病，同时也可见于气郁化火及妇女热入血室等。

发生机制 寒热往来是正邪相争，互为进退的病理反应。少阳病表现为寒热往来，发无定时，为邪在半表半里证的特征；因外感病邪至半表半里阶段时，正邪相争，正胜则发热，邪胜则恶寒，如《伤寒金匮浅注》说："邪正不两立则分争，正胜则热，邪胜则寒"。疟疾病表现为寒热往来，发有定时；因疟邪侵入人体，潜伏于半表半里的部位，入与阴争则寒，出与阳争则热，故恶寒战栗与高热交替出现，休作有时。此外，妇女月经期间，也可出现寒热往来，经水时来时断，伴有胸胁满闷或神志异常，为热入血室的表现，因邪热内陷，结于血室，

影响三焦气机的正常枢转导致。

鉴别诊断 寒热往来与恶寒发热不同，恶寒发热表现为恶寒与发热同时出现，而寒热往来表现为恶寒与发热交替出现，发热时无恶寒，恶寒时不发热。

（甘慧娟）

wènhàn

问汗（inquiring about the sweats） 通过询问出汗的情况，了解机体患病性质、阴津的输布与阳气与阴液平衡情况的问诊方法。

理论依据 汗是津液输布代谢的产物，《灵枢·决气》云："腠理发泄，汗出溱溱是谓津。"《素问·阴阳别论》云："阳加于阴谓之汗。"即是说在体内则为津液，外泄于肌表则为汗液。阐释了汗的产生是通过阳气蒸腾气化阴津，从腠理经玄府出于体表而成，因此阳气、阴津、腠理玄府成为汗出的关键。当这些方面功能协调一致，形成正常的汗出；而一旦其中某一方面功能异常，或各方面协调失衡，或外邪影响时，则可形成汗出异常。因此通过了解汗出的情况，可以判断机体的健康与患病状况。

人体在剧烈运动、进食辛辣、气候炎热、衣被过厚、情绪紧张或激动的情况下，易出现汗出，属生理现象，具有调和营卫，滋润皮肤，调节体温，排出代谢废物，保持机体阳气与阴液的平衡的作用。

发生疾病时，各种因素影响了汗的生成、输布与调节，如外邪侵袭，营卫失调；阳热亢盛，经络郁阻，津液不布；阴阳亏虚，汗失统摄；或津血不足，汗失化源等皆可引起异常出汗。汗为津液所生，过度的汗出可以耗伤津液。汗由阳气蒸化，过度的汗出也可致气随汗泄，造成气脱或亡

阳，导致阴阳失衡的严重后果。而当应汗而不得汗时，则可导致阳郁于内，影响体温调节。

有时发病时的汗出具有积极作用，尤其是外感病，少量的汗出使得邪有出路，有助于致病邪气排出，促进机体恢复健康，是机体抗邪的正常反应。

因此，问汗可以判断机体内正邪斗争的状态、正气的盛衰，以确定相应的治疗方法，还可掌握疾病的病位、病性，为诊断提供依据。

基本内容 询问有无汗出、出汗的多少、时间以及部位等，并要注意了解主要兼症以及出汗后症状的变化，分辨正常汗出与异常汗出，不可忽略汗出在某些疾病过程中的积极意义。

（甘慧娟）

wúhàn

无汗（absence sweats） 患病情况下，机体当汗出却无汗出的症状。

外感内伤，新病久病都可见有全身无汗。外感病中，因邪郁肌表，卫气被遏，毛窍闭密，气不得宣，汗不能达，当汗而不得汗，故无汗，属于卫气的调节功能失常。当邪气入里，耗伤营阴，津液亏少，亦不得汗，属于津枯液少，无以化生汗液。内伤久病形成的无汗，病机复杂，可因阳气亏虚，不能蒸腾输布津液，汗不得化；亦可因血少津亏，汗液生化无源，故无汗。若要分辨无汗属外感、内伤、表证、里证、机体的虚实盛衰，须进一步询问病程长短，兼有症状等作为参考依据，才可使结论更加真实可靠。

可见以下几种情况：①患者无汗，发病急，病程短，临床表现为恶寒重，发热轻，多属风寒表证。外感寒邪，寒性收引，寒

束肌表，腠理致密，玄府闭塞，卫气被遏，不得宣通，温分肉、司开阖功能难以发挥，所致调节汗液的作用失常，故身虽发热而无汗出。②患者无汗，伴有高热不退，或有汗出较多的病史，又见身热夜甚，烦躁不眠，口不甚渴，舌绛而干等症，属温病营分证。邪热入营，耗伤营阴，阴津亏少，以致汗失化源，故无汗。③久病少汗或无汗，口、唇、鼻、咽及皮肤干燥，小便短少，大便干结，属于津液亏虚证。因津亏液少，汗源亏乏，致无汗。由于血汗同源，若伤血失血，也可使阴津亏少，导致无汗。④患者无汗，兼见畏寒肢冷，神疲乏力，舌淡苔白，脉弱，多因阳气亏虚，气化无权，无力化汗所致。

（甘慧娟）

zìhàn

自汗 （spontaneous sweating）

醒时经常汗出不止，活动后尤甚的症状。

首见于《伤寒论·辨太阳病脉证并治》，谓之"自汗出"。因阳气不仅具有蒸腾气化，输布津液的作用，而且还有固摄作用，可防止体内津液过度排出或流失。当阳气亏虚时，固摄功能减退，不能固护肌表，腠理疏松，玄府不密，津液外泄，汗出而不止；由于"劳则气耗"，即活动后阳气敷张外散，形成阳气进一步的耗散，汗随气泄，故出汗加重，可形成汗出异常，最突出的表现是经常未感觉热，或并无活动的情况下既有汗出，且活动后加剧。正如《类证治裁·汗症论治》说："自汗者不因劳动，不因发散戢然自出，由阳虚不能卫外而固密也。"但自汗不止阳虚，如宋·朱肱《类证活人书》说："伤寒……自汗者，九证：卫不和、伤风、

风温、中湿、中暑、阳明病、亡阳、柔痓、霍乱，皆自汗。"

自汗若伴有神疲乏力，少气懒言，易感冒，舌淡苔薄白，脉缓无力为气虚自汗；若伴畏寒肢冷，大便溏，神疲乏力，舌淡苔白，脉弱等症状为阳虚证；若伴有恶风，周身酸楚，时寒时热，苔薄白，脉缓多见于营卫不和；若伴见自汗断续，汗量不多，肢体重着，小便短少，舌苔薄白，脉浮缓等为风湿伤表。

（甘慧娟）

dàohàn

盗汗 （night sweats）

睡时汗出，醒则汗止的症状。又称寝汗。

《素问·六元正纪大论》中称寝汗，《金匮要略·血痹虚劳病篇》方称盗汗："男子平人，脉虚弱细微者，喜盗汗也。"此后，在各种医籍中多称盗汗。因阴虚则阳盛，虚热内生，迫津外泄，由于卫气具有昼行于阳，夜行于阴的特性，睡时随着卫阳入里，形成肌表不密，加之内热蒸津外泄，故汗出；醒后卫阳出表，玄府密闭，汗渐止。如《证治汇补·汗病》所说："盗汗者，睡则出汗，醒则渐收。因阴气空虚，睡则卫气乘虚陷入阴中，表无护卫，荣中之火独旺于外，蒸热而汗，醒则气固于表而汗止。"但盗汗不全是阴虚所致。

盗汗若伴有潮热、颧红、五心烦热、舌红脉细数等症，属阴虚证，若见昼夜汗出，属气阴两虚证。若伴见心悸失眠，面色少华，气短神疲，舌淡苔白，脉虚，属心血不足证。若伴见头重如裹，肢体困倦，纳呆口腻，舌淡苔白腻，脉濡缓，属脾虚湿阻证。若伴见寒热往来，胸胁苦闷，口苦欲呕，苔薄，脉弦为半表半里证。

（甘慧娟）

zhànhàn

战汗 （sweating after shivering）

先恶寒战栗，而后汗出的症状。

此症是外感热病的过程中，邪正交争的表现。《伤寒论·辨脉法》云："脉浮而紧按之反芤，此为本虚，故当战而汗出也。"因此多认为邪盛正虚，一旦正气来复，邪正剧争，就可出现战汗。对于外感病而言，汗出实际是给予邪气以出路，而真正发挥作用的实为人体的正气，所以常常将战汗视为疾病好转与恶化的转折点，观察出汗后的证候表现，判断邪正的盛衰成败。

战汗的转归，一是汗出神安，脉静身凉，烦渴顿除者，此为邪去正复，疾病向愈，属佳兆；一是战汗之后热势不退，烦躁加剧，脉来急疾，为在邪正纷争的过程中，正气虚弱，不能胜邪，致邪复内陷，邪盛正衰，疾病恶化，属危象。

（甘慧娟）

juéhàn

绝汗 （sweating of the dying）

在病情危重的情况下，出现大汗不止的症状。又称脱汗。

《素问·举痛论》《灵枢·五禁》等篇中，称汗大泄、绝汗、漏汗、脱汗、汗出不可止；宋·朱肱《类证活人书》称虚汗不止等。绝汗通常是亡阴或亡阳的表现，常常伴见意识蒙眬或神识不清。亡阳之脱汗，因阳气亡脱，津随气泄所致；而亡阴之脱汗，为热扰于内，逼枯竭之阴津外泄所致。二者为正气已衰，阳亡阴竭的危候，预后不良。《素问·诊要经终论》云："绝汗乃出，出则死矣。"《灵枢·经脉》云："六阳气绝，则阴与阳相离，离则腠理发泄，绝汗乃出。"

若患者见冷汗淋漓，汗质稀

淡，面色苍白，四肢厥冷，脉微欲绝，属亡阳证；若患者见汗出如油，热而黏手，身热，烦躁口渴，脉细数疾者，当属亡阴证。

（甘慧娟）

lěnghàn

冷汗（cold sweats）
汗出而有冷感的症状。多因素体阳虚，温煦无权，卫气不固，腠理疏松而致汗出而冷，也可因受惊吓引起。汗出并不发热，口淡不渴，常伴有精神不振、面色苍白、大便稀溏、小便清长、舌淡、脉迟沉无力等是虚寒证表现。

（甘慧娟 陈 妍）

rèhàn

热汗（hot sweats）
汗出而有热感的症状。多见于里热证。由于里热炽盛，蒸迫津液外泄所致。若大汗不已，伴有蒸蒸发热，面赤，口渴饮冷，属阳明经证或温病的气分证；若发热，汗出而黏，汗出热不退，舌红苔黄腻，属湿热证；若午后或夜间潮热，伴面部烘热而汗出，多属阴虚内热。

（甘慧娟 陈 妍）

huánghàn

黄汗（yellow sweats）
汗出沾衣，色如黄柏汁的症状。

《金匮要略·水气病脉证并治》云："黄汗之为病，身体肿，发热，汗出而渴，状如风水，汗沾衣，色正黄如柏汁，脉自沉。"认为是表虚湿遏，卫郁营热，湿热交蒸所致；《圣济总录》云："黄汗者汗出如柏汁，沾衣黄色，故谓之黄汗。由脾胃有湿，瘀热伏留，熏发肌肉。"认为多因湿热之邪交蒸所致；《医宗金鉴》云："黄汗微肿皆湿热"；可见湿热为患是共识。后世医家往往将黄汗混同于黄疸，但实际并不相同。

若伴有身热恶风、头面及四肢浮肿、腰腿酸痛、下肢怕冷、小便不利等，或兼见两胫冷，身疼重，腰髋弛痛或烦躁，小便不利为营卫壅闭的表现；若见汗出而黄、发热、汗出热不退、口苦或胁痛、纳呆、小便不利、排便不爽、苔黄、脉弦滑等为湿热证的表现。

（甘慧娟）

báihàn

白汗（white sweats）
出自《素问·经脉别论》，并且还出现在其他书籍中。长期以来对"白汗"的理解存在差异，大致有以下几种不同的认识：其一，认为是"魄汗"，《素问注证发微》云："肺经内主藏魄，外主皮毛，故所出之汗，亦可谓之魄汗也。"其二，认为是指"大汗"；其三，认为是指"自汗"；其四，认为是指因疼痛导致的"冷汗"，《金匮要略·腹痛寒疝宿食病脉证并治》云："寒疝绕脐痛，若发则白汗出，手足厥冷……"由于"白""魄"古通用，具"大""盛"之义，故以"大汗"较为贴切，且"大汗"可以表现为"自汗""冷汗"的特点。

《素问·经脉别论》云："一阴至，厥阴之治也，真虚痟心，厥气留薄，发为白汗。"表现为自汗，伴心痠痛，属正气亏虚，厥逆之气稽留，卫表不固而自汗出；《金匮要略·腹痛寒疝宿食病脉证并治》所论表现为腹痛，呈绕脐痛，手足厥冷，脉沉弦，伴冷汗出，当属寒邪困遏阳气，气机逆乱而发疼痛，迫使冷汗出。

（甘慧娟 陈 妍）

tóuhàn

头汗（sweats in the head）
汗出仅见于头部，或头颈部汗出量多的症状。

分为虚、实两端。头为诸阳之会，热郁于内，不得四散，"火性炎上"，循经上越而见头汗出。临床上有以下几种情况：一是上焦热盛，热循阳经上蒸头面所致；二是中焦湿热蕴结，循阳经上于蒸头；三是症见食积中焦，郁而化热所致。《张氏医通·汗》说："食滞中宫，热气上炎，亦令头汗。"以上总体属热、属实。若头面汗出，见于老年，或久病体虚，或产后虚弱之人，多属正虚。

小儿睡眠时，常有头汗微出，无其他病症者，属生理现象，俗称蒸笼头，是因小儿为纯阳之体，睡时阳气聚会于头部，蒸津而外泄，故头汗微出。若头面多汗，伴有心胸烦闷不适，面赤口渴，舌尖红，苔薄黄，属于上焦热盛，热循阳经上蒸头面所致；若伴见身重倦怠，泛呕脘闷，身热不扬，小便不利，苔黄腻等症，属中焦湿热蕴结，循阳经上蒸所致；而头汗，若伴有胃脘胀满不适，烦热口渴，纳呆等症，为食积中焦，郁而化热所致；若兼见四肢厥冷，气喘脉微，多因元气将脱，阴阳离决，虚阳上越，津随阳泄。

（甘慧娟 陈 妍）

éhàn

额汗（sweats in the forehead）
仅额头出汗而身上没有汗出的症状。

此症与头汗的发生机制基本一致。其一，属于邪热或湿热偏盛，热郁于内，不得发泄，循经脉上越；其二，因虚阳上越，汗随之而泄，或久病重病阴精耗竭，阴阳离决，虚阳上越，津随阳泄，属阴竭阳亡。

若见身热、口渴、心烦，属热盛，若伴见汗黏，口黏，苔黄腻，属湿热；重病末期，神倦肢冷，脉微细，突然额汗大出，这是虚阳上越、亡阳虚脱之候。若额汗如珠而黏，兼见四肢厥冷，气喘脉微者，属阴竭阳亡。

(李灿东　陈妍)

bànshēn hànchū

半身汗出（sweating on one side of the body）　患者仅有半身汗出，形成半侧身体有汗，另半侧身体经常无汗，也可表现为或上或下，或左或右的汗出或无汗。又称汗出偏沮。

首见于《素问·生气通天论》"汗出偏沮，使人偏枯"，可发生于痿病、痹病、中风先兆、中风、截瘫等疾病。多因风湿、寒湿、风痰、痰瘀等留于经络，形成经络闭阻，气血运行不周，汗液不布；也可因气血亏损，不能周行全身；或阳气亏虚，蒸腾气化无力，汗液不得布达周身所致。

半身汗出伴见筋脉挛痛，手足屈伸不利，肢体沉重，甚则难以转侧，舌苔白腻，脉濡或迟，多因风湿、寒湿阻滞；若见中风、痿病、截瘫等，为风痰、痰瘀等阻滞经络所致，无汗一侧属经络闭阻，气血运行不周，可呈萎废状态；若伴见少气懒言，倦怠乏力，面色淡白无华，头晕目眩，手足发麻，妇女月经量少色淡，延期，甚或闭经，舌淡苔白，脉弱，属气血不足；若伴见畏寒肢冷，倦怠懒言，或尿少等症，则为阳气亏虚。

(甘慧娟　陈妍)

shǒuzúhàn

手足汗（sweating in the palms and soles）　手心、足心出汗较多的症状。

首见于《伤寒明理论》："胃主四肢，手足汗出者，阳明之征也。"手足心分别为手厥阴心包经、足少阴肾经所循之处，又因脾主四肢，故手足汗多与心、肾、

脾胃病相关，性质多属于热。热邪郁于内或阴虚阳亢，逼津外出而达于四肢，可见手足心出汗。

手足心出汗，伴有五心烦热、咽干口燥、盗汗等症状，多因阴虚内热，迫津外泄；若兼见日晡潮热，腹胀便秘，腹痛拒按，属热结胃肠的阳明腑实证；若伴有口干欲饮，牙龈肿痛，属胃热证，《医碥·汗》亦说："手足汗，别处无汗，脾胃之热，达于四肢也"；若兼见肢体困重，便溏呕恶者，多因脾胃湿热内盛所致，《张氏医通·汗》云："脾胃湿蒸，旁达于四肢，则手足多汗。"

(甘慧娟　陈妍)

xiōnghàn

胸汗（sweating on the chest）独见心胸部易出汗或汗出过多的症状。又称心汗。

由于汗为心之液，心胸汗出，多与心病相关，一般见于虚证。汗为心液，思虑过度，心脾不足，心液失于固密，故可见心汗出。如《医林绳墨·汗》所说："又有心汗者，当心膻中聚而有汗，皆因多思，有伤心脾，致令汗出心孔，宜以生脉散或六味地黄丸敛之。"

胸汗伴有食少，腹胀，便溏，神疲乏力，心悸多梦者，属劳伤心脾；若兼见心悸心烦、失眠健忘、腰膝酸软，烦热盗汗者，多为心肾不交。

(甘慧娟　陈妍)

yèhàn

腋汗（sweating in the armpits）仅两腋下多汗潮湿的症状。又称胁汗。

《医林绳墨》《张氏医通》《类证治裁》等医籍称胁汗。可因肝阴虚，虚火迫津外泄；或肝胆湿热，湿热流注导致；《杂病源流犀烛·诸汗源流》述："有

两腋汗，脚心汗，为湿热流注。"而《张氏医通·杂门·汗》则言："至于邪正交加，非汗不解。故少阳挟热，或为盗汗，或腋汗胁汗。须知从阴阳交互时，及阴阳交互处发泄者，皆阴阳不和，半表半里证。"主要从经络循行考虑。另外，还可因心肾阳虚所致，由于心阳心气不足，阳气虚弱，卫外不固，心液失于固护，外泄于心经所循腋下之处。

若伴见多梦易惊，虚烦不眠，午后潮热或五心烦热，头晕乏力，面色无华，口干咽燥，舌红少苔，脉弦细数，属肝阴虚，虚火迫津；伴见腋下多汗，其色略黄或黏衣，胸闷纳呆，口苦而黏，渴不欲饮，身重体倦，小便短少色黄，舌苔黄腻，脉弦数，属肝胆湿热；若在冬季腋窝多汗，且越冷汗泄越多，伴有畏寒，四肢不温等，则属心肾阳虚。

(甘慧娟　陈妍)

yīnhàn

阴汗（sweating around the external genitalia）　外生殖器及其周围（包括大腿内侧近腹阴处）部位经常汗多，且汗味多臊臭的症状。

多因肝经湿热或肾阳虚导致。《张氏医通·汗》云："阴汗，阴间有汗，属下焦湿热。"见于肝经湿热，湿热循经下注。《杂病源流犀烛》卷七："有阴囊汗者，则为肾虚阳衰。"肾开窍于二阴，肾阳虚，气化失司，温煦失职，也可见阴汗。

症见阴汗出，伴有臊臭，胁肋胀痛，口苦目赤，小便赤，妇女可见带下黄臭，苔黄腻，脉弦数，属肝经湿热；阴部汗出，畏寒肢冷，腰膝酸软，小便清长，男子可见前阴萎弱，阳举不坚，滑精，早泄，舌质淡胖润有齿痕，

脉沉迟，是肾虚阳衰。

（甘慧娟　陈　妍）

wèn téngtòng

问疼痛（inquiring about the pain）

通过询问疼痛的部位、程度、性质、时间以及影响因素等，了解机体患病的部位与性质的问诊方法。

理论依据　尽管疼痛在疾病中发生的概率很高，其产生的原因也很多，但其属性不外分为虚实两端。属实证者，多因感受外邪或内伤情志，或痰饮内停，瘀血阻滞，或食滞虫积等阻滞脏腑经脉，致气血运行不畅，形成"不通则痛"；属虚证者，可由阳气亏虚，精气不足，阴血亏少等，导致脏腑经脉失养，形成"不荣则痛"。

由于疼痛的产生有虚实之别，临床上表现的特点就有所不同。大致表现为：胸胁脘腹的胀痛、窜痛多属气滞，而头部的胀痛属肝火上炎或肝阳上亢；刺痛多是瘀血所致；固定痛可见于瘀血为患；四肢关节的游走痛，多见于痹病，因风邪偏胜所致；冷痛属阴寒内盛或阳气亏虚；灼痛属火热之征；绞痛多因有形实邪阻闭气机，或寒邪凝滞气机所致；隐痛、空痛则属阳气精血亏虚，脏腑经脉失养所致；重痛见于湿邪困阻气机；酸痛多因湿邪侵袭肌肉关节，气血运行不畅所致，亦可因肾虚骨髓失养引起；掣痛多属筋脉失养，或筋脉阻滞不通。总之，新病疼痛，痛势剧烈，持续不解，或痛而拒按，多属实证；久病疼痛，痛势较轻，时痛时止，或痛而喜按，多属虚证。疼痛可发生在几乎全身各个部位，不同的部位可提示相对应的脏腑与经络的病变。

基本内容　注意问明疼痛的性质、程度、时间与部位等，有利于了解疼痛发生的原因与性质。问疼痛的性质，主要包括胀痛、刺痛、走窜痛、固定痛、冷痛、灼痛、绞痛、隐痛、重痛、酸痛、掣痛、空痛、闷痛、剧痛等。问疼痛的部位，主要包括头痛、胸痛、胁痛、胃脘痛、腹痛，以及背痛、腰痛、四肢痛、周身疼痛等。问疼痛的部位必须与疼痛的性质相结合，才可以判断机体的病变部位和性质。

发展现状　疼痛是一种主观的感受，影响疼痛的主观感受因素很多，很难客观而精确的计量和比较。在临床及科研领域，多应用视觉模拟评分法（VAS）、数字疼痛评分法（NPRS）、口述分级评分法（VRSs）等对疼痛的程度进行测量，或根据疼痛对日常生活和活动的影响来评定。对于老年人、小孩还有存在语言文化差异或交流障碍者还可使用脸谱法等。疼痛的评估是一个连续的，动态的变化过程，没有哪一种评估适用于所有的患者。针对不同患者选择合理有效的疼痛评估工具进行评估，可以提高准确性，减短疼痛管理过程。

（李灿东　陈　妍）

zhàngtòng

胀痛（distending pain）　疼痛兼有胀感的症状。

发生机制　因气为无形，喜流畅无阻，若气机郁滞不畅，阻在某处，不通则痛，故胀痛多是气滞作痛的特点。胸、胁、脘、腹胀痛，时发时止，或有排气后暂舒之感，多因气机郁滞所致。但头目胀痛，则多因肝火上炎或肝阳上亢所致。

鉴别诊断　应与刺痛、闷痛相鉴别。①刺痛指疼痛如针刺之状的症状。多由瘀血阻滞经脉，气血经脉运行不畅所致。②闷痛指疼痛兼有胀闷不舒感。多由痰浊等导致气血运行不畅而致。

（李灿东　陈　妍）

cìtòng

刺痛（stabbing pain）　疼痛如针刺之状的症状。其特点是疼痛的范围较小，多固定不移。因瘀血停留有定处，对机体的刺激明显，所以疼痛呈针刺样，固定不移。全身各种瘀血证，均可出现刺痛症状。

发生机制　多由气滞、气虚、血虚等各种原因导致气血经脉运行不畅，经脉之气不通，血运受阻，留而为瘀，发为刺痛。如胸、胁、脘、腹等部位刺痛，多是瘀血阻滞，血行不畅所致。

鉴别诊断　应与胀痛相鉴别，胀痛指疼痛兼有胀感的症状。胸胁脘腹胀痛，多因气机郁滞所致；头目胀痛，多因肝火上炎或肝阳上亢所致。

（李灿东）

zǒucuàntòng

走窜痛（wandering pain）　疼痛部位走窜不定，或攻冲作痛的症状。又称窜痛、游走痛。

发生机制　走窜痛多因气滞所致，疼痛的部位不固定，有时在此，有时在彼，或者感觉不到确切的疼痛部位，其游走途径多与经络有关。气行无定处，无形而喜通畅，若气滞于胸胁脘腹疼痛等处亦多见窜痛。另外风邪善行而数变，风邪留着机体的经络关节，阻滞气机，产生游走性疼痛，属风湿痹痛。

鉴别诊断　应与掣痛相鉴别，掣痛的疼痛伴有抽掣感，多为寒痰、瘀血阻络所致，见于面部，为寒痰阻络；耳内掣痛，为气血瘀阻；掣痛见于阴股，为寒湿浸淫。

（李灿东）

gùdìngtòng

固定痛（fixed pain）

疼痛部位固定不移的症状。

发生机制 疼痛经常发生在某一处而不偏移，多与患病部位以及机体的病邪性质有关，若胸胁脘腹等处固定作痛，多为刺痛，多属于瘀血为患；若四肢关节固定作痛，多因寒湿、湿热阻滞，或热壅血瘀所致。故临床时需要详细询问疼痛的性质、病因以及发病的部位等，才可判断其疼痛的具体病机。

鉴别诊断 应与瘀血刺痛、寒湿痹痛相鉴别。①瘀血刺痛：痛处固定，多为刺痛，夜间痛甚，多发生在胸腹之处，舌淡紫或有瘀斑、瘀点，多为瘀血所致。②寒湿痹痛：多发生于四肢关节，痛处固定，遇寒加剧，得温则缓，多为感受寒湿之邪，侵袭四肢关节所致。

（李灿东）

lěngtòng

冷痛（cold pain）

疼痛有冷感而喜暖的症状。又称寒痛。

发生机制 痛处发凉，得温则减，遇寒加剧。如病在浅表，有时触之亦觉发凉。常见于腰脊、脘腹、四肢关节等处。寒邪阻滞经络所致者，为实证。因寒为阴邪，其性清冷，易伤阳气，停留之处阳气失温，故出现局部发凉。阳气亏虚，脏腑经脉失于温煦所致者，为虚证。机体阳衰，寒从内生，闭阻经络，气机不通，故见疼痛，喜温喜按。《素问·举痛论》曰："按之则热气至，热气至则痛止矣。"

鉴别诊断 不同病因病机的冷痛具有不同的特点，需要加以鉴别。①实证冷痛：疼痛发凉，遇寒加剧，得温则减，面色白或青，舌淡白苔薄白，脉紧或迟，

多为新病，感受寒邪，阻滞经络，温煦失职。②虚证冷痛：疼痛发凉，遇寒加剧，得温则减，痛处喜按，面色白或青，舌淡白苔薄白，脉迟无力。多为久病，机体正气亏虚，阳气不足，虚寒内生，温煦失职。

（李灿东）

zhuótòng

灼痛（buring pain）

疼痛有灼热感而喜凉的症状。

发生机制 痛处发热有烧灼感，如病在浅表，有时痛处亦可触之觉热，多喜冷凉。火邪窜络所致者，为实证；阴虚火旺所致者，为虚证。火热之邪串入经络，或虚热灼于经络，阻滞经气，气机不利则可出现疼痛。火性炎热，故痛处常伴有烧灼感，属于局部发热，或触有热感。

临床意义 痛处发热有烧灼感，常伴有口渴喜冷饮、面色赤、大便干小便短黄，舌红苔黄，脉数，属于实证灼痛，多为感受火热之邪或机体热盛，灼伤经络所致；痛处有烧灼感，隐隐发作，常伴有颧红、盗汗、五心烦热、大便干小便短黄，舌红苔少，脉细数，属于虚证灼痛，多为虚热灼伤经络，经气不利。

（李灿东）

jiǎotòng

绞痛（colic pain）

痛势剧烈，如刀绞割的症状。

发生机制 多因有形实邪突然阻塞气机，或寒邪凝滞气机，气机郁闭，导致血流不畅所致。如结石阻滞胆管所引起的上腹痛，蛔厥引起的脘腹痛，心脉痹阻所引起的"真心痛"，寒邪犯胃所引起的胃脘痛等，皆具有绞痛的特点。

临床意义 胃脘疼痛较甚，甚则如刀绞，得温痛减，痛时常

兼恶寒，或呕吐白沫，口不渴或喜热饮，舌苔白，脉紧，属寒邪犯胃型绞痛，多由寒从外侵，内犯脾胃所致，且有感受寒冷或恣食生冷的病史，胃痛暴作，病程较短；心胸疼痛，突然发作，剧烈，得温痛减，伴有畏寒肢冷，舌淡苔白，脉沉迟或沉紧等症状，属心脉痹阻型绞痛，多为阴寒凝滞心脉，心脉不畅所致；疼痛突发，痛处剧烈，属结石、蛔虫阻滞型绞痛，多为有形病理产物如结石、蛔虫阻滞管腔、脏器，引发剧痛。

（李灿东 吴同玉）

yǐntòng

隐痛（dull pain）

疼痛不剧烈，尚可忍耐，但绵绵不休的症状。

发生机制 多因阳气精血亏虚，脏腑经脉失养所致，气血不足，或阳气虚弱，导致经脉气血运行滞涩，出现疼痛，此种滞涩只是运行缓慢，经脉失养，而非实邪郁阻引起的不通，所以疼痛不甚。由于气血亏虚，阳气不足，不能濡润温煦，故机体疼痛持续时间多较长。隐痛常见于头、胸、脘、腹等部位。

鉴别诊断 隐痛应与虚证冷痛、虚证灼痛、酸痛和空痛相鉴别。①虚证冷痛：痛处发凉，绵绵不休，喜温喜按的症状。多为阳气不足，虚寒内生，温煦失职。②虚证灼痛：痛处有烧灼感，隐隐发作，常伴有颧红、盗汗、五心烦热、大便干小便短黄，舌红苔少，脉细数的症状。多为虚热灼伤经络，经气不利。③酸痛：疼痛兼有酸软感的症状，多为湿邪侵袭肌肉关节或肾虚骨髓失养。④空痛：疼痛兼有空虚感症状，多为精血亏虚，脏腑经脉失养所致。

（李灿东）

zhòngtòng

重痛（heavy pain） 疼痛兼有沉重感的症状。

发生机制 多因湿邪困阻气机而致。湿邪外入或脾虚湿邪内生，滞留经脉，气机不畅，故见疼痛。湿邪重浊黏腻，易困阳气，湿邪停留可使人有沉重而痛之感。重痛常见于头部、四肢、腰部以及全身。《素问·生气通天论》曰："因于湿，首如裹。"说明重痛因湿而致，多见于湿证。

鉴别诊断 应与酸痛相鉴别，酸痛指疼痛兼有酸软感的症状，多为湿邪侵袭肌肉关节或肾虚骨髓失养。

（李灿东）

suāntòng

酸痛（aching pain） 疼痛兼有酸软感的症状。

发生机制 多因湿邪侵袭肌肉关节，气血运行不畅所致，常见于风寒湿热邪等所致的痹证。因湿为阴邪，性质重浊，湿滞经络，流注关节，痹阻不通所致。腰部的酸软疼痛，多因肾虚骨髓失养引起。

鉴别诊断 与重痛相鉴别，重痛的疼痛兼有沉重感，多为感受湿邪所致。

（李灿东）

chètòng

掣痛（referred pain） 抽掣牵引作痛，由一处连及他处的症状。亦称引痛、彻痛。

发生机制 多由筋脉失养或阻滞不通而致。如心血瘀阻的胸痹证出现脉络失养、筋脉挛急而掣痛；肝经灼热，筋脉而挛急，或肝阴不足而筋脉失养造成的筋脉掣痛等。

鉴别诊断 与走窜痛相鉴别，走窜痛指疼痛部位走窜不定，或攻冲作痛；掣痛指疼痛由一处连

及他处。

（李灿东）

kōngtòng

空痛（hollow pain） 疼痛兼有空虚感的症状。

发生机制 多为精血不足、脏腑经脉失养所致。常见于头部或小腹部等处。经脉的正常运行全赖气血阴精的充盈濡养，精血不足，经脉失充，气机不畅，脏腑不得濡养，故痛而有空虚之感。

鉴别诊断 应与隐痛相鉴别，见隐痛。

（李灿东）

mèntòng

闷痛（oppressive pain） 疼痛伴有郁闷不舒感的症状。

发生机制 多由气郁或痰浊等邪气痹阻胸阳、脉络，心阳不展，心脉不通，以致不通则痛，临床多见心胸闷痛。情志失和，肝失条达，气滞血瘀，脉络瘀阻不通，则发为心胸闷痛；恣食肥甘厚味，饮食无度损伤脾胃，以致精微不运，水湿不化，痰浊内生，脉络不通而发生闷痛；或年老、体弱、久病而致脾肾阳气亏虚，不能振奋心阳，心阳衰微，无力鼓动血脉，血行不畅而闷痛发作。

鉴别诊断 与刺痛、胀痛相鉴别。①*刺痛*：疼痛如针刺的症状。多由气滞、气虚、血虚等各种原因导致气血经脉运行不畅，经脉之气不通，血运受阻，留而为瘀，发为刺痛。②*胀痛*：疼痛兼有胀感的症状。多由气滞所致。

（李灿东）

jùtòng

剧痛（severe pain） 非常剧烈的疼痛。

发生机制 多由外伤、阴寒、瘀血内阻等因素导致，突然外伤，伤及经脉、组织、脏腑等器官而引发剧烈疼痛；阴寒凝滞血脉，

经脉收引，不通则痛；瘀血内阻，血脉不畅，甚至闭塞而突发剧痛。

鉴别诊断 不同病因病机的四肢痛具有不同的特点，需要加以鉴别。①真心痛：心前区剧烈疼痛，伴见面色苍白、冷汗淋漓、四肢发凉、脉微欲绝为主要临床表现的病证。主要为心气心阳亏虚为本，瘀血痰浊为标，血脉痹阻。②寒滞胃肠型剧痛：脘腹冷痛，痛势暴急，遇寒加剧，得温则减，恶心呕吐，吐后痛缓，口淡不渴，或口泛清水，腹泻清稀，或腹胀便秘，面白或青，肢冷不温，舌苔白润，脉弦或沉紧。多因过食生冷，或脘腹受冷，以致寒凝胃肠所致。③实邪阻滞型剧痛：痛处剧烈，如刀绞，发病突然，多为有形实邪如结石、蛔虫等阻滞脏器官窍所致。

（李灿东）

tóutòng

头痛（headache） 头的某一部位或整个头部疼痛的症状。

发生机制 头痛有虚实之别，无论外感内伤皆可引起头痛。外感风、寒、暑、湿、燥、火等上犯，经络郁滞不畅所致，多属实；内伤由脏腑虚弱，气血阴精亏虚，不能上荣于脑，脑府失养或髓海不充所致，多属虚。脏腑功能失调产生的病理产物痰浊、瘀血等，阻滞经络所致的疼痛，或虚或实，或虚实夹杂。诚如《医碥·头痛》说："头为清阳之分，外而六淫之邪气相侵，内而脏腑经脉之邪气上逆，皆能乱其清气，相搏击致痛。须分内外虚实，实者，其人血气本不虚，为外邪所犯，或蔽复其清明，或壅塞其经络，或内之实火上炎，因而血瘀涩滞，不得通行而痛，其痛必甚，此为实。虚者，其人气血本虚，为外邪所犯，或内之浊阴上干，虽亦

血瘀涩滞，不能通行，而搏击无力，其痛不甚，此为虚。"

鉴别诊断 一般而言，新病头痛，病程较短，痛势较剧，痛无休止，持续不解，多属实证；久病头痛，病程较长，痛势较轻，时痛时止者，多属虚证。手足三阳经均循行于头部，足厥阴肝经上行于头，和督脉相交于巅顶，其他阴经也间接和头部相联系，因此头部不同部位的疼痛，可根据经络循行路线，确定病变所在。如头痛连项属太阳经病，前额连眉棱骨痛属阳明经病，头侧部痛属少阳经病，巅顶痛属厥阴经病。

头痛有外感、内伤之分。外感头痛多为新病，内伤头痛多为久病。临床应根据病史、头痛的部位、性质和兼证进行判断。如新感头痛，痛连项背，兼见恶寒，无汗，苔薄白，脉浮等风寒表证者，属风寒头痛。头胀痛，伴恶风或发热，面红目赤，苔薄黄，脉浮数等风热表证者，属风热头痛。头重如裹，肢体困重，苔白腻，脉濡者属风湿头痛。头痛绵绵，遇劳加剧，伴神疲乏力，纳少，便溏者属气虚头痛。头痛眩晕，面白心悸，属血虚头痛。头痛且空，腰膝酸软，眩晕耳鸣属肾虚头痛。头痛如刺，痛处固定，或有外伤病史，属血瘀头痛。头痛昏蒙，胸脘痞闷，呕恶痰涎，属痰浊头痛。头目胀痛，面红目赤，耳鸣如潮，烦躁易怒，口苦口干，便黄尿赤，舌红苔黄，脉弦数，属肝火头痛。头目胀痛，面红目赤，耳鸣如蝉，头重脚轻，腰膝酸软，盗汗失眠，舌红少苔，脉弦细数，属肝阳上亢头痛。

(甘慧娟 吴同玉)

xiàngtòng

项痛（neck pain） 项部肌肉筋脉作痛的症状。

发生机制 多由风寒之邪侵袭，或气血凝滞经络所致。感受风寒者，项痛伴有恶寒发热、鼻塞流清涕、头痛、苔薄白脉浮紧；气血凝滞经络者，项痛伴有胸闷、喜叹息、舌紫或有瘀斑瘀点，脉弦等。亦有因闪挫、久坐、失枕所致者，项强痛不可转移，多由肝肾亏虚，精血不足，无以养筋所致。

鉴别诊断 应与肩痛、肩项痛相鉴别。①肩痛：肩关节及其周围的肌肉筋骨疼痛的症状。肩后部疼痛往往连及胛背，称肩背痛；肩痛而影响上臂甚至肘手部位的，称肩臂痛。多为感受风寒湿邪，经络气血为之凝涩不通，发为痹痛。②肩项痛：肩痛连项的症状。多由邪客经脉，或血失濡养所致。《素问·缪刺论》中提到"邪客于足太阳之络，令人头项肩痛"。

(李灿东 吴同玉)

yátòng

牙痛（toothache） 牙齿周围牙龈肿胀疼痛的症状。

发生机制 此症在《黄帝内经》中称为齿痛；《诸病源候论》中又把牙与齿分开而论，上面为牙，下面为齿，有牙痛、齿痛、牙齿痛之分；此后，古典医籍中，或称"牙痛"者，或称"齿痛"者，俱指此症。牙痛时，往往伴有不同程度的牙龈肿痛的表现。因此，该症与牙龈肿痛有较密切的关系，多由风热侵袭，风火邪毒侵犯，伤及牙体及牙龈肉，邪聚不散，气血滞留，瘀阻脉络而为病；或胃火素盛上蒸，又嗜食辛辣，或风热邪毒外犯，引动胃火循经上蒸牙床，伤及龈肉，损及脉络而为病；或肾阴亏损，虚火上炎，灼烁牙龈，骨髓空虚，牙失荣养，致牙齿浮动而痛；或虫蚀牙体等均可导致牙痛。

鉴别诊断 不同病因病机的牙痛具有不同的特点，需要加以鉴别。①风热型牙痛：牙齿胀痛，受热或食辛辣之物即痛甚，患处得凉则痛减，牙龈肿胀，不能咀嚼食物，或腮肿而热，口渴，舌尖红，舌苔薄白或微黄而干，脉象浮数。多因风热之邪侵犯牙体所致。②风寒型牙痛：牙齿作痛，抽掣样感，吸受冷气则痛甚，患处得热则痛减，时恶风寒，口不渴，舌淡红，舌苔薄白，脉象浮紧或迟缓。多因风寒之邪侵犯牙体引起。③胃热型牙痛：牙齿疼痛，以胀痛感为主，牵引头脑或牙龈发红肿胀，满面发热，口渴，时欲饮冷，口气热臭，恶热喜冷，或唇舌颊腮肿痛，大便秘结，尿黄，舌质偏红，舌干，舌苔黄，脉象洪数或滑数。多由素禀热体，复嗜辛辣香燥，胃腑蕴热，循经上蒸之故。④阴虚型牙痛：牙痛隐隐而作，牙根浮动，唇赤颧红，咽干而痛，心慌头晕，虚烦不寐，腰脊酸痛，舌红少津，舌苔少，脉象细数。多由年老体虚，肾阴亏损，虚火上炎所致。⑤气虚型牙痛：牙痛隐隐，痛势绵绵，牙龈不甚红肿，或虽肿胀而不红，面色淡白，少气懒言，语言低微，倦怠乏力，自汗心悸，头晕耳鸣，小便清而频，舌体淡胖，舌苔薄白或苔白，脉象虚弱或虚大。多由劳伤过度，久病失养而耗伤元气引起。⑥龋齿型牙痛：牙齿蛀孔疼痛，时发时止，如嚼物时伤其牙，则立时作痛，舌脉如常。多由平素嗜食膏粱厚味，或过食甘甜糖质，牙嚼污秽，饮食残渣，积于齿缝之间，以致牙体被蛀蚀。

(李灿东 吴同玉)

mùtòng

目痛（eye pain） 眼睛疼痛的症状。

发生机制 多因感染性、变态反应、机械刺激、外伤性、青光眼等多种病因引发。《神农本草经》卷三介绍：一般日间痛属阳，夜间痛属阴；痛而烦闷为气实，痛而恶寒为气虚；隐隐作痛，时作时止，为阴虚火动；痛如针刺，持续无间，为火邪有余。痛而干涩不适，为津液耗损或水亏血虚；赤痛而多分泌物，眵泪胶黏，为风热壅盛。二便清利，目微赤痛为虚火上浮；二便不利，目赤痛甚为实火内燔。痛而拒按，喜冷敷为实；痛而喜按，热烫则舒为虚。眼痛连及巅顶、前额，乃为足太阳膀胱经受邪；痛连前额、鼻、颊、牙齿，为足阳明胃经受邪；痛连颞颥者，乃足少阳胆经受邪。

《证治准绳·杂病》认为："目痛有二，一谓目眦白眼痛，一谓目珠黑眼痛。盖目眦白眼痛属阳，故昼则痛甚，点苦寒药则效。经所谓白眼赤脉法于阳故也。目珠黑眼痛属阴，故夜则痛甚，点苦寒则反剧。经所谓瞳子黑眼法于阴故也。"

鉴别诊断 应与眉棱骨疼痛相鉴别，眉棱骨疼痛指攒竹穴处为主的眉棱骨部痛的症状。主要表现眉棱骨部疼痛或伴有额痛，眉棱骨压痛，而无眼睛痛。

(李灿东 吴同玉)

yānhóu zhǒngtòng

咽喉肿痛（swelling pain in the throat） 咽喉部红肿疼痛、吞咽不适的症状。又称喉痹。

发生机制 咽接食管，通于胃；喉接气管，通于肺。多由外感风热之邪熏灼肺系，或肺、胃二经郁热上壅，或肾阴不能上润咽喉，虚火上炎而致。

鉴别诊断 不同病因病机的咽喉肿痛具有不同的特点，需要加以鉴别。①外邪侵袭型咽喉肿痛：咽部干燥灼热，微痛，吞咽不利有异物阻塞感，兼有风热者有发热、恶寒、头痛、咳嗽痰黄，风寒者头痛无汗，身疼痛，咳嗽痰稀。为外感风寒或风热之邪，伤及咽部所致。②邪毒炽盛型咽喉肿痛：咽部疼痛较剧，吞咽困难，咽喉梗阻感。兼有高热，头痛，口渴喜饮，口气臭秽，大便燥结，小便短赤。外邪未解失治或误治，余邪未清，热盛传里或肺胃热盛，火热燔灼咽喉。③肺肾阴虚型咽喉肿痛：咽干，灼热感，隐隐作痛不适，或咽部不利，干咳痰少而稠，或痰中带血。兼有手足心热，午后唇红颧赤，腰膝酸软，失眠多梦，耳鸣眼花。多为素体虚弱，或房劳伤肾，久咳伤肺，肺肾阴虚，阴液不能上达，咽喉失于濡养。④脾胃虚弱型咽喉肿痛：咽部干灼不适，微痛，痰黏不利，脘腹胀闷，纳呆便溏，少气懒言，气短乏力，四肢倦怠，稍遇寒凉咽痛加重。多为先天禀赋不足，年老体衰，或久病，或过用寒凉，脾胃虚弱，化生不足，津液不能上达于咽，咽部失其濡养。⑤肾阳虚型咽喉肿痛：咽部异物感，微干痛不适，痰涎清稀量多，咽部冷痛而欲热饮，畏寒肢冷，腰膝冷痛，面色苍白，夜尿频多而清长，五更泄泻。多为脾肾阳虚，阴寒内生，咽喉失于温煦。⑥痰凝血瘀型咽喉肿痛：咽部异物感、痰黏难于咯出、焮热感、咽微痛，咽干不欲饮，兼有恶心呕吐，胸闷不适，舌质暗红，或有瘀斑瘀点，苔白或微黄，脉弦滑。多为七情气郁，情志不遂，气滞痰凝，加之邪毒久滞，湿浊停聚，炼津成痰气机阻滞血行不畅，邪毒与痰、瘀搏结于咽喉。

(李灿东 吴同玉)

miàntòng

面痛（facial pain） 面部疼痛的症状。

发生机制 中医学认为，面痛的发病与外邪有关，头面部为一身阳经之会，足三阳经筋结合于面颧部，手三阳经筋会于头角部。若风寒、风热等外邪侵袭手足三阳之络，闭阻经络，气血郁滞，不通则痛。风为阳邪，善行而数变，故疼痛乍发乍止、举发不时。情志郁结，肝气失调，郁而化火，肝火上犯，以致面部疼痛，如烧灼感。若面痛反复发作，多年不愈，必致气血亏损，脉络瘀滞而作痛。

鉴别诊断 不同病因病机的面痛具有不同的特点，需要加以鉴别。①风热夹痰阻络型面痛：多呈发作性、烧灼性或刀割样疼痛而难忍，有时鼻旁或唇旁有引痛点，偶有触犯，则突然疼痛发作，颜面之中，下部疼痛者较多，亦可为半面上下皆痛，左右均疼痛者少见，痛时面红、出汗，遇热加重，得凉稍舒，并伴有发热、口干、溲赤，舌质红，苔黄燥，脉弦数等症状。痰火阻络则可兼见头晕、胸闷、肢麻，舌红，苔黄腻，脉滑数。多素体痰湿内盛，复受风热侵袭，风邪挟痰闭阻经络，脉络不通。②肝郁化火型面痛：面部灼热疼痛，多因情志抑郁或忧思恚怒而突发，遇热加重，口苦咽干，心烦易怒，胸闷胁满，喜叹息，手足心热，夜寐不安，尿黄赤，大便燥结，舌质红，苔黄燥，脉弦数。多由忧思恚怒伤肝，木失条达，郁而化火，肝火上犯，遂致面部疼痛。③风寒夹痰阻络型面痛：亦多为发作性、抽掣样疼痛，剧烈难忍，痛时面色苍白，遇冷加重，得温则减，舌质淡，苔薄白，脉紧。如为寒痰阻络可兼见面虚浮，首如裹，舌淡胖，苔白厚腻，脉濡滑。多素体脾虚，痰湿内盛，复受风寒侵袭，风邪挟痰闭阻经络，脉络不通。④气虚血瘀型面痛：面痛日久，疼痛持续时间长，发作性特点减弱，且痛如锥刺而难忍，痛着不移，面色晦滞；甚则肌肤甲错，有时疼痛伴随抽搐，畏风自汗，少气懒言，语声低微，舌淡白或有瘀血斑点，脉弱。多为面痛多年，气血亏损，病邪入血入络，脉络瘀滞。

（李灿东　吴同玉）

xuányōng zhǒngtòng

悬雍肿痛（staphyloncus）　悬雍垂肿胀疼痛的症状。又称小舌肿痛。

发生机制　多由热毒上熏咽喉所致。《太平圣惠方》卷三十五："若有伏热，上冲于咽喉，则热气乘于悬雍，故令或胀或肿也。"

鉴别诊断　应与乳蛾鉴别。乳蛾指咽喉两侧喉核（即腭扁桃体）红肿疼痛，形似乳头，状如蚕蛾的喉病。发生于一侧称单乳蛾，发生于双侧称双乳蛾。而悬雍肿痛是指悬雍垂肿胀疼痛。

（李灿东　吴同玉）

bítòng

鼻痛（nasal pain）　鼻部疼痛的症状。

发生机制　鼻痛首见于《诸病源候论·鼻痛候》，以实热为多，明·李时珍《本草纲目》云："鼻痛是阳明热。"可与鼻肿、鼻干、鼻酸并见。病在肺胃，多为风邪侵袭，经络壅滞而致鼻痛或嗜酒及恣食辛热煎炙之品，外受邪热，火热之邪上扰鼻窍，经络壅滞所致。

鉴别诊断　不同病因病机的鼻痛具有不同的特点，需要加以

鉴别。①风寒湿壅滞型鼻痛：鼻窍微痛，鼻塞流清涕，微恶风寒，或有发热，脘闷纳呆，腹胀便溏，舌苔薄，或白腻，脉浮紧，或濡数。多为风寒湿邪侵袭，鼻窍壅滞。②风热壅肺型鼻痛：鼻窍灼热疼痛红肿，有浊涕，伴发热、头痛、口渴、咳嗽黄痰等症，舌质红，苔薄，或微黄，脉浮数。为风热侵袭，肺络宣肃失职。③肺胃热盛型鼻痛：鼻部疼痛剧烈，多在鼻窍前端及中膈部位，按之痛甚，或有少量出血，并见口渴咽干，便秘溲黄等症，舌苔黄，脉数。多为胃热炽盛上扰鼻窍所致。

（李灿东　吴同玉）

ěrtòng

耳痛（earache）　耳部疼痛的症状。

发生机制　耳痛出自《灵枢·厥病》。病变部位可在耳廓、外耳道和鼓膜，常与耳内流脓并见。《素问·至真要大论》说："少阳热胜，耳痛溺赤。"明确指出耳痛因肝经热胜所致。《疡科选粹》指出耳痛有"内热痒痛""寒热作痛"和"发热掀痛"之不同。《外科正宗》称耳窍作痛。而《外科大成》称耳底疼痛。属肝胆二经风热者，耳中干痛而痒；属火毒炽盛者，耳痛较剧，可兼见赤热肿胀；属风邪夹湿者，疼痛而耳中溃烂流水；属肾经虚火上炎者，耳中微痛，或兼头晕眼花。

鉴别诊断　不同病因病机的耳痛具有不同的特点，需要加以鉴别。①风热邪毒型耳痛：病变部位可在耳郭、外耳道和中耳等部位，发生在耳郭者，耳郭疼痛剧烈，甚则皮肤红肿，耳郭变厚，按之有波动感；发生于外耳道者，外耳道疼痛，常见于耳疖、

耳疮初起，耳部灼热疼痛，咀嚼或呵欠则疼痛加剧，耳道皮肤红肿，如耳道疖肿重者，可妨碍听觉；属中耳病变者，多发生于外感风热初起，耳内疼痛，听觉减退，鼓膜红，或起水疱，并有鼻堵，流涕等症，全身可伴有发热、头痛、怕风、倦怠等症，舌质红，苔薄黄，脉浮数。多因外伤皮肤，如耳郭擦伤，挖耳损伤耳道，复感风热邪毒而形成。②肝胆热毒型耳痛：病变仍可在耳郭、外耳道和中耳等部位。耳痛剧烈，痛不可忍，皮肤红肿高突，鼓膜红，听力明显减退，全身伴有发热、口苦咽干，大便干，小便黄，舌质红，苔黄腻，脉弦数。多由肝郁化火，湿热内生，热毒循经上行，蒸灼耳窍所致。③气血瘀阻型耳痛：耳内疼痛抽掣难忍，头昏耳鸣，舌苔薄，舌质暗，脉细涩。多因肝胆热邪，循经上乘，阻塞经络影响气血运行，或耳窍外伤，气血凝滞耳窍所致。

（李灿东　吴同玉）

shétòng

舌痛（glossodynia）　舌有灼痛、辣痛、麻痛、涩痛等感觉的症状。痛可在舌尖、舌边、舌心、舌根或全舌等不同部位。

发生机制　舌痛首见于《灵枢·经脉》："是主脾所生病者，舌本痛。"多由脏腑热盛或阴虚火旺，火热上炎所致。脏腑实热者，症见舌上起红刺，舌痛而难举；阴伤火旺者，症见口舌干燥而痛，或舌光剥；若因痈肿疮毒等所致者，不属此条讨论范围。

鉴别诊断　不同病因病机的舌痛具有不同的特点，需要加以鉴别。①脏腑实热型舌痛：舌痛较重，舌色红赤，起芒刺，苔薄黄或厚或燥，兼有口渴、口苦、心烦，易怒，不寐，尿短赤，便

秘或干结，脉滑数等。心、脾、肝、肾等多脏之经络均上连于舌，故各脏火热之邪均可上攻舌络而致舌痛，但在部位或症状上有所不同。舌尖红刺灼痛，心烦不寐属心火；舌痛在两侧（舌边）伴口苦易怒者，属肝火；痛在舌中心，舌苔黄厚或兼燥，喜凉而不欲食，便秘或干结者，属胃火；全舌色紫作痛为脏腑热毒。②阴虚火旺型舌痛：舌头灼痛或干痛，舌质光红，干燥少津，有裂纹，无苔或剥苔，兼有盗汗，焦躁，失眠，五心烦热，脉细数。多由晚睡早起，劳伤真阴导致。《舌诊研究》中有"舌色红润，舌尖有突起如小刺状，可疼痛，多见于失眠及夜间劳作之人"的论述。若阴伤较重或虚火上炎，则如《辨舌指南》所说"燥涩为津液已耗""舌生横裂者，素体阴亏也""无苔无点而裂纹者，阴虚火炎也"。

(李灿东　吴同玉)

xiōngtòng

胸痛（chest pain）　胸的某一部位疼痛的症状。

发生机制　胸属上焦，是心肺二脏所居之处，胸痛往往与心肺病变有关。又由于肝经循行经胸，所以有时胸痛与肝的病变也有关，同时还要结合疼痛的性质加以判断。寒邪乘袭，瘀血阻滞，痰浊蕴积，火热灼伤，气血不足等皆可导致心、肺损伤，胸部气机不畅，出现疼痛；或肝失疏泄，气机郁滞，形成疼痛。

鉴别诊断　不同病因病机的胸痛具有不同的特点，需要加以鉴别。心胸憋闷疼痛，伴见心悸怔忡，气短自汗，畏寒肢冷，神疲乏力，面色㿠白，或面色青紫，为心阳虚所致；左胸心前区憋闷作痛，时痛时止，痛引肩臂者，

可见于胸痹，多因痰、瘀、寒等邪阻滞心脉所致；若胸背彻痛剧烈，面色青灰，手足青至节者，可见于真心痛；若心胸剧痛，伴见神志蒙眬或不清，同时冷汗淋漓，四肢厥冷，唇舌青紫，脉微欲绝，属心阳暴脱；若胸痛伴见胸闷，咳喘，病位多在肺；胸痛，喘促气粗，鼻翼煽动，壮热面赤，口渴引饮，面赤苔黄者，多属热邪壅肺；胸痛，壮热，咳吐脓血腥臭痰者，多因痰热壅肺，腐肉成脓所致，可见于肺痈等病；若胸痛，干咳痰少，咯痰带血，颧赤盗汗，午后潮热者，多因肺阴亏虚，虚火灼伤肺络所致，可见于肺痨等病；胸部刺痛、固定不移者，多因跌打外伤，瘀血阻滞胸部脉络所致；胸闷而痛，咳喘多痰，多属痰湿；胸部胀痛、窜痛，乳房胀痛，太息易怒者，多因情志郁结不舒，属肝气郁滞。

(李灿东　吴同玉)

xiétòng

胁痛（hypochondriac pain）
一侧或两侧胁肋部疼痛的症状。《金匮要略·五脏风寒积聚病脉证并治》称胁下痛。《丹台玉案》称季肋痛，《杂病广要》称胠胁肋痛。

发生机制　两胁为足厥阴肝经和足少阳胆经的循行部位，肝胆又位于肋部膈下末肋之内，故胁痛多与肝胆及其经脉的病变有关。《灵枢·五邪》曰："邪在肝，则两胁中痛。"《素问·缪刺论》曰："邪客于足少阳之络，令人胁痛不得息。"胁痛一症，病因有外感、内伤之分，病证有虚实之辨、病位有气血之别。如《景岳全书·胁痛》云："血积有形而不移，或坚硬而拒按；气痛流行而无迹，或倏聚而倏散；

若食积痰饮，皆属有形之证。"

外邪侵入，内伤七情、饮食不节等，造成饮邪停留，气滞不舒，肝胆火盛，湿热郁阻，气滞血瘀等病变，皆可引起胁痛。胁痛的性质因其产生的病因病机不同而有差异。如胁下肋间饱满咳唾引痛，为饮停胸胁的悬饮病。胁部胀痛，身目发黄，为肝胆湿热蕴结的黄疸病。胁部刺痛，固定不移，为跌扑闪挫的血瘀证，或气滞血瘀证。胁部隐痛，绵绵不休，多为肝血不足。胁部的不同部位疼痛，多与致病邪气有关。如左胁部有痞块而痛，多为血瘀。右胁下有块作痛饱闷者多为肝郁食积等证。

鉴别诊断　不同病因病机的胁痛具有不同的特点，需要加以鉴别。

邪犯少阳型胁痛　胁痛，往来寒热，胸胁苦满，口苦，咽干，目眩，耳聋，不欲饮食，心烦喜呕，舌淡红苔白，脉弦。因少阳经脉布于两胁，寒邪外袭，少阳经气不利导致。

痰饮内停型胁痛　胸胁胀痛，咳唾、转侧、呼吸疼痛加重，气短息促，苔白滑，脉沉弦或沉滑。多因中阳素虚，复加外感寒湿，或为饮食劳伤，使肺失通调，脾转输无权，肾的蒸化失司，三者互为影响，水饮内停，流注胁间，气机升降失调。

肝郁气滞型胁痛　胁肋胀痛，痛无定处，疼痛随情志的变化而增减，胸闷不舒，善太息，脘腹胀满，舌苔薄，脉弦。因情志不舒或暴怒伤肝，肝失条达，疏泄失职，气机郁结阻于胁络，则胁肋胀痛。

瘀血阻络型胁痛　胁痛如刺，痛有定处，入夜尤甚，胁肋下或有积块，舌质紫暗或有紫斑，脉

涩。多因肝气不舒或肝气郁结，病久入络，血流不畅，瘀血内停，胁络痹阻，则胸胁刺痛，且痛处固定不移。

肝胆湿热型胁痛 胁痛胀满，口苦心烦，胸闷纳呆，恶心呕吐，黄疸，尿黄，舌苔黄腻，脉弦滑。多因湿热外侵或饮食不节，脾失健运，则生内湿，湿从热化，侵及肝胆，使肝胆失去疏泄条达之功，而引起胁痛。

肝阴不足型胁痛 胁肋隐痛，口干咽燥，心中烦热，头目眩晕，或两目昏花，视物不清，舌红少苔，脉弦细数。多因肝郁化火伤阴，或肾阴不足波及肝阴，或血虚不能养肝，肝阴不足，肝络失于濡养则导致胁肋隐隐作痛。

(李灿东　吴同玉)

gétòng

膈痛（phrenic pain） 疼痛横连胸膈的症状。

发生机制 多因寒邪侵袭或痰涎阻滞所致。《证治准绳·杂病》："膈痛多因积冷与痰气而成，宜五膈宽中散，或四七汤加木香、桂各半钱，或挝脾汤加木香如数。痰涎壅盛而痛者，宜小半夏加茯苓汤加枳实一钱，间进半硫丸。"

鉴别诊断 应与胁痛、心痛相鉴别。①胁痛指一侧或两侧胁肋部疼痛。外邪侵入、内伤七情、饮食不节等，造成饮邪停留，气滞不舒，肝胆火盛，湿热郁阻，气滞血瘀等病变，皆可引起胁痛。②心痛指心胸部疼痛。多由心脏阴阳气血偏虚及寒凝、热结、痰阻、气滞、血瘀等因素而引起。

(李灿东　吴同玉)

wèitòng

胃痛（stomachache） 上腹部近心窝处发生疼痛。又称胃脘痛。

发生机制 胃脘，包括整个胃体。胃上口贲门称上脘，胃下口幽门称下脘，界于上下口之间的胃体称中脘。剑突下为上腹部，是胃脘所在的部位。胃以降为顺，凡寒、热、食积、气滞等病因及机体脏腑功能失调累及于胃，导致胃失和降、气机不畅者，则出现胃脘痛。胃痛在《素问》中称胃脘当心而痛；《景岳全书》称心腹痛；《寿世保元》称心胃痛。由于致病原因和病机不同，胃痛的性质、程度、伴见症状也不同。按其病因病机，因寒、热、气滞、瘀血和食积所致者，属实证；因胃阴虚或胃阳不足，胃失所养引起者，属虚证。实证多在进食后疼痛加剧，虚证多在进食后疼痛缓解。若是胃脘疼痛失去规律，痛无休止而明显消瘦者，应考虑胃部有癌变的可能。临床应根据病史，结合疼痛的性质和兼症进行辨证，必要时可行详细的理化检查。

鉴别诊断 胃痛除需与真心痛区别外，不同病因病机的胃痛具有不同的特点，也要加以鉴别。

真心痛 疼痛常在左侧胸膺部，常突然发作，疼痛剧烈，或如锥刺，或心胸闷痛窒塞，难以忍受。疼痛可向左侧肩背或左臂内侧放射，即"心痛彻背"。病情严重者表现如《灵枢·厥病》曰："真心痛，手足清至节，心痛甚，旦发夕死，夕发旦死。"多与年老体衰、阳气不足、气滞血瘀、痰浊阻滞、寒邪侵袭、血脉凝滞等因素有关。

脾胃虚寒型胃痛 胃脘隐隐作痛，绵绵不绝，食少纳呆，泛吐清水，喜按喜暖，饥饿时痛甚，得食稍减，遇冷则剧，畏寒肢冷，大便稀溏，小便清长。其痛时轻时重，数年不愈，严重者可兼呕血或便血，偏于气虚者，可见面色不华，形体消瘦，倦怠乏力，食少纳呆，甚则兼见少腹坠胀，久泻不禁，脱肛，舌质淡嫩，边有齿痕，苔薄白而滑，脉沉迟或濡弱。多由素体气虚或久病脾胃虚弱，中阳不振，寒从内生，胃失温养所致。

胃阴不足型胃痛 胃脘隐隐灼痛，口干唇燥，嘈杂如饥，或饥而不欲食，可见干呕呃逆，甚则噎膈反胃，大便干燥，舌红少津，少苔或无苔，脉弦细或兼数。多由胃阴不足，虚热内生所致。

肝郁气滞型胃痛 胃脘胀满，攻撑作痛，连及两胁，胸闷痞塞，喜长叹息，食少纳呆，嗳气泛酸，或见呕吐，大便不畅，舌苔薄白或薄黄，脉弦。多由七情内伤，肝气郁结，横逆犯胃，胃失和降，气机阻滞而致。

饮食积滞型胃痛 胃脘胀满，疼痛拒按，嗳腐酸臭，恶闻食气，恶心呕吐，吐后痛减，大便不爽，舌苔厚腻、脉滑。多有暴饮暴食的病史。

肝火炽盛型胃痛 胃脘灼痛，痛势急迫，疼痛拒按，喜冷恶热，烧心泛酸，口干口苦，甚则呕吐苦水，或兼见吐血、便血，烦躁易怒，便秘溲赤，舌红苔黄，脉弦数。多由肝郁气滞型胃痛转化而来，因情志不遂，肝气郁结，郁久化火，肝火犯胃；或因嗜食辛辣、肥甘厚味及过用温热药物，内蕴成热；或感受六淫之邪，化热内传胃腑，热壅脉络，气血失调，发为胃痛。

瘀血阻滞型胃痛 胃脘疼痛如针刺或刀割，痛有定处而拒按，可兼见吐血便黑，舌质紫暗或有瘀斑，脉涩，气机阻滞，久必成瘀，或胃痛迁延损伤络脉，瘀血留阻。

寒邪犯胃型胃痛 胃痛暴作，

胃脘疼痛较甚，得温痛减，痛时常兼恶寒，或呕吐白沫，口不渴或喜热饮，舌苔白，脉紧。多由外寒侵袭，内犯脾胃，有感受寒冷或恣食生冷的病史。

（李灿东　吴同玉）

fùtòng

腹痛（abdominal pain）

剑突下至耻骨毛际以上（胃脘所在部位除外）的腹部疼痛，或其中某一部位疼痛的症状。

发生机制　腹部范围较广，其大致可以分为大腹、小腹、少腹。脐周围称为脐腹，属脾与小肠。脐以上统称大腹，包括脘部、左上腹、右上腹，属脾胃及肝胆。脐以下为小腹，属膀胱、胞宫、大小肠。小腹两侧为少腹，是足厥阴肝经经脉所过之处。因寒、热、寒湿、湿热、气滞、瘀血、结石、虫积或食积等所致者，多属实证；因气虚、血虚、阳虚、阴虚等所致者，多属虚证；如大腹隐痛、便溏、喜温喜按，属脾胃虚寒；小腹胀痛，小便不利多为癃闭，病在膀胱；少腹冷痛，牵引阴部，为寒凝肝脉。绕脐痛，起包块，按之可移者，为虫积腹痛；腹部持续性疼痛，阵发性加剧，伴腹胀、呕吐、便闭者，多见于肠痹或肠结，因肠道麻痹、梗阻、扭转或套叠，气机闭塞不通所致；某些外科、妇科疾病所出现的疼痛，不能单纯以虚实概括之；全腹痛，有压痛及反跳痛者，多因腹部脏器穿孔或热毒弥漫所致；脐外侧及下腹部突然剧烈绞痛，向大腿内侧及阴部放射，尿血者，多系结石所致；某些心肺病变可引起上腹部疼痛；肠痹、脂膜痹等病，可致全腹、脐周或右少腹疼痛。

腹痛病因病机十分复杂，涉及内、外、妇、儿各科，需要问诊与按诊相配合，有时必须进行详细的理化检查，明确疼痛的确切部位，判断出病变所在的脏腑，然后根据病史，结合疼痛的性质及兼症，确定疼痛的原因。

鉴别诊断　不同病因病机的腹痛具有不同的特点，需要加以鉴别。

产后腹痛　指产妇分娩后所出现的小腹疼痛。又名儿枕痛。多由素体血虚，或产后失血过多，血海亏虚，胞宫挛缩而引起；或瘀血滞留，阴寒凝结，胞宫收缩受阻而引起。产后腹痛，临床分辨虚实最为要紧，《景岳全书·妇人规》说："产后腹痛，最当辨察虚实。血有留瘀而痛者，实痛也；无血而痛者，虚痛也。大都痛而且胀，或上冲胸胁，或拒按而手不可近者，皆实痛也，宜行之散之。若无胀满，或喜揉按，或喜热熨，或得食稍缓者，皆属虚痛，不可妄用推逐等剂。"

经行腹痛　指妇女在月经期或行经前后小腹疼痛难忍的症状。又称痛经。多因七情所伤，肝气不舒，气机不利，气滞血瘀，阻于胞宫引起；或情志不遂致使肝郁脾虚，肝郁生热，脾虚生湿，湿热蕴结；或平素喜食辛辣厚味，湿热内生；或经期房事不慎，下焦感受湿热之邪，湿热蕴结胞中，气血运行不畅，以致经血滞于胞中而作痛；亦可由禀赋不足，肝肾素弱，或由于房事不节，阴精暗耗，经后血海更虚，胞脉失养所致。

小儿蛔虫症　蛔虫在肠道内寄生所引起的疾患。症见腹痛、痛时口吐涎沫，精神萎靡，面黄肌瘦，或面部有白斑，白睛有灰蓝色斑点，眼眶下色暗，鼻孔时时发痒，下唇内有粟粒样小点，舌尖部有红色乳头状小点，或易饥，或嗜食泥土、纸屑等杂物，睡时磨牙，便秘或便溏，或便下蛔虫，久之则肚腹膨胀，甚至可扪及硬物。主要由于饮食不洁，生食未洗净的瓜果、蔬菜，及未煮熟而带有虫卵的食物。

（李灿东　吴同玉）

xiǎofùtòng

小腹痛（lower abdominal pain）

脐下正中部疼痛的症状。

发生机制　小腹为至阴之位，厥阴所属。多与肾、膀胱、小肠、子宫等病变有关。小腹痛应辨别气、血、寒、热、虚、实施治。如症见便秘，小腹按之坚满，绕脐攻痛，小便黄赤，脉数实有力者，为肠腑邪实；溺闭不通，腹满按之不坚，弹之有声激指，烦渴引饮，脉数盛有力者，为热结膀胱；症兼善忘如狂，或渴而漱水不饮，腹满，小便清利者，为血结膀胱。临床虽有虚实寒热之辨，但终以热证、实证为多，而虚证、寒证为少。《张氏医通》："小腹痛满有三，皆为内有留着，非虚气也。"

鉴别诊断　小腹痛除需要与少腹痛、脐中痛鉴别外，不同病因病机的小腹痛具有不同的特点，也需要加以鉴别。

少腹痛　脐下偏左或偏右处疼痛，多与肝经病变有关，可因寒滞肝脉、肝气郁结、大肠湿热或下焦虚寒所致。小腹痛与少腹痛临床常无明显区别，小腹痛多与膀胱、子宫有关。

脐中痛　脐周围部位的腹部疼痛。多由脾胃素弱，风寒之邪侵袭脐腹；或饮食不慎，过食生冷，致寒凝冷积于肠胃，中阳被遏，气机阻滞，不通则痛；或因脾阳久衰，累及肾阳，或肾阳虚亏，火不生土，脾肾两虚，寒从中生而致；或感受外寒，入里化热，或温热之邪传中，热灼津伤，邪热与大肠之糟粕互结所导致；或饮食不洁，湿热蕴积生虫等所致。

膀胱湿热型小腹痛 小腹胀满疼痛，小便量少、色赤，或血尿，尿时灼热疼痛，甚或淋闭不通，小腹拘急，口渴，便秘，舌红苔黄，脉数或细数。多为下焦湿热所致。

膀胱阻滞型小腹痛 多由湿热、或气滞、或瘀血、或砂石等所致。气滞者，小腹胀痛，胸胀胁痛，尿后小腹疼痛，脉弦；瘀血者，小腹痛甚，或拘急，尿血；砂石阻滞者，小腹痛，痛掣阴部，疼痛甚剧，尿血，若尿出砂石，则诸症顿愈。

下焦虚寒型小腹痛 小腹隐痛，时轻时重，腹冷，甚或其凉如冰，虽盛夏而不温，遇寒则重，得暖则舒，形寒肢凉，唇淡，小便清长，或余沥不尽，舌淡苔白，脉象沉细。多为下焦虚寒，失于温养所致。

（李灿东　吴同玉）

shǎofùtòng

少腹痛（pain in lateral lower abdomen）

脐下偏左或偏右处疼痛的症状。

发生机制 多与肝经病变有关，如寒滞肝脉、肝气郁结、大肠湿热或下焦虚寒所致。痛而喜按为虚；痛而拒按为实；痛而小便不利为湿热；痛而胀急，小便反利，为蓄血；痛连阴茎，按之则止，为肝血虚；痛而按之有块，时胀闷，其痛不移处，瘀血已久也。

鉴别诊断 少腹痛需与小腹痛相鉴别，见小腹痛。

（李灿东　吴同玉）

qízhōngtòng

脐中痛（pain around the navel）

脐部或脐部周围疼痛的症状。

发生机制 此症《黄帝内经》称为"环齐而痛"。《伤寒论》《金匮要略》均称绕脐痛。《张氏医通》等书则称为当脐痛。后世则称为脐腹疼痛。多因脾肾虚寒、气机阻滞、湿热蕴结或肠结燥屎所致。亦有因虫积引起者。大抵以疼痛喜按为虚，不可按为实；伴有便秘燥结者为热，兼有便溏肢冷者为寒；伤食者大便酸臭，完谷不化；虫积者腹痛剧烈，止如常人；痛且胀则为气滞；便下脓血多为湿热。临证可抓住疼痛的性质，与舌、脉及兼症互参，则可鉴别。

鉴别诊断 不同病因病机的脐中痛具有不同的特点，需要加以鉴别。

寒凝积冷型脐中痛 脐腹卒然而痛，疼痛剧烈，无有休止，得温稍减，不思饮食，肠鸣腹冷，大便泄泻或秘结不通，甚则手足厥冷，舌质淡或青，苔白润，脉沉紧而迟。多由脾胃素弱，风寒之邪侵袭脐腹，或饮食不慎，过食生冷，致寒凝积冷于肠胃，中阳被遏，气机阻滞，不通则痛。

脾肾阳虚型脐中痛 脐腹冷痛，痛势绵绵，时轻时重，喜温喜按，遇冷加重，神疲倦怠，畏寒肢冷，大便溏薄，舌质淡，舌苔薄白，脉沉细弱。常因脾阳久衰，累及肾阳，或肾阳虚亏，火不生土，脾肾两虚，寒从中生而致。

阳明热结型脐中痛 腹痛绕脐，满硬拒按，日晡潮热，手足濈然汗出，大便秘结，或见下利稀水，小便短赤，舌质红，舌苔黄厚而燥，脉沉滑而数。多由感受外寒，入里化热，或温热之邪传中，热灼津伤，邪热与大肠之糟粕互结而致。

肠胃气滞型脐中痛 脐腹疼痛，胀满不舒，胀痛随矢气而稍减，情志不舒则疼痛加重，不欲饮食，舌苔薄白，脉弦滑。多因脾胃运化失司，气机升降受阻，气滞于内，郁结不通，不通则痛。

湿热蕴结型脐中痛 脐腹疼痛，痛则欲泻，下而不爽，里急后重，大便黏稠臭秽，兼夹脓血，口苦而干，不欲饮水，舌质暗红，舌苔黄腻而厚，脉滑数。为湿热内蕴所致。

伤食积滞型脐中痛 脐腹疼痛，嗳气泛恶，不思饮食，或大便泄泻，所下多为未消化食物，气味酸臭，泻后痛减，舌苔根部厚腻，脉滑。多有伤食的病史。

蛔虫内扰型脐中痛 脐腹疼痛，阵作无时，发则疼痛剧烈，或可见腹部积块突起，痛止则一如常人，面黄形瘦，时吐清水，或寐而龄齿，或嗜食异物，或颜面有虫斑，或有便虫史，脉弦，或沉伏。多由饮食不洁，湿热蕴积生虫，虫居腹中，虫动则痛作，虫静则痛止。

（李灿东　吴同玉）

bèitòng

背痛（back pain）

自觉背部疼痛的症状。背指躯干后部上平大椎、下至季肋的部位。背部中央为脊骨，脊骨内有髓，督脉贯脊行于正中，脊骨之两侧是足太阳膀胱经所过之处，其上有五脏六腑腧穴，两肩背部又是手三阳经分布之处。

发生机制 背痛一症，有内外两因，虚实迥异。寒邪外束，阳气虚弱，精气亏虚等因素常可引起背痛。如背痛连及头项，伴有外感表证者，是风寒之邪客于太阳经腧；背痛连肩，游走性疼痛，多为风湿痹阻，经脉不利。背冷痛伴胃寒肢冷，属阳虚温煦失职；脊痛不可俯仰者，多因寒湿阻滞或督脉损伤所致。

鉴别诊断 背痛除需要与肩痛鉴别外，不同病因病机的背痛具有不同的特点，也要加以鉴别。

肩痛 肩关节及其周围的肌肉筋骨疼痛称肩痛。肩后部疼痛往往连及胛背，称肩背痛；肩痛而影响上臂甚至肘手部位的，称肩臂痛。因其均以肩痛为主要临床表现，其他部位的疼痛是由于肩痛而引起，故可统称为肩痛。

风寒侵袭型背痛 背痛板滞，牵连颈项，项背强痛，肩胛不舒，或肩背重滞兼有恶寒，舌苔薄白脉浮紧，或弦细而紧。多为素体虚弱，风寒乘袭太阳经，寒主凝滞，经络闭阻，气血运行不畅，不通则痛。

气血凝滞型背痛 睡后背部酸痛，时觉麻木，起床活动后痛减，舌青苔白，脉沉细或细涩。多发于老年人或久病体弱人，气虚血少，气无力推血行，血流不畅，气滞血凝，经络失养，则背部酸痛，如《临证指南医案·诸痛》曰："络虚则痛。"

（李灿东）

yāotòng

腰痛（low back pain） 腰部两侧，或腰脊正中疼痛的症状。又称腰脊痛。出自《素问·刺腰痛论》。《黄帝内经》论述此证，常兼见"转摇不能""不可以俯仰""不可以顾"等症，而痛的部位则可"痛引脊内廉"、引项背、引膺及腰以下部位（如"腰脽痛"等）；腰痛的性质，则有"腰痛如引带，常如折腰状""痛如小锤居其中""腰中如张弓弩弦"（胀痛）等不同。

发生机制 腰指躯干后部季肋以下、髂嵴以上的部位。腰部中间为脊骨，两侧为肾所居，故称"腰为肾之府"，带脉横行环绕腰腹，总束阴阳诸经。寒湿之邪外侵，瘀血阻络，阴虚阳衰等原因皆可引起腰痛。询问腰部疼痛的不同性质，大体可以判断致病的原因。《医学心悟·腰痛》曰："腰痛拘急，牵引腿足，脉浮弦者，风也；腰冷如冰，喜得热手熨，脉沉迟，或紧者，寒也。……腰痛如坐水中，身体沉重，腰间如带重物，脉濡细者，湿也。……若腰重疼痛，腰间发热，痿软无力，脉弦数者，湿热也，恐成痿症。……若因闪挫跌扑，瘀积于内，转侧若刀锥之刺，大便黑色，脉涩，或芤者，瘀血也。……走注刺痛，忽聚忽散，脉弦急者，气滞也。……腰间肿，按之濡软不痛，脉滑者，痰也。……腰痛似脱，重按稍止，脉细弱无力者，虚也。"

腰部经常绵绵作痛，酸软无力者，多因肾虚所致；腰部冷痛沉重，阴雨天加重，多因寒湿痹证所致；腰部刺痛，或痛连下肢者，多因瘀血阻络或腰椎病变所致；腰部突然剧痛，向少腹部放射，尿血者，多因结石阻滞所致；腰痛连腹，绕如带状，多因带脉损伤所致。另外，劳乏过度、房事不节、骨痨、外伤亦可导致腰痛。临床应根据病史和疼痛的性质确定腰痛的原因。

腰痛一症，新病多实证，久病多虚证。因感受风寒湿邪或损伤所致腰痛，经久未愈多兼肾虚；反之，若肾气不足也易感受风寒湿邪，或易受闪扭损伤。

鉴别诊断 不同病因病机的腰痛具有不同的特点，需要加以鉴别。

太阳伤寒型腰痛 患者素无腰痛，因外感风寒，发病急骤，腰脊强痛而有拘急感，并伴有头、项强、肩背痛，甚或尻、腘、腨部、周身关节均痛，发热、恶寒、无汗或有汗，舌苔薄白，脉浮紧。多由感受风寒之邪，寒邪外束肌表，侵袭足太阳膀胱经脉及督脉所致。

风寒湿痹型腰痛 腰痛，且多伴有尻尾及下肢疼痛，疼痛时轻时重，得暖则舒，遇寒冷或阴雨天气以及秋冬季节则加重，起病或急或缓，一般腰部转侧活动功能正常，或稍受限制，疼痛性质多为钝痛或隐痛，且常伴有僵硬的感觉。若因感受寒邪较甚，则疼痛部位多固定不移，疼痛程度也较重，甚至不能俯仰转动，脉沉而有力；若因湿邪较重，其疼痛多不甚，有沉重酸楚感觉，遇阴雨冷湿天气则加重，其脉缓；若因感受风邪，疼痛部位游走不定，其疼痛也时轻时重；风寒湿痹痛经久不愈，往往伴有腰骶或下肢麻木，甚至下肢肌肉萎缩；腰痹疼痛往往是风寒湿邪共同致病的结果。多因风寒湿邪客袭腰部，久滞太阳经脉，致使经脉气血滞涩不通，而发为痹。

肾虚型腰痛 腰痛绵绵不休，休息后可暂时轻减，稍遇劳累则疼痛加重，且伴有不同程度的短气、身重、头晕、耳鸣、脱发、牙齿松动、膝软、足跟痛、梦遗、滑精、阳萎，或妇人月经不调等症状。肾阳虚者则畏冷、肢凉、喜暖、舌质淡白或胖嫩、脉沉细；肾阴虚者，则有低热、五心烦热、面部烘热、盗汗、尿赤、口干、舌红、脉细数等症状。多因年老肾气不足，或起居失节，房劳过度等所致。

瘀血型腰痛 起病突然，多因闪挫而致，有明显外伤史，疼痛剧烈。根据闪挫部位，或脊痛，或腰痛，或腰腿疼痛，影响腰部活动，不能俯仰转侧，动则痛甚。若因闪扭所伤，外无肿迹可察，若因挫伤，则局部可有瘀血肿痛。

(李灿东 吴同玉)

sìzhītòng

四肢痛 (pain in the four limbs)

四肢的肌肉、筋脉和关节等部位疼痛的症状。

发生机制 多因风、寒、湿邪侵袭，或风湿郁而化热，或痰瘀、瘀热侵犯经络、肌肉、关节，阻碍气血运行所致。《素问·痹论》曰："风寒湿三气杂至，合而为痹。"亦有因脾胃虚弱，健运失职，水谷精微不能布达四肢而引起四肢痛。即脾主四肢，脾虚而见四肢痛。若独见足跟痛或胫膝酸痛者，多因肾虚所致，常见于老年人或体弱者。

四肢关节串痛，呈游走性，多为风痹（行痹）；四肢关节重痛，周身困重，多为湿痹（著痹）；四肢关节冷痛剧烈，痛有定处，多为寒痹（痛痹），四肢关节灼痛，喜冷，或有红肿，多为热痹。

鉴别诊断 不同病因病机的四肢痛具有不同的特点，需要加以鉴别。

风邪阻络型四肢痛 四肢关节走窜疼痛，痛无定处，而以腕、肘、膝、踝等处为多见，关节屈伸不便，或兼见寒热表证，舌苔薄白或腻，脉多浮，为风邪阻络。疼痛常累及多个肢体关节，游走不定。《诸病源候论·四肢痛无常处候》曰："由体虚受于风邪，风邪随气而行，气虚之时，邪气则胜，与正气交争相击，痛随虚而生，故无常处也。"《圣济总录·诸痹门》说："风为阳气，善行数变，故风气胜则为行痹。其证上下左右，无所留止，随其所至，气血不通是也。"

寒邪阻络型四肢痛 四肢关节冷痛，痛处不移，形寒肢冷，局部皮肤颜色不红，遇寒加重，得温痛减，舌苔白，脉弦紧，为寒邪阻络。《圣济总录·诸痹门》说："以寒气入经而稽迟，泣而不行也。痛本于寒气偏胜，寒气偏胜，则阳气少阴气多，与病相益。"疼痛较甚而有定处，必兼四肢冷。

湿邪阻络型四肢痛 关节酸楚疼痛，重着不移，或肌肤麻木不仁，日久则肌肉顽硬，骨节变形，导致残废，舌苔白腻，脉濡缓，为湿邪阻络。《圣济总录·诸痹门》说："地之湿气感则害人皮肉筋脉，盖湿土也，土性缓，荣卫之气，与湿俱留，所以湿盛则着而不移也。其证多汗而濡者，以阴气盛也。"

热邪阻络型四肢痛 四肢关节疼痛，局部焮红肿胀，兼有发热、口渴、烦躁，舌红苔黄燥，脉数。多由素体偏热，阳气偏盛，内有蕴热，热邪阻络所致。

湿热阻络型四肢痛 四肢疼痛，关节红肿，小便赤浊，四肢困重疼痛，脉滑或濡数，舌红苔黄腻，可伴有肌肤红色结节。多由外感湿热病邪、或素有湿蕴复感热邪，或湿邪日久化热，湿热闭阻经络而成。

气血亏虚型四肢痛 关节酸痛，劳累后加重，肌肉瘦削，面色苍白，唇甲淡白无华，少气懒言，倦怠神疲，眩晕，畏风自汗，脉细或弱，舌质淡，苔薄；兼夹瘀血则关节疼痛如锥刺，痛处不移，拒按，肌肤甲错，形体羸瘦或关节变形顽硬，舌质暗而有瘀点，苔薄腻，脉细涩；兼痰浊则肢臂疼痛，身体困重，首如裹，舌质胖，苔白腻，脉弦滑。

肝肾亏虚型四肢痛 筋骨弛缓或拘急、酸痛，头目眩晕，爪甲枯脆，腰膝酸软，耳鸣失聪，齿摇发脱，遗精阳痿，尺脉细或弱。偏阴虚则四肢关节热痛喜凉，骨痛夜甚，颧赤唇红，舌红或红绛少苔；偏阳虚则兼见两足浮肿无力，大便溏泄，小溲清长，手足不温。

(李灿东 吴同玉)

jiāntòng

肩痛 (shoulder pain)

肩关节及其周围的肌肉筋骨疼痛的症状。肩后部疼痛往往连及胛背，称肩背痛；肩痛而影响上臂甚至肘手部位，称肩臂痛。因其均以肩痛为主要临床表现，其他部位的疼痛是由于肩痛而引起，故可统称为肩痛。

发生机制 多感受风寒湿邪，经络气血为之凝涩不通，发为痹痛。痰湿或瘀血阻滞经脉，局部可有肿胀、压痛，经筋僵硬，肌肉萎缩等，疼痛性质也多为闷痛或刺痛。肩痛症状，历来医家均归属于痹证范围，或因之风寒，或因之痰湿，或因之闪扭瘀血，临床所见绝大多数为寒证，初病多为实证，久病则为正虚而邪实，常兼有气血肝肾不足的表现。

鉴别诊断 不同病因病机的肩痛具有不同的特点，需要加以鉴别。

风寒型肩痛 肩痛较轻，病程较短，疼痛程度也轻，疼痛性质为钝痛或隐痛，不影响上肢的功能活动。疼痛的范围或局限于肩部，或影响肩后部而牵掣胛背，或在肩前部而影响上臂，往往项背或上臂有拘急感，肩部感觉发凉，得暖或抚摩则疼痛减轻，舌苔白，脉浮或正常。感受风寒湿邪，因汗出当风，或夜卧不慎被风寒外袭，邪在肌肤，尚属浅表。但体虚之人，肌肤卫阳不固，常自汗出，易感受风寒之邪而患肩痛。

痰湿型肩痛 肩部及其周围

筋肉疼痛剧烈，病程较长。肩关节功能活动虽然正常，但因疼痛剧烈而不敢活动，动则疼痛更甚，经久不愈可造成肩关节活动障碍，肩部感觉寒凉，畏冷，得暖虽疼痛可暂时减轻，逾时则疼痛、寒凉感觉仍旧。因疼痛剧烈，往往影响患者的睡眠、饮食及正常工作，且常因疼痛剧烈而汗出。因病程较长，患者往往兼有气虚症状，如自汗、短气、易感冒、不耐劳等，舌质淡、苔白、脉弦或弦细。常因久卧寒湿之处，或大汗之后浸渍冷水所得。

瘀血型肩痛 若因闪挫所致，则有明显外伤史；若无闪扭外伤，肩痛剧烈，疼痛性质为刺痛，虽经温经散寒、祛风湿止痛等法治疗，但获效甚微，经久不愈的，亦为瘀血肩痛；闪扭瘀血肩痛可有轻度肿胀或无肿胀，其闪扭损伤局部压痛明显；久病瘀血肩痛则无肿胀，疼痛范围比较广泛，也无明显痛点。

（李灿东）

xītòng

膝痛（gonyalgia） 膝部肌肉、经脉及骨节间作痛的症状。

发生机制 多为外感风热或寒湿之邪或肝肾亏虚，濡养失职所致。《张氏医通·膝痛》曰："膝为筋之府，……膝痛无有不因肝肾虚者，虚则风寒湿气袭之。"如膝痛，屈不能伸而肿者，多挟风热；兼阴虚者则热痛而不肿。

鉴别诊断 与鹤膝风相鉴别。鹤膝风指病后膝关节肿大变形，股胫变细，形如鹤膝者。亦名鹤游风、游膝风、鹤节、膝眼风等。多由经络气血亏损，风邪外袭，阴寒凝滞而成。病初多见膝关节疼痛微肿，步履不便，并伴见形寒发热等全身症状；继之膝关节红肿焮热，或色白漫肿，疼痛难

忍，日久关节腔内积液肿胀，股胫变细，溃后脓出如浆，或流黏性黄液，愈合缓慢。

（李灿东）

yètòng

腋痛（axillary pain） 腋下疼痛的症状。

发生机制 内伤和外感均可见到。见《症因脉治·腋痛论》："腋痛者，在两胁之上，奶旁外侧，痛连缺盆，肺经症也。"内伤腋痛，病证名。多因郁怒伤肝、积热熏肺、肾火上冲等所致的腋痛。外感腋痛，病证名。多因感受风寒、燥热等外邪所致。

鉴别诊断 与胁痛相鉴别，同时不同病因病机的腋痛具有不同的特点，也需要加以鉴别。

胁痛 以一侧或两侧胁肋部疼痛为主要表现的病证。多与肝胆脏腑及其经脉的病变有关。

肝火炽盛型腋痛 腋下灼痛，多伴头痛，头晕，面红目赤，急躁易怒，胁肋灼痛，舌红苔黄，脉弦数等症状。

肺热型腋痛 腋下灼痛，多伴胸闷胸痛，咳嗽，咯黄痰，咽喉肿痛，大便干结，小便短黄，舌红苔黄，脉滑数等症状。

肾虚型腋痛 腋下隐隐灼痛，多伴腰膝酸软，头晕耳鸣，遗精，盗汗，五心烦热，两颧潮红，舌红少苔，脉细数等症状。

外感型腋痛 腋下痒痛，多伴恶寒发热，苔薄脉浮等症状。为外感风寒、燥热等邪气所致。

（李灿东　吴同玉）

zúgēntòng

足跟痛（pain in the heels） 足跟一侧或两侧疼痛，不红不肿，行走不便的症状。又称脚跟痛。

发生机制 多属肝肾亏损、气血不足、寒湿凝滞或风湿痹阻所致。肝肾亏损、气血不足，为

内伤致病，肝主筋、肾主骨，肝肾亏虚，筋骨失养，站立或行走时跟部酸痛、隐痛、乏力，疼痛喜按，触之痛减；《古今医鉴·脚气》云："凡足疼痛，皮不肿赤，筋不拘急，遇夜痛甚，凡此气虚血不荣也。"寒湿凝滞、风湿痹阻是六淫为患，感受寒邪，寒主凝滞、主收引，致使经络被阻、气血凝滞不通而痛，疼痛拒按，喜热怕凉；风湿痹阻，常伴全身关节疼痛。风寒湿痹阻日久或慢性劳损均可导致经络瘀滞，气血运行受阻导致血瘀。

鉴别诊断 不同病因病机的足跟痛具有不同的特点，需要加以鉴别。

肝肾亏损型足跟痛 一侧或两侧足跟痛，或足心痛，局部不红不肿，不耐久立、行走，头晕耳鸣，腰膝酸软，两眼昏花，舌淡或红，脉沉细无力或弦细数。多因先天禀赋不足，或强力劳动损及筋骨，或纵欲无度，肝肾不足所致。

气虚血亏型足跟痛 足跟痛，皮不红肿，日间活动痛缓，入夜疼痛加重，神疲肢倦，面色苍白，畏风自汗，舌质淡胖，边有齿痕，脉细弱或细涩。多因久病或大病之后，或失血过多，气虚血亏，血虚不荣所致。

寒湿凝滞型足跟痛 多发于足趾，走路时下肢沉困无力，痛甚则跛行，小腿酸胀重着，肌肤冷而苍白，或紫暗，患肢怕冷，麻木刺痛，入夜尤甚，舌淡苔白。多由冷水洗足，或久立寒湿之地，寒湿入侵所致。

风湿痹阻型足跟痛 足部疼痛，遇阴雨寒冷加重，兼有四肢关节疼痛、肿胀，屈伸不利，下肢困重，舌苔薄白，脉浮或濡缓。为风湿相合，浸淫肌肤，留滞经

络而成。

（李灿东　吴同玉）

zhōushēntòng

周身痛 （general pain）

头身、腰背及四肢等部位皆痛的症状。《伤寒论》中有身疼、身体痛等名称记载，后世文献有称为身痛的记载。

发生机制 多由感受外邪或久病伤及气血所致。《医学心悟·身痛》曰："身体痛，内伤外感均有之。如身痛而拘急者，外感寒也。身痛如受杖者，中寒也。身痛而重坠者，湿也。若劳力而辛苦之人，一身酸软无力而痛者，虚也。"新病周身痛者，多属实证，以外感风寒、风湿或湿热疫毒所致者居多，如周身关节肌肉酸痛沉重，甚则关节肿胀灼热等，常见于痹证；久病卧床不起而周身痛者，多属虚证，常因久病耗伤气血，脏腑功能不足，形体失于濡养所致。

鉴别诊断 不同病因病机的周身痛具有不同的特点，需要加以鉴别。

经行身痛 经行遍身作痛，经后消失。多由血虚筋脉失养或经期卫阳不固，风寒乘虚侵袭经络而致。

产后身痛 分娩后的遍身疼痛。有血虚、血瘀偏重之不同。血虚偏重者，责于血不养筋，筋脉失柔；血瘀偏重者，责于血络闭阻，筋脉不通；或产后百节开张，血脉流散，防护不密，颇易受风寒侵袭，若风寒流窜经络，则出现遍身疼痛。

风寒束表型身痛 周身骨节疼痛，恶寒发热，无汗，鼻塞流涕，咽痒咳嗽，舌苔薄白，脉浮紧。感受风寒之邪，束于肌表，腠理不得舒展而致身痛。风性善行而数变，寒性收引，风寒外束，卫阳被郁，故周身骨节疼痛。

湿着肌表型身痛 周身疼痛，肢体沉重，头胀如裹，或见恶寒发热，无汗，舌苔白腻，脉濡。感受寒湿之邪，束于肌表，腠理不得舒展而致身痛。湿性凝滞，筋脉气血运行不畅，故周身疼痛。

瘀阻络脉型身痛 周身疼痛，如针刺之状，转侧不利，舌暗有瘀斑，脉沉涩。痹证日久入络，或由气病入血，或因其他慢性病引起，气血失其调和，久病入血，瘀滞络脉，发为身痛。

（甘慧娟　吴同玉）

gǔjié fánténg

骨节烦疼 （restless bone pain）

四肢关节肌肉疼痛的症状。又称骨节疼烦。

发生机制 多由风湿相搏所致，风湿侵袭，气血不畅，湿邪阻滞日久，郁而化热，湿热痹阻，不通则痛。《伤寒论·辨太阳病脉证并治》曰："风湿相搏，骨节疼烦，掣痛不得屈伸，近之则痛剧，汗出短气，小便不利，恶风不欲去衣，或身微肿者，甘草附子汤主之。"

鉴别诊断 应与痹病相鉴别。痹病指人体肌表、经络因感受风、寒、湿、热等引起，以肢体关节及肌肉酸痛、麻木、重着、屈伸不利，甚或关节肿大灼热等为主症的一类病证。临床上有渐进性或反复发作的特点。主要由于气血痹阻不通，筋脉关节失于濡养所致。

（甘慧娟　吴同玉）

yīnhùtòng

阴户痛 （vulva pain）

以女子阴中或阴户抽掣疼痛，甚或连及少腹为主要表现的症状。又名阴中痛。

发生机制 出自《诸病源候论》卷四十。包括小户嫁痛、嫁痛。多因肝郁脾虚、郁热挟湿下注，或中气下陷，系胞无力；或风邪客于下焦，与气血相搏，壅闭肝肾经络。郁热挟湿下注者，兼见阴户肿胀疼痛，带多色黄；中气下陷者，兼见阴户坠痛，气短懒言；风邪壅滞者，兼见肿胀痛甚。

鉴别诊断 应与阴痔相鉴别。阴痔见《证治准绳·杂病》。《坤宁集》："凡九窍有肉突出，皆名痔。妇人阴中突肉，名阴痔。"阴痔相当于子宫脱垂、子宫黏膜下肌瘤、宫颈息肉等。有因肝郁湿热下注者，症见阴中有肉突出，兼见阴户流黄水淋漓；有因脾虚湿浊下注者，兼见阴户流白水。

（甘慧娟　吴同玉）

gāngmén zhǒngtòng

肛门肿痛 （anal pain and swelling）

肛门周围肿胀、疼痛，并伴有脓性分泌物的症状。常见于肛周化脓性感染、肛周囊肿、外痔发炎、肛肠病手术后感染和癌性病变等。

发生机制 因饮食不节，过食厚味辛辣，引起湿热内生，热毒结聚而致，或因肌肤损伤，感染毒邪，瘀血凝滞，经络阻塞，血腐肉败而成者，多属实证。因肺、脾、肾脏亏损，湿热下注肛门所致者，多属虚证。

鉴别诊断 不同病因病机的肛门肿痛具有不同的特点，需要加以鉴别。

火毒蕴结型肛门肿痛 肛门周围突然肿痛，持续加剧，伴有恶寒、发热、便秘、溲赤，肛门红肿，触痛明显，质硬，表面灼热，舌红，苔薄黄，脉数。多由湿热下注肛门而成，气机不畅，气滞血瘀，火毒壅滞。

热毒炽盛型肛门肿痛 肛门肿痛剧烈，可持续数日，痛如鸡啄，夜寐不安，伴有恶寒发热，口干便秘，小便困难，肛周红肿，按之有波动感或穿刺有脓液，舌红、苔黄、脉弦滑。气血壅滞不通则肛门疼痛持续，湿热蕴阻肛门，热盛肉腐，蒸酿成脓。

肛门湿热型肛门肿痛　局部红肿疼痛，肛门坠胀，身重倦怠，口腻不欲食，口渴不欲饮，便秘或大便稀溏，舌质红，苔黄腻，脉濡数。

阴虚毒恋型肛门肿痛　肛门肿痛，灼热，表皮色红，溃后难敛，伴有午后潮热，心烦口干，夜间盗汗，舌红，少苔，脉细数。因病久正气已虚，复加外邪未解，郁久化热。

气血两虚型肛门肿痛　肛门坠胀，红肿热痛不明显，少气懒言，神疲乏力，面色淡白，苔白少津，脉细数无力。

（甘慧娟　吴同玉）

wěidǐgǔtòng
尾骶骨痛（sacrocoxalgia）　脊椎下段尾骶骨部位作痛的症状。

发生机制　多因肾脏精气亏耗，督脉受损，或寒湿侵袭，或血瘀气滞等所致。疼痛常连及腰部，难以挺直。多见于坐骨神经痛、腰椎肥大等疾患。

鉴别诊断　不同病因病机的尾骶骨痛具有不同的特点，也需要加以鉴别。

肾虚型尾骶骨痛　尾骶骨疼痛隐隐发作，喜揉按，多伴腰酸膝软或酸冷，耳鸣，失眠，健忘，夜尿多等症状。

寒湿型尾骶骨痛　尾骶骨冷痛，遇寒加剧，得温则缓，阴雨天多发，多伴畏寒肢冷，或腹痛腹泻，小便清长，舌淡苔白，脉迟或濡等症状。

气滞型尾骶骨痛　尾骶骨胀痛，多伴情志抑郁或急躁易怒，喜叹息，嗳气，胸胁胀闷或胀痛，

脉弦等症状。

血瘀型尾骶骨痛　尾骶骨刺痛，痛处固定，夜间痛甚，多伴面色黧黑，肌肤甲错，口唇爪甲紫暗，或皮下紫斑，或肌肤微小血脉丝状如缕，或腹部青筋外露，或下肢青筋胀痛，舌暗有瘀斑或瘀点，脉涩或结或代。

（甘慧娟　吴同玉）

pífūtòng
皮肤痛（dermatodynia）　皮肤急剧或慢性疼痛的症状。

发生机制　皮肤痛定位准确，对刺激的分辨能力强。肺主皮毛，有护肌、卫筋骨的功能。多由火邪侵袭肺表或心肺胃等脏腑热盛所致。

鉴别诊断　与内脏痛相鉴别，同时不同病因病机的皮肤痛具有不同的特点，也需要加以鉴别。

内脏痛　内脏器官疼痛的症状。内脏痛缓慢、持续、定位不清楚、对刺激的分辨能力差。机械性牵拉、缺血、痉挛和炎症等刺激则能引起内脏痛。

风热外袭型皮肤痛　皮肤痒痛相间，多伴恶寒发热，咽干，偶咳，舌尖红苔薄黄，脉浮数。

肺经郁热型皮肤痛　皮肤痛甚，不可抚按，多伴咳嗽，咳黄痰，咽喉肿痛，大便秘结，小便黄，舌红苔黄，脉数。

心火炽盛型皮肤痛　皮肤灼痛，按之痛甚，多伴心痛，心烦，失眠，多梦，或口舌生疮，或小便灼热涩痛，舌红苔薄黄，脉数。

寒瘀型皮肤痛　皮肤冷痛，痛处皮肤色暗，遇寒加剧，得温则缓，多伴手足冷凉，舌暗有紫斑或紫点，脉迟或涩。

（甘慧娟　吴同玉）

jīntòng
筋痛（tendons pain）　筋脉、筋肉疼痛的症状。

发生机制　多由血虚、气血痹阻，或津液耗损，不能荣筋所致。《灵枢·经筋》指出："手少阴之筋，……其病当所过者，支转筋，筋痛。"

鉴别诊断　不同病因病机的筋痛具有不同的特点，需要加以鉴别。

血虚型筋痛　筋脉、筋肉疼痛隐隐发作，时痛时止，伴头晕乏力，颜面萎黄或淡白，眼睑、口唇、爪甲色淡白，舌淡白，脉细等症状。

气虚型筋痛　筋脉、筋肉轻微疼痛，伴神疲懒言，少气乏力，声低，舌淡苔薄，脉弱。

阴虚型筋痛　筋脉、筋肉隐隐灼痛，伴五心烦热，潮热盗汗，两颧潮红，舌红少苔，脉细数。

血瘀型筋痛　筋脉、筋肉时发刺痛，痛处固定，夜间加重，伴肤色紫暗，舌暗有紫斑、紫点，脉细涩或结或代。

（甘慧娟　吴同玉）

wèn tóushēn xiōngfù bùshì
问头身胸腹不适（inquire about the discomfort of head, body, chest and abdomen）　问头身、胸腹部位除疼痛感觉以外的其他不适症状，以了解病情的问诊方法。如头晕、胸闷、心悸、胁胀、脘痞、腹胀、身重、麻木等症状的有无，及其程度、特点。

理论依据　头为诸阳之会，精明之府，十二经脉与奇经八脉大都与头有联系。脏腑的精气也都上注于头；耳、鼻、目、口诸清窍位于头面，五脏开窍于此；外邪侵袭亦常由口鼻而入。无论是外感或内伤，皆可引起头部病证；周身、四肢为十二经脉循行之处，脏腑气血之所荣，无论外感内伤，皆可引起周身、四肢病证；胸腹部是脏腑之所在，各有

其部位所属，根据病患头身、胸腹症状的性质和特点，常可以诊察疾病的病位和病性等，但在临床上尚需结合按诊以进一步判断。病程短者，常为外感；病程长者，常为内伤。问胸腹与辨别脏腑病证有关。胸膈脘腹满闷或胀痛走窜，嗳气不舒的，多属气滞；咯吐痰涎的，多属停痰；胸胁痛、气促不能平卧的，多属饮证、积水；胸膈痞闷，少气太息，怔忡易汗，多属虚证；病变部位在胸腹的多属心肺；在上腹的多属胃；在两胁的多属肝胆；在脐周的多属脾、大肠、小肠，或有虫积；在脐下、小腹多属膀胱、子宫；在少腹或控引睾丸的多属肝经。

基本内容 主要包括头重、头中鸣响、头胀、头项拘急、头晕、脑鸣、项强、舌强、咽干、喉中腥臭、鼻干、鼻煽、鼻痒、鼻塞、鼻酸、肌肤不仁、半身不遂、体惰、身重、身体不仁、身痒、胸中烦热、胸中痞硬、胁下支满、胸膈不利、胸胁苦满、健忘、心烦、心慌、心中懊恼、易惊、喜悲、喜唾、善怒、善变、胃胀、腹满、腹胀、少腹拘急、少腹硬满、腰脊强、腰重、腰热、腰酸、腰膝无力、阴部臊臭、外阴瘙痒、阴户肿、阴卵硬、阴囊肿、阴囊痒、阴囊肿烂、肛门痒、胫酸、筋急、筋惕肉瞤、四肢不用、四肢拘急、四肢强直等不适症状。

注意事项 头身胸腹症状临床常见，对于疾病的诊断有重要价值，而且这些症状大多数只有患者自己才能感觉到，所以问诊时需要注意仔细询问。临床可以按照从头至足的顺序，逐一询问有无头身胸腹不适症状及症状持续时间长短、有无明显诱因、表现特点、主要兼症等。有些不适症状涉及患者个人隐私，因注意消除患者疑虑，有利于问诊进行。问诊过程中应加强规范用语，以利于医患沟通。

(陈 为)

tóuzhòng

头重（heavy head） 自觉头部沉重，如有物裹之的症状。出自《素问·刺热论》："脾热病者先头重，颊痛，烦心，……身热。"

发生机制 风湿犯头之头重，乃因感受外邪，风挟湿邪犯头，清窍阻滞所致；湿热蕴蒸之头重，因感受暑湿外邪，或脾胃不健，湿邪内聚，郁而化热，湿热蕴蒸，清窍被遏所致；痰湿犯肺之头重，多因饮食不节，过食肥甘厚味，损伤脾胃，水湿不化，聚而生痰，痰湿犯头，阻遏清阳所致；脾气虚之头重，多因素体邪热，脾气亏虚，或劳倦过度，或久病耗伤脾气，清阳不升所致。

头重一症，有虚有实。虚者多起于过劳伤气，或久病耗伤脾气，清阳不升而觉头重，实者必有湿邪为患，湿性黏腻沉着，上犯头部则如有物裹头，头胀而沉重，往来兼有胸脘满闷，呕恶吐涎，苔腻脉滑。

鉴别诊断 在临床上，头重常与头痛、头晕、头胀并见。头重为如有物裹之，感觉沉重；头痛指头部疼痛，有刺痛、胀痛等不同；头晕为视物昏花旋转，如坐舟车之状，严重者张目即觉天旋地转，不能站立，胸中上泛呕恶，甚或仆倒；头胀则自觉发胀如裂。

(陈 为)

tóuzhàng

头胀（distention in the head） 自觉头部发胀如裂的症状。俗称脑胀。《伤寒绪论·头胀》："头胀者，气虚火炎也。"《临证指南医案·肝风》："脉右弦，头胀耳鸣火升，此肝阳上郁，清窍失司。"

发生机制 风热外袭之头胀，多因风热侵袭肌表，中于阳络所致；湿阻气滞之头胀，多因久处湿地等感受湿邪，湿阻阳遏，清阳不升浊阴不降所致；肝火上炎之头胀，多因恼怒或情志郁结，肝气失于条达，郁而化火，或恣食辛辣，引动肝火上炎，扰乱清空所致。

鉴别诊断 此症常与头痛、头晕、头重并见，具体鉴别见头重。

(陈 为)

tóuxiàng jūjí

头项拘急（hypertonic head and neck） 头项部牵引不适的症状。

发生机制 多因风寒湿邪侵入太阳经脉，或津血耗损，经络不通、筋脉失养所致。

鉴别诊断 与头项强痛鉴别。头项强痛指头项牵强不舒作痛的症状，多因邪在肌肤或遏阻经络所致。头项拘急无疼痛症状。

(陈 为)

tóuyūn

头晕（dizziness） 自觉头脑眩晕，轻者闭目自止，重者感觉自身或眼前景物旋转，不能站立的症状。又称冒、弦、眩运、眩晕、眩冒。

发生机制 实证：肝阳上扰之头晕，多因素体阳盛火旺，肝阳上亢，或郁闷恼怒，气郁化火，耗伤肝阴，肝阳上扰清空，扰及心神所致；痰湿内阻之头晕，多因饮食不节，损伤脾胃，脾失健运，水谷精微运化失常，湿聚生痰，痰湿中阻，清阳不升，浊阴不降致头晕；虚证：肝阴虚阳亢之头晕，多因平素肾阴不足，或热病久病伤阴，阴液不足，水不涵木，以致肝阳上亢；心脾气血两虚之头晕，多因劳心太过，思虑无穷伤及心脾，耗损气血，或大病失血，致气血不足；脾气虚之头晕，多因过劳，元气受伤，或平素脾胃虚弱，中气不足所致；肾精亏虚之头晕，多因先天不足或年老肾气虚衰，或房劳过度，肾精亏耗，髓海不足所致。

鉴别诊断 在临床上，头晕常与头痛、头重、头胀并见，具体鉴别见头重。

（陈 为）

nǎomíng

脑鸣（ringing in the brain） 自觉头脑中有声音鸣响的症状。检查时多无特殊发现。又称头响、头脑鸣响、天白蚁、头中鸣响。脑鸣之病名见于《医学纲目·肝胆部》。《名医类案》称头响，《杂病渊源犀烛·头痛》称头脑鸣响。

古人认为，脑鸣是"雷头风"的主症，如《证治准绳杂病》云："雷头风，头痛起核块者是也。或云头如雷之鸣也。为风邪所客，风动则作声也。"此言头起核块脑有雷鸣之声，临床少见。近代有报道，系脑中生肿物而作鸣，为脑鸣之重证。古代鲜有单论脑鸣者，常将耳鸣与脑鸣并论，如《名医类案·首风》云："头响耳鸣，项疼目眩……气挟肝火。"二者可同时并见，但又有区别。

髓亏之头中鸣响，多因素体虚弱，年老肾衰，或纵欲伤精，久病肾亏，皆令肾精亏损，不能生髓，脑髓空虚所致；心脾两虚之脑鸣，多因劳倦过度或久病亏损，气血亏虚，不能上荣清窍所致；肝气郁滞之头中鸣响，多因盛怒之后，肝气郁滞，升降失调，清窍不利所致；湿热蕴蒸之脑鸣，多因过食厚味醇酒，日久湿热蕴积，上壅头部，瘀滞经络所致。

近代有人将脑鸣分为真性脑鸣（他人可听到）和假性脑鸣（仅为患者主观感觉）。真性脑鸣预后不佳。

（陈 为）

xiàngqiáng

项强（rigid neck） 颈项部肌肉筋脉牵强拘急，不能前俯后仰及左右运动的症状。出自《素问·至真要大论》："诸颈项强，皆属于湿。"《伤寒论》中则有"项背强几几""头项强痛"的记载。项脊强，后项背脊肌肉经脉牵强的症状。

临床意义 项强之症，为筋脉失养表现，以实证为多见。项强常与头痛并见，是太阳病的主症之一。可见于脑炎、脑血管意外、颈肌痉挛等疾患。

发生机制 风寒束表之项强，多为风寒之邪侵入太阳经脉，气血凝滞，经络壅塞，气机阻滞，气血运行不畅，出现筋脉拘急所致；风湿之项强，多为风湿之邪犯表，壅滞经络，阻遏气机，气血运行受阻所致；邪热伤津之项强，多为感受火热之邪，或外邪化热入里，邪热燔灼肝经耗劫阴液，筋脉失养所致；金疮风毒之项强，多为创伤未愈感受风毒，经络阻滞，营卫不得宣通所致；亦有因挫闪及久坐、失枕而致项强不可转移者，俗称落枕。

（陈 为）

yāngān

咽干（dry throat） 咽喉部干燥的症状。又称咽喉干燥、嗌干、嗌燥。首见于《黄帝内经》。嗌，即咽腔，喉咙。嗌干、嗌燥，即咽喉干燥。

咽干一症，总由津液不足，但有虚实之分，因于虚者，多由肺肝肾阴亏，虚火上炎，熏灼咽喉所致；因于实者，多系肺胃火炽上炎所致。风热袭肺之咽干，

多因风热之邪或风寒郁久化热，致肺气不宣所致；燥热伤肺之咽干，多因燥热之邪耗伤肺津所致；脾胃热盛，脾胃二经循行于咽喉，脾胃素热，或外邪入里化热，或过食辛辣厚味，脾胃火炽上炎所致；肝胆郁热之咽干，肝胆主升发，性喜条达，郁而化火上蒸咽喉所致；肺阴虚之咽干，多因久病体弱，或邪热恋肺，发汗太过而伤肺，津液不足，不能上润咽喉所致；肾阴虚之咽干，肾阴不足，阴不制阳，虚火上炎致咽干。

（陈 为）

hóuzhōng xīngchòu

喉中腥臭（fishy throat） 自我感觉喉中有腥味的症状。亦称喉腥。多因痰热导致。《卫生宝鉴》卷十一："因劳心过度，肺气有伤，以致气出腥臭，唾涕稠黏，口舌干燥。"《圣济总录·咽喉门》曰："咽喉生疮，或赤或白，痰唾稠浊，喉中腥臭疼痛，此盖上焦有热，肺脾不和，热传其经，熏发咽喉故也。"

（陈 为）

bígān

鼻干（dry nose） 鼻窍干燥的症状。又称鼻燥。最早见于《素问·热论》："伤寒……二日阳明受之，阳明主肉，其脉挟鼻络于目，故身热目疼而鼻干，不得卧也。"常伴有鼻痛、鼻衄、鼻肿等临床表现。

其病因不外燥、热、虚三个方面，总由津伤液损所致，与肺、脾、胃等脏腑有关。肺经热盛之鼻干，风热邪毒犯肺，肺热上壅鼻窍所致；胃热炽盛之鼻干，多因过食辛辣，助热生火，或外邪传里，化热伤胃，胃热上蒸熏灼鼻窍所致；燥邪伤肺之鼻干，多发于秋季燥邪伤肺，阴津未复，或发汗太过，损伤肺阴，鼻窍失

于濡养所致；肺脾气虚之鼻干，多因水谷精微不能上疏于鼻，鼻失濡养所致。此外，还有因误食、过用温燥药物引起的鼻干。

（陈 为）

bíshān

鼻煽 （flapping of nasal wings）

鼻翼因呼吸急促而煽动的症状。又称鼻翼煽动。《幼科发挥》中称为鼻张，《广温热论》称为鼻孔扇张，《郁谢麻科合璧》则直称为鼻煽。

风温袭肺之鼻煽，属风热之邪上壅，肺受热迫，肺气失于宣达，清肃之令不行所致；痰热闭肺之鼻煽，为火热灼肺，炼液为痰，痰热壅塞气道，气机不利，肺气胀满，贲郁上逆所致；肺肾两伤之鼻煽，属正气衰败，肺之化源欲绝，肺虚不布，致肾元不足，摄纳无权所致。

（陈 为）

bíyǎng

鼻痒 （itchy nose）

鼻中有痒感的症状。有因痒而嚏者，亦有痒痛者。《古今医统》说："火热上冲，鼻中痒而嚏也。"

风热犯肺之鼻痒，由风热上侵或风寒郁久化热犯肺，肺失清肃，热毒停聚鼻窍所致；肺经燥热之鼻痒，由于气候干燥（外燥），素体阴虚（内燥），燥热生风所致；热毒侵肺之鼻痒，因鼻内损伤或脓涕浸渍，外受风邪热毒所致；脾经湿热之鼻痒，由于脾失健运，清阳不升，浊阴不降，湿浊内停，日久化热蕴结，熏蒸鼻窍所致；肺气虚之鼻痒，由肺气虚卫表不固，腠理不密，风寒外邪乘虚犯鼻窍所致。总之，鼻痒一症，其部位在鼻，病因在风、热。以痒为主者属风，痒而痛者多属热。

（陈 为）

bísāi

鼻塞 （stuffy nose）

呼吸之气通过鼻腔时受阻的症状。又称鼻堵、鼻窒、鼻不通气。若鼻塞时轻时重，或双侧交替性鼻塞，甚至不闻香臭，反复发作，经久不愈，称为鼻窒。

风寒之鼻塞，因寒邪犯肺，肺气失宣所致；风热之鼻塞，因风热上扰，鼻塞不通所致；肺经郁热之鼻塞，因风热犯肺，气机失调，肺失清肃所致；肝胆湿热之鼻塞，由湿热蕴结肝胆所致；肺脾气虚之鼻塞，由肺气虚卫外不固、脾气虚运化失职，湿浊上犯于鼻所致；肺肾阴虚之鼻塞，由阴虚阴液不足，鼻失濡养，虚火内生所致；气滞血瘀之鼻塞，为邪毒久留，阻塞经络，气虚流通不畅所致。也有因鼻渊、鼻息肉所致者。

（陈 为）

bísuān

鼻酸 （aching nose）

鼻窍或鼻根有辛酸感觉的症状。又称鼻痠。

风热壅肺之鼻酸，由外感风热或风寒犯肺，郁久化热，肺气不宣，肃降失职所致；痰火阻肺之鼻酸，由火邪犯肺，炼液为痰，或痰火交阻于肺所致；肺虚感寒之鼻酸，由卫气不固，寒邪外束，肺气不宣所致；肺脾气虚之鼻酸，由脾虚湿浊内停，升降失常，肺气失宣所致。以风热壅肺及肺脾气虚者居多，痰火扰肺者较少。

（陈 为）

jīfū bùrén

肌肤不仁 （numbness of skin）

肌肤感觉减退的症状。又称肌肤麻木、皮肤不仁、肌肉不仁、不仁。

风湿疠气之肌肤不仁，多因体虚，外受疠气，感受毒邪，内侵血脉，气血运行不畅所致；痰湿阻滞之肌肤不仁，多因嗜酒辛辣，或油腻腥荤，或恣食生冷，损伤脾胃，湿从内生，外湿入侵肌肤，湿邪阻滞，气血运行不畅，肌肤失于濡养，气血不能荣润，腠理开泄障碍所致；气血两虚之肌肤不仁，久病失养，或七情内伤等，气血两虚肌肤失于濡养所致；瘀血阻滞之肌肤不仁，多因外伤、七情内郁，气血瘀滞经脉，气血运行不畅所致。

（陈 为）

bànshēn bùsuí

半身不遂 （hemiplegia）

左侧或右侧上下肢瘫痪，不能随意运动的症状。又称偏枯、风痱、偏风、偏瘫。常见于脑出血后遗症。亦为中风病常见症之一。

首见于《黄帝内经》，称为偏枯。偏枯，一侧上下肢偏废不用，或兼疼痛，久则患肢肌肉枯瘦。风痱，中风而失音不语者；偏风，偏枯的别称，《诸病源候论·风病诸侯》云："偏风者，风邪偏客于身一边也。人体有偏虚者，风邪乘虚而伤之，故为偏风也。"偏瘫，一侧上下肢、面肌和舌肌下部的运动障碍。

风中经络之半身不遂，多因正气不足，脉络空虚，腠理疏松，风邪引动痰湿，流窜经络，气血滞塞所致；肝阳化风之半身不遂，多因肝肾阴虚，肝风内动，上扰清空，风挟痰走窜经络所致；痰热内闭之半身不遂，多因肝阳暴张，阳亢风动，气血上逆，肝火挟痰热上扰，蒙蔽清窍所致；湿痰蒙闭之半身不遂，多因饮食失节，脾失健运，聚湿生痰，痰涎闭塞，阳气不能运行所致；阳脱之半身不遂，乃因元阳之气衰微致阴阳离决；阴虚阳浮之半身不遂，因阴竭于下而孤阳上越；气虚血瘀之半身不遂，因气血亏虚，失于运行致瘀血阻络；肝肾亏虚之半身不遂，多因虚损耗伤或先天禀赋不足，肾精肝血不充，筋脉失于濡养所致。

（陈　为）

tǐduò

体惰（bodily indolence）　精神困倦，肢体懈怠乏力的症状。

暑耗肺胃气阴之体惰，因盛夏感受暑热之邪，暑伤津耗气，致身体倦怠；脾虚湿困之体惰，多因劳倦，饮食失节，脾虚失运，水湿稽留，湿性重浊，遏阻清阳，清阳不升，肢体困倦乏力；气血两虚之体惰，多因先天不足，病后失调，或久病失治，气血不足，机体筋脉失去濡养所致。

暑耗肺胃气阴多发于夏季，既有暑热又兼气虚表现，脾虚湿困多发于夏秋季节既有湿阻又见脾虚；此二证均为虚实相兼之证。气血两虚纯属虚证，以气虚血少为主要见症。

（陈　为）

shēnzhòng

身重（heaviness of body）　身体沉重，活动不利，难以转侧的症状。始见于《素问·气交变大论》：“民病腹满，身重濡泄。”

身重多与湿邪有关，湿为阴邪，其性重浊黏滞。辨证有表里虚实之分，表证多兼寒热头痛，里证多兼脾肾虚衰、水湿内停的症状。湿著肌表之身重，乃因外湿入侵肌表，湿性黏滞沉着所致；风水相搏之体惰，多因风邪袭肺，肺失通调水道，影响膀胱气化，邪在肌表，壅遏经隧所致；阳虚水泛之体惰，多因劳倦内伤，或久病失治，脾肾阳气不足，阴寒内盛，水湿泛滥所致。

（陈　为）

shēntǐ bùrén

身体不仁（numbness of body）　身体肌肤顽痹，身体麻木不知痛痒冷热的症状。麻，非痛非痒，肌肉内如有虫行，按之不止，搔之愈甚；木，不痛不痒，按之不知，掐之不觉，如木厚之感。

风寒袭络之身体不仁，因风寒侵袭皮毛入于络脉，络脉闭阻所致；肝风内动之身体不仁，因肝阳素旺，阳亢生风，风窜经络，经络失荣所致；脾胃气虚之身体不仁，因劳力过度，饮食不节等致中气受损，元气不充所致；营虚之身体不仁，多因失血过多，或房劳、多产损耗营血，或热病后期阴液受灼，阴血亏损，致筋脉失荣；湿痰阻络之身体不仁，因脾不化津，湿聚为痰，痰伏经络，气血失养所致。

（陈　为）

shēnyǎng

身痒（itching of body）　身体皮肤瘙痒，皮肤产生痒感而欲搔抓的症状。又称风瘙痒、风痒、痒风。见于《伤寒论·辩太阳病脉证并治》：“太阳病……面色反有热色者，未欲解也，以其不能得小汗出，身必痒，宜桂枝麻黄各半汤。”

风寒之身痒，为外感风寒之邪所致；血虚之身痒，为气血两虚，血不养肤，血虚风燥所致；血热之身痒，多因心绪烦躁或过食辛辣，血热风生所致；风盛之身痒，多因春季风木当令，肌肤腠理不密，风邪入侵，郁久化热，侵淫皮肤所致；风湿之身痒，多因恣食肥甘厚味，体内蕴湿，复感风邪，风湿相搏所致。

（陈　为）

xiōngzhōng fánrè

胸中烦热（irritable feverish sensation in chest）　胸中烦闷觉热的症状。出自《素问·至真要大论》：“民病胸中烦热，嗌干，右胠满，皮肤痛，寒热咳喘。”

外感之胸中烦热，多因外邪入侵，邪恋胸膈所致；火郁之胸中烦热，为肝郁化火所致；肺阴虚之胸中烦热，多因久病不愈，肺阴耗伤所致；邪伏阴分之胸中烦热，为外感失治、误治，余邪留营阴所致；肝阴虚之胸中烦热，多因劳倦过度或肝病日久，耗血伤阴，阴虚火旺所致；肾阴虚之胸中烦热，多因他脏阴虚累及或房事不节，肾精亏损所致；同时心火亢盛，也可导致胸中烦热。妊娠见胸中烦热者，为子烦，兼手足心俱热，称五心烦热。

（陈　为）

xiōngzhōng pǐyìng

胸中痞硬（stuffiness and rigidity in chest）　胸中满闷不适而按之硬满的症状。痞，气隔塞不通；硬，自觉胀满发硬。

胸中痞硬，实证较多见，虚证较少。风寒束肺之胸中痞硬，为外感风寒犯肺，气机不畅所致；邪热壅肺之胸中痞硬，为外感风热，邪热入里，壅遏阻肺所致；热壅血瘀之胸中痞硬，为肺热壅盛，瘀血成脓所致；心血郁阻之胸中痞硬，为心脉瘀血闭阻，血行不畅所致；肝气郁结之胸中痞硬，为急躁易怒，肝郁气滞不舒所致。

（陈　为）

xiéxià zhīmǎn

胁下支满（hypochondriac distention and fullness）　胁下支撑胀满的症状。

《金匮要略·腹满寒疝宿食病脉证治》中言：“水在肝，胁下支满，嚏而痛。”悬饮，饮邪停留于胁肋部位。《金匮要略·痰饮咳嗽病脉证治》中言：“饮后水流在胁下，咳嗽引痛，谓之悬饮。”《医宗金鉴》注：“水在肝部，则病悬饮。”肝郁胁痛，气机郁结所致的胁痛；肝气胁痛，情志不舒，肝气失于疏泄所致的胁痛。

邪入少阳之胁下支满，为风寒邪直犯少阳经或由太阳经传入少阳，少阳经气不利所致；痰饮内阻之胁下支满，多因中阳素虚，复感寒湿或饮食劳伤，肺失通调，脾失健运，肾蒸化失司，水饮流注胁间，气机升降失常所致；肝郁气滞之胁下支满，多因情志不舒或暴怒伤肝，肝失条达，疏泄失职，气机郁结阻于胁络所致；瘀血阻络之胁下支满，多因肝气不舒或肝气郁结，病久入络，血流不畅，瘀血停着痹阻络脉所致；肝胆湿热之胁下支满，多因湿热外侵或饮食不节，脾失健运，生内湿从热化，侵及肝胆滞于胁肋所致；肝阴虚之胁下支满，多因肝郁化火伤阴或肾阴不足波及肝阴，或血虚不能养肝，肝阴不足，肝络失于濡养所致。

(陈 为)

胸膈不利 (blockage of chest and diaphragm)

xiōnggé bùlì

胸与横膈部滞塞堵闷的症状。见于《素问·至真要大论》："太阳之复……心胃生寒，胸膈不利，心痛否满。"多因肝气郁结，痰湿壅堵所致。

(陈 为)

胸胁苦满 (thoracic and hypochondrium fullness)

xiōngxié kǔmǎn

胸胁部满闷不舒的症状。又称胸胁支满、胸胁满。见于《伤寒论·辨少阳病脉证并治》："伤寒五六日中风往来寒热，胸胁苦满，嘿嘿不欲饮食，心烦喜呕……小柴胡汤主之。"常见于少阳病、郁证等。多由于肝胆经气机失调，胆火内郁于胸膈所致。其中胁胀抑郁，善太息多属肝气郁结；胁胀口苦，急躁易怒，舌苔黄腻多属肝胆湿热。

(陈 为)

健忘 (amnesia)

jiànwàng

记忆力衰退，对往事容易忘记的症状。又称多忘、喜忘、善忘。严重者言谈不知首尾，事过转瞬即忘。该症最早的记载见于《黄帝内经》。

健忘与心、脾、肾的关系比较密切。因心藏神，主神明，肾藏精，通于脑，脾主意与思，故心脾气血不足，肾精亏虚，以及心肾不交等皆可导致健忘。心脾两虚之健忘，多因病久失调，或思虑、劳倦过度、饮食不节损伤脾气，心血耗伤，脾气亏虚，生血不足，心血亏少所致；肾精亏虚之健忘，多因小儿禀赋不足，元气不充或年老体衰，肾精不足，脑海空虚，神明失聪所致；心肾不交之健忘，多因久病体虚、情志太过，气郁化火，心火内炽，下劫肾阴，或起居失常，房劳不节，伤及肾阴，水火不济，心阳独亢所致；痰浊扰心之健忘，多因脾失健运，痰湿内生，或喜食肥甘厚腻，聚湿生痰，或肝郁化火，熬津成痰，痰气上逆，扰乱神明所致；瘀血攻心之健忘，多因瘀血内停，脉络阻滞，气血运行不畅，心神失养或受扰所致。

(陈 为)

心烦 (dysphoria)

xīnfán

心中烦热郁闷的症状。又称烦心、烦悗。出自《素问·五脏生成篇》："心烦头痛，病在鬲中，过在手巨阳少阴。"在伤寒六经病变中多见有心烦。

心烦多属热，由热所致，亦有因于寒者。可见于外感、内伤多种病证。临证首先辨别虚实寒热。心阴虚火旺之心烦，为虚证，多因内伤七情，五志化火，或六淫传里化火日久或过食辛辣，阳热内盛，阴不制阳，虚火内动，虚火扰神，心神失养所致；心火炽盛之心烦，为实证，乃因火扰心神所致；血热扰神之心烦，为实证、热证，多因温热邪气，侵入营血，心神被扰所致；阳明病胃肠燥热之心烦，因热邪与燥屎内结，挟浊上冲于心所致；暑湿热蕴之心烦，多因暑、湿交阻内蕴，郁于经络，经气痹阻所致；心阳虚阴盛之心烦，多因久病体虚，年老虚衰或先天禀赋不足，心阳虚不能温化水饮所致。

(陈 为)

心慌 (panic)

xīnhuāng

自觉心脏跳动不安，或伴有惊恐不定表现的症状。又称心悸。出自《伤寒论·辨太阳病脉证并治》："脉浮数者，法当汗出而愈。若下之，身重心悸者，不可发汗，当自汗出乃解。"心慌根据程度轻重的不同又有惊悸和怔忡之别。前者多因惊恐、恼怒而发，时发时止，病情轻，全身情况好；后者心跳剧烈，上至心胸，下至脐腹，不能自主，常由内因所致，劳累即发，持续时间较长，全身情况较差，病情较重。

心慌一般以虚证为主，实证则少见，但常因内虚而复加外因诱发，出现虚实并见之证。心气虚、心阳虚之心慌，多因年老体虚衰或久病、过汗、过下损伤气血所致；心阴虚、心血虚之心慌，多因阴血化生之源不足，或失血过多、过度劳神，营血亏虚，阴精暗耗所致；惊恐伤神之心慌（悸），多因突然惊恐，惊恐气乱，惊恐气下，精气虚劫，心神不能自主所致；心血瘀阻之心慌，多因心气虚或心阳虚，血运无力，或七情过激，劳累受寒，血脉阻滞所致；痰火扰心之心慌，多因情志之火内发，或六淫化火内郁，或过食辛辣，过服温补之药所致；水气凌心之心慌，因心阳虚加之脾肺气虚，不能布散津液，流而为饮或水气上冲所致，或心阳虚加之肾阳虚，下焦水寒无所制伏，水邪上泛所致。

（陈 为）

xīnzhōng àonáo
心中懊恼（annoyance） 自觉心中烦热、闷乱不安的症状。简称懊恼，又称心中懊恼。由于病位在胸膈心窝间，故称心中懊恼。

发生机制 热扰胸膈之心中懊恼，为实热证，多因太阳病发汗吐下后，外邪传里化热，热扰胸膈，心神不宁所致；湿热郁蒸之心中懊恼，因外邪内侵，郁而不达，中焦受阻，脾失健运，或饮食不节，损伤脾胃，湿郁化热，湿热蕴结，上蒸心胸所致；阳明腑实之心中懊恼，因热邪与燥屎内结，燥热之气挟浊上冲所致；热实结胸之心中懊恼，因外邪入里或表邪不解，误用攻下致邪热内陷，与宿聚水饮互结所致；气阴两伤之心中懊恼，热病之后或余热未清而气液已伤，出现气阴两伤所致；阴虚火旺之心中懊恼，多因素体阴液不足，或思虑过度、气郁化火，或罹受外邪，入里化热，伤津耗液所致。

鉴别诊断 心中懊恼有时与嘈杂并见，但二者有别。前者以心中郁郁不舒为主要表现；后者则指胃脘躁扰不宁，似饥非饥，似痛非痛，得食稍安，少顷复嘈。

（陈 为）

yìjīng
易惊（susceptible to fright） 遇事容易惊吓，或经常无故自觉惊慌，心中惕惕然不安的症状。

又称善惊、喜惊、暴惊、风惊。兼有躁狂症状者也称惊狂。

"善惊"出自《素问·至真要大论》："少阳之胜，热客于胃，烦心心痛，目赤欲呕，呕酸善饥，耳痛，溺赤，善惊谵妄。""喜惊"出自《灵枢·百病始生》："留而不去，传舍于经，在经之时，洒淅喜惊。""风惊"出自《诸病源候论·风病诸候》："风惊者，由体虚，心气不足，为风邪所乘也。心藏神而主血脉，心气不足则虚，虚则血乱，血乱则气并于血，气血相并，又被风邪所乘，故惊不安定，名为风惊。""暴惊"为小儿突然发惊，啼哭，形气欲脱者。

发生机制 心胆气虚之易惊，因遇事有大惊，或闻虚响、见异相，或思想无穷，梦寐不解致胆气受损，心神不宁，触事易惊；阴血不足，阴血亏虚，心失养，心神不宁失守易惊；痰火扰心，素体痰盛或暴怒伤肝，气郁化火，灼津成痰，痰火上扰，心神不宁；心火亢盛，因心有实火，火盛血乱，神无所舍；肝郁血虚，肝郁不舒，化火灼津，肝血受损伤及心血亦亏，肝不藏魂，心不主神，神魂散乱。

鉴别诊断 应与心悸、怔忡相鉴别。心悸是指外无所惊，内无所恐，而自觉心下筑筑，跳动不宁，休作有时，不能自主。怔忡是指心胸跳动无宁时，《证治汇补·惊悸怔忡》曰："怔忡者，心中惕惕然，动摇不静，其作也无时。"易惊则以胆小脆弱，易受惊吓，心中不安为特点。

（陈 为）

xǐbēi
喜悲（susceptible to sorrow） 未遇悲伤之事，经常悲伤欲哭，不能自制的症状。又称善悲、悲。

善悲，出自《素问·风论》："肝风之状，多汗恶风，善悲。"

悲伤出于心肺，悲为肺之志，悲则气消，过分的悲伤易引起其他脏腑的功能失调而产生病变，多因心肺气虚或脏躁所致，以虚证居多。心肺气虚之喜悲，多因过劳伤气，或后天生化不足致心肺气虚，肺在志为悲，出现情绪低落喜悲；脏燥之喜悲，多因思虑过度，或忧郁不解，心脾受损，心阴不足，血不养心，脾失健运，生化无源，致诸脏失荣所致。

（陈 为）

xǐtuò
喜唾（susceptible to spit） 自觉口中唾液较多或有频频不自主吐唾的症状。唾与涎合称涎唾或唾液，俗称口水。唾为肾液。肾经有一络脉，上夹舌本，通舌下廉泉穴。

喜唾，在肾为肾阳虚衰，气化不行，水邪上泛；在脾为中运不及，气不摄纳，液唾上逆。均以虚证为主。肾虚水泛之喜唾，多因禀赋不足，素体虚弱，或久病失于调理，致肾阳亏耗，阳虚失其温化之职，上泛而唾；脾胃虚寒之喜唾，多因恣食生冷，或过服寒凉药物，或久病失养，致脾阳不振，阳虚气弱，运化无权，失其摄纳之能，上逆而唾。

（陈 为）

shànnù
善怒（irritability） 容易发怒甚至无故自怒，不能自制的症状。又称喜怒、易怒、怒狂。

临床以肝实气滞较为常见，其证以善怒、胁肋或胁腹痛胀（或痞满）为主。肝郁气滞之善怒，多因情志失调，郁怒伤肝，木失条达，疏泄无权，气机不畅所致；肝胆火旺之善怒，常由肝郁气滞发展而来，郁久化火，肝胆火旺上逆所致；脾虚肝乘之善怒，素体脾虚，肝木乘脾土而成土虚木贼之候；肝肾阴虚之善怒，乃因肝疏泄不及，肝郁而化火所致。

（陈 为）

shànbiàn

善变（capriciousness） 动作多变，辗转不安的症状。《灵枢·癫狂》："风逆，暴四肢肿，身漯漯，晞然时寒，饥则烦，饱则善变。"多因外感风邪，气机上逆，饮食过饱，致身体不适，情绪不宁，辗转不安。

（陈 为）

wèizhàng

胃胀（stomach distension） 自觉胃脘部胀闷不舒的症状。是脾胃病变的反映。又称脘痞、脘胀。

痰湿阻滞之胃胀，多因痰湿之邪中阻干胃，脾胃运纳失常，清阳不升，浊阴不降，中焦气机阻滞所致；湿热蕴脾之胃胀，多因外感湿热、客寒，或食滞、痰湿停留日久，湿热蕴蒸，困阻脾胃所致；肝郁脾虚之胃胀，多因肝郁气滞，横逆犯脾，气机郁滞所致；脾胃阳虚之胃胀，多因素体脾胃虚弱，或久病伤阴，阴津伤胃失濡养，和降失司所致。

（陈 为）

fùmǎn

腹满（abdominal fullness） 腹部痞满或满胀的症状。俗称肚胀。

首见于《素问·六元正纪大论》："民病寒湿腹满，身愤胕肿，痞逆，寒厥拘急。"《素问·玉机真藏论》中的"少腹满"，《阴阳应象大论》中的"中满"，《异法方宜论》中的"满病"以及《灵枢·邪气藏府病形》中的"腹气满"均属于腹满的范畴。《伤寒论》《金匮要略》中亦有此症名。《伤寒论》并将腹满程度较轻者称为"腹微满"，

腹满兼胀者称为"腹胀满"，兼痛者称为"腹满痛"或"腹满时痛"，兼腹部板硬者称为"腹鞭满"。

发生机制 寒湿中阻之腹满，多因寒邪直中入里，或久居湿地，或过食生冷，致寒湿侵犯中焦，脾胃升降失调所致；脾胃虚寒之腹满，多因大病失调，久病失养，或素体脾胃虚弱，中阳不振所致；湿热蕴结之腹满，多因感受外邪，或素食厚味、酒酪、辛辣，脾胃受伤，脾失健运，湿热内生所致；食滞胃肠之腹满，多因饮食过度，五谷停滞不化，气机升降失常；胃肠湿热之腹满，多因外感热病，邪热入里，壅滞胃肠，于糟粕互结，阻于肠道，胃肠气机不能顺降所致。

鉴别诊断 与心下痞、胸闷往往同时出现，易于混淆。心下痞主要表现为心下痞塞胀满不适，病变在心下胃脘部分；胸闷则主要表现为胸部憋闷难受，病变在胸廓部位，而腹满的病变部位在胃脘以下的大腹部。

（陈 为）

fùzhàng

腹胀（abdominal distention） 腹部胀满，痞塞不适，甚则如物支撑的症状。腹胀可以是一种主观上的感觉，感到腹部的一部分或全腹部胀满，通常伴有相关的症状，如呕吐、腹泻、嗳气等；也可以是一种客观上的检查所见，发现腹部一部分或全腹部膨隆。出自《素问·玉机真脏论》："脉盛，皮热，腹胀，前后不通，闷瞀，此谓五实。"食积、虫积、痰饮等亦可导致腹胀。

发生机制 气滞湿阻之腹胀，为实证，多因肝脾不调，气机不畅，水湿内停，邪壅中焦所致；湿热蕴结之腹胀，为实证，多因

湿热互结，耗气伤阴所致；气滞血瘀之腹胀，为实证，多因肝郁气滞日久，气滞则血瘀，血行不畅所致；脾肾阳虚之腹胀，为虚证，多因脾阳不运，水湿不化，累及肾脏所致；肝肾阴虚之腹胀，为虚证，多因久病不愈，肝肾阴液不足，阴虚火旺所致。

鉴别诊断 腹胀有虚实之分：喜按属虚；拒按属实。若腹胀如鼓，皮色青黄，腹壁青筋暴露者称为臌胀。

（陈 为）

shǎofù jūjí

少腹拘急（spasm of the lateral lower abdomen） 自觉下腹部牵引不适，可兼见小便异常的症状。见于《金匮要略·血痹虚劳病脉证并治》："虚劳腰痛，少腹拘急，小便不利者，八味肾气丸主之。"

发生机制 寒滞肝脉之少腹拘急，多因寒邪所犯，寒主收引，寒凝肝滞，肝之经脉络阴器抵少腹所致；肝气郁结之少腹拘急，肝郁气滞所致；胆道湿热之少腹拘急，为湿热交阻，血行瘀滞所致；肾气虚寒之少腹拘急，为肝失所养，肝经凝滞不通所致。

鉴别诊断 与少腹急结相鉴别。少腹急结表现为腹部急迫拘挛，按之不硬，只觉胀满，为下焦蓄血的主要症状之一；少腹拘急表现为下腹部牵引不适，无板滞、坚硬之症。

（陈 为）

shǎofù yìngmǎn

少腹硬满（rigidity and fullness of the lateral lower abdomen） 脐以下部位坚硬胀满的症状。

发生机制 多因瘀血和邪热互结，阻滞于少腹部，因膀胱气化失常或水停下焦所致。前者属蓄血证，后者属蓄水证。小便利

与不利为辨证要点，小便通利，为蓄血证；小便不利，为蓄水证。

鉴别诊断 与少腹急结相鉴别。若按之不硬，只觉胀满，拘急不舒的，乃为少腹急结。

（陈 为）

yāojǐqiáng
腰脊强（stiff lumbar vertebra）
腰脊部肌肉拘紧，活动不利的症状。出自《素问·热论》："伤寒一日，巨阳受之，故头项痛，腰脊强。"多由外邪侵入或湿热内蕴所致。可见于伤寒、痉、痹等病证。

（陈 为）

yāozhòng
腰重（lumbar heaviness）
腰部有沉重感觉的症状。见于《中藏经·论肾脏虚实寒热生死逆顺脉证之法》："肾有水，则腹大，脐肿，腰重。"《金匮要略·五脏风寒积聚病脉证并治》："肾着之病，其人身体重，腰中冷，如坐水中……腰重如带五千钱。"此症大多伴有轻度腰痛。

寒湿之腰重，因久卧寒湿之处，或冒雨着湿，或劳作运动后冷浴，寒湿客于下焦，寒湿阴邪遏阻阳气所致；肾阳虚之腰重，因元气不足，命门火衰，阴寒内盛所致；表虚风湿之腰重，乃因水湿内盛，复感外湿之邪为病。

（陈 为）

yāorè
腰热（lumbar fever）
腰部感觉有热的症状。见《灵枢·论疾诊尺》："肘所独热者，腰以上热；手所独热者，腰以下热。"《医学纲目》卷五："热在腰或痛属肾，肾居腰，肾热则腰亦热。"腰为肾之府，肾虚或邪气在肾，可见腰热。多因肾虚或邪气扰肾所致。

（陈 为）

yāosuān
腰酸（soreness of the low back）
腰部有酸楚不适感觉的症状。肾虚腰酸，多因年老肾气不足，或房劳过度致肾气伤；劳损腰酸，腰部长期固定同一姿势或腰部肌肉负担过重所致。

腰酸与腰痛二者既有密切联系，又有明显不同之处，临床常有腰酸痛者。腰痛以疼痛为主要症状。另外，若因一时劳累，偶感腰部酸楚不适，则非疾病症状。

（陈 为）

yāoxī wúlì
腰膝无力（weakness of the low back and knees）
腰膝软弱无力的症状。轻者为腰软、膝软，因二症常常同时发生，故称腰膝无力，重者称腰膝痿弱。腰软，首见于《医学入门》卷四。

腰膝无力尤其是腰软无力，经常与腰酸症状同时发生，则称腰膝酸软或腰酸膝软。腰软无力常伴有膝软无力，但膝软无力可单独发生。

肝肾虚之腰膝无力，多因房事失节，耗伤肾精肝血，或久病大病，元气未复，致肝肾不足，精骨失养所致；寒湿之腰膝无力，多因感受湿邪，寒湿困着，侵及腰膝，阻遏阳气所致；湿热之腰膝无力，湿热邪气流注下焦所致。

（陈 为）

yīnbù sāochòu
阴部臊臭（urine odor in private parts）
妇人阴中有臭气，甚至熏鼻，可伴有带下量多，或阴中寒冷的症状。又称阴臭、阴臊臭。

出自《诸病源候论·妇人杂病诸候·阴臭候》："阴臭由子藏有寒，寒搏于津液，蕴积气冲于阴，故变臭也。"

寒湿凝滞之阴部臊臭，多因感受寒湿，寒湿凝滞，或脾肾阳虚，水湿痰浊内停，流注下焦所致；湿热下注之阴部臊臭，下焦感受湿热之邪，或肝郁化热，脾虚湿盛，湿热互结下注冲任所致。

（陈 为）

wàiyīn sàoyǎng
外阴瘙痒（pruritic vulva）
外阴瘙痒的症状。出自《肘后备急方》卷五："阴痒汁出，嚼生大豆黄，涂之，亦疗尿灰疮。""阴痒生疮。"《诸病源候论·妇人杂病诸候》有"阴痒候"。

湿热下注之外阴瘙痒，多因湿热下注，犯扰肝经，或洗浴不洁，感染病虫所致阴；肝肾阴虚之外阴瘙痒，多因久病或年老体衰，或房劳多产，致肝肾阴虚，精血亏虚，阴器失于滋养所致；血虚风燥之外阴瘙痒，多因阴虚血亏，血虚生风所致。

外阴瘙痒的辨证，首先要明辨虚实。女性患者常伴有不同程度的带下病。一般而论，实证常带下量多，色黄或白，阴痒较甚，多见于青、中年妇女；虚证每带下量少，色黄或赤，阴部干涩灼热，并多见于绝经期后的妇女。

（陈 为）

yīnhùzhǒng
阴户肿（swelling and pain in vulva）
女子外阴部肿胀的症状。可兼见疼痛、带下量多、瘙痒。《医宗金鉴·妇科心法要诀》称子户肿胀、玉门肿胀。阴户肿痛，见于《医学入门》。

湿热下注之阴户肿，多因郁怒伤肝，肝郁化热，肝气犯脾，脾虚湿盛，湿热互结，湿热流注下焦所致；外伤之阴户肿，多因跌仆闪挫，致气血紊乱，血不循经而离走，瘀血停滞所致；痰湿凝滞之阴户肿，多因素体肥胖，或恣食厚味，痰湿内盛，或饮食不节，脾失健运，痰湿内生，湿浊下注所致。

(陈 为)

yīnluǎnyìng

阴卵硬 （hard-retracted scrotum）

睾丸坚硬的症状。阴卵，即睾丸。痰湿郁滞之阴卵硬，多因痰湿郁久阻滞，经脉不利所致；肝肾阴虚之阴卵硬，多因久病或房劳、忧虑过度，营血内耗所致；气血两虚之阴卵硬，多因久病伤及气血，气血亏损所致；阳虚寒凝之阴卵硬，多因阳虚阴盛，寒凝气滞所致。

(陈 为)

yīnnángzhǒng

阴囊肿 （swelling scrotum）

阴囊肿胀的症状。又称阴肿。出自《诸病源候论》卷九："肾气通于阴，今肾为热邪所伤，毒气下流，故令阴肿。"《外科大成》概括为单纯阴囊肿大、内吊、阴囊肿大、女子阴户肿胀。

单纯阴囊肿大，多因感受寒湿。阴囊肿大，光亮不痛，多因肝肾气虚所致。阴囊肿大伴四肢肿胀，二便不通，多因膀胱蕴热，风热乘之所致。

阴寒之阴囊肿，多因素体阴寒内盛而复感受寒邪所致；寒湿之阴囊肿，多因素体痰湿过盛，或久居卑湿之地所致；湿热之阴囊肿，多因暴怒伤肝，肝结郁热，或膏粱厚味，嗜饮醇酒，湿热内蕴，复感寒湿，湿热壅遏肝经所致；热毒之阴囊肿，多因外感热毒之邪所致；气滞之阴囊肿，多因七情所伤，或暴怒、郁怒，气滞肝脉，经气不舒所致；肝肾阴虚之阴囊肿，多因久病不愈，或房劳、忧虑过度，营血内耗所致；阳虚之阴囊肿，多因阳虚寒盛，凝滞经脉所致；外伤之阴囊肿，为跌打损伤，气血瘀阻所致。

(陈 为)

yīnnángyǎng

阴囊痒 （pruritic scrotum）

阴囊皮肤瘙痒异常的症状。《诸病源候论》称阴下湿痒，《外科正宗》《外科大成》等称阴囊风，《医宗金鉴·外科心法要诀》称绣球风。

阴囊痒与肝肾有密切联系。此症轻者，仅阴囊瘙痒，重者，阴囊皮肤增厚，或因搔抓而流黄水、结痂。

湿热蕴结之阴囊痒，多因素体肝经郁热，外感风湿之邪，与肝热相搏，湿热不得外泄，循肝经下注阴囊所致；阴虚血燥之阴囊痒，多因肝肾阴虚，化燥生风，燥盛于内，风搏于外，阴囊不得滋养所致；下焦寒湿之阴囊痒，多因素体肾气不足，肝脉不调，或久居卑湿之地，寒湿之邪侵及阴囊所致。

(陈 为)

yīnnáng zhǒnglàn

阴囊肿烂 （swollen and rotten scrotum）

阴囊肿胀溃烂的症状。又名肾囊痈、囊痈。多因外感风热湿邪内蕴成毒，或肝肾二经湿热下注所致。

(陈 为)

gāngményǎng

肛门痒 （pruritic anus）

肛门周围皮肤顽固瘙痒，经久不愈的症状。在《诸病源候论》中称风痒、谷道痒。《五十二病方》则称朐痒。

风热郁结之肛门痒，多为风邪化热袭肺，肺热下移大肠肛门所致；风湿夹热之肛门痒，多由风邪夹湿热郁阻肛门所致；血虚生风之肛门痒，多因血虚生风化燥，肛门皮肤失养所致。

(陈 为)

jìngsuān

胫酸 （aching of lower leg）

小腿酸软无力的症状。《素问·刺热篇》："肾热病者，先腰痛胻痠，苦渴数饮，身热；热争则项痛而强，胻寒且痠……"胻与胫同义，后世医家多将此症列于虚劳、痿躄等病门中论述。

胫酸为内伤证之一，以虚证为多，且临床多与其他虚损证候并见。肾气虚、肾阴虚之胫酸，多因房劳过度，或年老精血衰竭，或久病体虚，耗伤肾脏气阴，肾主骨，骨生髓，精髓不能充养胫骨所致；湿热下注之胫酸，多因感受水湿之邪，湿困皮肉，化热耗气伤阴，精髓不充胫骨所致。

(陈 为)

jīnjí

筋急 （contraction tendons）

筋脉拘急不柔，屈伸不利的症状。出自《素问·五脏生成篇》："多食辛，则筋急而爪枯。"可见于痉病、痹证、惊风等症。

多因外感风、寒、湿，外邪侵袭筋脉，气血运行不利，筋脉失养所致。肝热之筋急，因情志不舒，肝郁化热所致；血虚之筋急，因久病不愈，气血耗伤，筋脉失养所致。

(陈 为)

jīntì ròurún

筋惕肉瞤 （twitching muscles and tendons）

身体筋肉不由自主地跳动的症状。又称身瞤、身瞤动、四肢聂聂动。首见于《伤寒论·太阳病脉证并治》："太阳中风，脉浮紧，发热恶寒，身疼痛，不汗出而烦躁者，大青龙汤主之。若脉微弱，汗出恶风者，不可服之。服之则厥逆，筋惕肉瞤，此为逆也。"

发生机制 多认为系因过汗伤阳，津血耗损、筋肉失养所致。此外，筋的生理功能由肝所主持，肉的生理功能由脾所主持，所以此症的产生与肝、脾关系密切。

成无己认为此症"必待发汗过多亡阳，则有之矣。……发汗过多，津液枯少，阳气太虚，筋肉失养，故惕惕然而跳，瞬瞬然而动也"（见《伤寒明理论》卷三）。阳气者，精则养神，柔则养筋。今阳虚失养，则筋脉无主，故筋惕肉瞬，身体不支而摇摇欲倒。

鉴别诊断 筋惕肉瞬与身振摇应加以区别。身振摇是指身体振振摇动，甚者欲擗于地的症状，多由于肝风内动或者汗出亡阳所致。而筋惕肉瞬则仅见筋肉跳动而无全身振动。若阳虚不能任持经脉，则临床上身振摇亦可与筋惕肉瞬并见，多为肾阳虚惫之重证。

（陈 为）

sìzhī búyòng

四肢不用（flaccid paralysis of the limbs）

四肢痿软无力，失去活动能力的症状。又称四肢不举、四肢不收。可见于痿证、瘫痪等病。

肺热津伤之四肢不用，多因温热犯肺，肺热津伤，津液不能敷布，筋脉失养所致；湿热侵淫之四肢不用，多因湿热之邪侵淫肌肤筋脉，湿郁热蒸，筋脉痹阻；脾胃气虚之四肢不用，多因先天禀赋不足，或后天饮食失调，或久病失养，或久泻久痢，脾胃运化机能衰退，气血生化无源，筋脉失养所致；肝肾亏虚之四肢不用，多因久病体虚，肝肾阴血内耗，或纵欲过度，肝阴肾精枯涸所致；瘀血阻滞之四肢不用，多因跌打损伤或寒凝血脉，或气虚血滞，血行迟缓滞塞，留滞经络筋脉所致。

（陈 为）

sìzhī jūjí

四肢拘急（spasm of limbs）

手足拘紧挛急，屈伸不利的症状。出自《伤寒论·辨霍乱病脉证并治》："吐利汗出，发热恶寒，四肢拘急，手足厥冷者，四逆汤主之。"

发生机制 风寒束表之四肢拘急，多因风寒之邪入侵太阳经脉，经气失宣，寒主收引所致；热盛伤津之四肢拘急，多因外感温热病邪，或五志过极，劳倦内伤，阳盛火旺，灼伤阴液，筋脉挛缩所致；寒湿蕴结之四肢拘急，多因寒湿侵袭，或素体阳虚湿盛，筋脉为寒湿所侵，气血不和，拘急收引所致；湿热浸淫之四肢拘急，多因感受湿热病毒，或脾虚湿盛，湿郁化热，湿热蕴结所致；亡阳液脱之四肢拘急，多因呕吐、泻利、漏汗不止导致亡阳液脱，亡阳筋失温煦，液脱脉失濡养，筋脉收引所致；肝血亏虚之四肢拘急，多因失血过甚，或脾虚生化无源，筋脉失充所致。

鉴别诊断 拘急与强直、抽搐、振颤不同，强直为肌肉或关节僵硬，抻直而不能屈曲的症状；抽搐为四肢抻缩相引的症状；振颤为四肢振颤抖动的症状，临床应加以区别。

（陈 为）

sìzhī qiángzhí

四肢强直（rigidity of limbs）

全身性四肢强直性痉挛的症状。四肢强直有两种情况：一为四肢筋肉强硬，肢体伸直而不能屈曲；二为四肢关节由于某种原因而致僵硬，不能屈伸的症状。

《素问·至真要大论》："诸暴强直，皆属于风。"历代文献每于热病及风病中常描述此症状，多属四肢强硬而抻直者。另有痹痛日久，筋脉失养，使关节固定，不能曲抻，常称之为四肢关节强直。

发生机制 风寒湿阻、湿热阻络之四肢强直，多因外邪入侵经络，痹痛日久，经络气血阻滞，运行不畅，筋脉失养所致；风邪入侵之四肢强直，为外感风热或风邪化热所致；痰热动风、肝阳化风之四肢强直，多因素体湿盛或五志过极，化火动风，痰火相并上冲颠顶所致；肝肾亏虚之四肢强直，多因年老体衰，将息失宜，阴阳失调，或肝肾之精不止，肾元不固，虚风内动所致；血瘀气滞之四肢强直，多因外伤，瘀血停滞，气机逆乱而成；阳气虚衰之四肢强直，多因久病耗伤，阳气外泄，筋脉失于温煦所致。

鉴别诊断 挛曲与强直不同，挛曲系指肢体拘急屈曲，手足肌肉挛缩不能伸屈。强直为肌肉或关节僵硬，抻直不能屈曲。

（陈 为）

wèn ěrmù

问耳目（inquiry about the ears and eyes）

医生通过询问患者的听觉与眼睛的视觉及其他异常感觉等方面有无改变，来了解耳目局部有无病变，以了解病情的问诊方法。耳的听觉异常有耳痒、重听、耳鸣、耳聋；目的视觉异常常见的有目涩、目痒、目眩、畏光等。

耳目为人体的感觉器官，分别与内脏、经络有着密切的联系。肝开窍于目，五脏六腑之精气皆上注于目。肾开窍于耳，即"肾气通于耳，肾和则耳能闻五音"。手足少阳经脉分布于耳，耳为宗脉所聚。脏腑气血调和则耳聪目明，所以询问耳目不仅可以了解耳目局部的病变，还可以通过耳目的异常变化了解肝、胆、肾、三焦等有关脏腑病变情况。《灵枢·大惑》曰："五脏六腑之精气皆上注于目，而为之精。"而当脏腑功能失调，出现偏盛偏衰时，则生痰、癖、风、火、热之邪，或同时感受风、热、毒邪，脏腑之精气不能上行灌输，邪随经脉上冲于耳目，即可出现耳目的病理变化。

（张绍灵　熊丽辉　曹彦）

ěryǎng

耳痒（itchy ears）　耳廓和外耳道瘙痒的自觉症状。

临床意义　常见于耳窍霉痒症、旋耳疮，亦可见于外耳道耵聍或异物入耳者。

发生机制　多为肾虚风毒侵耳、风热湿邪犯耳、肝胆湿热熏耳，以及血虚耳燥生风所致。肾阴亏虚，精血不足，虚火上炎，风毒乘虚侵袭耳窍，发为耳痒；或是素有肝胆湿热内蕴，复因脓耳之湿热邪毒久留，或处于潮湿炎热之令，风夹湿热邪毒侵袭，引动肝胆湿热熏蒸于耳，而出现耳痒。症状表现为自觉耳内瘙痒，程度或轻或重，痒时欲以物搔抓。可伴有耳内流脓、听力障碍等症。问诊时，注意了解耳痒的程度、发作的时间、有何伴随症状、发作次数等情况。

（张绍灵　熊丽辉　曹彦）

chóngtīng

重听（hearing declining）　听力减退，听音不清，声音重复的症状。有虚实两种情况，因年高肾虚或劳倦伤肾，肾精虚衰不能上充，耳窍失荣所致的，多属虚证，表现为日久逐渐发展成重听，是耳聋的轻症，多见于年老体弱之人；由痰浊上蒙，或风热之邪外袭或肝胆之火上逆耳窍所致的，多为实证，表现为耳骤发重听，常伴有发热头痛或面红目赤、口苦咽干、易怒等。

（张绍灵　熊丽辉　曹彦）

ěrmíng

耳鸣（tinnitus）　自觉耳内鸣响，如闻蝉鸣，或如潮声，或单侧或双侧，妨碍听觉的症状。耳鸣有虚实之分，凡突发耳鸣，声大如蛙聒，或声如潮水，按之鸣声不减的，多属实证，多因肝胆火盛，上扰清窍或肝肾阴虚，肝阳上亢所致；若耳鸣渐起，声小如蝉鸣，按之可减的，或逐渐发展导致听力减退者，多属虚证，多由肾精亏虚，髓海不充，耳失所养，或者脾气下陷，清阳不升所致，或由于肝阴、肝血不足，耳窍失养所致；物堵耳窍，耳内有异物或耵聍阻塞，由于外耳气窍不通，声音传入受阻，可产生耳鸣；耳受掌击或跌仆，或因雷鸣、炮震，损伤耳膜，或使耳窍受震，脉络闭阻，气血不畅，发生耳鸣；六淫、时疫之邪侵袭，皮毛受邪，内舍于肺，宣降失司，清窍痞塞，或邪传肝胆，少阳经气不利，邪壅于耳，甚则邪毒久延，缠绵不已，气血瘀滞，以致耳鸣；禀赋不足、年老体弱、瘟疫病后、饮食不节、长期噪音等，致脏腑失调，实则为肝火亢盛、痰火内郁，上扰清窍，或气血瘀阻，窍络不畅或闭塞，致耳鸣；虚则为肝肾阴虚、精血不足，肺脾气虚，清阳不升，心脾气血两虚，心肾不交，阴阳失调，肾阳虚衰等，以致窍失所养，功能失司而耳鸣。

（张绍灵　熊丽辉　曹彦）

ěrzhàng

耳胀（distention of ears）　自觉耳内胀闷不舒，听力减退的症状。常为耳闭的早期轻症表现。耳胀日久，反复发作的，易发展成耳闭。

发生机制　多因风邪侵袭，经气痞塞，或痰湿蕴结于耳，或者是邪毒滞留，气血瘀阻所致；风邪外袭，经气痞塞之耳胀，多因寒暖不调，过度疲劳，风邪乘虚而袭，风邪可夹热、夹寒外袭，首先犯肺，肺气郁闭，气机不畅，经气痞塞，肺失宣降，津液不布，聚湿为痰，积于耳窍所致；肝胆湿热，上蒸耳窍之耳胀，多因邪热内传肝胆，或七情内郁，肝气郁结，气机不调，内生湿热，循经上蒸耳窍所致；运化失职，湿聚耳窍之耳胀，多因先天禀赋不足，素体虚弱，或饮食失节，劳倦内伤，脾虚失运，水湿停聚，泛溢耳窍所致；邪毒滞留，气血瘀阻之耳胀，多因耳胀失治、误治或反复发作，出现邪毒滞留、气血瘀阻、闭塞耳窍所致。

鉴别诊断　需与脓耳鉴别，脓耳早期两者均有胀闷堵塞感，但脓耳患耳疼痛较剧烈，可见鼓膜呈鲜红色，在剧烈耳痛之后，部分患者可有鼓膜穿孔流脓。

（张绍灵　熊丽辉　曹彦）

ěrbì

耳闭（ear closing）　自觉耳内胀闷，且有堵塞感，听力严重减退的症状。隐袭性、渐进性耳聋为此症主要特征。耳闭多因邪毒滞留，耳窍经气闭塞，故属于"气闭耳聋"范畴，相当于西医的慢性分泌性中耳炎。

发生机制　多因风邪侵袭，经气痞塞，或痰湿蕴结于耳，或者是邪毒滞留，气血瘀阻所致；亦有耳胀反复发作或失治，迁延加重所致。耳胀痛失治，或反复发作，以致邪毒滞留，气滞血瘀，脉络阻滞更甚，耳窍闭塞而成耳闭之症。根据"久病必入络，久病必有瘀"的理论，邪毒滞留者，必致经络有瘀阻，故耳聋、耳鸣症状更为突出。由于脉络阻滞，精气不能上奉耳窍，造成邪实正虚，缠绵难愈。正气虚，主要责之于脾肾，脾虚则清气不能上升耳窍，兼之耳部经脉痞塞，故成耳闭。肾虚则耳窍失养，抗邪能力减弱，则邪毒易于滞留而为此症。

鉴别诊断 耳闭应与耳硬化症相鉴别。耳硬化症听力逐渐减退，但检查鼓膜标志清楚；患者有闹聪现象，常有家族史而无外感病史。

（张绍灵　熊丽辉　曹彦）

ěrlóng

耳聋（deafness） 听觉减退，听不清声音，甚至丧失听觉，不闻外声的症状。

常由肝胆火盛，上壅于耳；或外邪上袭，蒙蔽清窍，或清气虚衰，清窍失充所致。年老之人耳渐聋者，多为正常的生理现象，为年高气虚精衰所致。病机分析：①物堵耳窍，耳内有异物或耵聍阻塞，由于外耳气窍不通，声音传入受阻，可产生耳聋。②耳膜破损，耳受掌击或跌仆，或因雷鸣、炮震，损伤耳膜，或使耳窍受震，脉络闭阻，气血不畅，发生耳聋。③邪壅耳窍，六淫、时疫之邪侵袭，皮毛受邪，内舍于肺，宣降失司，清窍痞塞，或邪传肝胆，少阳经气不利，邪壅于耳；甚则邪毒久延，缠绵不已，气血瘀滞，以致耳聋。④脏腑失调，禀赋不足、年老体弱、瘟疫病后、饮食不节、长期噪声等，致脏腑失调，实则为肝火亢盛、痰火内郁，上扰清窍，或气血瘀阻，窍络不畅或闭塞，致耳鸣；虚则为肝肾阴虚、精血不足，肺脾气虚、清阳不升，心脾气血两虚，心肾不交、阴阳失调，肾阳虚衰等，以致窍失所养，功能失司而耳聋。

（张绍灵　熊丽辉　曹彦）

mùsè

目涩（dry eyes） 两目干燥少津，滞涩不爽，容易疲劳的症状。

多由肝血不足或肝肾亏虚，阴血不足，目失润养所致。隋·巢元方《诸病源候论》卷二十八认为："目，肝之外候也。脏腑之精华，宗脉之所聚，上液之道，若悲哀内动腑脏，则液道开而泣下，其液竭者，则目涩。又风邪内乘其腑脏，外传于液道，亦令泣下而数欠，泣竭则目涩。若腑脏劳热，热气乘于肝，而冲发于目，则目热而涩也，甚则赤痛。"病机分析：一为悲哀哭泣，液竭则目涩，亦有劳瞻视竭，过虚多思，有伤神水而致者，多为肝肾阴虚不足之证。二为风邪内乘其脏腑，外传于液道，令泪下液竭而目涩。风在五行为木，在脏为肝，在窍为目，本乎一气。久风必郁，郁则生火，火性炎上，致目失润泽而发干涩。三为腑脏有热，热气乘于肝，上冲于目，则目热而涩。

（张绍灵　熊丽辉　曹彦）

mùyǎng

目痒（itchy eyes） 眼睑边、眦内或目珠有痒感的症状。轻者揉拭则止，重者极痒难忍，但黑睛完好，视力正常。临床上应注意询问目痒的程度和有无其他兼症等。

临床意义 两目极痒，如虫行，伴有畏光流泪、灼热者，多为肝火循经上扰或风热上袭所致，多属实证。目痒不甚，痒势较缓的，多因血虚，目失濡养所致，多属虚证。

发生机制 风邪外袭，上扰于目，迎风即痒；火热为阳邪，风热之邪合而为病，则目赤肿痛，迎风痒甚；脾胃湿热内蕴，复感风邪，风湿热三邪搏结于睑眦，则湿烂、灼热、刺痒；肝血亏虚，目珠失养，虚风内动，故而痒涩不舒，时作时止；先天禀赋不足，或脏腑失调，接触过敏药物后瘙痒不适。总之，目痒的病位在胞睑；目痒的病因，实有风、火、湿的不同，虚多因血虚生风所致，但临床上仍以风邪引起居多，无风不做痒。

（张绍灵　熊丽辉　曹彦）

mùxuàn

目眩（dizziness） 自觉眼前发黑，视物旋转动荡，如坐舟车，或眼前如有蚊蝇飞动的症状。有虚实两种情况，风火上扰清窍，或痰湿上蒙清窍所引起的，多属实证；中气下陷，清阳不升，或肝肾不足，精亏血虚，导致目窍失去濡养的，多属虚证。

（张绍灵　熊丽辉　曹彦）

wèiguāng

畏光（photophobia） 目珠每遇到明亮温暖场所，即感到眼睛涩痛，眼睑难睁的症状。

临床意义 可见于倒睫拳毛，天行赤眼，暴风客热，聚星障，凝脂翳，眼睑带疮，瞳神紧小，异物入目等病。

发生机制 常因风火寒邪犯目，气血虚弱，肝肾不足，外伤等引起。外感六淫，寒邪收引，经脉挛急，胞睑难睁，或风热犯目，阳光温热助邪，故而避之；气血虚弱，复受风热之邪，不耐阳光；肝肾不足，精光自弱，不敌阳光；外伤损睛，风热之邪乘虚隙而入，故而畏光。

（张绍灵　熊丽辉　曹彦）

quèmù

雀目（sparrow eye） 入暮或白昼至黑暗处，视物罔见，俨似雀鸟家禽至黄昏则不见物的症状。又名雀盲、夜盲、雀目内障、雀目昏睛、黄昏不见、鸡蒙眼、鸡盲、阴风内障、阳衰不能抗阴之病、鸡摸眼。出自《诸病源候论》卷廿八："人有昼而睛明，至瞑则不见物，世谓之雀目，言其如雀鸟瞑，便无所见也。"《杂病源流犀烛》卷廿二："雀目者，日落即不见物也。"即今之夜盲。有先天、后天两类，先天者称高风雀目内障，多因先天禀赋不足所致。后天者称肝虚雀目内障，多由脾失健运所致，为疳疾上目的早期病证。

（张绍灵　熊丽辉　曹彦）

shìwù móhu

视物模糊（blurred vision）　看东西模糊不清的症状。引起视物模糊的原因有很多种，可以是多种眼科疾病，也可以是屈光不正，例如近视、远视、散光等，也可能是其他全身疾病引起的并发症。如果是急性症状，则与持续的情志刺激或不良生活习惯有关，如连续发怒动火、急躁、连续熬夜、性生活无度等。中医认为一般多见于肝肾阴虚之人，伴见头晕，注意力不集中、嗜睡、乏力、视物疲倦等慢性症状。

（张绍灵　熊丽辉　曹彦）

shìwù yìsè

视物易色（colour blindness）　两眼不能正常辨认物体颜色的症状。相当于西医学所说的色盲或色弱。可有遗传性。出现该症状者男性多于女性。眼外观正常，不痛不痒，视力正常，不能正常辨认物体颜色。程度有色盲与色弱之分。色盲检查有助于确定为何种颜色盲。中医认为系先天不足，肝肾两亏而致，或为脾胃虚弱，水谷精微之气化生不足，玄府之精气不充而致，或因视瞻昏渺等眼病所致。

（张绍灵　熊丽辉　曹彦）

shìwù yìxíng

视物易形（seeing things in changed shape）　眼外观正常，而视物则改变其正常形态的症状。见吴克潜《病源辞典》。如视长为短，视直如曲，视物变大，视大

为小等。多因脏腑精气亏虚，目失所养而致；或痰火扰神，神志异常，其人如狂而致。

（张绍灵　熊丽辉　曹彦）

qíshì

歧视（double vision）　将一个物体看成两个或多个，且模糊不清的症状。又称复视。多为肝肾亏虚，精血不足所致，也可见于目部外伤或脑神经损伤。

（张绍灵　熊丽辉　曹彦）

mùyūn

目晕（arcus senilis）　其义有二：①沿黑睛与白睛交界处出现的灰白色环状混浊。《诸病源候论》卷二十八："五脏六腑之精华，皆上注于目，目为肝之外候。肝藏血，血气不足，则肝虚，致受风邪，风邪搏于精气，故精气聚生于白睛之上，绕于黑睛之际，精彩昏浊，黑白不明审，谓之目晕。"多因气血不足或肝虚血弱，风邪毒气上犯所致。②患眼观灯光时有红绿色彩环围绕。《目经大成》卷二："此目别无甚病，但见灯视月及隙漏之处，则有碗大一圈环影睛外，其色内青红而外紫绿，绝似日华月晕，故曰目晕。"相当于现代医学之虹视。多为青风内障、绿风内障早期症状之一。

（张绍灵　熊丽辉　曹彦）

wèn shuìmián

问睡眠（inquire about the sleep）　医生通过询问睡眠时间的长短、入睡的难易程度、有无多梦的情况等，以了解病情的问诊方法。

睡眠是人体正常的生理活动，是为了适应自然界昼夜节律性变化，维持人体阴阳的协调平衡的，所以睡眠具有一定的规律性。正常的睡眠，依赖于人体的"阴平阳秘"，脏腑调和，气血充足，心神安定，卫阳能入于阴。卫气

昼行于阳经，阳气盛则醒；夜行于阴经，阴气盛则眠。此外，睡眠除了与人体卫气循行和阴阳盛衰相关，还与气血的盈亏及心肾的功能相关。

睡眠情况与人体卫气的循行和阴阳的盛衰有密切关系。在机体阴阳失调时，阳不入阴则失眠，阳不出表则嗜睡，阴阳失调必然影响心神，神志不安则导致失眠。问睡眠情况，应着重了解有无失眠、嗜睡、多梦现象及有无伴随症状。

（张绍灵　熊丽辉　曹彦）

shīmián

失眠（insomnia）　经常不易入睡，或睡而易醒，难以复睡，或时时惊醒，睡不安宁，甚至彻夜不眠的症状。失眠主要表现在两个方面，一是睡眠时间不足，二是睡眠质量不高。睡眠时间不足表现在入睡困难，夜寐易醒，醒后难以再睡，重者彻夜不眠。睡眠质量不高表现在夜间时醒时睡，寐而不酣，夜寐梦多。常伴有头晕、头痛、神疲乏力、心悸、健忘、心神不安等。

发生机制　卫阳不能入阴。可由情志失调、饮食不节、久病体虚、先天禀赋不足所引起。①情志所伤，思虑太过，损伤心脾，阴血暗耗，脾虚无以化生精微，不能上奉于心，导致心脾两虚证的失眠；情志不遂，恼怒伤肝，肝气郁结，郁而化火，邪火扰动心神，心神不安，而成肝郁化火证的失眠；五志过极，心火暴亢，心神受扰，心神不安或思虑太过。所愿不遂，脾失健运，聚湿生痰，痰浊困阻气机，郁久化热，痰热扰动心神而成痰热内扰证失眠。②饮食不节，嗜食酒肉肥甘之品，脾胃受损，运化失职，湿聚成痰，酿生痰热，壅遏于中焦，胃气失

和，阳气上浮，夜卧不安，形成痰热内扰证失眠。③病后、年迈、大病久病之后血虚，胎产失血，各种血证导致血虚；年迈体衰，气血亏虚，均致气血不足，心血不足，心神失养，而致心脾两虚证失眠。④禀赋不足，心虚胆怯，素体阴虚；房劳过度，均可导致肾阴不足，不能上奉于心以安其神，水火失济，心火独亢；或肝肾阴虚，肝阳偏亢，相火扰动君火，心神不安，而成阴虚火旺证失眠。也有心虚胆怯，暴受惊恐，神魂不安，以致夜不能寐或寐而不安，形成心虚胆怯证失眠。

总之，失眠的病位在心，与肝郁、胆怯、脾肾亏虚、胃失和降等病变有关。其病机或由心脾两虚，气虚不足，心胆气虚，导致心神失养所致；或为肝郁化火，五志化火，痰热内扰，阴虚火旺，引起心神不安所致。久病失眠，可致虚实错杂。

鉴别诊断 不同病因病机的失眠具有不同的特点，需要加以鉴别。

心火炽盛型失眠 临床表现为心烦不寐，躁扰不宁，口干舌燥，小便短赤，口舌生疮，舌尖红，苔薄黄，脉数有力或细数。

肝郁化火型失眠 临床表现为急躁易怒，不寐多梦，甚至彻夜不眠，伴有头晕头胀，目赤耳鸣，口干口苦，不思饮食，便秘尿赤，舌红苔黄，脉弦数。

痰热内扰型失眠 临床表现为胸闷心烦不寐，泛恶，嗳气，伴有头痛目眩，口苦，舌红苔黄腻，脉滑数。

阴虚火旺型失眠 临床表现为心悸不安，心烦不寐，腰酸足软，伴头晕，耳鸣，健忘，遗精，口干津少，五心烦热，舌红少苔，脉细数。

心脾两虚型失眠 临床表现为多梦易醒，心悸健忘，神疲食少，头晕目眩，伴有四肢倦怠，面色少华，舌淡苔薄，脉细无力。

心胆气虚 心烦不寐，多梦易醒，胆怯心悸，遇事易惊，气短自汗，倦怠乏力，舌淡、脉弦细。

（张绍灵 熊丽辉 曹彦）

shìshuì

嗜睡（drowiness） 精神疲倦，睡意很浓，经常不自主地入睡的症状。又称多寐、多眠。临床特点是神志清醒但睡意很浓，常不自主的入睡，呼之则醒，醒后又睡，甚至不分地点，卧倒即睡，醒后能准确回答问题。要与昏迷、昏睡相鉴别。

发生机制 嗜睡多由卫阳久留于阴而不行于阳所致，为阳虚阴盛或湿困脾阳所致。如兼头目昏沉，身重胸闷，口中黏腻者，属痰湿困脾，清阳不升，头目失养所致。兼眩晕耳鸣，形弱少气，食少纳呆者属脾肾两虚。即为李东垣所说"脾气虚则怠惰嗜卧"及《灵枢·海论》所说："髓海不足，脑转耳鸣，胫酸、眩冒，目无所见，懈怠安卧。"如困倦嗜睡，神识蒙眬，闭眼即睡，呼之即醒，或似醒非醒，似睡非睡，肢冷脉微者，称"但欲寐"，由心肾阳衰，阴寒内盛所致。多见于年老气衰之人。

中医认为嗜睡症病机大多是由中气不运所引起的，中气即是脾胃之气，祖国医学有脾困人则困之说。根据中医理论中的"阳"主动，"阴"主静。所以阳气不足、阴气有余时也会出现嗜睡症。《灵枢·寒热病》言："阳气盛则嗔目，阴气盛则瞑目"，说明了嗜睡症的病理主要在于阴盛阳衰。《脾胃论·肺之脾胃虚论》："脾胃之虚怠惰嗜卧"《丹溪心法·中湿》："脾胃受湿，沉困无力，怠惰嗜卧。"亦有病后或高龄阳气虚弱，营血不足困倦无力而多寐者。

鉴别诊断 不同病因病机的嗜睡具有不同的特点，需要加以鉴别。①痰湿困脾型嗜睡：多见于形体肥胖之人，胸闷，纳呆，大便不爽，痰多泛恶，身重，嗜睡，舌苔白腻，脉濡缓。②脾气不足型嗜睡：多见于病后或高龄人，神疲食少，食后困倦嗜睡，懒言，易汗，舌淡苔薄白，脉虚弱。③肝郁脾虚型嗜睡：长期忧愁思虑，精神萎靡不振，头昏欲睡，多梦时有两胁不适，纳呆食少，大便不利，舌苔薄白或稍腻，脉弦细或涩。④血虚型嗜睡：面色萎黄无华，纳呆食少，精神萎靡，心悸气短，懒言，头晕目眩，舌淡苔薄白，脉沉细无力。⑤湿浊蒙蔽型嗜睡：头重如裹，口干黏不思饮水，胸闷不饥，二便不利，舌苔厚腻。精神高度紧张或疲劳过度加之雨淋后而产生的嗜睡。《内经》云："邪之所凑，其气必虚，正气存内，邪不可干。"头为诸阳之会，若被湿浊蒙蔽清阳不升，浊阴不降，则困倦嗜睡。

此外，疾病渐愈时出现嗜睡，为病后余邪未清，正气未复；饭后神倦欲睡属脾虚，但不能与午睡习惯混为一谈。

（张绍灵 熊丽辉 曹彦）

mèngyí

梦遗（nocturnal emission） 睡眠过程中，有梦时遗精，醒后方知的症状。梦遗有虚有实，有先实而后虚。病程日久以虚证为多见，或虚实夹杂。虚又分阳虚与阴虚。病位主要在肾，阳虚则精关不固，多由先天不足，自慰过频，早婚，房事不节而致；肾阴虚，阴虚则火旺，精室被扰而遗精。前人认为遗精不离肾病，但亦当则之于心君。明·戴元礼在《证治备要·遗精篇》中说："有用心过度，心不摄肾，以致失精者；有因思色欲不遂，精色失位，精液而出者……"时至清朝，对遗精指出"有梦为心病，无梦为肾病""梦之遗者，谓之梦遗；不梦而遗者，谓之滑精"。又将遗精分为梦遗和滑精，后世医家多沿用至今。临证辨治中很难截然分开，故统称之为遗精。梦遗是遗精的一种情况，不频繁的遗精是正常现象，次数不频繁的梦遗算不上是病。但是，由于梦遗常伴随着从梦中惊醒，精神比较紧张、容易形成心理负担，出现失眠、头痛、头晕、无精打采、不思饮食、疲乏无力等症状，就易形成"遗精病"。

(张绍灵　熊丽辉　曹　彦)

duōmèng

多梦 (dreamfulness)

入睡后梦扰纷纭不宁的症状。

临床意义　常见于神劳、脏躁、百合病等。

发生机制　心藏神，为君主之官，肝主情志而藏魂，脑为元神之府，故多梦的产生多与脑、心、肝等脏腑相关，病位在脑神。多因情志所伤、痰热内扰、内脏虚损所致。①情志所伤，思虑无度，情志抑郁，所恋不遂，肝气郁结，或五志过极，气郁化火，神志不宁，神气不藏，日有所思，夜有所梦，故为多梦。②痰热内扰，饮食不节，宿食内停，胃气不和，蕴生痰湿，郁而化热，痰热内扰，脑神不宁故可见多梦。③脏气虚弱，病后体弱，心肺气虚，神明失养，魂魄不能入舍；思虑劳神太过，阴血耗伤，或产后、外伤失血，或年迈、病后，心脾亏虚，脑神失养，心神不宁；

素体心胆气虚，过度惊吓刺激，神不守舍；年老肝肾渐虚，心肝阴虚，或禀赋肝肾不足之体，或房劳、久病，损伤肝肾，阴精不足，不能上荣脑髓，脑失所养，神不入舍；或肾水亏于下，水不济火，心火偏旺，心肾不交，神明受扰，均可导致多梦。

(张绍灵　熊丽辉　曹　彦)

wèn yǐnshí kǒuwèi

问饮食口味 (inquire about the diet and tastes)

通过询问有无口渴、饮水多少、喜冷喜热，有无食欲、食量多少、对食物的喜恶，口中有无异常味觉和气味等情况，以了解病情的问诊方法。通过询问饮食口味的情况，可了解脾胃等有关脏腑对饮食物摄取、消化、吸收、代谢、输布、排泄等全过程的功能情况，气血、津液的盈亏及运化功能的盛衰。对辨别疾病的虚实及寒热属性也有很重要的意义。

(张绍灵　熊丽辉　曹　彦)

wèn shíyù yǔ shíliàng

问食欲与食量 (inquire about appetite)

问饮食主要是询问患者在病理情况下有无食欲、食量多少、对食物的喜恶。食欲是指进食的要求和进食时的欣快感。食量是指进食量的多少。问食欲和食量主要了解食欲是否亢进或减退，食欲和食量是否一致，对食物的喜恶，食后的感觉等方面。正常人群的食欲和食量有较大差异，故判断食欲和食量是否正常，首先必须了解患者平时的饮食情况。一般说，病中饮食如常，提示胃气未伤；如食欲和食量逐步改善，为胃气恢复；病中食欲减退，食量减少，甚至不思饮食，水谷不能下肚者为胃气衰败，经云"得谷者昌，绝谷者亡"，提示食欲与病情预后有关。食后感

觉异常者，多由病邪中阻运化失常，或受药物等因素的影响。

(张绍灵　熊丽辉　曹　彦)

bùyùshí

不欲食 (poor appetite)

不思饮食的症状。又称纳呆、纳少、食后难化。甚者恶闻食臭，见食物则恶心，乃至恶呕欲吐，则称恶食、厌食。

临床意义　常见于食滞胃脘，肝气犯胃，寒湿困脾，湿热内蕴脾胃气虚和胃阴不足等证。

发生机制　不欲食的发生，与脾胃关系密切，《证治汇补·脾胃》："胃可纳受，脾主消导，一纳一消，运行不息，生化气液……若饮食饥饱，寒暑不调，则伤胃，胃伤则不能纳；忧思恚怒，劳役过度，则伤脾，脾伤则不能化。二者俱伤，纳化皆难。"可见凡因外感内伤而致运化障碍或中气虚弱均可引起不欲食。

要与孕妇厌食相鉴别，孕妇厌食因妊娠后冲脉之气上逆，影响胃之和降，一般属于生理现象。孕妇厌食兼有严重的恶心呕吐，为妊娠恶阻。

(张绍灵　熊丽辉　曹　彦)

xiāogǔ shànjī

消谷善饥 (good appetite but fast hunger)

食欲过于旺盛，食后不久即感饥饿，进食量多的症状。又称多食易饥。

临床意义　如消谷善饥，兼多饮多尿，形体消瘦者，多见于消渴病。如消谷善饥，兼大便溏泄，属胃强脾弱。

发生机制　食欲正常与否，进食量的多少，由脑神调控，主要由胃之腐熟、脾之运化直接联系，并与肝之疏泄、肠腑的传导相关。其中任何一个脏腑功能失调，常可发生消谷善饥。病位在脾胃，与肝、胆、心、肾、肠的

关系密切。病性以胃腑火热为主，火有虚实之分，多以实证、火热证为主，亦有虚实夹杂证者。饮食失节，过食肥甘油腻、生冷荤腥，胃肠运化传导不及膏粱厚味，积滞中焦，热气留于胃，胃热则消谷，故消谷善饥；或吞食黏有虫卵的食物，卵化成虫，寄居肠道，损伤脾胃，气机不利，湿热内蕴，导致消谷善饥；情志失调，内伤七情，恼怒忧郁，肝胆疏泄失司，木郁克土，肝脾不和，痰湿内蕴化热，气郁化火，移热于胃肠，腐熟传导异常，食物经胃肠移易而过，发为消谷善饥；胃火炽盛，素体阴亏火旺，或长期过饮醇酒、过食辛辣香燥炙煿之品，痰湿内蕴化热，胃火亢盛，受纳腐熟功能亢进，故见消谷善饥。

（张绍灵　熊丽辉　曹彦）

jībùyùshí

饥不欲食（hunger but no desire for food）

虽然有饥饿的感觉，但不想进食，勉强进食，量也很少的症状。多因胃阴不足，虚火内扰所致。此外，蛔虫内扰，也可见饥不欲食。病变中心侧重于胃，相关于脾，辨识饥不欲食关键在于分清脾胃之因。

阳明热郁证之饥不欲食，为邪热客于（或内生）阳明而郁于胃，胃气通降功能为热所扰导致；因热性为阳，阳者主乎动，动则胃脘知饥，但热邪虽为阳而主动，却不能消磨水谷，故饥而不欲食。胸中痰实之饥不欲食，为痰饮之邪留居胸中而搏结，致胸中气机逆乱而不能通达四布，遏阻胃气通降所致；因痰饮之邪在胸中而不在胃，故知饥，却因胸中痰饮阻遏胃气通降，故又不能食。厥阴肝热之饥不欲食，厥阴肝体阴而用阳，功主疏泄，胃土的受纳、消磨必借肝气的疏泄才能达以正

常，肝为邪热所扰所困，则不能正常疏泄胃土即会呈现饥不欲食证。湿热中阻之饥不欲食，湿热之邪肆疟脾胃而扰乱中焦气机升降，胃气当降而失降所致。脾胃阴虚之饥不欲食，为脾胃阴虚，虚热虚阳易动，且因病本根源于正虚而呈现饥不欲食。

（张绍灵　熊丽辉　曹彦）

shíwù piānshì

食物偏嗜（preference for food）

过分偏爱喜食某一种食物或某一味道的食物的症状。正常人因地域与生活习惯不同，饮食偏嗜，一般不会发生疾病。若偏嗜过甚，也可导致疾病。如偏食肥甘，易生痰湿；过食辛辣，易致火盛；偏食生冷，易伤脾胃。若妇女妊娠期间，嗜酸择食，不属于病态。若嗜食生米、泥土等异物，称为嗜食异物。常见于小儿，多属虫积。人的精神气血，都由五味资生。五味与五脏，各有其亲和性，即五味偏嗜，如酸入肝，苦入心，甘入脾，辛入肺，咸入肾。如果长期嗜好某种食物，就会使该脏腑机能偏盛偏衰，久之可以按五脏间相克关系传变，损伤他脏而发生疾病。如多食咸味的东西，会使血脉凝滞，面色失去光泽；多食苦味的东西，会使皮肤干燥而毫毛脱落；多食辛味的东西，会使筋脉拘急而爪甲枯槁；多食酸味的东西，会使皮肉坚厚皱缩，口唇干薄而掀起；多食甘味的东西，则骨骼疼痛而头发脱落。此外，嗜好太过，可到营养不全，缺乏某些必要的营养，而殃及脏腑为病。例如，脚气病、夜盲症、瘿瘤等都是五味偏嗜的结果。所以，饮食五味应当适宜，平时饮食不要偏嗜，病时应注意饮食宜忌。食与病变相宜，能辅助治疗，促进疾病好转，反之，疾病就会

加重。只有"谨和五味"才能"长有天命"。

（张绍灵　熊丽辉　曹彦）

wèn kǒukě yǔ yǐnshuǐ

问口渴与饮水（inquire about thirst and water drink）

询问患者口渴有无、程度、饮水量的多少及喜恶。口渴即口中干渴的感觉。饮水是指实际饮水量的多少。口渴与饮水的异常，主要反映体内津液的盈亏和输布情况，机体阴阳的盛衰，疾病性质寒热属性等。

（张绍灵　熊丽辉　曹彦）

kǒubùkěyǐn

口不渴饮（no thirst）

无明显口渴感觉，饮水如常的症状。提示体内津液未伤。多见于寒证、湿证或无明显燥热症状的病证。

（张绍灵　熊丽辉　曹彦）

kǒukě yùyǐn

口渴欲饮（thirst with desire for drinking）

感到口渴，想要喝水的症状。是津液损伤的表现。因人体津液亏耗，或津液输布失常，或津液不能气化上承所致。凡津液丧失、热邪伤津、阴精亏耗、痰饮瘀血阻滞经脉，津不上承，下元虚冷不能蒸津上潮，均能发生，多见于燥证、热证。口渴多饮，小便量多，多食易饥，体渐消瘦者，为消渴。口渴咽干，夜间尤甚，颧红盗汗，五心烦热者，为阴虚津亏，虚火内炽。口大渴，喜冷饮，壮热，大汗出者，为里热炽盛，津液大伤。先渴饮而后作呕，或饮后即吐，多为饮停于胃的"水逆"证。先见呕吐而后渴欲饮水者，是津液耗伤，饮水自救之征。鉴别时宜先辨虚实，实证因邪热伤津或痰饮、瘀血阻络而成，其脉必盛实，或数、或滑、或弦、或涩，并见诸邪盛于里的相应表现；虚证每因津液、阴、阳的亏耗而致，除津伤之外，

一般病程较长而缓，必见不足之脉，或细、或弱、或迟软，且兼诸虚不足的相应征象。实证进而应辨别致病之邪，其中以感受热邪者最多见，它的特点是口渴较甚，多饮而喜冷饮（热入营分证与湿温气分证者例外），并伴发热恶寒等表证，或发热面赤、便结尿黄、舌红苔黄等热盛于里的表现。其次，痰饮、血瘀也会发生口渴，但均以渴不欲饮为特点，并有相应的致病特点可查，不难辨认。虚证则宜进一步落实虚及何物，津亏者，必继发于津液丧失明显的病证之后，病情较急暴；消渴者，必有多食、多溲的兼夹症状；阴虚者，必有内生虚热之征。

（张绍灵　熊丽辉　曹彦）

kǒukě bùyùyǐn

口渴不欲饮（thirst without desire for dringking）

口中有干渴的感觉，但是饮水量不多的症状。多见于瘀血内阻、阳气不足或湿热证。口干，但欲漱水不欲咽，兼见肌肤甲错、面色黧黑、唇色紫暗、局部疼痛不移，或腹部有癥积、舌色紫暗或有瘀斑瘀点、脉涩等，为内有瘀血，阻滞气机，津不能上承。口渴，饮水量不多而喜热饮，或渴不欲饮，必伴有畏寒肢冷、面色㿠白或晦暗、精神萎靡、脉沉迟而细软等一派虚寒之象，舌淡紫而干瘦无津，此为阳气不足，无力化水。口渴不欲饮兼见身热不扬或午后身热、胸脘痞闷、舌苔白腻或舌红绛、脉濡脉数，为湿热之邪所致。

（张绍灵　熊丽辉　曹彦）

wèn kǒuwèi

问口味（inquire about the tastes）

询问患者口气与口腔味觉有无异常的改变，来了解和判断病情的诊断方法。

口气是口中呼出的气体。正常人一般口中呼出的气没有明显的异常气味。但受疾病或气体因素的影响，口气可发生异常改变。如食入刺激气味食物可污染口腔，如大蒜、生葱、酒等；疾病情况下消化系统功能异常，如食积阻滞，浊气不降上逆口腔；另外齿龈局部病变或口腔卫生习惯不良之人也可有口气的异常。

口味指口中的味觉。正常人口中一般没有异常的味觉。但受疾病或其他因素的影响，口中可出现异常味觉。脾开窍于口，其他脏腑之气也可循经上至口中，所以口中异常味觉，多是脏腑，特别是脾胃病变的反映。实际上口味异常可因感受外邪、饮食所伤、七情失调及劳倦过度等，导致脏腑功能失调或虚衰，引起脏气上溢于口使然。常见的口味异常有口苦、口咸、口甘、口淡、口酸、口涩、口香、口不仁、口黏腻、口辛等。

（张绍灵　熊丽辉　曹彦）

kǒukǔ

口苦（bitter taste）

未进苦味食物或药物而自觉口中有苦味的症状。多由肝胆火盛或心火上炎所致。心火上炎的患者多伴有心烦失眠；胆汁味苦，所以胆火上炎或胆气上泛，都会出现口苦，以晨起时较重。病机分析：脾胃虚寒引起的口苦，多口苦而淡，口渴而不思饮或饮亦不多；或口苦而咸涩多涎；或口多清水。其舌苔多见白滑或白腻，或白腻灰黑色，舌质偏淡或淡白胖嫩边多齿痕。脾胃虚寒，阳气不足，气不化津，水饮内停，土奎木郁，胆气上溢而为口苦。心脾两虚，《景岳全书·杂证谟》曰："如口苦者，未必悉由心火……盖凡以思虑劳倦，色欲过度者，多有

口苦舌燥，饮食无味之证，此其咎不在心脾，则在肝肾，心脾虚则肝胆邪溢而为苦，肝肾虚则真阴不足而为燥。"苦为心之味脾为心之子，子虚盗母气，致心脾两虚而出现口苦。心脾两虚导致的口苦临床常兼见纳差、肢麻乏力、多梦、体倦懒言、头晕舌质、嫩色淡苔薄白、脉细弱等。临床心脑血管疾病出现口苦多可借鉴此型治疗。肝（胆）肾阴虚，因肝肾同属下焦，肝肾同源，且两者为五行相生关系，故肾水亏虚，肝木失养，肝体不用，肝用失司，疏泄失常，胆汁上泛而为口苦。该型临床主症为口苦、腰膝酸软。兼证多因肝阴不足，肝气郁滞，胁肋作痛；肝肾亏虚而腰膝酸软，头晕眼花；甚则阴虚生内热而见口渴失眠，并有舌红苔薄，脉细数等阴虚表现。

（张绍灵　熊丽辉　曹彦）

kǒuxián

口咸（salty taste）

未吃咸味食物而自觉口中有咸味，或时有咸味痰涎排出的症状。现代医学研究口咸由于唾液中钠、钾、钙、镁含量增多所致，多见于西医学的慢性咽喉炎、慢性肾炎、神经官能症或口腔溃疡。中医认为咸为肾味，肾液上溢则口中有食盐之咸味。口咸与脾肾及水液代谢有关。肾主水，对参与水液代谢的脏腑有促进作用，肾对水液代谢的调节作用，贯穿水液代谢的始终；脾为水液升降输布的枢纽，水液上腾下达均赖于脾的输转，此外，水液代谢与肝亦密切相关，肝司疏泄，调畅一身气机，肝气郁结则脏腑气血津液皆受其害。它的产生机制常为肾阳虚而不摄，肾液上泛，或肾阴虚，虚火逼肾液上承。

（张绍灵　熊丽辉　曹彦）

kǒugān

口甘（sweet taste）

自觉口中有甜味的症状。又称口甜。因为甜为脾味，所以又称脾瘅。口甘多由过食肥甘厚味，郁积化热，湿热蕴结于脾，与谷气相搏，上蒸于口，所以口有甜味而黏腻不爽。除脾、胃之外，口甘还可能与肺、肝、心、肾有关。口甘与消渴病，尤其是上消，有着密切关系。消渴病机主要为肺、胃、肾的阴虚燥热，而上消更与肺热有关。因此，口甘之症有肺热或肺阴不足存在之可能。口甘之症可缘于郁证（焦虑症），从痰瘀论治有一定效果。郁证多由肝气郁结、心神失养所致，则口甘之症亦可能涉及肝、心。脾胃属土，易受肝木之乘；思虑不遂，可伤心脾，也提示口甘可能涉及肝、心。

（张绍灵　熊丽辉　曹彦）

kǒudàn

口淡（tasteless）

味觉渐退，口中乏味，甚至无味的症状。多为脾胃气虚，或见于寒证。脾胃气虚，腐熟运化功能低下，所以口淡乏味；寒邪为阴邪，阴不耗液，所以会出现口淡。《景岳全书》："然真阴所居，惟肾为主……所以肾为五脏之本。故肾水亏，则肝失所滋而血燥生；肾水亏，则水不归源而脾痰起；肾水亏，则心肾不交而神色败；肾水亏，则盗伤肺气而喘咳频；肾水亏，则孤阳无主而虚炽。"可见于肾阴虚兼脾胃虚，心阴虚。肾阴虚在先，肾主咸，在液为唾。肾阴虚，肾水亏继则出现脾虚，运转吸收，散布水湿功能失常。心开窍于舌，心肾不交，心阴虚不能滋养心神，心气不和，则舌不知五味。

（张绍灵　熊丽辉　曹彦）

kǒusuān

口酸（sour taste）

自觉口中有酸味，或泛酸，甚至闻之有酸腐气味的症状。常见于伤食、肝胃郁热的患者。由于进食过多，食滞胃脘，化腐生酸，浊气上泛；此外，酸味入肝经，肝郁化热犯胃，胃失和降，则会出现泛吐酸水。

（张绍灵　熊丽辉　曹彦）

kǒusè

口涩（astringent taste）

自觉口中有涩味，如同食用了生柿子的症状。多与舌燥同时并见。多为燥热伤津，或脏腑热盛，气火上逆。

（张绍灵　熊丽辉　曹彦）

kǒuxiāng

口香（delicious taste in mouth）

口中自觉有一股香味，如水果香味的症状。多见于糖尿病（消渴病）的重症。消渴病是中国传统医学的病名，是指以多饮、多尿、多食及消瘦、疲乏、尿甜为主要特征的综合病证。若做化验检查其主要特征为高血糖及尿糖。主要病变部位在肺、胃、肾，基本病机为阴津亏耗，燥热偏盛。消渴病日久，病情失控，则阴损及阳，热灼津亏血瘀，而致气阴两伤，阴阳俱虚，络脉瘀阻，经脉失养，气血逆乱，脏腑器官受损而出现疖、痈、眩晕、胸痹、耳聋、目盲、肢体麻疼、下肢坏疽、肾衰水肿、中风昏迷等兼症。

（张绍灵　熊丽辉　曹彦）

kǒubùrén

口不仁（numbness of mouth）

口舌麻木而感觉减退的症状。又称口麻。多为肝阳化风，或某些药物摄入过量所致。常见于某些全身性疾病。《血证论》卷六："口麻是血虚。"

（张绍灵　熊丽辉　曹彦）

kǒuniánnì

口黏腻（sticky and greasy taste）

自觉口中黏腻，甚至食不知味的症状。又称口黏。常伴舌苔厚腻。多由湿浊停滞、痰饮食积等所致。若口中黏腻而甜，多为脾胃湿热；若口黏腻而苦，多属肝胆湿热。

（张绍灵　熊丽辉　曹彦）

kǒuxīn

口辛（pungent taste）

口内有辛辣味的症状。又称口辣。如食辣椒样感觉，常由肺热或胃热引起。因为辣味是咸味、热觉及痛觉的综合感觉，自觉口辣的患者舌温可能偏高，口辣的患者舌黏膜对咸味和痛觉都比较敏感。舌为心之苗，心火上亢则舌先受之，又舌为味觉器官，心火上亢则舌受之而有火辣样感觉；舌为胃之外候，胃火盛则上炎于舌，胃火上炎而舌有火辣样感觉；情怀不畅之人，每多肝郁气滞，气郁久则易化火生热，肝郁化火，火气上炎，则易出现口舌辣麻样感觉。现代医学认为，高血压、神经症、更年期综合征、长期低热患者也可以出现口辣的感觉。

（张绍灵　熊丽辉　曹彦）

wèn èrbiàn

问二便（inquire about the urine and stools）

医生通过询问患者的大小便排出情况及其异常表现，以了解病情的问诊方法。

理论依据　大小便的排出是机体新陈代谢的正常生理现象。大便的排泄，由大肠所司，并与脾胃的腐熟运化、肺气的肃降、肝的疏泄、肾的阴阳调节等密切相关。小便的排泄，虽由膀胱所主，但需肾的气化、脾的运化转输、肺的肃降和三焦的通调等脏腑功能协同作用。因此，询问大小便状况，既可直接了解消化功能、水液代谢是否正常，又是判断相关脏腑病变与病证寒热虚实的重要依据。故《景岳全书·十问篇》说："二便为一身之门户，无论内伤外感，皆当察此，以辨其寒热虚实。"

基本内容 正常大小便有一定的排泄次数、排出时间、排出量以及性状、颜色、气味等特征。一般情况下，健康人每日大便一次或隔日一次，多呈黄色条形，不黏不燥，干湿适中，便内无黏液、脓血及未消化的食物等，排出通畅，便后舒适。健康成人白天排尿 3 ～ 5 次，夜间 0 ～ 1 次，一昼夜总尿量 1000 ～ 1800ml。尿次和尿量常受饮水量、气温、出汗、年龄等多种因素的影响。因此，问大便，应着重询问大便的次数、形状、质地、颜色、气味、排便时的感觉及伴随症状等情况。问小便，应着重询问尿量、尿次、尿色、尿质、排尿时的感觉及伴随症状等。

注意事项 询问大小便的性状、颜色、气味等内容时，在病情需要和条件许可的情况下，可结合望诊及闻诊的方法，为辨别病证的寒热虚实提供确切依据。

(李琳荣)

wèn xiǎobiàn
问小便（inquire about the urine）

医生通过询问患者小便的排出频次、排出时间、排出量及其性状、颜色、气味等情况以了解病情的诊断方法。

理论依据 小便为津液所化，而津液的代谢过程是通过肾的主宰调控，肺的宣发肃降，脾的运化升清，肝的疏泄调节，以及胃、肠、膀胱、三焦等六腑的协同作用，相互配合而完成的。其本在肾，其标在肺，其制在脾，五脏一体。其中任何脏腑的功能失调，

都会影响津液代谢，从而导致排尿次数、尿量及排尿时的感觉出现异常。如肾阳亏虚，气化不利，膀胱失约，或脾失健运，肺失宣降，肝失疏泄，三焦水道不利等，均可影响津液的输布与排泄，形成水肿、痰饮及小便异常的病证。临证询问小便的排出情况，既可了解津液的代谢是否正常，又可辨别相关脏腑病证的寒热虚实。

基本内容 一般情况下，健康成人白天排尿 3 ～ 5 次，夜间 0 ～ 1 次，尿清，色淡黄，无气味，排尿通畅，尿后舒适，一昼夜总尿量 1000 ～ 1800ml。尿次和尿量常受饮水量、气温、出汗、年龄等多种因素的影响。问小便，应侧重询问排尿频次、尿量多少、排尿时的感觉及伴随症状等。

尿量异常，表现有尿量增多和尿量减少，多因肺、脾、肾功能失常，气化不利所致；如肾阳虚衰，气不化津，既可见尿量增多，又可见尿量减少。尿次异常，表现有小便频数和癃闭，涉及脏腑病证较多，病性有虚有实；如小便频数短赤，伴有小腹疼痛，排尿灼热刺痛者，多属膀胱湿热；伴有口舌生疮，心烦失眠者，多属心火下移。小便短少，伴有腰酸膝软，头晕耳鸣，遗精盗汗者，多属肾阴不足；伴有口渴欲饮，牙龈肿痛，口臭，大便秘结者，多属胃火亢盛；伴有口苦，胁痛，恶心，呕吐，皮肤发黄，寒热往来者，多属肝胆湿热。少尿或无尿，伴有水肿，怕冷，腰酸膝软，手足不温者，多属肾阳不足。尿色、尿质异常分为小便清长、小便短黄、尿中带血、小便混浊、尿中有砂石等，是判断寒热病性的重要依据。如小便清长，质清味淡者，多属阴证、寒证、虚证；小便黄赤，浑浊或有

砂石，气味臊臭者，多属阳证、热证、实证。排尿感异常有小便涩痛、余沥不尽、小便失禁、遗尿等。如小便淋漓涩痛，伴有小腹胀痛、刺痛、甚至痛连腰骶者，多属下焦湿热、或瘀血内阻、或尿路结石；小便余沥不尽，或遗尿、小便失禁者，多属肾气不固，膀胱失约。

注意事项 临证对尿次、尿量、尿色、尿质、排尿感的异常以及伴随症状的询问，虽各有侧重，但须全面综合分析，才能明辨病证的寒热虚实。

(李琳荣)

niàoliàng zēngduō
尿量增多（increased urine）

一昼夜的总尿量大于 2500ml，明显超出正常范围的症状。又称尿多、小便多。

发生机制 正常情况下，尿量增多与饮水量多，气温较低，出汗较少有关。若小便清长量多，畏寒喜暖者，多因寒凝气机，水气不化，或肾阳虚衰，阳不化气，水液外泄而致。若尿多，伴有口渴、多饮、多食，消瘦等，多属消渴病。或因肺热津伤、胃热炽盛、肾阴亏虚、气阴两虚、痰瘀互阻，气化失司而致。

鉴别诊断 由于饮水过多或多饮浓茶、咖啡，或因精神紧张、失眠；或使用利尿剂或静脉输液过多导致尿量增多，不属于病态。病理性尿量增多应与小便频数和小便余沥相鉴别。尿量增多以一昼夜的总尿量明显超出正常量为主要特征，排尿次数无明显变化，亦无点滴不尽之感。小便频数以排尿次数明显增多为主要特征，总尿量无明显变化。小便余沥以小便之后有滴沥不尽感为特征，尿量无增多。

(李琳荣)

xiǎobiàn pínshù

小便频数 （frequent urine）

排尿次数明显增多，时欲小便，甚则一日排尿数十次的症状。又称尿频。《灵枢·经脉》《金匮要略·水气病脉证并治》称为小便数，《金匮要略·消渴小便不利淋病脉证并治》称为溲数，《脉诀·大小便病脉》称为小便稠数。

发生机制 小儿小便频数多因先天不足，体质虚弱，肾气未充而无力制约水道所致。成人频数总由膀胱气化功能失职而致。一般新病小便频数，灼热短赤而急迫者，多属实证、热证。久病小便频数，清长量多者，多属虚证、寒证。若尿频、尿急、尿痛，伴有心烦失眠，口舌生疮，尿色暗红，或尿中夹有血丝者，为心火下移小肠，泌别清浊失职所致；若伴有小腹胀痛，甚则痛连腰骶，尿中带血，或夹有砂石者，为膀胱湿热蕴结，气化失职所致。若尿频、量多、色清，伴有小腹坠胀，纳呆食少，或尿色混浊如米泔水，或夹有滑腻之物者，为中气虚弱，气不化津所致；若伴有腰酸腹痛，形寒肢冷，夜尿频数，甚则遗尿者，为肾阳不足，肾气不固，膀胱失约所致。若尿量不多，尿频发作常随情志变化而波动，伴有少腹胀痛，两胁胀闷，多为肝气郁结，气不行津所致。

鉴别诊断 小便频数与尿急、小便清长、夜尿多不同。小便频数以排尿次数增多为特征，尿量可多可少，无昼夜之分，排尿感觉亦无明显异常。尿急以排尿有急迫感，感觉不能自控为主要特征。尿意一来，急需排尿，稍有懈怠，则会尿湿内裤，或排尿之后，又有尿意，需及时排尿。小便清长以尿液清澈而量多为特征。夜尿多以夜间小便次数和尿量均明显增多为特征。一般表现为夜尿次数在二三次以上或夜间尿量超过全日的四分之一，甚者夜间尿量可接近或超过白昼尿量。

此外，《黄帝内经》中也将此症称为"癃"，应注意与小便不通之"癃"的区别。如《素问·奇病论》："癃者，一日数十溲"，指小便频数。《素问·宣明五气篇》："膀胱不利为癃"，指小便不通。后世之"癃"，多指小便不利，点滴而出的症状。

（李琳荣）

yèniàoduō

夜尿多 （increased urine at night）

夜间小便次数及尿量明显增多的症状。一般表现为夜尿次数在二次以上或夜间尿量超过全日的四分之一，甚者夜间尿量可接近或超过白昼尿量。

发生机制 肾主水，司开合，膀胱主贮尿、排尿，故排尿异常多责之于肾和膀胱。而昼为阳，夜为阴，夜间阴盛阳衰，故夜尿多常因肾阳虚衰，下元不固所致。亦有命门火衰不能温煦脾阳；或脾阳虚弱不能充养肾阳而致脾肾两虚，温摄无权，膀胱失约者。

鉴别诊断 一般情况下，正常人在夜间排尿 0～2 次，平均尿量约为 500ml。若睡前大量饮水，喝浓茶、咖啡或者服用利尿剂，或偶因精神高度紧张导致入睡困难而夜尿多者，不属于病态。若经常性的夜尿多，包括尿次或尿量均明显增多，则属病态。其特点是白昼小便正常，唯独夜间尿多。据此亦可与小便频数相鉴别。小便频数以尿次增多为特征，白昼与夜间无明显区别，总尿量亦无明显改变。

（李琳荣）

lóngbì

癃闭 （urine retention）

以排尿困难，小便点滴而出，甚则闭塞不通，点滴全无，全日总尿量明显减少，尿道无疼痛感觉为临床特征的病证。其中以小便不利，点滴而出，病势较缓者称为癃；以小便闭塞，点滴全无，病势较急者称为闭。"闭"可突然发生，亦可由"癃"逐渐发展而来。二者病证性质相同，轻重程度不同，故合称为癃闭。癃闭之名，首见于《黄帝内经》，如《素问·宣明五气篇》谓："膀胱不利为癃，不约为遗溺"；《素问·标本病传论篇》谓："膀胱病，小便闭"；《灵枢·本输》云："三焦者……实则闭癃，虚则遗溺，遗溺则补之，闭癃则泻之。"《景岳全书·癃闭》中称为小水不通，《寿世保元·卷五》称为小便闭、溺溲不通。

发生机制 癃闭的病因病机较为复杂，统属肾与膀胱气化失司所致，并与肺的通调、脾的转输、肝的疏泄以及三焦水道的通利密切相关。如邪热犯肺，肺热气壅，宣降失职，不能通调水道，下输膀胱，加之热气过盛，下移膀胱，以致上下焦均为邪热闭阻，气化不利，而成癃闭。饮食不节，或劳倦伤脾，或久病体弱，致脾虚清气不能上升，则浊气难以下降，小便因而不通，而成癃闭。年老体弱或久病体虚，肾阳不足，命门火衰，气不化水，而致尿不得出；或因下焦炽热，日久不愈，耗损津液，以致肾阴亏虚，水脏枯竭，而成癃闭。过食辛辣肥腻，酿生湿热，湿热不解，下注膀胱，或湿热素盛，下移膀胱，或下阴不洁，湿热侵袭膀胱，气化不利，小便不通，或尿量极少，而为癃闭。情志不遂，肝失疏泄，气滞水停，或三焦水道不通，亦可发生癃闭。此外，结石、瘀血等各种原因引起的尿路阻塞，均可导致癃闭。临床常见下焦湿热、邪热犯肺、脾气亏虚、肾气不足、肝气郁结、尿道瘀阻等证。

鉴别诊断 癃闭与尿痛、淋证、关格不同。尿痛以排尿时尿道、小腹甚至会阴部出现疼痛为特征。癃闭以排尿困难，点滴而出，甚则小便闭塞不通，点滴全无，全日总尿量明显减少为特征，排尿时无疼痛感。淋证与癃闭均可见小便短涩量少，排出困难，但淋证排尿时多伴有疼痛，每日的总尿量基本正常；而癃闭排尿时无疼痛感，每日的总尿量远远低于正常，甚至无尿排出。关格与癃闭皆有小便不通，但关格以小便不通和呕吐并见为特征，癃闭一般无呕吐症状，以小便量极少或全无为特征。二者有一定联系，癃闭进一步发展可成为关格，而关格除癃闭发展形成外，还可由水肿、淋证发展而成。

此外，《黄帝内经》中"癃"的含义有多种，应注意区别。见小便频数。

（李琳荣）

niàoxiè

尿血（hematuria） 血从尿道排出，或小便中混有血液、夹杂血丝、血块而尿道无疼痛感觉的症状。又称溲血。

发生机制 尿血之症，多因热扰血分，下蓄肾与膀胱，损伤脉络，迫血妄行，血从尿出而致。发病部位在肾和膀胱，但与心、小肠、肝、脾有密切联系，并有虚实之别。实者多属新病暴起，尿血鲜红，尿时一般都有尿道灼热感觉；虚者多属病久不愈的慢性尿血之人，尿血淡红，尿时亦无灼热之感。此外，尚有瘀血阻滞膀胱，血不循经而尿血者，其特点为血色紫暗，夹有血块，排尿不畅，轻微刺痛。临床常见有心火亢盛，膀胱湿热，肝胆湿热，肾虚火旺，脾肾两亏，瘀阻膀胱等证。《医学心悟》卷三："心主血，心气热，则遗热于膀胱，阴血妄行而溺出焉。又肝主疏泄，肝火盛，亦令尿血。"《杂病源流犀烛·五淋二浊源流》："尿血，溺窍病也。其原由于肾虚。"

鉴别诊断 尿血与血淋相似而有别，二者均有尿中带血，若小便时不痛，或仅有轻度胀痛及灼热感者为尿血，小便时点滴涩痛，痛苦难忍者即为血淋，属尿痛范畴。《类证治裁·溺》："溺血与血淋异，痛为血淋，出精窍，不痛为溺血，出溺窍。"《丹溪心法·溺血》："痛者为淋，不痛者为溺血"，为二症区别要点。

（李琳荣）

niàozhuó

尿浊（turbid urine） 尿液浑浊不清，排尿时并无尿道涩痛感觉的症状。又称溺浊。尿浊而色白如泔浆者称为白浊，初尿不浑，留置稍长，沉淀呈积粉样者亦属此症范畴。《素问·至真要大论》称溺白。《诸病源候论·虚劳病诸候》称白浊。《丹溪心法》卷三分为赤浊和白浊。《景岳全书·淋浊》称白浊、便浊。《类证治裁·淋浊论治》则称溺浊。《杂病源流犀烛·五淋二浊源流》称二浊。

发生机制 由于引起尿浊的疾病较为繁杂，常见的有丝虫病、肾痨、精浊、肾系癌瘤，小儿外感或内伤，胸腹部创伤或手术等，其发生机制亦各不相同。中医认为，尿浊多因湿热下注、脾肾亏虚等所致。如偏嗜肥甘厚味，或嗜酒过度，酿湿生热，下注膀胱，气化失司，脂液下流而致尿浊者，小便浑浊如泔浆，或夹有滑腻之物。如素体阴虚，或热病伤阴，虚热内扰，膀胱气化不利而致尿浊者，小便浑浊如米泔水。如年老体弱，肾阳虚衰，膀胱失约而致尿浊者，小便浑浊，但色淡不浓。如饮食不节，劳累、思虑过度，损伤脾气，清阳不升，精微下流而致尿浊者，排尿时尿液混浊不甚，静置后常有积粉样沉淀物。此外，有因少腹瘀血内结，膀胱气化不利而致尿浊者，尿液混浊紫暗，伴少腹疼痛，舌暗有瘀斑瘀点等。

鉴别诊断 古代医家有称尿浊为白浊者，而白浊亦指小便夹精者，或为此二症之总称。应加以区别。中医文献中称为赤浊者，实指精浊或尿血，亦需与此症鉴别。小便夹精以尿液中混杂精液，或排尿后有精液自尿道口滴出为特征，虽可致尿液浑浊，但不属尿浊范畴。精浊以尿频、尿急、尿痛，尿道口常有精液溢出，并伴有会阴部、腰骶部、耻骨上区等部隐痛不适为特征，非尿液浑浊。尿血以血从尿道排出，或小便中混有血液、夹杂血丝、血块为特征，多因火热而非湿浊，与尿浊的病证性质不同。此外，尿痛亦常兼小便混浊，但以排尿疼痛为主症，小便或清或浊。尿浊以尿液混浊不清为特征，排尿时不感尿道疼痛，或仅有轻度热涩不适感。

（李琳荣）

niàohuáng

尿黄（yellow urine） 小便颜色较正常尿液黄，呈深黄、黄赤、黄褐，甚至尿如浓茶的症状。又称小便黄赤、溺赤。《医学正传·淋闭》称为小便黄。

发生机制 尿黄见于多种病证中，如黄疸、泄泻、臌胀、水肿、多汗、热淋等，小便皆可黄赤。有虚实之分。实者多因外感暑热，或寒湿郁而化热，或脏腑热盛，热灼津伤所致；虚者多因阴虚火旺，虚火灼津，阴液枯涸所致。临床常见心火炽盛、胃肠实热、肝胆湿热、膀胱湿热、寒湿郁滞、肺肾阴虚、肝肾阴虚、心肾阴虚火旺等证。

鉴别诊断 因天热汗多或饮水不足而致小便黄赤者属正常现象，不作病证讨论。尿黄还应与尿血相鉴别。尿黄以尿液呈黄色、深黄、黄褐，甚至尿如浓茶为特征，属尿色改变；尿血以血从尿道排出，或尿中夹有血丝、血块为特征，属尿质改变。

（李琳荣）

niàoqīng

尿清（clear and profuse urine）

尿液清澄而量多的症状。又称小便清长、尿长。《诸病源候论·小便病诸候》称为小便利多。

发生机制 小便清长，多属寒证。有虚实之分，虚者，多因肾阳不足，封藏失职，膀胱失约而致；实者，多因阴寒内盛，水液失于温化而致。《素问·至真要大论》曰："诸病水液，澄澈清冷，皆属于寒。"

鉴别诊断 小便清长与小便频数不同。小便频数以小便次数明显增多为特征，尿色可清可浊，尿量可多可少；小便清长以尿液清澄而量多为特征，尿次可增多亦可无变化。二者常可并见。

（李琳荣）

niàojí

尿急（urgent urine）

排尿有急迫感，难以控制或排尿之后，又有尿意，急需排尿的症状。

发生机制 西医认为尿急多由尿道、膀胱、前列腺的炎症或结石、肿瘤、高温环境所致的尿

浓缩、异物刺激或精神因素等所致。中医认为，尿急多因外感湿热，下注小肠，传入膀胱；或因下阴不洁，秽浊之邪从下窍上犯膀胱；或因情志失和，恼怒伤肝，肝胆气郁化火，循经下注膀胱，酿生湿热，或因过食肥甘酒热之品，生湿酿热，湿热流入膀胱，气化失司，水道不利所致。

鉴别诊断 尿急往往与小便频数、尿痛同时发生，单因尿急而就诊者少见。尿急与小便频数的鉴别见小便频数。

（李琳荣）

niàotòng

尿痛（pain in urination）

排尿时尿道、小腹甚至会阴部出现疼痛的症状。又称小便疼痛、小便涩痛。尿痛常伴有小便淋漓不畅，尿频、尿急等症状，在中医文献中属于"淋证"范畴。如《素问·六元正纪大论》称小便疼痛为淋或淋閟。《金匮要略·五脏风寒积聚病脉证并治》称淋秘。《素问玄机原病式》称小便涩痛。《景岳全书·淋浊》云："淋之为病，小便痛涩。"

发生机制 尿痛以刺痛、灼痛、涩痛为特征者，多属实证、热证。多因外感湿热，或偏嗜肥甘厚味，或嗜酒太过，酿生湿热，蕴结膀胱，气化不利所致；或因心火亢盛，下移小肠所致；或因肝郁气滞，郁而化火，瘀热互结，蓄于下焦所致；即所谓"不通则痛"。如排尿后仍感疼痛，其痛隐隐者，则多属虚证，多因房劳过度，劫伤肾阴，或热病伤阴，虚火内扰所致；或因脾虚气陷，清阳不升而下陷所致；即所谓"不荣则痛"。

鉴别诊断 尿痛与排尿困难、小便不利、小便不通或尿闭不同。尿痛以排尿时尿道、小腹甚至会阴

部出现疼痛为特征。而排尿困难、小便不利、小便不通或尿闭的症状，中医称为癃闭。癃闭以排尿困难，点滴而出，甚则小便闭塞不通，点滴全无，全日总尿量明显减少为特征，排尿时无疼痛感或仅有轻微疼痛。部分患者尿痛可与小便不利、或小便不通并见。

此外，尿痛与尿血、尿浊亦往往并见，一般将尿血时伴有疼痛者，归属尿痛；仅见尿血而无疼痛感者，归属尿血。小便疼痛而尿液如泔浆者，属尿痛；仅见尿液混浊而无疼痛感者，属尿浊。

（李琳荣）

xiǎobiàn bùjīn

小便不禁（incontinence of urine）

在清醒状态下，小便不能控制而自行流出的症状。又称小便失禁、尿失禁。夜间未眠，意识清醒的状态下小便自遗者，亦属此症范畴。

发生机制 小便不禁大多属虚，多因久病伤肾，肾气不固；或久咳伤肺，脾虚气陷；或下焦虚寒，命门火衰，膀胱失约所致。如《诸病源候论·小便病诸候》："小便不禁者，肾气虚，下焦受冷也。"亦有因膀胱湿热，气化不利；或肝肾阴虚，虚热内扰，膀胱失约所致者。

鉴别诊断 小便不禁与遗尿、小便余沥不同。小便不禁以清醒时小便自出不觉，或小便频数难以自制为特征。包括咳嗽、喷嚏、行走、直立、用力、心情急躁或激动、大笑、高声、惊吓、闻听滴水声时的小便自出，以及老年体虚、产后小便不能自禁等。遗尿是在睡眠状态时小便自行排出，而非清醒时尿不能自禁。小便余沥则指排尿能控制，但尿后有少量尿液自行滴出。痫病、神昏、头部内伤、暑厥等疾病，在神识

不清情况下出现的小便失禁，以及尿道瘘、瘫痪、急性外阴部损伤等情况下的小便失禁，均不属此症范畴。

(李琳荣)

xiǎobiàn yúlì

小便余沥 (dripping of urine)

小便后仍有少许尿液点滴流出不净的症状。又称尿后余沥、小便遗沥。《诸病源候论·虚劳病诸候下》首列"虚劳小便余沥候"专条。《医学入门·小便不禁》称尿后余沥，《脉诀》称为小便遗沥。

发生机制 小便余沥多因肾气不固，膀胱开合失司所致，常见于老年或久病体衰患者。《诸病源候论·虚劳病诸候》认为多因肾虚膀胱冷所致。《圣济总录》卷九十二："虚劳小便余沥者，肾气虚弱，而膀胱不利故也，膀胱不利，则气不能化，气不化，则水道不宣，故小便后有余沥。"或有因饮食、劳逸所伤，脾气亏虚，失于升举而致者，常见于青壮年患者。此症虽以虚证居多，亦有因湿热蕴结下焦，膀胱气化失司而致者，以尿频、尿急、尿痛、尿黄或浑浊为特征。

鉴别诊断 小便余沥与小便不禁、遗尿、尿频、小便清长不同。小便不禁以清醒时小便自出不觉，难以自制为特征，且尿量较多。遗尿以睡眠时小便自行排出，清醒时尿能自控为特征。尿频以单位时间内排尿的次数增多为特征。小便清长以尿液清澄而量多为特征。小便余沥以排尿能控制，但尿后有少量尿液自行滴出为特征，尿次、尿量排尿时间无明显改变。然此症属虚者，常与小便频数、小便清长、夜尿增多等症并见；属实者，常与尿频、尿急、尿痛、尿黄并见。

(李琳荣)

yíniào

遗尿 (enuresis)

睡眠中小便自行排出的症状。俗称尿床。通常多见于小儿。《素问·宣明五气篇》称为遗溺。《金匮要略·肺痿肺痈咳嗽上气病脉证并治》首次提出"遗尿"名称。遗尿若发生在中风、伤寒、温病等疾病过程中，但不是主症者，不属于此症范畴。

发生机制 遗尿的基本病机为膀胱失于约束，而膀胱的气化功能又与肾中阴阳的调摄、心阳的温煦、肺气的宣降、肝气的疏泄、脾气的升举等密切相关。若因先天不足，禀赋素弱；或年老肾衰，则下元虚寒，闭藏失职，膀胱失约所致者，常见夜尿频多，每晚必遗，发育迟缓，肢冷畏寒，腰膝酸软等症；若因纵欲房劳，伤精耗液，则肾阴不足，相火妄动所致者，常见梦中遗尿，睡眠不安，烦躁叫扰，多动少静，手足心发热等症。若因病后体弱，脾肺气虚，升举无力，水失其制所致者，常见小便频数，尿量不多，食少便溏，面色萎黄，神疲乏力，动则出汗等症；若因肝经郁热，湿热下注，膀胱不藏所致者，常见睡中遗尿，色黄腥臊，伴面赤唇红，夜间龂齿，或惊惕不安等症。如《灵枢·九针论》云："膀胱不约为遗溺。"《玉机微义》云："遗溺为病，本于经虚，亦有过服寒凉之剂而致者。"小儿由于生理上肾气未充，脏腑未坚，以及照护不周、心理因素、遗传因素等，发病较成人为多。

鉴别诊断 因卒触惊恐，或嬉戏过度，睡眠过深，偶尔引发遗尿者，不属病态。经常性尿床，如每周2次以上并持续达6个月者，则属病态。需与夜尿多、小

便失禁等相鉴别。无论昼夜，以睡眠中小便自行排出为特征者属遗尿；以清醒时小便自出不觉，难以自制为特征者属小便失禁。而夜尿多以白昼小便正常，唯独夜间尿次和尿量明显增多为特征。

(李琳荣)

wèn dàbiàn

问大便 (inquire about the stools)

医生通过询问患者大便的排出次数、排出时间，以及便色、便质、排便时的感觉等情况以了解病情的诊断方法。

理论依据 大便的形成与排泄由大肠所主，但与肺、脾胃、肾等脏腑功能密切相关。饮食入胃，经胃的受纳腐熟，降入小肠，小肠受盛化物，泌别清浊，清者，即水谷精微，由脾吸收转输，浊者，即食物残渣，传入大肠，再次吸收其中多余的水液，形成粪便，经肛门而排出体外。所以《素问·灵兰秘典论》说："大肠者，传导之官，变化出焉。"可见大肠的传导变化作用，是胃的降浊功能的延伸，同时还受肺的肃降、脾的运化、小肠泌别清浊以及肾的气化功能影响。临床除大肠传化糟粕的功能异常可出现便秘、泄泻等病症外，心、肺、脾胃、肝、肾等脏腑功能失职，亦可累及大肠而见各种大便异常的症状。

基本内容 健康人一般每日大便一次或隔日一次，成形不燥，干湿适中，排便通畅，多呈黄色，便内无脓血、黏液及未消化的食物等。临床综合询问便次、便质、便色及排便感的异常。

泄泻以排便次数增多，粪便稀薄甚至如水样为特征。

注意事项 问大便应侧重询问便次、便质、便色及排便感的异常，并注意结合其他伴随症状

综合辨别病证的寒热虚实。

（李琳荣）

bànmì

便秘（constipation） 大便在肠道内滞留过久，粪质干硬，排出困难，或大便虽不干燥，但无力排出，以致便次减少，数日一行的症状。亦称大便秘结、大便不通、大便难、大便秘、脾约、阴结、阳结、肠结等。可单独出现，也可作为一种症状出现在各种急、慢性疾病过程中。如《素问·至真要大论》称为"大便难"，病因病机与脾胃受寒、肠中有热有关。东汉·张仲景则称便秘为脾约、闭、阴结、阳结，认为其病与寒、热、气滞有关。金元时期，《丹溪心法·燥结》则认为便秘是由于血少，或肠胃受风，涸燥秘涩所致。明·张景岳按仲景之法把便秘分为阴结、阳结两类，认为有火为阳结，无火是阴结。

发生机制 便秘的发病常与感受外邪、饮食不节、情志不遂、脏腑失调、坐卧少动、年老体弱等因素有关。其病机复杂，主要由大肠传导失常所致，但和脾胃、肝、肺、肾等脏腑的功能失调密切相关。实证多因邪滞胃肠，腑气不通而致；虚证常因气血阴阳不足，肠失温润或推动乏力而成。如饮食不节，辛辣肥甘太过，脾胃积热，或外感热病，肺热移肠，津伤失润；或郁怒伤肝，疏泄失职，或久坐少动，大肠气机郁滞，传导失常；或劳伤、病后、产后，以及年老体虚，气血不足，大肠传送无力，血燥失润；或燥热、发汗太过，耗伤阴津，肠燥失润；或年老体衰、阳虚体弱、寒凝肠胃，阳气不通等，均可致肠道传导失司而见便秘。临床分实热便秘、气虚便秘、虚寒便秘等。如伴有面红发热，口中有臭味，口

唇生疮，小便短赤，是实热便秘；伴有口干咽燥，心悸头晕，唇甲色淡，多为阴血亏损；伴有面色淡白，精神疲惫，气短懒言，是气虚便秘；伴有腹痛，按压或热敷则缓解，小便清长，是虚寒便秘。

鉴别诊断 现代临床将大便艰难归属便秘范畴，不作严格区分。而古文献中，两者概念不同。便秘以大便闭塞，数日不通为特征。大便艰难以大便时艰涩不畅，排除困难，但排便次数基本正常，一日一行或间日一行为特征。如《素问·至真要大论》："太阴司天，湿淫所胜……大便难。"以及金元时代所云"湿秘"，属大便艰难。而《伤寒杂病论》中"大便难"有指便秘者，亦有指大便艰难者。

（李琳荣）

xièxiè

泄泻（diarrhea） 排便次数增多，便质稀溏不成形，甚至便稀如水样的症状。又称腹泻。泄者，泄露之意，形容大便稀溏，时作时止，病势较缓；泻者，倾斜之意，形容大便如水注而直下，病势较急。故前贤以大便溏薄势缓者为泄，大便清稀如水而直下者为泻。但临床所见，难于截然分开，故合而论之。此症一年四季均可发生，但以夏秋两季为多见。在中医文献中名称繁多，分类不一。《黄帝内经》根据便质异常分类，有飧泻、洞泻、溏泻、水泻、濡泻等名称。《难经》从脏腑病位分类，又分胃泻、大肠泻、小肠泻等。后世医家还有脾虚腹泻、肾虚腹泻、肝脾不和腹泻、食积腹泻等名称。

发生机制 泄泻多因外感时令之邪或内伤饮食，脏腑受损，脾失健运，小肠失于分清别

浊，水湿趋于大肠，传导失司所致。一般来说，新病泻急，甚或水泻如注，伴有恶寒，腹痛，肠鸣，头身不适者，多属外感时令之邪；久病泄缓，大便溏薄，有时水泻，粪便中夹有未消化食物，食后胃脘饱胀，面黄，无力，多属脾胃虚弱；大便溏泄，排出的粪便臭秽异常，伴有胃脘胀痛，厌食恶食，嗳腐吞酸者，多属伤食泄泻；如泻下黄糜，腹痛，肛门灼热，或腹痛，里急后重，便下黏液脓血者，多属大肠湿热；大便时干时稀，溏结不调，常与精神紧张或情志抑郁有关，伴有腹痛，胸胁胀痛，多属肝郁犯脾；若黎明前腹痛作泻，泻后则安，伴形寒肢冷，神疲乏力，腰膝酸软者，多属肾阳虚弱，命门火衰，称为五更泻，也称黎明泻、鸡鸣泻。

鉴别诊断 泄泻与痢疾不同，二者均多发于夏秋季节，皆由外感时邪、内伤饮食而发病，病位在胃肠，症状都有大便次数增多。但泄泻以大便清稀，或泻下如水，甚则滑脱不禁为特征，或完谷不化，泻而不爽，而无黏液脓血便，亦无里急后重感。痢疾古称滞下，以时时欲便，便出不爽而量少，甚则滞涩难下，里急后重感明显，黏液脓血便为特征。泄泻与痢疾在一定条件下可以相互转化，或先泻后痢，或先痢而后转泻。一般认为先泻后痢为由浅入深，病情加重；先痢后泻为由深出浅，病情减轻。即所谓"先滞后利者易治，先利后滞者难治"。东汉·张仲景《伤寒杂病论》中，将二者混称为"利"或"下利"，有时为了区分，将腹泻完谷不化者称下利清谷，将痢疾称为下利脓血、热利下重等。

（李琳荣）

rèjié pángliú

热结旁流 （heat fecaloma with watery discharge） 肠内燥屎干结不下，腹部胀满硬痛而泻下秽臭稀水的症状。

发生机制 热结旁流为阳明腑实证的一种表现。因邪热与肠中燥屎相搏结，坚结不下，胃肠欲排不能，逼迫津液从燥屎旁流下所致。《温疫论·大便》："热结旁流者，以胃家实，内热壅闭，先大便闭结，续得下利，纯臭水，全然无粪，日三四度，或十数度。宜大承气汤，得结粪而利止；服汤不得结粪，仍下利并臭水，及所进汤药，因大肠邪胜，失其传送之职，知邪犹在也，病必不减，宜下之。"

鉴别诊断 热结旁流与泄泻不同。泄泻以便次增多，便质稀软不成形，甚至便稀如水样为特征。热结旁流以先有大便闭结不通，后下利臭秽稀水，有时伴干结粪球，滞涩不爽，腹部胀满硬痛为特征。

（李琳荣）

tángjié bùtiáo

溏结不调 （irregular dry and loose stools） 大便时干时稀，或先干后稀的症状。

发生机制 大便时干时稀，多由肝郁脾虚，肝脾不调所致；大便先干后溏，多由脾胃气虚，运化无力所致。如情志不遂，肝气郁结，疏泄失职，进而影响脾胃气机升降失调，胃肠气滞不下则大便干结，脾虚运化失健，水湿阻滞大肠则大便稀而黏腻不爽。如脾胃素弱，或饮食所伤，运化无力，肠失传导，则无便意，宿便不出致初段干硬，水谷不化致后便稀溏。

鉴别诊断 溏结不调属便质异常，与便秘和泄泻有相似又不同。便秘以大便干结，滞涩难下

而致便次减少，甚则闭塞不通，数日不便为特征。泄泻以大便次数增多，便质稀软不成形，甚至便如稀水为特征。溏结不调既可见大便干结，又可见大便稀溏，以大便时干时稀，或先干后稀为特征，大便次数不规律。

（李琳荣）

wángǔ bùhuà

完谷不化 （undigested food stuff in stools） 大便清稀，夹有不消化的食物残渣的症状。《素问·脉要精微论》称为飧泄。

发生机制 完谷不化，多因饮食生冷寒凉太过，损伤脾阳，清阳不升，精微下泄；或日久伤及肾阳，命门火衰，不能化温水谷所致。正如《素问·阴阳应象大论》说："清气在下，则生飧泄；浊气在上，则生䐜胀。"

鉴别诊断 完谷不化、溏结不调、热结旁流均以便质异常为特征，但完谷不化突出表现为便质清稀，并夹有大量不消化的食物残渣。热结旁流突出表现为先有大便闭结不通，腹部胀满硬痛，后下利臭秽稀水，有时伴干结粪球，滞涩不爽。溏结不调以大便时干时稀，或先干后稀为特征，大便次数亦不规律。

（李琳荣）

dàbiàn shījìn

大便失禁 （uncontrolled diarrhea） 大便不能控制，从肛门流出不能自止，甚则便出而不知的症状。又称滑泻、大便滑脱、遗矢。因肛门手术而致大便失禁者，不属此症范畴。

发生机制 大便失禁多因久病体虚，或年老体衰，脾气渐弱，气虚下陷，大肠失固；或久泻不愈，损伤脾肾阳气，中宫虚寒，命门火衰，肛门失约所致。若新病腹泻势急而不能自控，或是高

热神昏而大便自出者，多因湿热疫毒，内陷心营，下迫大肠，肛门失约所致，不属脾肾虚寒。

鉴别诊断 大便失禁与泄泻不同。泄泻虽以便次增多，便质稀软不成形，甚至便稀如水样为特征，尚能自己约束排便。大便失禁则以大便不能控制，从肛门流出不能自止，甚则便出而不知为特征。

（李琳荣）

jiǔlì

久痢 （protracted dysentery） 痢疾久延不愈的症状。见《诸病源候论·痢病诸候》。临床表现为大便夹有黏液脓血，腹部隐痛，排出无力，甚至脱肛，形体消瘦，神疲乏力，纳差食少等。

发生机制 久痢多由痢疾延久不愈，邪恋正衰，脾胃虚弱，中气下陷；或治疗不当，收涩过早，关门留寇所致。若痢久不愈，还可累及于肾，导致肾气虚衰，下利不止。

鉴别诊断 久痢与久泻不同。二者均见于久病之人，排便次数增多，消瘦乏力。但久痢由痢疾延久不愈，正虚邪恋所致，以大便夹有黏液脓血，腹部隐痛，排出无力，甚至脱肛为特征。久泻由泄泻日久不愈，复感外邪，或饮食所伤所致，以便质清稀如水，夹有不消化食物为特征。

（李琳荣）

dàbiàn chūyìng hòutáng

大便初硬后溏 （dry feces followed by loose stool） 大便前端干硬后段稀溏的症状。又称固瘕。

发生机制 大便先硬后溏多因脾胃气虚，运化无力，肠间寒气结聚，传导失司所致。气虚寒凝，无力传导则大便初段干硬；水谷不化，清浊不分则后便稀溏。正如《伤寒论·辨阳明病脉证并

治》曰："阳明病，若中寒者不能食，小便不利，手足濈然汗出。此欲作固瘕，必大便初硬后溏。"又如《伤寒来苏集》卷三："固瘕，即初硬后溏之谓，肛门虽固结，而肠中不全干也。溏即水谷不别之象，以癥瘕作解者谬矣。"

鉴别诊断 大便先硬后溏与热结旁流不同。热结旁流以先有大便闭结不通，腹部胀满硬痛，后下利臭秽稀水，有时伴干结粪球，滞涩不爽为特征。大便先硬后溏以大便前端干硬后段稀溏为特征。

（李琳荣）

xiàlì chìbái

下利赤白（purulent and bloody dysentery）

大便中夹有脓血黏液，或白如胶冻，或红如瓜瓤，或红白相杂如鱼脑的症状。古称肠澼、滞下。多伴见腹痛、里急后重、便次增多等，属痢疾的临床表现。

发生机制 下利赤白多因外受湿热、疫毒之气，或内伤饮食生冷，脾胃受损，肠道积滞，脉络损伤所致。如湿热、或寒湿之邪阻滞胃肠，气血凝滞不畅，则腹痛，里急后重；肠道络脉受损，则下利赤白脓血，或下利白多赤少，或纯白冻。若感受疫毒之邪，其性酷烈，伤人最速，则发病急骤，腹痛、里急后重较剧；疫毒熏灼肠道，耗伤气血，经脉受损，则下利鲜紫脓血。若久痢津伤之人，邪滞肠间，阴血不足，则下利脓血黏稠，虚坐努责。若脾虚中寒，寒湿留滞肠中，则下利稀薄带有白冻，食少神疲，日久及肾，肾阳虚衰，关门不固，则腰酸怕冷，滑脱不禁。若下利日久，正虚邪恋，寒热夹杂，肠胃传导失司，则缠绵难愈，时发时止；湿热留恋不去，病根未除，又复

感外邪，或饮食不当，则死灰复燃，诱发腹痛里急，大便夹黏液或见赤色等。正如《素问·太阴阳明论》云："饮食不节，起居不时……下为飧泄，久为肠澼。"《证治汇补》云："肠澼者，谓湿热积于肠中。即今痢疾也，故曰无疾不成痢，痢乃湿、热、食积三者。"

鉴别诊断 下利赤白与便血不同。下利赤白是痢疾的临床表现，痢疾虽有时可见纯血便，但以大便中夹有脓血黏液，或白如胶冻，或红如瓜瓤，或红白相杂如鱼脑为特征，多伴见腹痛、里急后重、便次增多等症。便血以血液从肛门排出，或便中带血，或便血混杂，粪便颜色呈鲜红、暗红或柏油样（黑便），或便后滴血，或便下全血为特征，不夹有黏液或脓样物，亦不伴有腹痛、里急后重、便次增多等症。痢疾与泄泻亦不同。二者鉴别见泄泻。

（李琳荣）

biànxiě

便血（henatochezia）

血液从肛门排出，或便中带血，或便血混杂，粪便颜色呈鲜红、暗红或色黑如柏油样，或便后滴血，或便下全血的症状。出自《素问·阴阳别论》。历代文献又有不同称谓。如《灵枢·百病始生》称后血，《伤寒论·辨太阳病脉证并治》称圊血，《金匮要略·惊悸吐衄下血胸满瘀血病脉证治》称下血，并根据下血与排便的先后，提出"远血"和"近血"的名称。张景岳指出"血在便后来者其来远，远者或在小肠，或在胃……血在便前来者其来近，近者或在广肠，或在肛门"。《寿世保元》与《证治要诀》又将大便下血，血在便前，血色清鲜者，称为肠风。《医学入门》与《血证论》

等将大便下血，浊而不清，色暗不鲜，肛门肿硬疼痛者，称为脏毒。《医学入门》称便血即出有力，如箭射之远者，为血箭。

发生机制 便血的产生有虚有实。实证多由风、热客于下焦，或湿热、积滞、热毒侵袭肠胃，损伤血脉所致；虚证多因久病正虚，脾虚不能摄血，肾虚不能固下，或肝失所藏，血溢脉外所致。如外感风、热阳邪，或七情郁而化火，风火交迫，内乘胃肠，灼伤血络，则先血后便，血下如溅，质清色鲜，或纯下鲜血。如嗜食辛辣酒肉肥甘，或久居湿地，外感湿邪，化热酿毒，下注大肠，壅滞气血，腐败成脓，则便下紫黑污血，晦暗不鲜如黑豆汁，或成片作块。如久病不愈，耗伤营血，或醉饱房劳，劫伤肾阴，或郁怒伤肝，耗伤肝阴，肝肾阴虚，水亏火旺，扰动血络，则先便后血，血色深红，点滴而下。如素体阳虚，或劳累过度，或大病不复，脾肾两虚，统摄无力，封藏失职，血溢脉外，则先便后血，血稀色淡，或黑腻如柏油。正如《证治汇补》曰："纯下清血者，风也。色如烟尘者，湿也。色暗者，寒也。色红者，热也。"《类证治裁》亦云："其色鲜稠为实热迫注，……色稀淡为脾胃虚寒。"

鉴别诊断 便血与下利赤白不同。二者均可见便中带血，或便下全血，但下利赤白以大便中夹有脓血黏液，并伴见腹痛、里急后重、便次增多等症为特征。便血以便中带血，或便血混杂，或便后滴血，或便下全血为特征，不夹有黏液或脓样物，亦不伴有腹痛、里急后重、便次增多等症。此外，因肛裂、肛痈、肛瘘、痔疮等疾病导致便血者，不属此症

范畴。

(李琳荣)

xièxià bùshuǎng

泻下不爽 (unsmooth diarrhea)

大便排出不畅快，总感觉滞涩难尽的症状。

发生机制 泻下不爽总因湿滞大肠，气机不畅，传导失司所致。如外感湿热，或饮食辛辣肥甘，湿热内生，蕴结大肠，则腹痛，泻下黄糜，黏滞不爽；如情志不遂，肝郁乘脾，化热生湿，阻滞大肠，则腹痛腹泻，排出不爽，兼腹胀矢气；如饥饱无度，食滞胃肠，则便泄不爽，夹有未消化食物，酸腐臭秽难闻，泻后腹痛减轻；如脾胃素弱，运化无力，水湿中阻，则食少腹胀，便溏不爽。

鉴别诊断 泻下不爽与便秘不同。二者均有排便困难，但泻下不爽以大便排出不畅快，时时欲便而感觉艰涩不畅，排便时间延长，排便次数增多或正常为特征，粪质一般不太干燥，虽亦有患者粪质偏干，如枣如粟者，但腹部无胀满硬痛之苦。便秘以大便在肠道内滞留过久，粪质干硬，不经处理难以自行排出，或大便虽不干燥，但无力排出而便次减少，甚至数日不便为特征，多伴有腹部胀满硬痛等症。

(李琳荣)

lǐjí hòuzhòng

里急后重 (tenesmus)
腹痛窘迫，时时欲便，频频登厕，便出不爽，感觉肛门重坠的症状。为痢疾的主要临床表现。出自《难经·五十七难》：“大瘕泄者，里急后重，数至圊而不能便，茎中痛。”

发生机制 里急后重多因湿热内阻，肠道气滞所致，亦有因痢久不愈，气血两虚，津伤阴弱所致者。如湿热壅滞，热迫大肠，则腹痛里急，时时欲便；湿阻气机，恶浊之物欲出不得，则肛门重坠，便出不爽。正如《伤寒来苏集》卷四所说：“暴注下迫属于热，热利下重乃湿热之秽气郁遏广肠，固魄门重滞而难出也。”如久痢伤脾，运化失司，气虚下陷，则肛门重坠，甚至脱肛不收；余邪未尽，阴血耗伤，虚热内扰，则里急欲便而努挣难出。

鉴别诊断 里急后重与肛门气坠不同。二者均有肛门重坠的感觉，但里急后重是痢疾的主症之一，同时伴有腹痛里急，时时欲便，便下黏液脓血等症。肛门气坠多见于脾虚气陷，久泄脱肛患者，腹痛不甚明显，亦无里急、黏液脓血便等症。

(李琳荣)

gāngmén zhuórè

肛门灼热 (burning sensation in the anus)
排便时肛门感觉灼热不适的症状。

发生机制 肛门灼热多因大肠湿热下注，或大肠郁热下迫直肠所致，常见于热泻或湿热痢。

鉴别诊断 肛门灼热与里急后重不同。二者同属于排便感觉异常，肛门灼热以排便时肛门感觉灼热不适为特征，既可见于热泻，又可见于湿热痢。里急后重是痢疾的主症之一，同时伴有腹痛里急，时时欲便，便下黏液脓血等症。

(李琳荣)

wèn fùnǚ

问妇女 (inquire about women)
医生通过询问妇女的月经、带下、妊娠、产育等情况以了解病情的问诊方法。

理论依据 月经、带下、妊娠及产育属于妇女的正常生理活动，是脏腑、气血津液、经络等协同作用于子宫、乳房的反应。因此，这四方面的异常，不仅属于妇科常见疾病，也是脏腑、气血津液、经络等全身病理变化的反映。在月经期、妊娠期、产育期患其他疾病，不仅要考虑其他疾病的病变特点及其对月经、妊娠、产育的影响，同时还要考虑到月经、妊娠、产育对其他疾病变化的影响，以便正确指导临床诊断治疗。因而，即使一般疾病也应询问月经、带下情况，作为诊断妇科疾病或其他疾病的依据。正如《千金要方》说：“妇人之别有方者，以其胎妊、生产、崩伤之异故也。……所以妇人别立方也。”

妇女在非月经期、妊娠期、产育期患病，对于月经、妊娠、产育的情况，一般作为个人生活史询问。

基本内容 问妇女除了询问一般情况、主诉、现病史、既往史、家族史等的内容外，应侧重了解月经、带下、妊娠、产育等情况；对育龄期妇女，还应询问妊娠、胎产情况，如妊娠次数，有无自然流产、人工流产及其次数，分娩次数、分娩时情况，是否顺产、难产、剖宫产、产时出血情况等；产后妇女应问其恶露情况、婴儿是否母乳喂养及乳汁分泌情况等。

注意事项 因妇科疾病与年龄有密切关系，临床注意对妇女年龄的询问，在诊断上有较大的参考意义。如14～18岁青春发育期女性，肾气初盛，天癸始至，冲任二脉通盛未稳，常引起月经不调、原发性痛经；如年逾18周岁，月经仍未初潮，则属原发性闭经，应进一步了解其致病原因；育龄期女性在胎产哺乳期，操劳过度，或七情内伤，使阴阳气血耗伤，或气滞血瘀，易发经带胎产诸疾；绝经期女性，肾气渐衰，脾胃虚弱，易致阴阳失调，出现月经紊乱等绝经前后诸症；若绝经后女性，又见阴道出血，或见杂色带下，应警惕生殖系的恶性肿瘤。

（李琳荣）

wèn yuèjīng

问月经（inquire about the menstruation）

医生通过询问月经的周期，行经的天数（经期），月经的量、色、质以及有无闭经或行经腹痛等伴随症状等情况以了解病情的诊断方法。

理论依据 月经是脏腑、气血、经络、天癸协同作用于子宫的生理现象。月经的主要成分是血，而血的生成、统摄和运行，有赖于气的生化与调节。气血来源于脏腑，五脏安和，气血通畅，则血海按时满盈，经事如期。在五脏六腑及诸经脉中，肾、肝、脾、胃和冲、任两脉的功能以及气血津液的盛衰与月经的形成密切相关。肾主藏精，肝主藏血，精血为月经生成之本。胃主受纳水谷，脾主运化精微，为生精化血之源。冲任二脉起于女子胞宫。肝肾、脾胃相互资生促进，则精充血足，汇于冲任，下达胞宫，满而后溢，形成月经。正如《素问·上古天真论》云："女子二七而天癸至，任脉通，太冲脉盛，月事以时下，故有子；……七七任脉虚，太冲脉衰少，天癸竭地道不通，故形坏而无子也。"明·薛立斋《女科撮要》说："夫经水，阴血也，属冲任二脉主，上为乳汁，下为月水。"可见，脏腑、经脉、气血的作用协调，则月经正常，脏腑、经脉、气血失调或损伤，则会成为月经病。因此，询问月经的有关情况，

可以诊察相关脏腑的功能状况及气血的盛衰运行，为诊断月经病及妇科相关疾病提供依据。

基本内容 月经是周期性、规律性的子宫出血。一般每月一次，信而有期，又称月汛、月水或月信。健康而发育成熟的女子，一般到十四岁左右月经第一次来潮，称为初潮。到四十九岁左右，月经便停止，称为绝经。正常月经周期约28天，行经期一般3～5天。经期排出的血量一般为50～80ml，月经的颜色正红。经质不稀不稠，不夹杂血块。行经时可能伴有轻微腰酸，或小腹、乳房稍胀，体倦嗜睡，情绪不稳等，一般不影响生活和工作，月经之后诸症自然消失。分析月经异常的机制，要以期、量、色、质为主要依据，因此，问月经应注意了解月经周期的长短，行经的天数（经期），月经量的多少，经色深浅，有无瘀块、杂质，有无闭经或行经腹痛等伴随症状。必要时可询问末次月经日期，以及初潮或绝经年龄。临床常见的月经异常表现在量、期、色、质、伴随症状等方面。

经量异常包括月经过多和月经过少。经期异常包括月经周期和行经天数的异常。经色、经质异常包括经色浅淡、质清稀和经色紫暗、质浓稠等。痛经指正值经期或行经前后，出现周期性小腹疼痛，或痛引腰骶，甚至痛而晕厥。

注意事项 问月经时应注意结合年龄询问，青春发育期女性，肾气初盛，天癸始至，冲任二脉通盛未稳，常引起月经不调、原发性痛经；如年逾18周岁，月经仍未初潮，则属原发性闭经，应进一步了解其致病原因；绝经期女性，肾气渐衰，脾胃虚弱，易

致阴阳失调，出现月经紊乱等绝经前后诸症。

（李琳荣）

jīngliàng yìcháng

经量异常（abnormal menstrual amount）

月经量较正常量明显增多或减少的症状。

渊源 月经过多，最早见于《金匮要略·妇人杂病脉证并治》，在"温经汤"下有"兼取崩中去血，或月水来过多，及至期不来"的记载；《丹溪心法》《证治准绳》《傅青主女科》《医宗金鉴》等皆称经水过多；《圣济总录·论室女经候不调》中载有"室女经水过多，连绵不绝……"；《济阴纲目》又载"经水过多不止""月水不断"；《妇科玉尺》中则有"来多不已"的记载。

月经过少，最早见于《金匮要略》，称经水不利；《诸病源候论·月水不调候》有"月水……乍少"的记载；《丹溪心法》《证治准绳》皆谓"经水涩少"；《妇人良方》和《女科经纶》又有"月水不利"之称。

临床意义 经期排出的血量一般为50～80ml，月经量的异常，既是诊断月经病的主要指标，又是辨别病证寒热虚实的重要依据，亦对确定月经病的治疗原则和方法具有指导意义。

月经周期基本正常，但经量明显减少，甚或点滴即净，属虚证者或因营血衰少，血海亏虚，或因肾气亏虚，精血不足所致；属实证者多因寒凝、血瘀或痰湿阻滞引起。月经周期基本正常，但经量明显增多，多因血热，冲任受损；或因气虚，冲任不固，经血失约；或因瘀阻胞络，络伤血溢等所致。不在行经期间，阴道大量出血，或持续下血，淋漓

不止者，称为崩漏。一般来势急，出血量多的称崩，或称崩中；来势缓，出血量少的称漏，或称漏下。崩与漏在病势上虽有缓急之分，但发病机制基本相同，在疾病演变过程中，又常互相转化，交替出现，故统称为崩漏；其原因或由热伤冲任，迫血妄行；或因脾肾气虚，冲任不固，不能约制经血；或因瘀阻冲任，血不归经所致。在行经年龄，既非受孕又非哺乳而连续停经3个月以上不来潮者，称为闭经，虚证多因气虚血亏，血海空虚所致；实证多因气滞血瘀，或寒凝痰阻，胞脉不通而致。有因生活环境的改变而停经者，若无明显症状，则不一定属于病态。

(李琳荣)

经期异常 (abnormal menstrual cycle)

jīngqī yìcháng

月经周期和行经天数不正常的症状。

渊源 正常月经周期28天左右，行经期一般3～5天。经期异常包括月经先期、月经后期、月经先后不定期、经期延长等。

月经先期，在中医文献中又称为"经早""月经前期""经水先期"，早在《金匮要略·妇人杂病脉证并治》中就有"经水一月再见"的记载。但明代以前，未作独立的论述，与月经后期、经期延长、月经过少等合称"月经不调"。至明代《万氏女科》始分别论述。

月经后期，在中医文献中又称为经迟、月经落后、经水后期、经行后期。最早见于《金匮要略·妇人杂病脉证并治》，在"温经汤"方下有"至期不来"的记载。其后《备急千金要方》《圣济总录》对其病因、病机、及治法和方药均有论述。《丹溪心法》始将月经后期作为一个病证论述，称为经水过期，并从期、量、色、质的不同提出辨证要点和治疗方法。

月经先后不定期，在中医文献中又称"经水先后无定期""经行先后无定期"等。最早见于《圣济总录·妇人血气门》称为经水不定。明代《万氏女科》称为经行或前或后，并指出应"悉从虚治，加减八物汤主之"。《景岳全书·妇人规》称为经乱，分血虚经乱和肾虚经乱，较为详细地论述了病因病机、治法方药及预后和调养方法。《傅青主女科》等对此亦有详细论述。

经期延长，中医文献中又称月水不绝、经事延长。最早见于《诸病源候论》，称为月水不断，并指出病因病机是劳伤冲任，经脉气虚，不能制约经血。《校注妇人良方》进一步指出此病有虚有实；"或因劳损气血而伤冲任，或因经行而合阴阳，以致外邪客于胞内，滞于血海故也。"

临床意义 月经周期和/或行经天数的异常，既是诊断月经病的主要指标，又是辨别病证寒热虚实的重要依据，亦对确定月经病的治疗原则和方法具有指导意义。

月经先期以月经周期提前七天以上，甚至半月一至为诊断要点。兼见心烦易怒，胁痛口苦，经色深红，质稠不淡，舌红脉数者，多因肝经有热，血不内藏于肝而提前疏泄所致；兼见心悸气短，少气懒言，经色淡红而稀，舌淡而嫩，脉缓无力者，多因气虚不能固涩，脉络松弛所致。

月经后期以月经周期延后七天以上，甚至四五十日一至为诊断要点。兼见经行小腹冷痛，量少、色黑夹块，舌淡脉弱者，多因寒凝胞宫，血行不畅所致；兼见腹痛喜温喜按，量少色淡质清稀，多因冲任虚寒，胞失温煦，运血无力所致；兼见小腹空痛，量少色淡，无血块者，多因营血亏虚，冲任失养，血海不能如期满溢所致；兼见小腹胀痛，量少色暗，有小血块者，多因肝郁气滞，经脉壅阻，血瘀胞宫所致。

经行先后无定期以月经不按周期来潮，时或提前时或错后在七天以上为诊断要点。兼见经前或经行胸胁少腹胀痛，量或多或少，色暗有块者，为肝郁气滞，疏泄失调所致；兼见腰骶酸痛，量少色暗质清者，多因肾虚不固，冲任虚寒，气血虚滞所致。

经期延长以行经时间超过七天以上，甚至淋漓半月始净，而月经周期基本正常为诊断要点。兼见量较少、经色淡、质清稀者，多因气虚冲任不固，经血失于制约所致；兼见经量少、色鲜红、质黏稠者，多因热扰冲任，血海不宁，迫血妄行所致；兼见经量时多时少、时出时止、淋漓不断、经色紫暗有血块、伴见腹痛等证者，多因瘀血阻滞，新血不得归经所致。

(李琳荣)

经色、经质异常 (abnormal menstrual color and property)

jīngsè、jīngzhì yìcháng

月经的颜色及形质不正常的症状。经色异常包括月经颜色较正常浅淡或紫暗，经质异常有清稀和浓稠之别。

渊源 《丹溪心法·妇人》记载有"经不调而血水淡血"。《女科经纶·月经门》亦云"经水不调，而水色淡白者，气虚也，宜参术归芍黄芪香附之属"。《女科证治准绳》《济阴纲目》等对其发病机制和治疗原则作了较详细的阐发。《景岳全书·妇人规》有经色"紫而兼黑""沉黑色败""紫与黑相近"以及"紫而浓""浓而成片"的记载。《医宗金鉴·妇科心法要诀》中有"色深红而浊""稠黏臭秽"以及"色浅淡而清，则为不足之热也"等记载。

临床意义　正常经色正红，经质不稀不稠，不夹杂血块。经色和/或经质异常是辨别病证寒热虚实的重要依据。一般而言，经色淡红质稀，多属气虚血少；经色深红质稠，多属血热内炽；经色紫暗，夹有血块，兼小腹冷痛者，多属寒凝血瘀，兼小腹胀痛者，多属气滞血瘀；经色黄褐，夹有黏液者，多属痰瘀互阻。

（李琳荣）

tòngjīng

痛经（dysmenorrhea; menalgia）

妇女在经期前后或正值经期出现周期性小腹疼痛，或痛引腰骶，甚至痛而晕厥的症状。又称经行腹痛。

发生机制　中医认为痛经的发生，主要由胞宫气血运行不畅所致。月经以血为本，以气为用。冲任血海充盈，溢于胞宫，出于阴道，则产生月经。气血充沛，气顺血和，则经行通畅无阻，自无疼痛之苦。如气虚血少，血海亏虚，则不荣而痛；气滞血瘀，经行不畅，则不通而痛。可见，痛经的病机有虚有实。实证多由气滞、血瘀、寒凝、郁热所致；虚证多因气血虚弱、肝肾亏损、冲任虚寒所致。临床可根据痛经的发生时间、疼痛性质和部位以及经量、经期、经色、经质及舌、脉变化进行综合分析。如《医宗金鉴·妇科心法要诀》云："凡经来腹痛，在经后痛，则为气血虚弱；经前痛，则为气血凝滞。

若因气滞血者，则多胀满。因血滞气者，则多疼痛。更当审其凝滞作胀之故，或因虚、因实、因寒、因热而分治之也。"如经前或经行小腹冷痛，得温痛减，面青，舌淡，脉弦而缓者，多为寒凝胞宫，经脉挛急所致；如经前或经行小腹胀痛，兼见胸、胁、乳房、腰骶胀痛，舌红脉弦者，多为肝郁气滞，血行不畅所致；如经前或经行小腹刺痛，血有瘀块，块下痛减，腹痛拒按者，多为瘀血阻络，脉道不通所致；如经后一二日或经行小腹隐隐作痛，月经量少，舌淡嫩，脉细弱者，多因脾虚气弱，生化不足，或肝肾不足，精不化血致气血两虚，胞脉失养所致。

鉴别诊断　伴随月经周期，在经前或经期有轻微的小腹不适或胀痛，为生理现象，一般不作病症讨论。痛经以经行小腹疼痛，伴随月经周期而发作为特征，疼痛可引及全腹或腰骶部、会阴部，一般多发生在行经第一、二天或经期前一、二日，随后逐渐减轻或消失，亦有延续至经净或经后始发病者，但亦在一、二日内痛止。疼痛程度有轻有重，一般无腹肌紧张或反跳痛，经血排出则疼痛缓解。其他病证所出现的腹痛亦可发生在经期或在经期加重，临证时当详问病史，细查疼痛体征，必要时进行全身检查或妇科检查，以资鉴别。

（李琳荣）

wèn dàixià

问带下（inquire about the leucorrhea）

医生通过询问妇女带下量的多少、颜色、质地、气味及伴随症状等情况以了解病情的诊断方法。

理论依据　带下的记载最早见于《黄帝内经》。《素问·骨空论》云："任脉为病，男子内结七疝，女子带下瘕聚。"《诸病源候论》首次提出带下病的名称，并指出带下有青、赤、黄、白、黑五色之异。临床以白带、黄带、赤白带最为多见。《校注妇人良方》认为"病生于带脉，故名带下"。《素问玄机原病式》认为带下的病因是湿热。《景岳全书》则以房事不节、肾虚不固为带下病的重要病因。《四圣心源·妇人解》云："带下者，阴精之不藏也。"《傅青主女科》，将带下列为全书首卷，分述白、黄、青、黑、赤五种带下的证治，创制完带汤、易黄汤等方疗效显著，一直沿用至今。综合历代文献所述，中医认为带下为脏腑阴精所化，由任脉担任，带脉约束，与肾、肝、脾等脏腑功能密切相关。妇女阴道润泽，带下少量、质黏、无色、无臭，是肾气充盛，肝气调达，脾气健运，任、带约束的表现。若外感寒湿、湿热、湿毒之邪，或忧思郁怒伤肝，饮食劳倦伤脾，或房事不节伤肾，则阴精不藏，水湿不运，任脉不固，带脉失约，导致带下量多，绵绵不断，并伴有颜色、质地、气味的改变，则为带下病。

基本内容　带下是妇女阴道内的一种少量、质黏、无色、无臭的阴液，具有润泽阴道、防御外邪入侵的作用。如清·王孟英说："带下女子生而即有，津津常润，本非病也。"在月经前后、排卵期或妊娠早期，带下稍有增多，属生理现象。若带下过多，淋漓不断，或伴有颜色、质地、气味等异常改变者，均属病理性反应。问带下，应注意量的多少、颜色、质地、气味变化及伴随症状等。中医根据带下颜色的不同，而有白带、黄带、赤带、青带、黑带、赤白带及五色带等名称，临床以白带、黄带、赤白带较为多见。

带下量多，色白、无臭，清稀如涕，兼纳差食少、口淡乏味，倦怠乏力，面浮肢肿，腹胀便溏，舌淡，脉弱者，为脾虚失运，湿邪下注。带下量多，色白而清稀如水，或透明如蛋清，或质黏呈拉丝状，兼腰膝酸软，头晕耳鸣，少腹及阴部有明显冷感，夜尿频多，舌淡苔白，脉沉迟无力者，为肾阳亏虚，寒湿下注。带下量多，色黄或赤，质黏稠厚，气味腥臭，兼阴部瘙痒，小便热赤，心烦易怒，口苦黏腻，舌红苔黄腻，脉弦数者，为肝经郁热，湿热下注。带下量多，赤白混杂，或黄绿如脓，或混浊如米泔，臭秽难闻，兼小腹胀痛，阴部痒痛灼热，烦躁口渴，尿赤便干者，为湿热蕴毒下注。此证若见于绝经后妇女，应警惕子宫或子宫颈或输卵管恶性病变的可能，须及早做专科检查，以防延误病情。

注意事项 临证询问带下量的多少时，应注意问年龄及带下增多的时间。如在月经前后、排卵期或妊娠早期，带下稍有增多，属生理现象。另外，应结合阴道分泌物的相关检查以明确诊断。

（李琳荣）

wèn rènshēn

问妊娠（inquire about pregnence） 医生通过询问妇女的妊娠次数、妊娠情况以及与妊娠相关的症状表现，以了解病情的诊断方法。

理论依据 从受孕至分娩的生理过程，称为妊娠。又称有躯、重身、有子、怀子、怀孕等。妇女受孕以后，脏腑经络的气血下注胞宫以养胎，多呈阴血偏虚、阳气偏亢的状态；随着胚胎逐渐发育成长，胎体逐渐增大，影响脏腑气机的升降，母体发生一系列适应性变化，表现为临床上特殊的生理现象，如月经不潮、早孕反应、脉象滑疾流利等。如《素问·阴阳别论》说："阴搏阳别，谓之有子。"《胎产心法》说："凡妇人怀孕，其血留气聚，胞宫内实，故尺阴之脉必滑数。"若孕妇素有脏腑气血偏盛偏衰，或孕后复感邪气以及劳逸过度、房事不节、跌仆闪挫等，伤及胞宫冲任，加之孕后阴血下注冲任以养胎，出现阴血聚于下，阳气浮于上，甚者气机逆乱，阳气偏亢的状态，易致妊娠恶阻、妊娠心烦、妊娠眩晕、妊娠痫证等病证。由于胎体渐长，影响气机升降失调，形成气郁湿阻、痰湿内停的病理变化，又可致妊娠心烦、妊娠肿胀、胎水肿满等病证。胞脉系于肾，肾藏精，主生长发育生殖，若肾气亏损，则胎元不固，易致胎动不安、滑胎、堕胎、小产等病证。脾胃为气血生化之源，而胎赖血养，若脾虚血少，胎失所养，或气不摄血，可致胎动不安、胎萎不长、胎漏等病证。

基本内容 妊娠期间发生与妊娠有关的疾病，称妊娠病。临床常见的妊娠病有妊娠恶阻、妊娠腹痛、胎漏、胎动不安、滑胎、胎死不下、胎萎不长、妊娠肿胀、妊娠心烦、妊娠眩晕、妊娠痫证、妊娠小便淋痛等。问妊娠应围绕妊娠发生的一系列生理变化，详细询问妊娠次数，有无自然流产、人工流产及其次数，分娩次数，平素月经情况，末次月经时间，乳房、小腹变化，以及饮食、二便、精神状况等相关伴随症状。

停经是妊娠最早与最重要的表现。育龄期妇女有性生活史，月经过期10日以上未至者，应疑为妊娠。但停经不一定就是妊娠，需配合临床检查以确诊怀孕。如在妊娠期阴道有少量的出血，时下时止者，称为胎漏、激经或垢胎。如有腰酸腹痛或下腹坠胀，或伴有少量阴道出血者，称为胎动不安。胎漏、胎动不安常是堕胎、小产的先兆，现代医学称为先兆流产，多由胎元不固，或母体素弱，肾气不足，或气血虚弱，或邪热动胎，或受孕后兼患他疾，或跌仆闪挫，或手术及药物等干扰胎气所致。

约半数妇女在妊娠早期（停经6周左右）出现头晕、乏力、嗜睡、食欲不振、喜食酸物或厌恶油腻、晨起恶心、呕吐等症状，称早孕反应。这些症状一般不需特殊处理，多于妊娠12周左右自行消失。若妊娠后出现比较严重的恶心呕吐，头晕厌食，甚至食入即吐等症状，影响孕妇的正常生活，则为妊娠恶阻，亦称为子病、病儿、阻病等，多因素体肝旺，脾胃虚弱，加之受孕后血聚胞宫养胎，冲脉气盛，夹肝火上逆犯胃，胃失和降所致。若呕吐日久，浆水不入，伤及气阴，可继发气阴两虚的恶阻重症。

妊娠早期，增大的前倾子宫压迫膀胱可出现尿频，约在妊娠12周以后，宫体进入腹腔不再压迫膀胱，尿频症状自然消失。如妊娠期间出现尿频、尿急、淋漓涩痛等症状者，称为子淋，亦称为妊娠小便淋痛，多由肾阴亏虚，命火偏旺，或心火下移小肠，或湿热下注膀胱，气化失司所致。若妊娠期间小便不通，甚至小腹胀急疼痛，心烦不得卧者，称为妊娠小便不通，古名转胞或胞转，多由胎体增大，母体中气不足，无力举胎；或肾气亏虚，系胞无力，胎气下坠，压迫膀胱，水道不通，尿不得出所致。

孕妇在妊娠期间出现烦闷不安，郁郁不乐，或烦躁易怒等现象，称为子烦或妊娠心烦，多由阴虚内热，或痰火上扰，心神不宁所致。妊娠后面目肢体发生肿胀者，称为子肿，多因孕妇脾肾素虚，或过食生冷，或肝郁气滞，随着胎儿逐渐增大，胎阻气机，气不行水，水湿内停所致。妊娠中晚期出现头目眩晕，状若眩冒者，称为子晕，亦称子眩或妊娠眩晕。若于妊娠晚期或正值临产或新产后发生眩晕倒仆，昏不知人，手足搐搦，全身强直，两目上视，须臾醒，醒后复发，甚至昏迷不醒者，称为子痫，亦称妊娠痫证，多因孕妇脏气本弱，因妊娠重虚，精血不足，肝阳上亢，甚则阳亢无制而化风所致。还有因妊娠而出现声音嘶哑，甚至不能出声者，称为子瘖或妊娠失音。妊娠期久嗽不已，伴五心烦热者，称为子嗽或妊娠咳嗽，多属肺阴亏虚或痰火壅肺，肺失宣降，肺气上逆所致。

妊娠四五月后，其腹形明显小于妊娠月份，胎儿存活而生长迟缓者，称为胎萎不长，多因禀赋不足，胞脏虚损，或孕后失养，气血亏虚，胎失所养所致；甚则胎死腹中，不能自行产出，称为胎死不下。妊娠足月到分娩时，胎儿不能顺利娩出，名为难产或产难。

注意事项　问妊娠时应注意配合产前检查，以及时、准确地了解孕妇有无异常情况以及胎儿的发育状况、胎位情况等。

（李琳荣）

wèn chǎnhòu

问产后（inquire about post partum）

医生通过询问妇女新产后及产褥期的生理病理表现以了解病情的诊断方法。

理论依据　新产后，即刚生产后数日内，由于分娩时造成的产伤和出血，以及产时用力、出汗等，使产妇阴血骤虚，阳气浮散，虚热内扰，抗病力弱，常出现畏寒、怕风、微热、自汗等表现。若此时摄生不慎，外感六淫，或饮食不节，或情志不遂，或房劳所伤，使产妇元气更虚，气机郁滞，瘀血内阻，败血妄行，则引起产后的各种病症。《金匮要略》已有"妇人产后病脉证并治"的专论。历代医家将产后常见疾病和危急重症的概括为"三病""三急""三冲"等。如《金匮要略·妇人产后病脉证治》说："新产妇人有三病，一者病痉，二者病郁冒，三者大便难。"《张氏医通》说："败血上冲有三，或歌舞谈笑，或怒骂坐卧，甚者逾墙上屋，口咬拳打，山腔野调，号佛名神，此败血冲心……若饱闷呕恶，腹满胀痛者，曰冲胃……若面赤呕逆欲死，曰冲肺……大抵冲心者，十难救一。冲胃者，五死五生。冲肺者十全一二，产后，口鼻起黑色而鼻衄者，是胃气虚败而血滞也，急用二味参苏饮。稍迟不救。"又说："产后诸病，惟呕吐、盗汗、泄泻为急。三者并见必危。痰闭心窍。"可见，详细询问妇女新产后及产褥期情况及相关症状，对产后病的诊治具有重要意义。

基本内容　产妇在新产后至产褥期中发生与分娩或产褥有关的疾病，称为产后病。临床常见的产后病有产后血晕、产后痉症、产后腹痛、产后恶露不绝、产后发热、产后大便难、产后排尿异常、产后自汗盗汗、产后身痛、缺乳、乳汁自出等。问产后的内容包括询问产时情况、分娩方式、出血多少、有无产伤、产后有无发热、恶寒持续时间、出汗时间及量的多少、有无身痛、尿频、尿闭等。

新产后子宫在复原的过程中可出现下腹轻微阵痛，约一个半月左右子宫缩复至孕前状态，一般无需处理。若产后以小腹疼痛为主症者，称产后腹痛，多由产后血虚，冲任失养；或寒凝气滞，瘀阻胞宫所致。

新产后有余血浊液从子宫通过阴道排出，称为恶露，一般在三周左右排净。产后恶露持续二十天以上仍淋漓不断者，称为恶露不绝，多因产后气虚不能摄血，冲任不固；或素体阴虚，复因产时失血，阴血更虚，虚热内扰，或外感热邪，或肝郁化热，热扰冲任，迫血下行；或产后胞虚，寒凝血瘀，或胞衣残留，血不归经所致。

产妇新产后即有乳汁分泌，一般产后十二小时便可开始哺乳，如产后乳汁甚少，或全无，称为缺乳，亦称乳汁不足或乳汁不行，多因产妇脾胃虚弱，气血生化之源不足；或因肝郁气滞，乳汁运行受阻所致；亦有因精神紧张，劳逸失常、哺乳方法不善影响乳汁分泌者。产后乳汁不经婴儿吮吸而不断流出者，称为乳汁自出，亦称漏乳或乳汁自涌，多因产后中气不足，胃气不固，乳汁随化随出；或郁怒伤肝，疏泄太过，迫乳外溢所致。

产妇分娩后，突然头晕眼花，不能坐起或心胸满闷，恶心呕吐痰涌气急，心烦不安，甚则口噤神昏，不省人事，称为产后血晕，多由阴血暴亡，心神失养；或瘀血上攻，扰乱心神所致。产后发生四肢抽搐，项背强直，甚则口噤，角弓反张，称为产后痉证，多由产后亡血伤津、心肝血虚，筋脉失养；或亡血复汗，邪毒乘虚直窜气血筋脉所致。产褥期内出现发热持续不退，或突然高热寒战，并伴有其他症状者，称为产后发热，多由产时感染邪毒，邪正交争；或产后阴血亏虚，阳气浮散；或元气亏虚，易感外邪；或瘀血内阻，壅滞气机所致。产后大便艰难，或数日不解，或排便时干燥疼痛，难以解出者，称为产后大便难，多由分娩失血，阴血津液亏虚，肠道失于濡润，传导不利所致。新产后小便不通或尿意频数，甚则小便失禁者，统称为产后排尿异常，多由素体虚弱，产时复伤气血，肺脾肾之气益虚，膀胱气化失司，或接生不慎，难产手术损伤，膀胱失约所致。产褥期间出现肢体疼痛、麻木、重着者，称为产后身痛，多由产后气血俱虚，或风寒湿邪乘虚而入留着经络、关节所致。

注意事项 问产后除以上内容外，还须注意"三审"。一审小腹痛与不痛，以辨有无恶露停滞；二审大便通与不通，以验津液盛衰；三审乳汁行与不行和饮食的多少，以察胃气强弱。同时，还须配合必要的辅助检查，综合分析，以明确诊断。

(李琳荣)

wèn xiǎo'ér

问小儿 (inquire about children)

医生通过询问小儿出生前后情况、喂养情况、生长发育情况及预防接种等情况以了解病情的问诊方法。

理论依据 小儿生机蓬勃，生长发育迅速，为"纯阳"之体，多见"肝常有余"及"心常有余"的状态。因其形气未充，脏腑娇嫩，与成人相比，五脏六腑功能皆属不足，其中以肺、脾、肾

三脏尤为突出，故又为"稚阴稚阳"。加之小儿病证的病因比较单纯，易外感、伤食、受惊等，临床多表现出发病较急，传变迅速，易虚易实，易趋康复等病理特点。临证结合小儿的生理病理特点进行询问，可为儿科疾病的诊断提供重要依据。

基本内容 问小儿的内容，应根据小儿的生理病理特点，视小儿的年龄阶段不同而有所侧重。如新生儿应详细询问出生前后情况。婴幼儿应了解喂养情况，其是否患过麻疹、水痘等传染病及预防接种情况，以及是否受惊、着凉，有无伤食吐泻、惊叫、发热喘咳、抽搐等情况。

新生儿（出生后至1个月）的疾病多与先天因素或分娩情况有关，应着重询问妊娠期及产育期母亲的营养健康状况，有何疾病，曾服何药，分娩时是否难产、早产等，以了解小儿的先天情况。婴幼儿（1个月至3周岁），发育较快，应重点询问喂养方法及坐、爬、立、走、出牙、学语的迟早情况，从而了解小儿后天营养状况和生长发育是否符合规律，为这一年龄段常患的营养不良、呕吐、腹泻及"五迟""五软"等病证的诊断提供参考。

小儿6个月至5周岁，从母体获得的先天免疫力逐渐消失，而后天的免疫机能尚未形成，故易感染水痘、麻疹等急性传染病。预防接种，可以帮助小儿建立免疫机能，以减少感染发病。患过某些传染病，如麻疹，常可以获得终身免疫力，而不会再患此病。密切接触传染病患者，如水痘及某些肝病等，常可以引起小儿感染发病。另外，如梅毒、艾滋病、病毒性肝炎等疾病可以由母婴传播而使小儿染病。因此，询问上

述情况可作为确定诊断的重要依据。

由于小儿脏腑娇嫩，抵抗力弱，调节功能低下，易受气候及环境影响，感受六淫之邪而导致外感病，出现发热恶寒、咳嗽、咽痛等症；小儿脾胃薄弱，消化力差，极易伤食，出现呕吐、泄泻等症；婴幼儿气阴不足，脑神经发育不完善，易受惊吓，而见哭闹、发热、惊风等症。所以要了解小儿致病原因，应注意围绕上述情况进行询问。

此外，还应当询问小儿家族遗传病史，为遗传病的诊断提供依据。

注意事项 小儿问诊的基本内容与成人相似，但由于较小的婴幼儿不会语言或语言表述不清，问诊困难较多，需注意对其家属或陪诊者的询问。另外，许多儿科疾病与年龄有密切关系，如脐风、胎黄、脐血、脐疮等，多见于一周内初生儿；鹅口疮、脐突、夜啼等，多见于乳婴儿；遗尿则多见于三岁以上小儿。临证应注意询问患儿的实足年龄，对诊断疾病以及治疗用药都具有重要意义。

(李琳荣)

wèn nánzǐ

问男子 (inquire about men)

医生通过询问男子生殖机能及相关情况以了解病情的问诊方法。

理论依据 阴茎勃起、排泄精液是成年男子的正常生理活动，是脏腑、经络、气血津液等协同作用于精囊、阴茎的反应。男子出现阳痿、阳强、遗精、早泄、滑精或不射精等异常变化，既属于男科的常见疾病，也是脏腑、气血津液、经络等全身病理变化的反映。临证不仅要考虑其他疾病对男子生殖机能的影响，同时还

要考虑到阳痿、阳强、遗精、早泄、滑精或不射精等异常变化对其他疾病的影响，以便正确指导临床诊断治疗。如《诸病源候论》说："肾藏精，精者血之所成也，虚劳则生七伤六极，气血俱损，肾家偏虚，不能藏精，故精血俱出。"针对男子的生殖机能及相关情况加以询问，可为男科疾病及相关疾病的诊治提供参考。

基本内容 问男子除一般问诊内容外，还应询问有无阴茎勃起及排精方面的异常情况。主要包括阳痿、阳强、遗精、早泄。此外，临床还可见走阳（性交时精泄不止）、精浊（尿前或尿后经常流出少量白色黏稠物，茎中作痛）、不射精（同房时不能排出精液）、阴冷（自觉前阴寒冷）、阴缩（阴茎、睾丸和阴囊内缩）等表现。

注意事项 临证问男子时，应注意结合望诊、闻诊、切诊及男科相关检查的内容进行综合分析判断。

（李琳荣）

yángwěi

阳痿（impotence） 阴茎不能勃起，或阴茎虽能勃起，但勃起不坚，或坚而不持久，以致不能完成性交的症状。又称阳萎、阴萎、阳事不举。《素问·阴阳应象大论》《素问·五常政大论》《灵枢·邪气脏腑病形》等以及《诸病源候论》等书称阴萎，《灵枢·经筋》篇称阴器不用、不起，《和剂局方》称阳事不举，《景岳全书》称阳痿。

发生机制 肾为作强之官，主生殖；肝为将军之官，主疏泄，肾与肝一藏一泄，并与心脾协调配合，调节男子的阴茎正常勃起，并保持其硬度足以完成性交及排精功能。阳痿的发生，多责之于

肝、肾，而兼及心、脾。正如《素问·痿论》所说："五脏使人痿何也……肺主身之皮毛，心主身之血脉，肝主身之筋膜，脾主身之肌肉，肾主身之骨髓……肝气热，则胆泄口苦，筋膜干，筋膜干则筋急而挛，发为筋痿……思想无穷，所愿不得，意淫于外，入房太甚，宗筋弛纵，发为筋痿。"《黄帝内经素问集注》云："前阴者，宗筋之所聚……入房太甚则宗筋弛纵，发为阴痿。"如阳痿精冷，兼腰膝酸软，神疲倦怠，畏寒肢冷者，为肾阳不足，命门火衰所致；如阳痿精少，兼心悸失眠，神疲乏力，纳呆食少，腹胀便溏，面色萎黄者，为心脾两虚，气血不足所致；如阳痿兼情志抑郁或烦躁易怒，胸胁胀痛者，为肝郁气滞，血行不畅所致；如阳痿兼心悸胆怯，多疑易惊，夜寐不安者，为惊恐伤肾，胆虚精却所致；如阳痿兼阴囊潮湿，瘙痒腥臭，下肢酸困，小便黄赤者，为湿热下注，宗筋弛纵所致；如阳痿继发于外伤或手术之后，多属瘀血阻络所致。

鉴别诊断 一般而言，阳痿的发生率随年龄增长而增加。若因年老性机能减退，如《素问·阴阳应象大论》所云，"年六十，阴痿"，则为正常生理现象，不属病态。偶然因过度疲劳、情绪不佳、患病发热等因素引起的一时性阴茎勃起障碍，亦不能视为病态。

阳痿与早泄、遗精不同。遗精与早泄病情较轻，遗精以不因性生活而精液自行遗泄为特征。早泄以同房时，阴茎能勃起，但过早射精，射精之后因阴茎萎软而不能完成正常性交为特征。阳痿病情较重，以性交时阴茎不能勃起为特征。遗精、早泄等疾病

日久不愈，进一步发展均可导致阳痿的发生。

（李琳荣）

yángqiáng

阳强（abnormal erection） 阴茎异常勃起，经数小时、数日甚至逾月不衰的症状。又称阳举不衰。《诸病源候论》谓"茎长兴盛不痿，精液自出"；《灵枢·经筋》称纵挺不收；《灵枢·经脉篇》《针灸甲乙经》称阴挺长；《诸病源候论》《备急千金要方》《世医得效方》等谓强中；《医学纲目》《类证治裁》等称阴纵、阴纵不收；《杂病源流犀烛》称阴挺、茎强、茎强不疾；《石室秘录》《本草经疏》名为阳强不倒。

发生机制 阳强的发生，病在肾、肝，总属火热。实者，多因体质素壮，性欲亢进，肝郁化火所致；虚者，多因色欲过度，房事不节，劫伤肾阴，相火妄动所致。如阴茎勃起异常，胀痛剧烈，伴急躁易怒，心烦口苦者，属肝火炽盛；若疼痛较轻，勃起时间较短，伴性欲亢进，头晕耳鸣，腰酸盗汗者，属阴虚火旺。

鉴别诊断 阳强与性欲亢进不同。性欲亢进之阴茎勃起受性欲影响较大，得到性满足，精液排出之后，则立即松软下来。阳强之阴茎勃起异常，茎体强硬，久而不衰，触之则痛，或伴有精流不止，相当于西医学的阴茎异常勃起症。

（李琳荣）

yíjīng

遗精（nocturnal emission） 男子不因性交或手淫而精液自行频繁泄出，并出现相关全身症状的病证。历代医家均归属于"虚劳"范围。《灵枢·本神》称精自下，《金匮要略》《诸病源候论》称

失精。若有梦而遗者，《金匮要略》称梦失精，《诸病源候论》称梦泄精，《备急千金方》称梦泄。自《金匮要略》以后，历代医家均将遗精一症根据有梦或无梦大体上分为两类：有梦而遗者称梦遗，无梦而遗甚至清醒时精液自流者称滑精。

发生机制　遗精多由肾虚精关不固，或君相火旺、湿热下注所致。劳心杂念、因梦而遗者，属心肝火旺，或心肾不交，神伤于上，精摇于下所致，病症较轻。正如《陆氏三世医验》说："因思虑太过，心血则无以养其神，而心神飞越，因有梦交之事，神不守舍，则志亦不固，而肾精为之下遗。"《格致余论》又云："主闭藏者肾也，司疏泄者肝也，二脏皆有相火，而其系上属于心，心君火也，为物所感则易动，心动则相火亦动，动则精自走。"年少虚损或纵欲过度，精关不固，无梦而泄者，属肾气不固，精关不摄所致，病症较重。《诸病源候论》云："肾藏精，今虚弱不能制于精，故因见闻而精溢出也。"又如《临证指南医案》云："成婚太早，精血未满，久泄必关键不摄。"如遗精频作，或尿时有少量精液外流，小便热涩浑浊，口苦而腻，舌红苔黄腻者，属嗜食肥甘厚味，湿热下注所致。如《沈氏尊生书》云："脾胃湿热，气化不清，而分注膀胱，……阴火一动，精随而出，此则不待梦而自遗。"

鉴别诊断　成年未婚男子或已婚夫妻分居，长期无性生活者，一月遗精1~2次，次日并无不适感或其他症状，属正常生理现象，称溢精。遗精次数频繁，并出现全身症状者方为病态。遗精与精浊、走阳、早泄不同。精浊以尿道口时时流溢出米泔样或糊状浊物，滴沥不断，茎中痒痛为特征，而遗精则无痛感。走阳以性交时精泄不止为特征；遗精表现为不性交而精自泄出；早泄则以性交时间极短，甚则在阴茎尚未插入阴道前即已射精，且不能自我控制，以致不能继续进行性交为特征。

（李琳荣）

zǎoxiè

早泄（premature ejaculation）

性交不能持久，甚至一触即泄，不能进行正常房事的症状。

发生机制　早泄可分实、虚两类。实证以初起及青壮年为多，由湿热蕴结或相火妄动而致；虚证以久病及体虚、年老为多，可因肾气亏虚、精关失固所致。

鉴别诊断　早泄与阳痿关系至为密切，二者在病因、病机、治法等方面均有相类似之处，但临床表现不同，早泄是因过早射精从而导致阴茎萎软而不能进行性交。阳痿则是阴茎不能勃起，或勃起不坚而不能进行性交。早泄是阳痿的早期症状，阳痿往往是早泄进一步发展的结果。

（李琳荣）

wèn qíngxù

问情绪（inquire about the emotion）

医生通过询问患者的情志活动情况，以及是否有情绪的异常变化以了解病情的问诊方法。

理论依据　情绪是人体对客观事物的主观反应以及因之而产生的内心体验，又称为情志或情感活动。中医将精神情志分为喜、怒、忧、思、悲、恐、惊七种，称七情。对应五脏的功能活动，又有怒、喜、思、悲、恐五种，称五志。中医认为，情志是脏腑功能活动的外在反应，以气血津液为物质基础。脏腑气血的紊乱与损伤，可影响情志活动而出现各种情绪异常的表现，反之，当情志活动太剧烈、太突然，或持续太久，也能使脏腑气血紊乱而导致机体产生各种病症，尤其容易产生精神情志病变。早在《黄帝内经》中就有"喜惊""喜悲""喜怒""善笑""善恐"等情志异常的记载。《素问·宣明五气篇》云："精气并于肺则悲。"《灵枢·经脉》："肾足少阴之脉……气不足则善恐。"《素问·四时刺逆从论》："血气上逆，令人善怒。"后世医家多从《黄帝内经》之论，对情志异常伤及五脏，以及五脏病证引起情志异常表现的记载颇多。可见，询问患者的情绪变化，既可为精神情志病变的诊断提供重要依据，又可为分析具体组织器官病变的病因病机提供参考，还可使医生及时掌握患者的精神心理活动，在问诊时适当予以语言疏导，从而提高治疗的依从性，以利疾病早日康复。

基本内容　常见的情志异常有抑郁、兴奋、焦虑、恐惧等。

注意事项　问情绪不仅要通过医患之间的语言交流设法了解患者的主观体验，还要注意结合望诊、闻诊的方法，仔细观察患者的面部表情、姿势、动作以及讲话的声调、语气等相关表现，并根据情绪变化的强度、持续时间及性质等综合加以判断，确定患者的情绪状态，以及是否存在情绪异常，为临床病证诊断提供依据。

（李琳荣）

yìyù

抑郁（depression）

持续出现情绪低落，愁眉苦闷，寡言少语，唉声叹气，善悲易哭，缺乏兴趣，甚至意志消沉，悲观绝望，自罪自责，有自杀倾向等表现的情绪反应。

发生机制 抑郁情绪的发生，多责之于肝、心、脾等脏腑功能失常及气血失调。《灵枢·本神》认为"心气虚则悲""肝悲哀动中则伤魂"。如思虑过度，暗耗心血；或情志不遂，肝气郁结；或脾虚不运、生化无源，血不养心等，均可导致抑郁。

鉴别诊断 抑郁与焦虑不同。情志抑郁常伴有焦虑情绪，以情绪低落、兴趣索然，自我感觉不良、自我评价低，能力降低及消极观念等为特征者属抑郁；以强烈而不能自控的紧张、担忧、焦急甚至惊恐发作为特征者属焦虑。

（李琳荣）

xīngfèn

兴奋（excitement） 经常出现与周围环境不相符的、过分的病态喜乐或过度激动的情绪反应。如精力充沛，情绪不稳，兴奋多语，语调高昂，眉飞色舞，喜笑颜开，表情丰富，对一切都感到非常乐观，对任何事都有兴趣，自负自信，甚至夸大其词等。

发生机制 兴奋情绪的发生，多因心肝火旺，痰火扰神，或心肾不交，虚火内动所致。如《寿世保元》云："喜笑不休者，心火炽盛也。"《类证治裁》医案："少年情怀不遂……独言独笑……自属肝胆火逆，直犯膻中……"

鉴别诊断 兴奋与焦虑不同。兴奋以经常出现与周围环境不相符的、过分的病态喜乐或过度激动为特征。如精力充沛，情绪不稳，兴奋多语，语调高昂，眉飞色舞，喜笑颜开，表情丰富，对一切都感到非常乐观，对任何事都有兴趣，自负自信，甚至夸大其词等。焦虑以强烈而不能自控的紧张、担忧、焦急、甚至惊恐

发作为特征，常伴有心悸、气急、头晕、胸闷、出汗、口干、尿频、尿急、四肢发冷、震颤、坐立不安等症。

（李琳荣）

jiāolù

焦虑（anxiety） 由紧张、焦急、忧虑、担心和恐惧等感受交织而成的复杂的情绪反应。

发生机制 中医认为此症属"郁证"范畴，多由情志不舒、气机郁滞所致。实证，多由气郁化火，痰热扰神所致；虚证，多由肝肾阴虚，虚热内扰，或心胆气虚，神志不宁所致。现代医学认为焦虑与遗传因素、性格特征、精神刺激以及生物学因素等关系密切。

鉴别诊断 生理性焦虑与焦虑症既有联系又有区别。当人们遇到某些事情、挑战、困难、精神打击以及即将面临的、可能造成的威胁或危险，主观上感到紧张、不愉快，甚至痛苦和难以自制，这是正常的情绪反应。在缺乏相应的客观因素下，出现内心惶惶不安、坐立不宁、精神紧张，常伴有心悸、气急、头晕、胸闷、出汗、口干、尿频、尿急、四肢发冷、震颤、坐立不安等症，甚者表现为惊恐发作，伴有大祸临头的恐惧感，则属病态，称焦虑症，或焦虑性神经症。二者的区别在于正常焦虑都有一定的原因，而且可以理解且反应适度。而焦虑症患者，其焦虑并非由实际威胁所引起，或其紧张惊恐程度与现实情况很不相称，即情绪反应持续的时间过长，病程持续1个月以上，焦虑程度严重，已影响患者的工作、学习和生活，最终不能自控，必须获得医学帮助。

焦虑还应与恐惧、癔症、抑郁症、心脏疾病及其他躯体疾病

和精神疾病伴发的焦虑状态相鉴别。焦虑是人们预感到某种危险或痛苦境遇即将发生时的一种不愉快的情绪反应，不存在明确的威胁因素，或其威胁与焦虑的程度很不相符。恐惧是对客观存在的某种特殊威胁的反应。癔症的情感发作具有浓厚情感色彩，哭笑无常，情绪多变。抑郁症常伴有焦虑，但以情绪低落、兴趣索然，自我感觉不良、自我评价低，能力降低及消极观念等为主要特征，二者相互影响，有因长时间焦虑苦恼而可导致抑郁者，亦有同时发生焦虑和抑郁者，也有先出现抑郁，后出现焦虑者。另外，心脏疾病如二尖瓣脱垂时可伴惊恐发作，可通过查体、发作时间、诱发因素及心电图检查予以鉴别。甲状腺功能亢进伴发焦虑症状者，经过治疗，焦虑症状随甲状腺功能的恢复而改善。

（李琳荣）

kǒngjù

恐惧（fear） 面对现实的或想象中的危险，或因为自己周围有不可预料、不可确定的因素而产生的惊慌、害怕、无所适从的情绪反应。常伴有心跳加快、口渴、出汗、尖叫、颤抖等生理反应，严重者出现激动不安、哭笑、思维和行为失去控制，有时甚至发生心脏骤停、休克等。一个突然的、强烈的恐惧可能导致猝死。

发生机制 一般人对特定的环境、事物，或陌生的、少见的事物会产生恐惧心理，例如突然的响动、黑暗、高处、水中央、火、雷电、有毒动物、山野猛兽等，因害怕被伤害（坠落、溺水、烧伤、电击、被咬等）而产生自然的恐惧反应，这些恐惧源于人类在原始社会在野外生活的

状态，面对危险时为了生存而进行防御或逃跑，是人类适应大自然的本能反应。在缺乏明显的客观因素刺激的情况下，经常害怕、紧张，以致出现搓手顿足、坐卧不安、唉声叹气，甚至心悸、气促、汗出、颤抖、面色改变、若大祸临头，或即将死去，并伴有胸闷、心前区压迫、窒息感等表现，而且明知这是荒唐的、不必要的，也不能摆脱者，属病理状态。中医称之为"恐证"，以虚证居多，多因久病体虚，或七情所伤，脏腑受损，心神失养所致。主要病变部位在肝、胆、心、脾、肾。如因久病体虚，或情志不遂，致肝胆俱虚，肝不藏魂，胆失决断所致；或由脾胃虚弱，生化之源不足，或久病不愈，损伤气血，心神失养所致；或由久病体虚，脾虚及肾，阳虚气弱所致；或由房劳太过，耗伤肾精，或久病及肾，肾精不足，肝肾阴虚所致。

鉴别诊断 生活中，人们对毒蛇、猛虎等山野猛兽或蜘蛛、蟑螂等某些小动物产生惊慌、害怕的情绪反应，以及对黑暗、旷野、电闪雷鸣、居高临渊等恶劣环境产生不安全感，是人类适应大自然的本能反应，不属于病态。恐惧与焦虑都是对危险的情感反映，并都伴随着生理上的感觉，两者虽然接近却但有本质上的区别。焦虑情绪无具体对象，并持续出现，恐惧症伴有严重的焦虑，但属于境遇性的、发作性的，强调患者对某些事物或处境有强烈恐惧，恐惧的程度与实际危险不相称；发作时有焦虑和自主神经症状，患者感到强烈的难受，以致明显影响了正常的生活；有反复或持续的回避行为；知道恐惧过分或不必要，但无法控制。因此处境是否具有危险性、症状的

严重性及有无回避行为是鉴别的要点。

（李琳荣）

qièzhěn

切诊（pulse-taking and palpation） 医生用手指或手掌对患者的某些部位进行触、摸、按、压，以诊断疾病的方法。为中医四诊法之一。古代切诊原专指脉诊，但按诊法早在《黄帝内经》《伤寒论》等书中已有记载，经后世发展逐渐成为一种新的临证诊断方法，与脉诊并列为切诊的诊法之一，故现代切诊包括脉诊和按诊两个部分。

理论依据 切诊与望诊、闻诊、问诊都是中医学司外揣内思想的具体应用，是中医诊断的基本方法。切诊通过触按人体肌表以感知内在的筋、脉、骨、肉、气、血、津、液、藏、腑的客观情况，根据收集到的信息判定其正常或异常，以助确定疾病性质、疾病程度、病变部位和疾病转归方向。

基本内容 切诊包括脉诊和按诊两部分：①脉诊。诊察脉象，目的在于通过对脉象的体察以了解人体的病变，又称切脉、诊脉、按脉、持脉。脉诊的方法主要有《素问·五脏别论》记载的寸口诊法、《素问·三部九候论》记载的三部九候诊法、《灵枢·终始》记载的人迎寸口诊法以及东汉·张仲景在《伤寒杂病论》中使用的仲景三部诊法，即人迎、寸口、趺阳或太溪三部相参的诊脉方法。其中"独取寸口"的诊法经后世不断阐发，至西晋·王叔和著《脉经》，脉诊理论已趋完善，寸口脉法得到推广，成为中医临床重要的诊察方法。脉诊主要是诊查人体的脉象，用以了知机体的气血阴阳盛衰状况。脉

象，是手指感觉到的脉搏跳动的形象，或称为脉动应指的形象。脉象的阐示可分解为脉动、脉形、脉位三个角度。脉动即脉的搏动状态，包括脉动频率（迟数疾）、脉动节律（结代促）、脉动力度（实弱牢濡）、脉动幅度（洪微）以及脉动韧度（弦紧缓）。脉形即脉的搏动形象，包括脉搏的宽窄（大细）、长短（长短）、滑涩（滑动涩）、虚实（虚芤革）。脉位即脉搏搏动的基线位置（浮沉散伏）。在一种脉象之中，皆具备以上三个方面。三方面不同程度的组合，便形成了各具特点的临床脉象，故可根据其主要的形象特点对脉象进行辨识，但不能将三方面完全分割，孤立的理解脉象。②按诊。是用手触摸按压患者体表某些部位，以了解疾病的内在变化或身体局部异常情况及体表反应，从而推断病变的部位、性质和病情的轻重。按诊运用十分广泛，涉及各科疾病及全身各部分，用以诊察所按部位的生理和病理情况。其内容包括诊察局部寒热、触压后的感受反映、诊查处的外形结构、糙细润涩、软硬韧脆、活动情况、大小数量以及双侧对称与否等，用来了解局部肌肤、筋脉、骨肉、气血、津液的生理与病理状况。

注意事项 切诊要在了知情况后与望诊、闻诊、问诊相参合，全面掌握情况，综合分析作出正确诊断。

（刘华生）

màizhěn

脉诊（diagnosis by pulse-taking） 医生用手指对患者身体某些特定部位的动脉进行切按，体验脉动应指的形象，以了解健康或病情，辨别病证的切诊方法。又称切脉、诊脉、按脉、持脉、把脉、

候脉。

理论依据 人体的血脉贯通全身，内连脏腑，外达肌表，运行气血，周流不休，故脉象能够反映全身脏腑功能、气血、阴阳的综合信息。脉象的形成与心的搏动，心气的盛衰，脉管的通利和气血的盈亏及各脏腑的协调作用直接有关：①心主血脉是形成脉象的动力。《素问·五脏生成论》云："诸血者，皆属于心"，《素问·六节藏象论》云："心者……其充在血脉。"说明脉动源于心，脉搏是心功能的具体表现。在宗气与心气共同作用下推动血液流布全身时而使脉管产生的有节律的搏动，称为脉搏，亦称脉息。《灵枢·邪客》言："宗气积于胸中，出于喉咙，以贯心脉而行呼吸焉"，说明宗气能够辅助于心推动血液运行。心血和心阴是心脏生理功能活动的物质基础，心气和心阳是心脏功能活动的动力。心阴心阳的协调，是维持脉搏正常的基本条件。脉是气血运行的通道。《灵枢·决气》云："壅遏营气，令无所避，是谓脉。"说明脉兼具有约束、控制和推进血液沿着脉管运行的作用。②气血充盈是形成脉象的基础。气、血是构成人体组织和维持生命活动的基本物质。脉道必赖血液以充盈，因而血液的盈亏，直接关系到脉象的大小；气属阳主动，血液的运行全赖于气的推动。心气、宗气丰沛则推动血液运行有力，脉管弛张有度，调节脉搏的强弱和节律。脉气充盈能固摄血液在脉内运行。因此，气的作用对脉象的影响更为重大。脉象在一定程度上可反映气血的状况。若气血充足，则脉象和缓有力；气血不足，则脉象细弱或虚软无力；气滞血瘀，可以出现脉象细涩而不畅。③脏腑协同是脉象正常的前提。脉象的形成不仅与心、脉、气、血有关，同时与脏腑的整体功能活动亦有密切关系。肺对脉象的影响体现在肺与心、气与血的功能联系上。肺通过"肺朝百脉"参与宗气的生成而调节全身气血的运行，即具有助心行血的功能。所以肺的呼吸运动也是影响脉动的重要因素。一般情况下，呼吸平缓则脉象徐和；呼吸加快，脉率亦随之急促；呼吸不已则脉动不止，呼吸停止则脉搏亦难以维持。因而前人亦将脉搏称为脉息。脾胃对脉象的影响体现在脾胃为"后天之本"，气血生化之源。气血的盛衰和水谷精微的多寡，表现为脉之"胃气"的多少。所以临床上根据脉象"胃气"的盛衰有无，判断疾病的预后凶吉。脾主统血，可裹护血液在脉道内运行而不溢出脉外。此外，肝肾对脉象亦有影响。肝藏血，主疏泄，既能调节循环血量，又能调畅气血，使血脉通利；肾藏精，为元气之根，是脏腑功能的动力源泉，亦是全身阴阳的根本。故肾气充盛则脉搏重按不绝，尺脉有力，是谓"有根"。可见，正常脉象的形成，有赖于脏腑整体功能的协同、配合。

基本内容 脉诊是中医学系统的诊法之一，其内容可概括为操作方法与脉象理论两部分：操作方法包括诊脉部位、诊脉方法等具体操作内容；脉象理论包括脉象产生的机理、脉象的临床意义等理论内容，十分广泛。

脉象的现代研究主要是进行了仪器图谱研究和脉象的动物实验研究。仪器图谱研究包括脉图仪器的研制与应用、脉象图的客观描记、脉图的形成机制研究和脉图的临床应用。动物实验研究包括脉象的动物实验及动物模型与机制研究等。

（刘华生）

诊脉方法（the method of pulse-taking） 诊脉的各种方法。中医脉诊方法有很多种，不同的脉诊方法其诊脉部位亦有不同，这些诊脉方法有《黄帝内经》的十二经遍诊法、《素问·五脏别论》记载的寸口诊法、《素问·三部九候论》记载的三部九候诊法、《灵枢·终始》记载的人迎寸口诊法以及东汉·张仲景在《伤寒杂病论》中使用的仲景三部诊法。十二经遍诊法，即切按手足三阴三阳十二经脉中一处浮露或较为浮露的具有代表意义或便于诊察部位的脉动，用以诊察动脉（脉气）的方法；三部九候诊法，通过切按人体头、手、足三个部位的九处动脉的诊脉方法，用以判断相应部位、经络、脏腑的各种情况；人迎寸口诊法，通过切按阳明经之人迎脉与太阳经之气口脉两个部位，以诊察其各自脉冲象的变化，并对两者脉象情况进行对比，用来判断人体内外病变的情况；寸口诊法，即单独切按桡骨茎突内侧一段桡动脉的搏动，根据其脉动形象，以推测人体生理、病理状态的一种诊察方法；仲景三部诊法，用人迎、寸口、跌阳或太溪三部脉合参的诊脉方法，以寸口脉候脏腑病变，人迎、跌阳脉候胃气，太溪脉候肾气。现代临床中普遍使用的诊脉方法为寸口诊法。此外还有小儿脉法和妇人脉法。

（刘华生）

举按寻（touching, pressing and searching） 切脉时用不同的指力和手法诊察脉象的方法。属于切诊的指法范畴。举法，又称举，医生以手指较轻地按在寸口脉搏跳动部位以体察脉象。用举的指法取脉又称为浮取。按法，又称按，医生用较重指力，甚至按到筋骨以体察脉象。用按的指法取脉又称为沉取。寻法，又称寻，医生往往是用手指从轻到重，从重到轻，左右推寻；或在寸关尺三部指指交替，仔细寻找脉动最明显的部位，或调节最适当的指力，以寻找脉动最明显的特征，统称寻法。如指力适中，不轻不重，按至肌肉而取脉的方法，亦称寻，是中取之意。《诊家枢要·诊脉之道》曰："持脉之要有三，曰举、曰按、曰寻。轻手循之曰举，重手取之曰按，不轻不重，委曲求之曰寻。"

（刘华生）

cùnkǒu zhěnfǎ

寸口诊法 （the pulse diagnosis in cun-kou area）

通过切按桡骨茎突内侧的一段桡动脉，并根据其脉动形象推测人体生理、病理状况的脉诊方法。寸口脉分为寸、关、尺三部，通常以腕后高骨（桡骨茎突）为标记，高骨中线与腕侧桡动脉的垂直交叉点为关，关前（腕侧）为寸，关后（肘侧）为尺。两手各有寸、关、尺三部，共六部脉。寸关尺三部又可施行浮、中、沉三候。寸口诊法的三部九候和遍诊法的三部九候名同而实异。《难经·十八难》云："三部者，寸、关、尺也；九候者，浮、中、沉也。"

理论依据 《素问·五脏别论》云："胃者水谷之海，六腑之大源也。五味入口，藏于胃，以养五脏气，气口亦太阴也。是以五脏六腑之气味，皆出于胃，变见于气口。"《难经·一难》指出："十二经皆有动脉，独取寸口，以决五脏六腑死生吉凶之法，何谓也？然，寸口者，脉之大会，手太阴之脉动也。"以上说明诊脉独取寸口的理论依据：一是寸口脉为手太阴肺经原穴太渊所在之处，十二经脉之气汇聚于此，故称为"脉之大会"；"肺朝百脉"，五脏六腑十二经气血运行皆出于肺而最终又复归于肺，故脏腑气血之病变皆可反映于寸口。二是手太阴肺经起于中焦，与脾经同属太阴。肺与脾胃之气相通，而脾胃为后天之本，气血生化之源。因此在寸口可以诊察胃气的强弱，同时也可了解全身脏腑气血之盛衰。另外寸口处为桡动脉，该动脉所在桡骨茎突处，其行径固定、浅表，诊察方便，易于辨识，故为诊脉的理想部位。

通过诊查寸口部位的脉象，根据寸、关、尺三部与脏腑的配属关系可以推测人体各部脏腑的生理、病理状况。现在临床上一般是根据《黄帝内经》"上竟上""下竟下"的原则，即以上（寸脉）候上（身躯上部），以下（尺脉）候下（身躯下部）。故寸口三部所分候的脏腑是：左寸候心与膻中，右寸候肺，并统括胸以上及头部的疾病；左关候肝胆与膈，右关候脾胃，统括膈以下至脐以上部位的疾病；两尺候肾，并包括脐以下至足部疾病，其中左尺候膀胱、小肠；右尺候大候。此外，尚有以浮、中、沉分候脏腑的方法，其相应脏腑为：左手浮取候心，中取候肝，沉取候肾；右手浮取候肺，中取候脾，沉取候肾（命门）。寸关尺分候脏腑的理论中，寸口分候五脏及胃、胆、膀胱的分属部位各家所说皆同，文献记载的不同说法主要在大、小肠和三焦。产生分歧的主要原因有二，一是根据脏腑经络相表里的关系，把肺与大肠定位于右寸，心与小肠定位于左寸；二是根据脏腑的解剖位置，"尺主腹中"，所以把大小肠定位在尺部；而只是个别医家将尺部定为三焦之候。

诊脉的指法 指法，诊脉时诊者的具体的操作方法，包括定三关、布指和运指。中指定关，在使用寸口诊法时，以中指切按掌后高骨（桡骨茎突）所对的腕侧桡动脉搏动处以确定关脉位置的方法。①定三关，在中指定关后用食指按在关前（腕侧）定寸，用无名指按在关后（肘侧）定尺的方法；一指定关法，小儿寸口部位甚短，一般多用拇指或食指定关，而不必细分寸、关、尺三部的定关方法。②布指，切脉时手指排布放置的方法。当寸关尺三部位置确定后，食指、中指和无名指三指略呈弓形倾斜，与受诊者体表约成45°角。指端平齐，以指目贴于脉搏搏动处；指目，指尖和指腹交界棱起处，因其与指甲二角连线的部位形如人目，故称指目；指腹，手指触觉比较灵敏的部位，而且推移灵活，便于寻找指感最清晰的部位和根据需要调节指力。如脉象细小时，手指着力点可偏重于指目前端；脉象粗大时，着力点偏重于指目后端。指尖的感觉虽灵敏，但因有指甲，不宜垂直按压。指腹的肌肉较丰厚，且有手指动脉搏动的干扰，容易产生错觉。故三指平按或垂直下指都是错误的。此外，切脉时布指的疏密要得当，应与患者手臂长短和医生的手指粗细相适应。患者的手臂长或医者手指较细时布指宜疏，反之宜密。③运指，在布指之后，运用手指根据诊查需要进行轻重、挪移的不同指力和手法手法来检查脉象的过程，具体运指方法包括举法、按法、寻法、循法、推法、总按、单按。举法、按法、寻法见举按寻。循法，用指目沿脉道的轴向上下指指相移以体会脉动应指范围的长短和脉搏来势虚实的诊脉方法。推法，指目对准脉脊后，顺应脉搏的动势，左右内外微微推动，以进一步体会脉率快慢及脉搏的力量和趋势的诊脉方法。总按，三指同时用大小相等的指力从总体上辨别寸关尺三部和左右两手脉象的形态、脉位、脉力等信息的诊脉方法。单按，用一个手指诊察一部脉象以分别了解寸、关、尺各部脉象的位、次、形、势等变化特征的诊脉方法，又称单诊。临床时一般三指均匀用力，但亦可三指用力不一，总按和单诊配合运用，以求全面捕获脉象信息；

诊脉的体位 诊脉时患者的正确体位是正坐或仰卧，前臂自然向前平展，与心脏置于同一水平位置。手心向上，手指自然放松，仰腕，腕关节下垫脉枕，充分暴露寸口部。正确的诊脉体位有利于保证气血畅通，使寸口脉不受体位的影响，客观地反映待诊者的真实脉象。若侧卧，则致使下臂受压，或上臂扭转，手臂中气血不畅，影响寸口脉的真实表达；若手臂过高或过低，与心脏不在一个水平面时，都会影响寸口脉的气血运行状况，不能准确地反映脏腑、经脉的真实状态，使脉象失真。

平息 调匀呼吸，清心宁神，以呼吸计算脉搏次数的方法。一呼一吸称为一息。《素问·平人气象论》云："一呼脉再动，一吸脉亦再动，呼吸定息脉五动，闰以太息，命曰平人。"在诊脉前患者

和医生均应调匀呼吸，安定情绪，放松身心，使气血运行和畅稳定，有利于医生如实收集到患者脉象的真实信息。患者在诊脉前静虑休息片刻后，可使呼吸不受运动、情绪因素的干扰，如实的显现脉象。医者在诊脉时亦须平息，保持呼吸自然均匀，清心宁神，悉心体查患者的脉象，审度患者的脉搏至数。其意义有二，一是平息有利于医生以一次正常呼吸时间为标准，计量患者的脉搏搏动次数，如《诊家枢要·诊脉之道》中说："凡诊脉之道，先须调平自己气息……一呼一息之间，要以脉行四至为率，闰以太息，脉五至，其有太过不及则为病脉。"二是平息有利于医生达到气定神闲的状态，既可不受外界因素干扰又可敏锐地体查脉象，计算脉搏，最有效的诊查病者，恰如《素问·脉要精微论》所言："持脉有道，虚静为保。"

诊脉的时间 包括选择诊查脉象的时间和诊脉时的持续时间。由于脉象是一项非常灵敏的生理信息，它的变化与气血的运行有密切关系，受饮食、运动、情绪等因素的影响，故清晨是诊脉的最佳时间。《素问·脉要精微论》说："诊法常以平旦，阴气未动，阳气未散，饮食未进，经脉未盛，络脉调匀，气血未乱，故乃可诊有过之脉。"此时尚未活动及进食，机体内外环境相对为安定，气血运行几乎未受外界因素干扰，脉象可以比较准确地反映机体气血盛衰及运行状况，有利于诊察病理脉象。但平旦诊脉在实践中对客观条件要求过高，在临床诊疗时往往难以做到。对于门诊、急诊的患者应及时诊察病情，不可拘泥于"平旦"的诊脉时间，只要给患者创造一个内外安定的

环境即可诊脉；脉搏跳动五十次，称为五十动。医生诊脉的时间一般不应少于50次脉搏跳动的时间，现代临床上每次诊脉应不少于1分钟，两手以3分钟左右为宜，但必要时可延至3～5分钟。古人强调诊脉需要诊"五十动"，诊脉时间不可过短。其意义有二，一是有利于仔细辨别脉搏的节律变化，了解脉搏跳动50次中有没有出现脉搏节律不齐的促、结、代等脉象，或者是否有时快时慢、三五不调的脉象，以防漏诊。二是提醒医者在诊脉时要悉心谨慎，不得随便触按而草率从事，正如张仲景在《伤寒论·序》云："动数发息，不满五十，短期未知决诊，九候曾无仿佛……夫欲视死别生，实为难矣！"

诊脉注意事项 ①诊脉时应注意诊室环境安静，患者必须平心静气。如急走劳倦、情绪激动或饱食大醉之时，应嘱其休息片刻，待其气血平静后方可诊脉，以避免干扰。②医生诊脉时应安神定志，集中注意力认真体察脉象，最好不要同时进行问诊，以避免医生分散精力，也避免患者由于情绪的波动引起脉象变化。③注意保持正确体位，避免让患者坐得太低或太高，以保证手与心在同一水平位置。患者诊脉时不宜佩戴手表或其他手饰，也不宜肩上挎包或将一手搭在另一手上诊脉，以避免脉管受到压迫，干扰气血运行。卧位诊脉也要注意手与心在同一水平位置，不宜将患者的手臂抬起过高，也不宜侧卧诊脉。

（刘华生）

sānbù jiǔhòu zhěnfǎ

三部九候诊法 （general pulse-taking） 通过切按人体头、手、足三个部位的九处动脉，用以全

面体察经络气血运行，以诊察疾病的脉诊方法。又称遍诊法。出自《素问·三部九候论》："人有三部，部有三候，以决死生，以处百病，以调虚实，以除邪疾。帝曰：何谓三部。岐伯曰：有下部，有中部，有上部，部各有三候，三候者，有天有地有人也，必指而导之，乃以为真。上部天，两额之动脉；上部地，两颊之动脉；上部人，耳前之动脉。中部天，手太阴也；中部地，手阳明也；中部人，手少阴也。下部天，足厥阴也；下部地，足少阴也；下部人，足太阴也。故下部之天以候肝，地以候肾，人以候脾胃之气。帝曰：中部之候奈何？岐伯曰：亦有天，亦有地，亦有人。天以候肺，地以候胸中之气，人以候心。帝曰：上部以何候之。岐伯曰：亦有天，亦有地，亦有人，天以候头角之气，地以候口齿之气，人以候耳目之气。"故又称为《素问》三部九候诊法。

理论依据 其理论的形成是比类取象的结果，即通过将人形血气与天地自然相比类，按照天地以三为基数，九为成数的思想推演而确定的人身九处诊脉部位。古人认为天地之数始于一而终于九，以天、地、人分当一二三之数，三又衍生为九野万物。人生于自然故人身之规律亦不离于自然，所以人身之中亦有天地人三部，各部又分为三，三而三之为九，成九候之所。九为天地之至数，可包罗万象，故人身之九候亦可包含人身一切信息，诊察九候便能够掌握人体的全部信息。《素问·三部九候论》曰："上应天光星辰历纪，下副四时五行，贵贱更互冬阴夏阳，以人应之……（此天地之至数）合于人形血气，通决死生……始

于一终于九焉，一者天，二者地，三者人，因而三之，三三者九，以应九野。故人有三部，部有三候，以决死生，以处百病，以调虚实而除邪疾。"

基本内容 以三部九候诊法属遍诊法诊查各部脉象，若某处脉象发生变化时，便提示相应部位、经络、脏腑发生病变。头部：上，两额动脉（太阳），候头部病变；中，两侧耳前动脉（耳门），候耳目病变；下，两颊动脉（地仓、大迎），候口齿病变。上肢：上，手太阴肺经动脉（寸口），候肺；中，手少阴心经动脉（神门），候心；下，手阳明大肠经动脉（合谷），候胸中。下肢：上，足厥阴肝经动脉（足五里，妇女取太冲），候肝；中，足太阴脾经动脉（箕门），候脾，若候胃气配足阳明胃经动脉（冲阳）；下，足少阴肾经动脉（太豁），候肾。《素问·三部九候论》曰："故下部之天以候肝，地以候肾，人以候脾胃之气……（中部之）天以候肺，地以候胸中之气，人以候心……（上部之）天以候头角之气，地以候口齿之气，人以候耳目之气。"此外，九候之间应相互协调，上下如一，不应相差太大。有一候不相应就是病态；有二候不相应，则提示病重，有三候不相应，则病情危笃。《素问·三部九候论》云："九候之相应也，上下若一，不得相失。"

(刘华生)

rényíng cùnkǒu zhěnfǎ

人迎寸口诊法（the pulse diagnosis in ren-ying and cun-kou area）

通过切按阳明经之人迎脉与太阳经之气口脉两个部位，对人迎和寸口脉象进行比对参照，用以诊察疾病的脉诊方法。以人

迎脉候三阳经的病变，以寸口脉候三阴经的病变，将二者脉象的比较关系来确定病变部位的方法是寸口脉法没有发展到复杂化以前，医家用少数脉位诊察全身变化的方法之一。

理论依据 这一理论是根据经络、阴阳理论比类提出的。《灵枢·终始》曰："凡刺之道，毕于终始，明知终始，五藏为纪，阴阳定矣。阴者主藏，阳者主府，阳受气于四末，阴受气于五藏……终始者，经脉为纪，持其脉口人迎，以知阴阳有余不足，平与不平，天道毕矣。"古人重视脏腑，而经络走行体内，内连脏腑外达肌表，是沟通人体内外信息的通路。诊察经脉即可了知人体脏腑各种情况，故医家十分重视对经脉的切按。阴阳是古人认识事物的根本方法，《素问·四气调神大论篇》曰："阴阳四时者，万物之终始也，死生之本也，逆之则灾害生，从之则苛疾不起，是谓得道。"故《灵枢·终始》将人体阴阳、脏腑、经络理论统一起来，总结诊察的理论，以太阴脉之脉口（寸口）主五藏，统理三阴经；以阳明脉之人迎配六腑，统理三阳经，共同诊察人体的健康情况，阴阳的有余与不足。《灵枢·四时气》亦言："一其形听其动静者，持气口人迎以视其脉……气口候阴，人迎候阳也。"

基本内容 人迎寸口诊法以人迎脉候三阳经的病变，以寸口脉候三阴经的病变。除诊其各自脉象变化外，两者的对比十分重要，用以判断人体的阴阳是否平衡。《灵枢·终始》曰："持其脉口（寸口）人迎，以知阴阳有余不足，平与不平。"《灵枢·禁服》中还记载了其主病情况："寸口主中人迎主外，两者相应俱往

俱来，若引绳大小齐等。春夏人迎微大，秋冬寸口微大，如是者名曰平人。人迎大一倍于寸口，病在足少阳，一倍而躁在手少阳；人迎二倍病在足太阳，二倍而躁病在手太阳，人迎三倍病在足阳明，三倍而躁病在手阳明。盛则为热，虚则为寒，紧则为痛痹，代则乍甚乍间……人迎四倍者，且大且数，名曰溢阳，溢阳为外格，死不治……寸口大于人迎一倍病在足厥阴，一倍而躁在手心主；寸口二倍病在足少阴，二倍而躁在手少阴；寸口三倍病在足太阴，三倍而躁病在手太阴。盛则胀满寒中食不化，虚则热中出糜少气溺色变，紧则痛痹，代则乍痛乍止……寸口四倍者名曰内关，内关者且大且数，死不治。"即无疾之人，其人迎、寸口脉大小相似，四季稍有差别。春夏之季人迎脉稍大于寸口脉，秋冬季反之。当人迎脉大于寸口脉一倍时提示病变在足少阳，若人迎脉大于寸口脉一倍且脉来燥急时提示病变在手少阳。当人迎脉大于寸口脉两倍时提示病变在足太阳，若人迎脉大于寸口脉两倍且脉来燥急时提示病变在手太阳。当人迎脉大于寸口脉三倍时提示病变在足阳明，若人迎脉大于寸口脉三倍且脉来躁急时提示病变在手阳明。当人迎脉大于寸口脉四倍且脉来躁急时提示格阳危候。若人迎脉盛则提示疾病性质为热，若其脉虚则提示疾病性质为寒，若其脉紧则提示疾病性质为痹为痛，若其脉代则提示疾病发作轻重交替。当寸口脉大于人迎脉一倍时提示病变在足厥阴，若寸口脉大于人迎脉一倍且脉来躁急时提示病变在手厥阴。当寸口脉大于人迎脉两倍时提示病变在足少阴，若寸口脉大于人迎脉两倍且

脉来躁急时提示病变在手少阴。当寸口脉大于人迎脉三倍时提示病变在足太阴，若寸口脉大于人迎脉三倍且脉来躁急时提示病变在手太阴。当人迎脉大于寸口脉四倍且脉来数急时提示关阴危候。若人迎脉盛则提示疾病为寒中、胀满、食不化，若其脉虚则提示疾病为热中、出糜、少气、溺色变，若其脉紧则提示疾病性质为痹为痛，若其脉代则提示疼痛与休止交替有时。

（刘华生）

zhòngjǐng sānbù zhěnfǎ
仲景三部诊法（Zhongjing's diagnostic method to feel pulse in three regions）
东汉·张仲景在《伤寒杂病论》中提出的通过切按人迎（颈动脉）、寸口（桡动脉）、跌阳（足背动脉）或太溪（足踝动脉）三部脉象，用以诊察脏腑病变，判断胃肾之气存绝的脉诊方法。其中寸口脉候脏腑病变，人迎、跌阳脉候胃气，太溪脉候肾气。《伤寒论·序》中强调了人迎、寸口、跌阳，三部合参的重要性："观今之医……按寸不及尺，握手不及足，人迎跌阳三部不参，动数发息，不满五十。"现在这种方法多在寸口不见脉搏或诊察危重患者时运用，以确定胃、肾之气的存亡。

理论依据 寸口脉主五脏，为脉之大会；跌阳主脾胃，为后天之本；人迎主心肺，为神明之处。故人迎、寸口、跌阳脉合诊，即可诊断五脏之气，又可候心肺之有余不足，还可诊断后天脾胃之气，更为全面和准确。肾为先天之本，太溪主肾经。故跌阳、太溪两者相参，可进行后天与先天的对比诊脉，有助于进一步确定某些疾病和病证的病位。

基本内容 仲景三部诊法以

诊寸口脉候脏腑病变，诊人迎、跌阳脉分候心肺胃气，也有去跌阳加诊太溪以候肾气的方法。现在这种方法多在切两手寸口无脉或观察危重患者时运用，诊察人迎、寸口、跌阳或太溪，以确定胃肾之气的存绝。如两手寸口脉象十分微弱，而跌阳脉尚有一定力量时，提示患者的胃气尚存，尚有救治的可能；如跌阳脉难以触及，提示患者的胃气已绝，难以救治。

（刘华生）

xiǎo'ér màifǎ
小儿脉法（pulse-taking for children）
诊察小儿脉象以判断其健康或疾病的脉诊方法。

小儿诊脉方法 小儿寸口脉位短，与成人不同，难以布三指以分三关，一般3岁以上多用一指定三关法切脉，用左手握小儿手，对3岁以内婴幼儿，医生可用右手拇指或食指按于掌后高骨（桡骨茎突）所对的腕侧桡动脉处诊察脉动，不分三部；对3～5岁病儿，以高骨（桡骨茎突）中线与腕侧桡动脉的垂直交叉点为关，向掌端和肘端的前后两侧滚转寻取三部；对6～8岁病儿，可以向高骨（桡骨茎突）所对的腕侧桡动脉位置的掌端和肘端前后两侧挪动拇指，分别诊寸、关、尺三部；对9～10岁病儿，可以次第下指，依寸、关、尺三部分别候取寸关尺三部脉象；这一操作法又称作一指总候三部诊法、一指三部诊法。临证中3岁以下小儿多用望食指络脉诊指纹的方法代替一指定三关的切脉手法，见望小儿食指络脉；对10岁以上的病儿，则可按诊成人脉的方法取脉。

小儿脉象特点 小儿脏腑娇嫩，形气未充，且又生机旺盛、发育迅速，故正常小儿的平和脉

象，较成人脉软而速，其年龄越小，脉搏越快。《脉经·平脉视人大小长短男女逆顺法第五》："小儿四五岁，脉呼吸八至，细数者，吉。"《脉诀汇辨》卷五亦云："三岁以上，便可凭脉。独以一指，按其三部；六至七至，乃为常则。"年龄越小，脉搏越快。若按成人正常呼吸定息，2～3岁的小儿，脉动6～7次为常脉，约每分钟脉跳100～120次；5～10岁的小儿，脉动6次为常脉，约每分钟脉跳100次。小儿疾病一般比较单纯，故其病脉也不似成人复杂，常见主病脉象有浮、沉、迟、数、虚、实、弦、滑八种，其中以脉的浮、沉、迟、数辨病证的表、里、寒、热；以脉的有力、无力定病证的虚、实。浮脉多见于表证，浮而有力为表实，浮而无力为表虚；沉脉多见于里证，沉而有力为里实，沉而无力为里虚；迟脉多见于寒证，迟而有力为实寒，迟而无力为虚寒；数脉多见于热证，浮数为表热，沉数为里热，数而有力为实热，数而无力为虚热。此外，痰热壅盛或食积内停可见滑脉；湿邪为病可见濡脉；心气、心阳不足可见歇止脉。

(刘华生)

fùrén màifǎ

妇人脉法 (pulse-taking for women)

诊察女子经、带、胎、产等特有的生理变化及其相关疾病的脉诊方法。因女子有经、带、胎、产因的生理变化，在不同的生理或相关病症状态下其脉象也会随之发生变化，其脉象意义亦具有一定的特殊性。妇人脉象包括月经脉、带下脉、妊娠脉、临产脉和产后脉。

诊月经脉 妇人左关、尺脉忽洪大于右手，口不苦，身不热，腹不胀，是月经将至。肝主血，肝肾同源，月经即将来潮，气血充盛，故见妇人左手关、尺（肝肾之脉）忽大于右手，整体脉象呈弦滑或洪滑。经水已至气血和畅，脉见滑而稍缓。经后血去脉空，脉多细缓之象；若经期或经行前后，出现异常脉象，即为月经病脉。如脉来滑数，多为血热而致月经先期；脉来迟涩，常见寒凝而致月经后期，常伴经行腹痛症状；脉来弦，每见肝脾不调之月经先后不定期；脉来虚大或尺脉细弱，常见气虚或肾虚之崩漏下血之病；若寸、关脉调和而尺脉弱或细涩者，月经多不利；妇人闭经，尺脉虚细而涩者，多为精血亏少的虚闭。

诊妊娠脉 妊娠脉亦称胎脉，是孕妇正常的脉象。如已婚妇女，平时月经正常，突然停经，脉来滑数冲和，兼饮食偏嗜者，多为妊娠之征。或见妇人两尺脉搏动强于寸脉或左寸脉滑数动甚者，均为妊娠之征。脉象常见为滑而冲和，或滑数搏指有力，或尺脉滑数寸脉微小等，与正常人之脉象有所不同。

诊临产脉 孕妇临产之时突然出现的一反常态的脉象，又称离经脉。《脉诀汇辨》卷五云："夫孕妇将产，亦得离经之脉，此又非七、八至得名，如昨浮今沉，昨大今细，昨迟今数，昨滑今涩，但离于平素经常之脉，即名为离经矣。"多数医家认为临产脉以浮数散乱或沉细而滑者居多，系一时性变化。若孕已足月，尺脉呈弦滑而紧之象，为临产之兆，如《诸病源候论·妇人将产病诸候》云："孕妇诊其尺脉，急转如切绳转珠者，即产也。"或中指两侧之脉搏动由第一指节渐达指端中冲处脉动明显者亦为将产之征。对于已确诊妊娠的妇女，通过诊脉亦可有助于观测胎儿的状况：若脉来沉滑而洪大，说明胎儿健壮；若脉滑而细小，往往为阴血不足，胎失所养之征；若脉沉而细涩，或为精血不足胎元不固，或为瘀血内阻死胎之兆。

诊产后脉 产后气血偏亏，故脉象多呈虚缓和平。若脉微而涩，多见产后出血不止；脉细弱而见乳汁不足，多属气血虚弱；脉弦滑而乳汁量少，多属气机郁滞；若脉弦紧，多为寒凝气滞之产后腹痛。

(刘华生)

màixiàng yàosù

脉象要素 (pulse elements)

构成脉搏指感形象的主要因素。手指感觉到的脉搏搏动时的形象，即脉动应指的形象，称为脉象。脉象包含着"脉搏"的多种静态、动态的物理量，这些物理量是用来检测或表述各种脉搏形象的物理指标，包括脉象的位置浅深、脉象的长短粗细、脉搏质感的软硬与弹性、脉动的幅度和力量、脉动的流畅程度、脉搏的频率、节律等内容。可总结为脉位、至数、脉长、脉宽、脉力、脉律、流利度、紧张度八项。

脉象的种类很多，历代文献主要以语言来比喻描绘各种脉动的形象：如浮脉"如水漂木"，芤脉"如按葱管"，弦脉"如按琴弦"，紧脉"如绞绳索"，革脉"如按鼓皮"，滑脉"如珠走盘"，细脉"脉细如线"等。清·周学海提出将"位、数、形、势"四个方面作为脉象的要素纲领，《重订诊家直诀》曰："夫脉有四科：位、数、形、势而已。位者，浮沉尺寸也。数者，迟数结促也。形者，长短广狭厚薄粗细刚柔，犹算学家之有线面体也。

势者，敛舒伸缩进退起伏之有盛衰也。势因形显，敛舒成形于广狭，伸缩成形于长短，进退成形于前后，起伏成形于高下，而盛衰则贯穿于诸势之中，以为纲领者也。此所谓脉之四种也。"指出"位"是指脉动部位的浅深，"数"主要指脉动的频率和节律；"形"和"势"是指脉的搏动形态和趋势。

近代通过对脉学文献的深入理解及实验研究资料、临床研究的资料总结，从分析脉搏这一立体的、动态的形象着手，将构成各种脉象的主要因素大致归纳为脉位、至数、脉长、脉宽、脉力、脉律、流利度、紧张度八个方面，用以分解、剖析脉象的体状、质感和动势。①脉位，脉动显现部位的浅深位置。脉位表浅为浮脉，脉位深为沉脉。脉位的深浅主要是通过脉搏应指时所需指力轻重来判断的。②至数，脉搏的频率。中医以一个呼吸周期为脉搏的计量单位。一呼一吸为一息。一息脉来 4 ~ 5 至为平脉，一息 5 至以上为数脉，一息不足 4 至为迟脉。③脉长，脉动应指的轴向范围长短。脉动范围超越寸、关、尺三部称为长脉，应指不及三部，仅见脉象显现于关部或寸部者均称为短脉。④脉宽，脉动应指的径向范围大小，即指下感觉到脉道的粗细（不等于血管的粗细）。脉道宽大的为大脉，脉道狭小的为细脉。⑤脉力，脉搏的力量强弱。脉搏应指有力为实脉，应指无力为虚脉。⑥脉律，脉动节律的均匀度。包括脉动节律是否均匀、有无停歇，停歇的至数、时间是否规则以及脉搏力度、大小是否一致。⑦流利度，脉搏鼓动来势的流利通畅程度。脉来流利圆滑者为滑

脉。来势艰难，不流利者为涩脉。⑧紧张度，脉管的紧急或弛缓程度。脉的紧张度主要体现在脉长、脉体张力和指下搏动变化情况。脉来紧张度高者如弦脉、紧脉；脉来弛缓者可见于缓脉。这些构成脉象的基本要素是体察脉象的基本要点。掌握这些基本要素，对于理解各种脉象的特征及形成机制，可起到执简驭繁的作用。脉象的辨别，主要依据医者指下感觉，医者察脉必须悉心体察，将各种脉象要素综合起来进行感知，逐步掌握各种脉象的形态特征，以达到对于各种病脉能够正确甄别和判断。

（刘华生）

zhèngcháng màixiàng

正常脉象（normal pulse）正常人在生理条件下出现的脉动形象。又称平脉、常脉。具有胃、神、根等三项脉象基本的特点，在一定条件下又有具一定的变化规律和变化范围，并非固定不变的脉象。正常脉象特征：寸关尺三部皆有脉，不浮不沉，不快不慢，一息 4 ~ 5 至，相当于 72 ~ 80 次 / 分（成年人），不大不小，从容和缓，节律一致，尺部沉取有一定的力量，并随生理活动、情绪、气候、季节和环境等的不同而有相应变化。古人将正常脉象的特点概括称为有胃、有神、有根，简称为胃神根。

发生机制 ①有胃。平人脉象不浮不沉，不疾不徐，从容和缓，节律一致，是为有胃气。脉有胃气称为有胃。脉象中的"胃气"表现为脉象搏动从容、徐和、软滑。胃为"水谷之海"，后天之本，是人体气血生化之源，各脏腑、组织、经络的功能活动，有赖于胃气的充养，而脾胃的这种功能通过经络气血变化见于寸

口脉象之中。故诊脉之胃气，可了解脾胃功能的盛衰以及气血盈亏。《素问·平人气象论》云："人以水谷为本，故人绝水谷则死，脉无胃气亦死。"即使是病脉，不论浮沉迟数，但有徐和之象，便是有胃气。人以胃气为本，脉亦以胃气为本，有胃气则生，少胃气则病，无胃气则死。如《医学心悟·脉法金针》云："凡诊脉之要，有胃气曰生，胃气少曰病，胃气尽曰不治。"②有神。脉有神气，称为有神。脉象有神的主要表现是柔和有力，节律整齐。即使微弱之脉，微弱之中不至于完全无力的为有神；弦实之脉，弦实之中仍带有柔和之象、且节律整齐的为有神。反之，脉来散乱，时大时小，时急时徐，时断时续，或弦实过硬，或微弱欲无，都是无神的脉象。诊脉神之有无，可判断脏腑功能和精气的盛衰，对临床诊病辨证有着重要意义。神以精气为物质基础，而精气产生源于水谷之气，故有胃即有神，所以脉贵有神与脉有胃气的表现基本一致，都是具有和缓有力之象。清·周学海将其总结为："脉以胃气为有神。"神是人体生命活动的整体外在表现，脉神是其中一个重要方面。③有根。脉沉取有力，如有根基，称为有根。有根脉主要表现为尺脉有力、沉取不绝两个方面。尺脉候肾，沉取候肾，尺脉沉取应指有力，即是有根的脉象。脉之有根无根主要说明肾气的盛衰。肾气乃先天之本，元气之根，是人体脏腑组织功能活动的原动力，人身十二经脉全赖肾间动气之生发。故《难经·八难》说："然诸十二经脉者，皆系于生气之原，所谓生气之原者，谓十二经之根本也，谓肾间动气也，此五脏六

腑之本，十二经脉之根。"

临床意义 正常脉象反映机体气血充盈，气机健旺，阴阳平衡，精神安和的生理状态，是健康的象征。此外，诊察脉象胃气的盛衰有无，对于推断疾病的进退吉凶具有重要的意义。观察脉神推测病情，须与全身情况结合，患者形神充沛，虽见脉神不振，尚有挽回之望；若形神已失，虽脉无凶象，亦不能掉以轻心。诊察脉之有根与否对于判断疾病转归愈后有重要意义。若在病中，证虽危重，尺脉沉取尚可摸得，则为肾气未绝，尚有生机。如《难经·十四难》云："上部无脉，下部有脉，虽困无能为害，所以然者，人之有尺，比如树之有根，枝叶虽枯槁，根本将自生。"相反，若尺脉沉取不应，则说明肾气已败，病情危笃。总之，脉贵有胃、有神、有根，是从不同侧面强调正常脉象的必备条件。三者相互补充而不能截然分开。不论是何种脉象，只要节律整齐，有力中不失柔和，和缓中不失有力，尺部沉取应指有力，就是有胃、有神、有根的表现，说明脾胃、心、肾等脏腑功能不衰，气血精神未绝，虽病而病尚轻浅，正气未伤，生机仍在，预后良好。

（刘华生）

píngxīnmài

平心脉 （normal heart pulse）

正常脉象在总体上表现出似洪脉的浮大、流利、柔滑特征的脉象。又称心脉洪、夏脉、夏洪、夏洪脉、夏脉如钩、夏应中举。心五行属火，在季候应夏。夏季阳气隆盛，为心气主令，如火之升炎蓬勃。人身之气血随之运行旺盛，夏季正常脉象即为平心脉。脉象呈现洪大方正，其势急升缓降，来盛去衰，如钩之状，亦如方形

之矩来陡去坦。《素问·平人气象论》将其形容为累累如连珠。

（刘华生）

pínggānmài

平肝脉 （normal liver pulse）

正常脉象在总体上表现出似弦脉的舒缓、软弱、弦长特征的脉象。又称肝脉弦、春弦脉、春脉、春脉如弦、春应中规。肝在五行属木，在季应春。春季阳气生发，肝气主令，人身气血运行渐旺，如春枝之条达，脉象呈现流畅柔和如圆规之象，而其挺直之状又如弓弦。《素问·平人气象论》将其形容为如揭长竿之梢。

（刘华生）

píngshènmài

平肾脉 （normal kidney pulse）

正常脉象在总体上表现出似沉脉的沉静、圆滑、微坚特征的脉象。又称肾平、肾脉沉、冬脉、冬脉如营、冬应中权。肾在五行属水，在季应冬。故在冬季阳气潜藏，肾气主令，人身气血运行内藏，如石之沉水，脉象呈现沉滑之象，如秤锤之垂摆。《素问·平人气象论》将其形容为累累而坚："平肾脉来，喘喘累累如钩，按之而坚，曰肾平，冬以胃气为本。"

（刘华生）

píngfèimài

平肺脉 （normal lung pulse）

正常脉象在总体上表现出似浮脉的浮缓、轻虚、连续特征的脉象。又称肺脉浮、秋脉、秋脉毛、秋脉如毛、秋脉如浮、秋应中衡。肺在五行属金，在季应秋。故在秋季阳气开始收敛，肺气主令时，人身气血运行渐收，如秋之飘叶归根，脉象呈现轻浮虚软而和缓之象，亦如秤杆动态平衡之状。肺气旺于秋季，在人体之中肺气主令，此时的正常脉象称平肺脉，

其特点是轻浮虚软而和缓。《素问·平人气象论》将其形容为如落榆荚："平肺脉来，厌厌聂聂，如落榆荚，曰肺平，秋以胃气为本。"

（刘华生）

píngpímài

平脾脉 （normal spleen pulse）

正常脉象在总体上表现出似濡脉的轻柔和缓、节律分明特征的脉象。又称脾脉缓。脾在五行属土，在季应长夏。脾气旺于长夏，在人体之中脾气主令，长夏位于夏秋之间，阴阳二气平和，氤氲交融，故在长夏人身气血运行调匀，如土之涵容生息，脉象呈现柔和之状，其脉起伏有节，从容而均匀，亦如鸡之践地，不躁不懈。《素问·平人气象论》将其形容为如鸡践地："平脾脉来，和柔相离，如鸡践地，曰脾平，长夏以胃气为本。"

（刘华生）

sìshí zhī mài

四时之脉 （seasonal pulse）

脉象随着自然界"春生、夏长、秋收、冬藏"的变化而出现相应的改变的生理规律脉象。又称四时脉象、脉从四时、脉应四时、平脏脉。人体正常脉象应是春有微弦、夏有微洪、长夏微缓、秋有微毛（浮）、冬有微石（沉）。古人将其概括为春弦、夏钩、秋毛、冬石。

发生机制 人体的生理活动与自然环境有着密切的关系，自然界一切变化，包括温度、湿度以及四时春夏秋冬的更替，都直接影响人体的生理功能。《素问·脉要精微论》中指出天地万物皆会随着四时阴阳二气的变动规律而发生相应变化，人体的脉象亦不例外："万物之外，六合之内，天地之变，阴阳之应，彼

春之暖，为夏之暑，彼秋忿为冬之怒，四变之动，脉与之上下。"春弦，见平肝脉；夏钩，见平心脉；脾脉缓，见平脾脉；秋毛，见平肺脉；冬石，见平肾脉。

临床意义 若脉象与四时的自然规律相应，即使生病，其病亦属轻浅可治，如《素问·玉机真脏论》曰："脉从四时，谓之可治。"若脉象不与四时季时节相应，则提示人体内的阳气失去了正常的生、长、收、藏的运行规律，属于病理脉象。若脉象与四时阳气应有的运行趋向相反，则为病脉，且预后较差。《素问·平人气象论》云："脉有逆从四时，未有藏形。春夏而脉瘦，秋冬而脉大，命曰逆四时也。"《素问·玉机真脏论》云："脉逆四时，为不可治……所谓逆四时者，春得肺脉，夏得肾脉，秋得心脉，冬得脾脉。甚至皆悬绝沉涩者，命曰逆四时。"故脉诊时要注意结合四时气候识别四时脉象差异，作出正确诊断。

（刘华生）

bìngmài

病脉（abnormal pulse） 人体气血阴阳失调时所表现出的脉象。又称病理脉象。即人体疾病状态时所见到的脉象。除了正常生理变化范围以及个体生理特异之外的脉象，均属病脉。一般常见病脉有二十八种：浮、沉、迟、数、疾、洪、细、虚、实、滑、涩、弦、紧、结、代、促、长、短、缓、濡、弱、微、散、芤、伏、牢、革、动。近代医家多从此二十八脉进行论述；病情危重时常见的病脉有十种，即真脏脉。

发生机制 人体是一个有机的整体，局部病变可以引发全身性的病理反应，全身的病理变化又可以反映于局部，即"有诸内者，必形诸外"的理论认识，疾病变化的病理本质虽然藏之于"内"，但必有一定的症状、体征反映于"外"。人体的血脉贯通全身，内连脏腑，外达肌表，运行气血，周流不休，故而能够反映全身脏腑功能、气血、阴阳的综合信息。脉象的形成不仅与心、脉、气、血有关，同时与脏腑的整体功能活动亦有密切关系。心主血脉，心气与宗气共同推动血液在脉管中运行，《灵枢·邪客》言："宗气积于胸中，出于喉咙，以贯心脉而行呼吸焉。"若心脏功能正常，气血充足，则脉象和缓有力；气血不足，则脉象细弱或虚软无力；气滞血瘀，可以出现脉象细涩而不畅。肺通过"肺朝百脉"参与宗气的生成而调节全身气血的运行，助心行血。肺的呼吸运动能够影响脉动，一般情况下，呼吸平缓则脉象徐和；呼吸加快，脉率亦随之急促；呼吸不已则脉动不止，呼吸停止则脉搏亦难以维持。脾胃为"后天之本"，气血生化之源。气血的盛衰和水谷精微的多寡可体现于脉之"胃气"的多少，根据脉之"胃气"的盛衰有无可以判断疾病的预后凶吉。脾主统血，可裹护血液在脉道内运行而不溢出脉外。肝藏血，主疏泄，能调畅气血，使血脉通利；肾藏精，为元气之根，是脏腑功能的动力源泉，全身阴阳的根本。故肾气充盛则脉搏重按不绝，尺脉有力，是谓"有根"，反之则为无根之脉，常与"胃气"一同用于判断疾病的预后凶吉。

鉴别诊断 ①病理脉象与生理脉象相鉴别。病脉属于疾病状态下的脉象，反映了疾病状况。在常见病脉中有一些脉象在特定情况下属于生理因素造成的，应注意辨别：若见浮脉，其人如瘦而肌薄，桡动脉部位浅表而多显浮象，夏秋脉象偏浮，皆属常脉；若见沉脉，其人如浮胖者脉多沉，冬季脉象亦偏沉，又有人两手六部脉象都沉细，但无病候者称为六阴脉，以上皆属于正常生理现象；若见迟脉，脉迟而和缓，可见于运动员或经过体力锻炼之人，人体在静息、睡眠状态下脉来亦迟，皆属常脉；若见数脉，于正常人在运动或情绪激动时可使脉率发生生理性加速，小儿脉率亦较快，一息6至左右，属正常脉象；若见实脉，脉实而和缓，又无病症表现，为平人脉象，一般两手六脉均实大者，称为六阳脉，是正常人气血旺盛的表现，皆属正常脉象；若见滑脉，脉滑而和缓，为平人之脉，多见于青壮年，亦为妇人孕时常见脉象，皆属正常脉象；若见细脉，是因寒冷刺激，脉管收缩，而见脉象偏于沉细，属正常脉象，多见于冬季；若见弦脉，春季正常人脉象皆为稍弦。健康人中年之后脉亦兼弦，老年人脉象多弦硬，为精血衰减，脉道失其濡养而弹性降低的征象，随年龄增长，脉象失其柔和之性而变弦，属于生理性退化表现；若见长脉，脉搏搏动柔和，为脉气充盈有余气血旺盛之象，老年人两尺长而滑实多长寿，属正常脉象；若见缓脉，其脉和缓有神，为脾气健旺身体健康之征，属正常脉象；若见散脉，在产妇为分娩之征，不属病脉；若见促脉，正常人有因情绪激动、过劳、酗酒、饮用浓茶等而偶见促脉者。②相似脉象鉴别。在二十八种常见病脉中，有些脉象很相似，容易混淆不清，必须注意相似脉的鉴别。辨证以表里寒热虚实为

表　常见病脉归类简表

脉纲	共同特点	相类脉		
		脉名	脉象	主病
浮脉类	轻取即得	浮	举之有余，按之不足	表证，亦见于虚阳浮越证
		洪	脉体阔大，充实有力，来盛去衰	热盛
		濡	浮细无力而软	虚证，湿困
		散	浮取散漫而无根，伴至数或脉力不匀	元气离散，脏气将绝
		芤	浮大中空，如按葱管	失血，伤阴之际
		革	浮而搏指，中空边坚	亡血、失精、半产、崩漏
沉脉类	重按始得	沉	轻取不应，重按始得	里证
		伏	重按推至筋骨始得	邪闭、厥病、痛极
		弱	沉细无力而软	阳气虚衰、气血俱虚
		牢	沉按实大弦长	阴寒内积、疝气、癥积
迟脉类	一息不足四至	迟	一息不足四至	寒证，亦见于邪热积聚
		缓	一息四至，脉来怠缓	湿病，脾胃虚弱，亦见于平人
		涩	往来艰涩，迟滞不畅	精伤、血少，气滞、血瘀，痰食内停
		结	迟而时一止，止无定数	阴盛气结，寒痰瘀血，气血虚衰
数脉类	一息五至以上	数	一息五至以上，不足七至	热证，亦主里虚证
		疾	脉来急疾，一息七八至	阳极阴竭，元气欲脱
		促	数而时一止，止无定数	阳热亢盛，瘀滞、痰食停积，脏气衰败
		动	脉短如豆，滑数有力	疼痛，惊恐
虚脉类	应指无力	虚	举按无力，应指松软	气血两虚
		细	脉细如线，应指明显	气血俱虚，湿证
		微	脉细极软，似有似无	气血大虚，阳气暴脱
		代	迟而中止，止有定数	脏气衰微，疼痛、惊恐、跌扑损伤
		短	首尾俱短，不及本部	有力主气郁，无力主气损
实脉类	应指有力	实	举按充实有力	实证，平人
		滑	往来流利，应指圆滑	痰湿、食积、实热，青壮年，孕妇
		弦	端直以长，如按琴弦	肝胆病、疼痛、痰饮等，老年健康者
		紧	绷急弹指，状如转索	实寒证、疼痛、宿食
		长	首尾端直，超过本位	阳气有余，阳证、热证、实证，平人

纲，脉象则有浮沉迟数虚实与之相应，临床常见病脉的脉象和主病归类见表。

（刘华生）

fúmài

浮脉（floating pulse）　脉搏搏动显现部位表浅，轻手触之即得，稍重按反觉脉搏减弱的脉象。即所谓"轻按即得，重按反减；举之有余，按之不足"。《黄帝内经》称其为毛脉，在时应秋，在脏应肺。脉象特点是轻取即得，重按稍减而不空，脉形不大不小。

临床意义　多见于表证，是正气驱邪向外的表现，浮而有力为表实证，浮而无力为表虚证；亦见于虚阳外越证，主病情危重；瘦人肌薄者或秋季见之皆属正常脉象。

发生机制　外邪侵袭肌表，卫阳抗邪于外，人体气血趋向于肌表，脉气亦鼓动于外，故见浮脉。邪盛而正气不虚时，脉浮而有力；虚人外感或邪盛正虚时，脉多浮而无力。外感风寒，寒主收引，则血管拘急，故脉多浮紧；外感风热，热则血流薄急，故脉多浮数。疾病晚期，出现阴阳格拒，阴阳二气不相维系，阴气内盛而逼迫阳气外越于肤时则见脉浮而无根的现象，是亡阳危候之兆。除病理性浮脉外，瘦人桡动脉部位浅表，或夏秋时令阳气升浮，而出现浮脉，则不属于病脉。

鉴别诊断　浮脉与芤脉、革脉、散脉、虚脉皆有脉象浮的特点，但五脉还各具其自身的脉象特点。芤脉应指浮大而软，按之上下或两边实而中间空；革脉浮取弦大搏指，外急中空，如按鼓皮；散脉浮而无根，至数不齐，脉力不匀；虚脉三部脉举之无力，按之空豁，应指松软，是一切无力脉象的总称。

（刘华生）

kōumài

芤脉（hollow pulse） 浮大中空，如按葱管，轻取重按具有，中取不应的脉象。其脉象特点是脉位浮、形大、势软、中空。《诊家枢要·脉阴阳类成》云："芤，浮大而软，寻之中空旁实，旁有中无。"

临床意义 常见于失血、伤阴之际。

发生机制 多因血崩、呕血、外伤性大出血等突然出血过多，血量骤然减少，无以充脉，或因剧烈吐泻津液大伤，血液不得充养，阴血不能维系阳气，阳气浮散所致，从而形成浮大中空之芤脉。《脉诀刊误·卷上七表》云："营行脉中，是血在脉中行，脉以血为形……故芤脉中空者，血之脱也。"若失血、伤液之后，血管自敛，或经输血、补液等方式阴液得到补充，则往往不再现芤脉。

鉴别诊断 与革脉、虚脉、浮脉的鉴别，见浮脉。

（刘华生）

gémài

革脉（tympanic pulse） 轻取即得而搏指，中空外坚，如按鼓皮的脉象。其脉象特点是脉位浮，脉势浮取劲急搏指，按之空虚无力，以形状言，浮取若弦，按之若芤，恰似以指按鼓皮之状。《医学实在易》卷一云："浮而按鼓，革脉外强（外强中空较芤更甚）。"

临床意义 多见于亡血、失精、半产、漏下等病症或素体虚弱，新感外邪，寒邪束表。

发生机制 因精血耗伤，脉管不充，正气不固，气无所恋而浮越于外，加之阴寒之气收束，以致脉来浮大搏指，外急中空，恰似绷急的鼓皮，有刚无柔，而出现外强中空之像。革脉若为新病，多为寒邪犯表，病虽重表邪易解；若久病见此脉，多是孤阳外越之象，为病重之危候。所以《脉经·诊三部虚实决死生第八》指出："三部脉革，长病得之死，卒病得之生。"

鉴别诊断 与芤脉、浮脉、虚脉的鉴别，见浮脉。

（刘华生）

sǎnmài

散脉（scattered pulse） 浮散无根，脉律不齐的脉象。其脉象特点有二：一是浮散无根，浮候脉浮大，涣散不收，脉气不敛，中候则脉势措去十分之七八，沉候则摸不着；一是至数不齐，脉的搏动不规则，时快时慢而不均，脉律不齐，但无歇止之象。正如李时珍所云："散似杨花散漫飞，去来无定至难齐。"

临床意义 多见于元气离散，脏腑精气衰败，尤其是心、肾之气将绝的危重病证。

发生机制 由于气血虚衰，精气欲竭，阴不敛阳，阳气离散，脉气不能内敛，散而不聚，稍用重力按不着，漫无根蒂；阴衰阳消，心气不能推动营血正常循行，故脉来时快时慢，至数不齐。

鉴别诊断 与虚脉、芤脉的鉴别，见浮脉。与濡脉的鉴别：散脉浮而无根，至数不齐，脉力不均；濡脉浮细无力而软，重按若无。

（刘华生）

chénmài

沉脉（deep pulse） 脉搏搏动显现部位较正常脉更深，靠近筋骨之处，须加用指力切按方能感到脉搏搏动的脉象。即所谓"轻取不应，重按始得；举之不足，按之有余"。《黄帝内经》称其为石脉，在时应冬，在脏应肾。

临床意义 多见于里证，有力为里实，无力为里虚；亦可见于常人：浮胖者脉多沉，冬季脉象亦偏沉。

发生机制 邪郁于里，正气尚盛，邪正相争于里，致气滞血阻，阳气被遏，不能鼓搏脉气于外，故脉沉而有力，可见于气滞、血瘀、食积、痰饮等病证；若脏腑虚衰，正气不足，又逢邪实内阻，致使气血运行怠缓，故见沉脉无力；或因阳气衰微，虽无邪实内阻，但其推动之力减弱，致使脉行深沉而无力。

鉴别诊断 沉脉与伏脉、牢脉皆有沉的脉象特点，但三脉还各具其自身的脉象特点。伏脉较沉脉部位更深，须推筋着骨始得，甚则暂时伏而不见，与沉脉的重按乃得相较更为费力。牢脉沉取实大弦长，坚牢不移。

（刘华生）

láomài

牢脉（firm pulse） 重按实大弦长，坚牢不移，轻取中取皆不应的脉象。"牢"者，深居于内，坚固牢实之义。其脉象特点是脉位沉，轻取、中取均不应，沉取始得，但搏动有力，脉势大形长，为沉、弦、大、实、长五种脉象的复合脉。正如《诊家正眼·下卷》曰："按牢有二义，坚固牢实之义，又深居在内之义也。"

临床意义 多见于阴寒内盛，疝气癥积之实证。

发生机制 邪气牢固，而正气未衰者，如阴寒内积，阳气沉潜于下，或气血痰滞，凝结成癥积而固结不移，在脉象上则表现为沉弦实大的牢脉。牢脉主实有气血之分，癥瘕有形肿块，是实在血分；无形痞块，是实在气分。若失血、阴虚等患者反见牢脉，当属危重征象。

鉴别诊断 与沉脉、伏脉的鉴别，见沉脉。

(刘华生)

fúmài

伏脉（hidden pulse） 重按推筋着骨始得，甚则暂伏而不显的脉象。伏为深沉与伏匿之象，其脉象特点脉位比沉脉更深，隐伏于筋下，附着于骨上。如《脉诀刊误·八里》云：“伏脉者，初下指轻按，不见，次寻之中部，又不见，次重手极按，又无其象，直待其手推其筋于外而诊，乃见，盖脉行筋下也。”

临床意义 多见于邪闭、厥病和痛极，亦可见于阳衰。脉伏而有力多见于暴病，实邪内伏；脉伏而无力，多见于久病阳衰。

发生机制 形成伏脉的原因一是阴血虚损，阳气衰微欲绝，无力鼓搏脉气向外，致脉沉伏而无力，多见于久病；二是实邪在内，结聚阻闭，气血凝结，阳气沉潜致脉伏而有力，多见于暴病、惊骇。

鉴别诊断 危重病证的伏脉，与血管病变造成的无脉症不同。无脉症往往发生在肢体的某一局部，出现相应肢体无脉，而其他部位的脉象可正常。与沉脉、牢脉的鉴别，见沉脉。

(刘华生)

chímài

迟脉（slow pulse） 脉搏来去缓慢，一息不足四至（相当于脉搏每分钟在60次以下），且脉率规整的脉象。脉象特点是脉管搏动的频率小于正常脉率。如《脉诀刊误·八里》说：“一息三至，

来去极迟。”

临床意义 多见于寒证，迟而有力为实寒；迟而无力为虚寒；亦见于邪热结聚之实热证。运动员或经过体力锻炼之人，在静息状态下脉来迟而和缓；正常人入睡后，脉率较慢，都属生理性迟脉。

发生机制 脉管的搏动缘于血流，而血的运行有赖于阳气的推动。当寒邪侵袭人体，困遏阳气，或阳气亏损，均可导致气血凝滞，脉流不畅，使脉来迟慢。若为阴寒内盛而正气不衰的实寒证，则脉来迟而有力；若阳气虚弱，无力温运气血，则脉来迟而无力；邪热结聚，经隧阻滞，也可以出现迟脉。《伤寒论》所载阳明腑实证多因邪热亢盛与糟粕相搏，结为燥屎，阻塞肠道，腑气壅滞不通，气血运行受阻，经隧阻滞，脉道不利，故必迟而有力。所以迟脉不可概认为寒，临床当脉症合参。

鉴别诊断 迟脉与缓脉、结脉、涩脉及生理性迟脉皆有脉来迟缓的脉象特点，但四脉还各具其自身的脉象特点。迟脉一息不足四至；缓脉一息四至，稍慢于正常而快于迟脉，脉搏跳动不疾不徐，从容和缓；结脉一息不足四至，且脉来缓而时一止，止无定数；涩脉脉细而迟，往来艰涩，如轻刀刮竹，脉势不匀。

(刘华生)

huǎnmài

缓脉（morderate pulse） 一息四至，来去怠缓的脉象。其脉象特点是脉搏跳动不疾不徐，从容和缓稍慢于正常而快于迟脉。其含义有二：一是脉来和缓，一息四至（每分钟60~70次），应指均匀，是脉有胃气的一种表现，称平缓脉，多见于正常人；二是

脉来缓怠无力，弛纵不张，此为病脉。《脉诀启悟·脉之体象》曰：“缓为胃气，和缓之脉，是为胃气。亦为湿邪。”

临床意义 多见于湿病，脾胃虚弱，亦可见于正常人。

发生机制 脾胃为气血生化之源，脾胃虚弱，气血不足，则脉管不充，亦无力鼓动，其脉必见怠缓弛纵之象。湿性黏滞，阻遏脉管，气机被困，则脉来虽缓，必见怠慢不振，脉管弛缓。平缓之脉，是为气血充足，百脉畅通。《三指禅·二十七脉名目》云：“四至调和百脉通，浑涵元气此身中。”若有病之人，脉转和缓，是正气恢复之征，疾病将愈。

鉴别诊断 与迟脉、结脉、涩脉的鉴别，见迟脉。

(刘华生)

shuòmài

数脉（rapid pulse） 脉来急数，脉率较正常为快，脉律规整，一息五至以上而不满七至（相当于脉搏每分钟90~120次）的脉象。

临床意义 多见于热证，亦可见于里虚证；正常人在运动或情绪激动时亦可使脉率加速；小儿脉率亦较快，一息六至左右（每分钟110次左右），婴儿（每分钟120次左右），皆不属病脉。数而有力为邪热亢盛；数而无力或细数为虚热内伤；数而无力，且浮大虚软，按之空豁则为虚阳浮越。

发生机制 邪热亢盛，致使血行加速，可见脉数而有力。脉率与热邪程度有关，邪热越甚脉搏越快。久病阴虚，虚热内生，血行加速，可见脉数而无力。阴血亏虚，不能充盈脉道，则可见脉体细小，故阴虚者常见脉细数无力。若为阳虚阴盛，逼阳上浮或精血亏甚无以敛阳，而致阳气

外越，均可见数而无力之脉。

鉴别诊断 数脉与疾脉、滑脉、促脉皆有脉数的脉象特点，但四脉还各具其自身的脉象特点。数脉一息五至以上，不足七至；疾脉为一息七八至；滑脉脉形往来流利，应指圆滑似数但脉率正常；促脉不仅脉率每息在五至以上，且有不规则的歇止。

（刘华生）

huámài

滑脉（slippery pulse） 脉搏形态应指圆滑充实有力，往来之间有一种回旋前进的感觉，如同圆珠流畅地由尺部向寸部滚动，浮、中、沉取皆可感到的脉象。其脉象特点是往来流利，应指圆滑，如盘走珠。古人形容滑脉是"替替往来流利，盘珠之形，荷露之义"。

临床意义 多见于痰湿、食积、实热等病证。亦是青壮年的常脉，妇女有孕时的常见脉。

发生机制 病中脉滑，是邪气与正气皆盛实有力，正邪抗争，故气血涌盛，血行加快，脉来滑数。如痰湿留聚、食积饮停，皆为阴邪内盛，邪气充渍脉道，鼓动脉气，故脉见圆滑流利。火热之邪波及血分，血行加速，亦可见滑脉，但此时脉来滑必兼数。青壮年脉滑而和缓是气血充盛，血行通畅的征象。血盛则血流量大，气足则推动血行有力，血管扩张，管壁较薄，柔度较大，而形成滑象，故应指往来流利，和缓而滑。育龄妇脉滑而经停，应考虑为妊娠。孕妇脉滑，是血盛养胎之兆。如滑伯仁说："脉者血之府也，血盛则脉滑，故妊脉宜之。"

鉴别诊断 与数脉的鉴别，见数脉。

（刘华生）

jímài

疾脉（swift pulse） 脉来急疾，一息七八至（每分钟140～160次）的脉象。其脉象特点是脉率比数脉更快。如《诊家枢要》谓其象为："疾，盛也，快于数而疾，呼吸之间脉七至。"

临床意义 多见于阳极阴竭，元气欲脱之证。

发生机制 热邪亢盛，气血流通加速，故脉来更数而急疾。若脉疾而有力，按之愈坚，为阳亢无制，真阴垂绝之候，可见于外感热病之热极时。若脉疾而无力，则为阴气枯竭，阳气外越欲脱之象。3岁以下小儿脉搏可一息七至以上，为平脉，不作病脉论。

鉴别诊断 与数脉、促脉的鉴别，见数脉。

（刘华生）

xūmài

虚脉（feeble pulse） 虚脉的含义有二，一是指无力之脉，脉搏在寸、关、尺三部，浮、中、沉三候之时均无力，且脉管的紧张度减弱，脉管内充盈度不足，状态软弱的脉象。脉象特点是三部脉浮大无力，重按空虚，应指松软。即所谓"轻按便得，举之无力，按之空虚"。二是作为无力脉象的总称，统括濡、弱、微、缓、虚、散、芤、革等无力脉象。

临床意义 多见于虚证，多为气血两虚或脏腑诸虚。气虚则脉道松弛，按之空豁；血虚则脉细无力。迟而无力多阳虚；数而无力多阴虚。

发生机制 气不足以运其血，搏动力弱故脉来无力；气虚不敛则脉管松弛，故按之空豁；血虚不能充盈脉管，脉道空虚则脉细无力。阳气不足，致使运行血脉缓慢，则脉迟而虚；阴血亏虚，虚热内生，致使血运加速，则脉数而虚。

鉴别诊断 虚脉与芤脉、散脉、濡脉皆有脉来无力的脉象特点，虚脉与芤脉、散脉的鉴别，见浮脉；与濡脉的鉴别：濡脉浮细无力而软，重按即无；虚脉三部脉无力，重按空虚。

（刘华生）

duǎnmài

短脉（short pulse） 首尾俱短，常只显于关部，而在寸尺两部多不显的脉象。其脉象特点是脉搏搏动的范围短小，脉体不如平脉之长，脉动不满本位，多在关部及寸部应指较明显，而尺部常不能触及，正如李中梓说："短脉涩小，首尾俱俯，中间突起，不能满部。"

临床意义 多见于气虚或气郁。短而有力为气郁，短而无力为气虚。

发生机制 心气亏虚，无力鼓动血行，则气血不仅难以达于四末，亦不能充盈脉道，致使寸口脉搏动短小且无力。如《诊家正眼》下卷云："短主不及，为气虚证。"气滞血瘀或痰凝食积，致使气机阻滞，脉气不能伸展而见短脉者，必短涩而有力。故短而有力为气郁，短而无力为气虚。

鉴别诊断 短脉与动脉皆有脉形较短的脉象特点，但动脉脉象特点是脉搏搏动在关部明显，应指明显有力，动摇不定，具有短、滑、数三种脉象的特点。《脉诀汇辨》卷三云："短脉为阴，不数不硬不滑也；动脉为阳，且数且硬且滑也。"

（刘华生）

dòngmài

动脉（tremulous pulse） 脉形如豆，厥厥动摇，滑数有力的脉象。其脉象特点是具有短、滑、数三种脉象的特点，其脉搏搏动在关部明显，应指明显有力，动摇不定。故《脉经·脉形状指下秘决第一》说："动脉见于关上，无头尾，大如豆，厥厥然动摇。"

临床意义 常见于惊恐、疼痛等症。

发生机制 惊则气乱，痛则气结，阴阳不和，气血阻滞。故因惊、因痛致使阴阳相搏，气血运行乖乱，脉行躁动不安，则出现滑数而短的动脉。动脉也可见于早孕妇女，此动甚必兼滑数，非属病脉，对妊娠诊断具有一定价值。

鉴别诊断 与短脉的鉴别，见短脉。

（刘华生）

shímài

实脉（excessive pulse） 实脉的含义有二，一是有力之脉，脉搏搏动力量强，寸、关、尺三部，浮、中、沉三候均有力量，脉管宽大，指下有充实感的脉象。其脉象特点是三部脉举按均充实有力，其势来去皆盛，应指幅幅。如《濒湖脉学·脉学七言诀》所说："应指无虚幅幅强。"二是作为有力脉象的总称，统括洪、长、实、弦、紧、牢等有力脉象。

临床意义 多见于实证。若久病之人反见实脉，预后多为不良。若脉实而和缓亦见于常人，是气血旺盛之象。

发生机制 血实则脉实，气血旺盛使脉道充盈。《素问·通评虚实论》载："邪气盛则实。"邪气亢盛，正亦不衰，正邪相搏，斗争激烈，气血涌盛，脉道坚满，致脉搏坚实有力。邪气亢盛而正气不虚，正邪相搏，气血壅盛，脉道坚满，故应指有力。若久病之人，脉当虚弱，反见实脉，则为邪盛正虚，脉证相逆，预后

多为不良，故为难治，往往为孤阳外脱的先兆，但必须结合其他症状加以辨别。实脉见于正常人，必兼和缓之象，且无病症表现。一般两手六脉均实大者，称为六阳脉，是正常人气血旺盛的表现。

鉴别诊断 实脉与洪脉皆有脉来有力充实的脉象特点，但洪脉脉象特点是脉体宽大，充实有力，来盛去衰，状若波涛汹涌来大去长。不同于实脉应指有力，举按皆然，来去俱盛。此外，洪脉为阳脉，在时应夏，在脏应心。夏令阳气亢盛，肤表开泄，气血向外，亦可致脉象稍现洪大，为夏令之平脉。

（刘华生）

hóngmài

洪脉（surging pulse） 脉体宽大，充实有力，来盛去衰，状若波涛汹涌来大去长的脉象。波涛奔涌之时，浪头前曲其状如钩，故《黄帝内经》称其为钩脉。在时应夏，在脏应心。"来盛"是指脉来形如波涛之来汹涌盛满；"去衰"是指脉去如波涛之去，波幅平坦且长，势缓力弱，渐衰渐减。其脉象特点是脉体宽大，搏动部位浅表，脉来有力，来盛去衰。

临床意义 多见于邪热亢盛，阳明气分热盛。亦为夏季正常脉象。若浮取盛大而沉取无根，或见躁疾，此为阴精耗竭，孤阳将欲外越之兆。

发生机制 洪脉多见于外感热病的中期，即阳明（气分）热盛证。此时邪热亢盛，充斥内外，正气不衰而奋起抗邪，邪正剧烈交争，使气盛血涌，脉管扩大，故脉大而充实有力。杂病中，脏腑内热，五志化火，或痰、湿、食积、瘀血蕴热及肠痈化脓等，

亦可因热盛蒸迫气血，脉流迫疾，鼓击血脉而见洪脉。

鉴别诊断 与实脉的鉴别，见实脉。

（刘华生）

chángmài

长脉（long pulse） 首尾端直，超过本位，直上直下，如循长竿的脉象。其脉象特点是脉搏的搏动范围显示较长，超过寸、关、尺三部，脉体较长。长脉有二种形态，若长而柔和缓的属平脉；长而势强，硬直失却和缓之态，则为病脉。《濒湖脉学》云："长脉，不大不小，迢迢自若，如揭长竿末梢，为平；如引绳，如循长竿，为病。"若向上超逾寸部至鱼际者，称为溢脉；向下超逾尺部者，称为履脉。

临床意义 多见于阳证、热证、实证，亦可见于平人。

发生机制 若阳亢、热盛、痰火内蕴，正气不衰，使气血壅盛，邪正激烈相搏，脉管充实而见长脉。正常人气血旺盛，精气盛满，脉气充盈有余，运行畅达，故搏击之势过于本位，可见到柔和之长脉，为强壮之象征。老年人两尺脉长而滑实多长寿。如《脉诀刊误·九道》说："脉长为吉，深且长，寿脉也，尺脉长，根深蒂固，心脉长，神气有余。"说明长脉亦是气血充盛，气机条畅的反映。

鉴别诊断 长脉与弦脉、实脉皆有脉来端直有力的脉象特点，但三脉还各具其自身的脉象特点。长脉首尾端直，超过本位，但长而不急；弦脉端直以长，但脉气紧张，指下如按琴弦；实脉三部脉举按均充实有力，其势来去皆盛，应指幅幅，但其不似长脉脉体较长，超过寸、关、尺三部。

（刘华生）

xìmài

细脉（threa dy pulse） 脉细如线，指下寻之往来如线，应指明显，可分清搏指次数的脉象。其脉象特点是脉道狭小，搏指清晰，即所谓"脉细如线，按之不绝"。

临床意义 多见于气血两虚、诸劳虚损，又可见于伤寒、痛甚及湿邪为病。冬季，因寒冷刺激，脉管收缩，故脉象偏于沉细，属生理性细。

发生机制 营血亏虚不能充盈脉管，气虚则无力鼓动血行，致脉管的充盈度减小，脉来细小且无力。湿性重浊黏滞，水湿充斥皮肤，脉管受湿邪阻遏，气血运行不利，故脉体细小而柔缓。若温热病昏谵斑疹、舌绛等而见脉细数有力，是热邪深入营血或邪陷心包之征象。

鉴别诊断 细脉与微脉、弱脉、濡脉皆有脉形较细的脉象特点，但四脉还各具其自身的脉象特点。细脉脉细如线，应指明显；微脉极软极细，按之欲绝，若有若无，起落模糊；弱脉沉细而无力而软；濡脉浮细无力而软，重按即无。

（刘华生）

wēimài

微脉（faint pulse） 极细极软，按之欲绝，若有若无的脉象。其脉象特点是脉形极细小，脉势极软弱，以致轻取不见，重按起落不明显，似有似无。正如《脉理求真·微脉》曰："微则似有若无，欲绝非绝，指下按之，稍有模糊之象。"

临床意义 多见于气血大虚，阳气衰微。

发生机制 营血大虚，脉管失充则脉细；阳气衰微，鼓动无力则脉弱，故脉极细而软，按之欲绝，似有似无。如《脉原》卷

上云："微为气血不足之象。"轻取之似无是阳气衰，重按之似无是阴气竭。临床上以心肾阳气衰微较为多见。久病脉微是正气将绝，新病脉微主阳气暴脱。亦可见于阳虚邪微者，或尚可救。

鉴别诊断 与细脉、弱脉、濡脉的鉴别，见细脉。

（刘华生）

ruòmài

弱脉（weak pulse） 脉位沉，脉形细，脉势无力而软的脉象。其脉象特点是体细、势柔软无力，需用重按才能诊得，若浮取则无脉搏跳动。诸家论弱脉，立论基本相同，如《诊家枢要·脉阴阳类成》云："弱，不盛也，极沉细而软，按之欲绝未绝，举之即无。"

临床意义 多见于阳气虚衰、气血俱虚。

发生机制 脉为血之府，阴血亏少，不能充其脉管，故脉形细小；阳气衰少，无力推动血液运行，脉气不能外鼓，则脉位深沉，脉势软弱。

鉴别诊断 应与濡脉、微脉、细脉的鉴别，见细脉。

（刘华生）

rúmài

濡脉（soft pulse） 浮细，搏动无力而软的脉象。其脉象特点是脉位浮，形细，势软，搏动力弱，不任重按，按之则无，故又称软脉。如《诊家正眼》下卷云："濡之为名，即软之义也，必在浮候，见其细软，若中候沉候，不可得而见也。"

临床意义 濡脉多见于虚证、湿证。

发生机制 崩中漏下、失精、泄泻、自汗喘息等病症中，精血阳气亏虚，脉管因阳气亏虚而不敛，无力推运血行，形成松弛软

弱之势；因精血虚而不荣于脉，脉管不充，则脉形细小应指乏力。湿困脾胃，阻遏阳气，脉气不振，也可以出现濡脉。湿邪侵袭，机体抗邪，气血奔集于表，致脉浮；湿邪压抑脉道，致脉细而软。

鉴别诊断 与弱脉、微脉、细脉的鉴别，见细脉。

（刘华生）

sèmài

涩脉（unsmooth pulse） 脉形较细，脉势迟滞不畅，极不流利，如"轻刀刮竹"，至数较缓而不匀，脉力大小亦不均，呈三五不调之状，但没有明显间歇的脉象。《脉经·脉形状指下秘诀第一》曰："涩脉细而迟，往来难且散，或一止复来。一曰浮而短，一曰短而止，或曰散也。"其脉象特点是细而迟，往来艰涩不畅，脉势不匀。

临床意义 多见于气滞、血瘀、痰食内停和精伤、血少。脉涩而有力者，为实证；脉涩而无力者，为虚证。

发生机制 由于气血运行不畅，气滞、血瘀、痰浊、饮食等邪气内停，阻滞脉道，血脉被遏，以致脉气往来艰涩，此系实邪内盛，正气未衰，故脉涩而有力，多见于心痛、痰食积滞，亦可见于癥瘕积聚。如气血亏虚，津液耗伤，不能充盈脉管，久而脉管失去濡润，血行不畅，亦可致脉气往来艰涩而无力。多见于精亏、伤津，亡血等证。

鉴别诊断 涩脉与结脉、散脉皆有脉势不匀的脉象特点，但三脉还各具其自身的脉象特点。涩脉之气势艰难，往来不畅，非有歇止；结脉脉来缓慢，时有中止，止无定数；散脉浮而无根，至数不齐，脉力不匀。

（刘华生）

xiánmài

弦脉 (wiry pulse)

脉形端直而似长，脉势较强、脉道较硬，切脉时有挺然指下、直起直落、状如弓弦之状的脉象。故被形容为"从中直过""挺然于指下"。其脉象特点是端直以长，如按琴弦。其弦硬程度随病情轻重而不同，平人则轻虚以滑，病轻则如按琴弦，病重则如按弓弦。

临床意义 多见于肝胆病、疼痛、痰饮等，或为胃气衰败者。亦可见于老年健康者。弦紧多主阴寒；弦数多主阳热；弦滑多主痰饮内蓄；弦缓多主虚劳内伤，中气不足，肝木乘脾土；弦细多主肝病及肾，损伤肾阴。脉弦劲如循刀刃，为生气已败，病多难治。以脉中胃气的多少来衡量病情轻重的经验，临床上有一定意义。《脉诀刊误·七表》曰："弦而软，其病轻；弦而硬，其病重。"

发生机制 形成弦脉的原因有二。一是肝气郁结，肝阳亢盛，阴阳不和，气逆不顺，致使经脉拘束，气血收敛或气血壅迫，脉来端直以长。肝胆互为表里，而肝病多郁滞，肝气失于条达则脉气盛，气血壅迫致脉多弦劲，故称弦脉"在脏应肝"，多主肝胆病变。二是弦为寒凝气结，导致经脉拘急，气血收敛，致脉弦。弦为肝脉，而寒热诸邪、痰饮内蓄、七情不遂、疼痛等原因，均可使肝失疏泄，气机失常，经脉拘急，血气敛束不伸，脉管失去柔和之性，弹性降低，紧张度增高，使脉来强硬而为弦。弦脉在时应春，春季平人脉象多稍弦，是由于初春阳气主浮而天气犹寒，脉管稍带敛束，故脉如琴弦之端直而挺然，此为春季平脉。健康人中年之后，脉亦兼弦，老年人脉象多弦硬，为精血衰减，脉道失其濡养而弹性降低的征象。随年龄增长，脉象失其柔和之性而变弦，属于生理性退化表现。

鉴别诊断 弦脉与紧脉、长脉皆有脉来端直的特点。弦脉与紧脉，二者均为脉气紧张，但弦脉如按琴弦之上，无绷急之势；紧脉端直绷急，弹指如牵绳转索，紧脉比弦脉更有力、更紧急。弦脉与长脉相似，长脉首尾俱端，过于本位，如循长竿，但长而不急；弦脉端直以长，但脉气紧张，指下如按琴弦。

(刘华生)

jǐnmài

紧脉 (tense pulse)

脉来绷急，紧张有力，状如牵绳转索的脉象。其脉象特点是脉势绷急，紧张有力，状如绞转紧张的绳索，屈曲不平，左右弹指。《诊家正眼·紧脉》曰："紧脉有力，左右弹指，如绞转索，如切紧绳。"

临床意义 临床多见于寒证，痛证，亦见于喘咳、宿食、风痫和疝、瘕等。脉浮紧者为表寒证，脉沉紧者为里寒证。

发生机制 寒为阴邪，主收引凝泣，困遏阳气。寒邪侵袭机体，则脉管收缩紧束而拘急，正气未衰，正邪相争剧烈，气血向外冲击有力，则脉来绷急而搏指，状如切绳，故主实寒证。寒邪侵袭，阳气被困而不得宣通，气血凝滞而不通，不通则痛；宿食积于中焦，气机失和，脉管受阻亦可见紧脉。

鉴别诊断 与弦脉的鉴别，见弦脉。

(刘华生)

cùmài

促脉 (abrupt pulse)

脉来数而时有一止，止无定数的脉象。其脉象特点是脉律不整齐，脉搏速率快而有不规则间歇，间歇时间长，徐疾不常，脉势可强可弱，脉位不拘。

临床意义 多见于阳盛实热、气血痰食停滞；亦可见于脏气衰败等病证。

发生机制 阳邪亢盛，热迫血行，心气亢奋，故脉来急数；热灼阴津则津血衰少，心气受损，脉气不相接续，故脉有歇止；气滞、血瘀、痰饮、食积等有形实邪阻滞，脉气接续不及，亦可形成间歇。两者均为邪气内扰，脏气失常所致，故其脉来促而有力。若因真元衰惫，心气衰败，虚阳浮动，亦可致脉气不相顺接而见促脉，但必促而无力。正常人亦有因情绪激动、过劳、酗酒、饮用浓茶等而偶见促脉者。

鉴别诊断 促脉与结脉、代脉皆有脉动节律失常的脉象特点，但三脉还各具其自身的脉象特点。促脉为脉数而中止，结脉为脉缓而中止，这两者都是不规则的歇止；代脉是脉来一止，是有规则的歇止，且歇止的时间较长，脉势较软弱。与数脉的鉴别，两者都具有脉数的脉象特点，但数脉没有歇止，促脉有不规则的歇止。

(刘华生)

jiémài

结脉 (knotted pulse)

脉来缓慢，时有中止，止无定数的脉象。其脉象特点是脉来迟缓，脉律不齐，有不规则的歇止。

临床意义 多见于阴盛气结、寒痰血瘀，亦可见于气血虚衰。

发生机制 阴寒偏盛则脉气凝滞，故脉率缓慢；气结、痰凝、血瘀等积滞不散，心阳被抑，脉气阻滞而失于宣畅，故脉来缓慢而时有一止，且为结而有力；久病、虚劳者，气血衰弱，尤其是心气、心阳虚衰，脉气不续，故脉来缓慢而时有一止，且为结而无力。如张景岳说："结脉多由气血渐衰，精力不继，所以断而复续，续而复断。"正常人有因情绪激动、过劳、酗酒、饮用浓茶等而偶见结脉者，多与病无关，与素体有关。张景岳说："又有无病而一生脉结者，此其素禀无异常，无足怪也。"

鉴别诊断 与促脉、代脉的鉴别，见促脉。与迟脉的鉴别，两者虽都是一息不足四至，但迟脉没有歇止，结脉有不规则的歇止。

（刘华生）

dàimài

代脉（intermittent pulse） 脉来一止，止有定数，良久方来的脉象。其脉象特点是脉律不齐，表现为有规则的歇止，歇止的时间较长，脉势较软弱。如《诊家正眼·代脉》曰："代为禅代，止有常数，不能自还，良久复动。"所谓"禅代"，是以四时更代而不逾期来说明代脉有规律的歇止。

临床意义 多见于脏气衰微、疼痛、惊恐、跌仆损伤等病证。

发生机制 脏气衰微，元气不足，以致脉气不相接续，故脉来时有中止，止有定数脉势软弱无力，常见于心脏器质性病变。疼痛、惊恐、跌打损伤等见代脉，是因暂时性的气结、血瘀、痰凝等阻抑脉道，血行涩滞脉气不能衔接，而致脉代而应指有力。古人认为脉跳五十次无一止，是五脏功能良好。代脉出现，表示脏气衰微。脉跳二次一停，或三、四次一止，相当于现代医学所说的二联、三联律。此外，妇女妊娠出现代脉，是因气血养胎之故。

鉴别诊断 与促脉、结脉的鉴别，见促脉。

（刘华生）

xiāngjiānmài

相兼脉（concurrent pulses） 凡二种或二种以上的单因素脉相兼出现，复合构成的脉象。又称复合脉。

由于疾病是一个复杂的过程，可以由多种致病因素相兼致病，疾病中邪正斗争的形势会不断发生变化，加之病程、体质等因素的影响，疾病的性质和病位亦可随之而变。因此，患者的脉象经常是二种或二种以上相兼出现。《四言举要·脉诀》指出："一脉一形，各有主病，数脉相兼，则见诸证。浮脉主表，里必不足，有力风热，无力血弱。浮迟风虚，浮数风热，浮紧风寒，浮缓风湿，浮虚伤暑、浮芤失血，浮洪虚火，浮微劳极，浮濡阴虚，浮散虚剧，浮弦痰饮，浮滑痰热。"徐灵胎称相兼脉为合脉，有二合脉，三合脉，四合脉之分。如浮数脉为二合脉，沉细迟脉为三合脉，弦滑数实为四合脉。相兼脉的形成是有条件的，某些性质相反的脉象不能形成相兼脉，如浮与沉，迟与数、短与长，洪与细等。在相兼脉中亦存在相兼各脉的程度条件问题，它们虽然同时出现，但是所占比重不一定是等同的。这些相兼脉象的主病，往往就是各种单因素脉象主病的综合。

临床常见相兼脉及其主病列举如下：浮紧脉临床多见于外感寒邪之表寒证，或风寒痹病疼痛；浮缓脉临床多见于风邪伤卫，营卫不和的太阳中风证；浮数脉临床多见于风热袭表的表热证；浮滑脉临床多见于表证夹痰，亦见于素体多痰湿而又感受外邪者；沉迟脉临床多见于里寒证；沉弦脉临床多见于肝郁气滞，或水饮内停；沉涩脉临床多见于血瘀，尤常见于阳虚而寒凝血瘀者；沉

缓脉临床多见于脾虚，水湿停留；沉细数脉临床多见于阴虚内热或血虚；弦紧脉临床多见于寒证、痛症，常见于寒滞肝脉，或肝郁气滞等所致疼痛等；弦数脉临床多见于肝郁化火或肝胆湿热、肝阳上亢；弦滑数脉临床多见于肝火夹痰，肝胆湿热或肝阳上扰，痰火内蕴等病证；弦细脉临床多见于肝肾阴虚或血虚肝郁，或肝郁脾虚等证；滑数脉临床多见于痰热、痰火、湿热或食积内热；洪数脉临床多见于阳明经证、气分热盛或外感热病。

（刘华生）

zhēnzàngmài

真脏脉（the pulses of critical conditions） 中医脉学28脉以外多在疾病危重期出现的无胃、无神、无根的脉象。又称败脉、绝脉、死脉、怪脉。是病邪深重，元气衰竭，胃气已败的征象。《素问·平人气象论》云："真肝脉至，中外急，如循刀刃，责责然如按琴瑟弦……真心脉至，坚而搏，如循薏苡子，累累然……真肺脉至，大而虚，如以毛羽中人肤……真肾脉至，搏而绝，如指弹石，辟辟然……真脾脉至，弱而乍数乍疏……诸真脏脉见者，皆死不治也。"

元·危亦林整理了前人真脏脉理论后，在《世医得效方》中对十种怪脉作了比较全面的描述，始称为十怪脉。这十种脉象是：釜沸脉、鱼翔脉、虾游脉、屋漏脉、雀啄脉、解索脉、弹石脉、偃刀脉、转豆脉、麻促脉。后世医家多从此说，或在十怪脉中除去偃刀、转豆、麻促，称为七绝脉。其中弹石脉、解索脉是《黄帝内经》所说的"真肾脉""真脾脉"。真脏脉可见于各种严重的器质性病变，如各种心脏病、心

力衰竭、中毒性感染等，病情危重，病死率高。随着的现代医疗技术的发展与提高，大大降低了危重患者的病死率，所以见"真脏脉"时仍应积极抢救。根据真脏脉的主要形态特征，大致可以分成三大类：①无胃之脉。无胃的脉象以无冲和之意，应指坚搏为主要特征，临床提示邪盛正衰，胃气不能相从，心、肝、肾等脏气独现，是病情重危的征兆之一。如脉来弦急，如循刀刃称堰刀脉，其脉象特点是紧弦细急，手扪刀刃又休止不齐，临床多见于阴液损耗，孤阳独亢，阴阳之气不相平衡之重证；脉动短小而坚搏，如循薏苡子为转豆脉，其脉象特点是至数较快，形如豆转动，临床多见于危重患者有严重心律紊乱之时；或急促而坚硬，如弹石称弹石脉，其脉象特点是脉来有力而数，来时洪大，去时短促，如指弹石，辟辟凑指，毫无柔和软缓之象，临床多见于肾气竭绝之证。②无神之脉。无神之脉象以脉律无序，脉形散乱为主要特征，主要由脾（胃）、肾阳气衰败所致，提示神气涣散，生命即将告终。如脉在筋肉间连连数急，三五不调，止而复作，如雀啄食状，称雀啄脉，临床多见于脾无谷气，气绝于内之证；如屋漏残滴，良久一滴者，称屋漏脉，其脉象特点是脉来极其缓慢，形似胜漏水状，应指三部脉丰满有力，浮中沉取均应，临床多见于胃气营卫将绝之证；脉来乍疏乍密，如解乱绳状，称解索脉，其脉象特征是脉力强弱不等，脉律散乱无序，时快时慢，乍疏乍密，临床多见于肾与命门之气皆亡之证；脉如麻子之纷乱，细微至甚者称为麻促脉，其脉象特征是脉来急促零乱，脉体非常细微无力，

临床多见于卫枯营血独涩，是气血衰败之证。③无根之脉。无根脉象以虚大无根或微弱不应指为主要特征，为三阴寒极，亡阳于外，虚阳浮越的征象。若浮数之极，至数不清，如釜中沸水，浮泛无根，称釜沸脉，其脉象特点是轻取即应，脉来极数（相当于每分钟180次以上），应指滑利无力，稍重按则脉搏消失，为三阳热极，阴液枯竭之候；脉在皮肤，头定而尾摇，似有似无，如鱼在水中游动，称鱼翔脉，其脉象特点是初发时脉至极数，脉体清晰，继之脉力逐渐减弱或突然减弱；脉搏表浅，浮而无力，稍按即无，或似有似无，临床多见于阴亡为主，阴阳俱亡之证，属肾绝之脉；脉在皮肤，如虾游水，时而跃然而去，须臾又来，伴有急促躁动之象，称虾游脉，其脉象特征是脉来应指浮而无力，稍按则无，脉至极数（多在每分钟160次以上），脉搏时隐时现，反复出现，临床多见于阴绝阳败之证，病得此脉，凶多吉少。

（刘华生）

脉症合参（comprehensive analyse pulse, symptoms and signs）

辨证过程中，将脉象和症状互相参照，推断病情的方法。当症状表现与脉象的阴阳属性与主病一致时，称为脉症相应；当症状表现与脉象的阴阳属性与主病不一致时，称为脉症不应。

脉与症的关系非常密切，皆是机体疾病过程中的病理变化反映于外的表象，是疾病的病因、病位、病性及邪正消长变化等情况的综合体现。因而在一般情况下，脉与症应一致，即有此脉便必见此症，两者相应出现，是脉症相应，为顺证，易治。若脉与

症不符，或者相反，则是脉症不应，说明病理变化复杂，为逆证，难治。脉症相应为顺，脉症不应为逆，其顺与逆是相对的，而不是绝对的。脉症相应之顺，并非指病情轻、预后好、治疗容易，仅提示病机相对简单，与病情的轻重、正邪盛衰的趋势无关。如久病、重病、正虚严重而见微弱之脉，可谓脉症相应，但病情严重，难以治疗，预后不好。脉症不应之逆，也并非是病情危重，预后不良，仅代表病机比较复杂，多种病机并存，难以短期速愈。脉症合参，辨明病机，对确定治则，选方用药有重要的作用，尤其当单从症状方面难以论治的时候，审查脉象，具有决定性意义。脉症的顺逆主要体现在脉象与症候的阴阳、虚实属性的逆从上。如病属有余之证，脉见洪、浮、数、实是脉症相符，为顺证，表示邪胜正旺，抗邪有力；若反见沉、细、微、弱是脉症相反，为逆证，表示邪胜正衰，抗病无力，易致邪陷。《景岳全书·脉神章》说："此内出不足之证，忌见阳脉，如浮、洪、紧、数之类是也；外入有余之证，忌见阴脉，如沉、细、微、弱之类是也。如此之脉，最不易治。"凡新病、暴病脉来浮、洪、数、实者为顺，反映正气充盛能抗邪；若新病脉见沉、细、微、弱，说明正气已衰；久病脉来沉、微、细、弱为顺，说明有邪衰正复之机；若久病脉见浮、洪、数、实，则表示正衰而邪不退，为逆证。因此，症有余脉不足，或是脉有余症不足均为逆证，反映病情复杂难治，攻邪易伤正，补正会敛邪，治疗难度大，病情危重，预后不良。此外，脉症的逆从还体现在脉象与形证的逆从、脉象与四时的逆从上。

辨脉象还必须与全身状态对照并结合脉与四时，以审顺逆。如《素问·平人气象论》云："脉得四时之顺，曰病无他；脉反四时及不间脏，曰难已。"脉症不符，原因很多，有些是与患者的体质因素及反应特异有关。如素体阳盛、体质强壮之人，脉偏盛大，虽病寒而其脉常浮洪；素体柔弱、阴盛阳虚之体，脉偏弱小，虽病发热而脉常沉细；有的则是外伤或邪气阻压，脉搏一时隐伏不见，反应不出所致；一旦症状解除，脉即显露；也有的是新病，病位病势较浅，气血尚未变乱，脉亦无变异；还有的是邪气急剧，症状出现明显，而脉尚未改变；有的则属久病，气血变异，脉亦随之发生显著改变，但因长期有病，或年老反应迟钝，症状反而不明显；有的患者是在原有"脉病形不病"的基础上患病的；有的则是原有宿疾，又复感新邪，新病旧疾交错，所以临床脉症变异复杂，因此其中必有一方反映疾病本质，而另一方则与本质不符合或是假象。因此临床辨证时就必须以反映疾病本质的一方为诊断依据，而舍弃另一方，此即所谓的脉症从舍。

（刘华生）

màizhèng cóngshě

脉症从舍（symptom-pulse option）

临证遇到脉症不相应时，即症状表现与脉象不相一致时所采取反映疾病本质一方为诊断依据，而舍弃另一方与疾病本质不符合或是假象的判断方法。

脉与症相应是病理变化的正常规律，但亦有反常现象，即出现脉症不应的情况。见脉症合参。在脉与症中必有一真一假，或为症真脉假，或为症假脉真，所以临证时必须辨明脉证的真假以决

定从舍，或舍脉从症，或舍症从脉。如《伤寒六书·论浮脉形法主病》云："夫脉浮当汗，脉沉当下，固其宜也。其脉虽浮，亦有可下者，谓邪热入府，大便难也，大便不难，岂敢下乎？其脉虽沉，亦有可汗者，谓少阴病，身有热也，假若身不发热，岂敢汗乎？此取症不取脉也。""大抵患者表里虚实不同，邪之传变有异……有症变者，或有脉变者，或有取症不取脉者，或有取脉不取症者。"①舍脉从症。在脉症不应的情况下，当症状反映了疾病的本质，而脉象与疾病本质不符的情况称为症真脉假。因此以反映本质的症状作为辨证的依据而舍弃与本质不符、甚至是假象的脉象。例如：症见腹部胀满疼痛、拒按，大便燥结，舌红苔黄厚干燥，而脉迟细者。此时症状所反映的是实热内结肠胃的本质，而脉象所反映的似是虚寒之象，症真脉假，故须舍脉从症。此外，临床上某些慢性病因发病时间较久，脉象无显著变化，诊断用药往往多根据症状而定。另据前人经验，对于某些病症，辨证时主要凭证而定。如清·周学霆有"偏正头痛不问脉""痿症不从脉""老痰不辨脉"之说。这当然不能一概而论，但亦是前人经验之谈，有一定参考价值。②舍症从脉。在脉症不应的情况下，当脉象反映了疾病的本质，而症状与疾病本质不符的情况称为症假脉真。因此以反映本质的脉象作为辨证的依据，而舍弃与本质不符、甚至是假象的症状。例如：热闭于内，症见四肢厥冷，脉象滑数。此时脉象所反映的是阳热内盛的本质，而四肢厥冷似是寒象，症假脉真，故须舍症从脉。脉有"从"、有"舍"，说明脉

诊只是患者临床表现的一个方面，而不是病证的唯一表现。脉诊虽是四诊的重要组成部分，但不能代替其他诊法，临床要四诊合参，全面审查，才能准确诊断。

（刘华生）

ànzhěn

按诊（palpation）

医生用手直接触摸或按压患者身体部位，以了解局部冷热、润燥、软硬、压痛、肿块或其他异常变化，从而推断疾病部位、性质和病情轻重等情况的切诊方法。

理论依据 按诊是切诊的重要组成部分，在辨证中起着至关重要的作用，是四诊中不可忽视的一环。按诊判断疾病的部位和性质主要依靠手的触觉测知局部的冷热、润燥、软硬、压痛、积块或其他异常变化，来作出判断。按皮肤的冷热与润燥，可知疾病的寒热属性与津液的盈亏；切胸腹之软硬与积块之有形无形，可辨病邪留居于气分或血分；扪虚里及脐间的搏动，可以观察正气的强弱与病情的预后等。

基本内容 按诊的运用相当广泛，涉及各科疾病及全身各部分，尤其是对腹部疾病的诊察更为重要。临床上常用的按诊内容有按囟门、按颈项、按乳房、按脘腹、按胸胁、按肌肤、按虚里、按腧穴等。

按诊的体位 临床应用时根据按诊的目的和准备检查的部位不同，应采取不同的体位和手法。诊前首先需选择好适当的体位，然后充分暴露按诊部位。一般患者应取坐位或仰卧位或侧卧位。患者取坐位时，医生应面对患者而坐或站立进行。用左手稍扶病体，右手触摸按压某一局部。这种体位多用于皮肤、手足、腧穴的按诊。按胸腹时，患者须采取

仰卧位，全身放松，两腿自然伸直，两手臂放在身旁，医生站在患者右侧，用右手或双手对患者胸腹某些部位进行切按。在切按腹内肿块或腹肌紧张度时，可让患者屈起双膝。使腹肌松弛或做深呼吸，以便于切按。必要时可采取侧卧位。右侧位按诊时，患者右下肢伸直，左下肢屈髋、屈膝；左侧位按诊时，患者左下肢伸直，右下肢屈髋、屈膝，进行触摸推寻。此种方法，常用于仰卧位触摸不清或难以排除时，换位后再进一步诊。另外，对腹部肿瘤的按诊，必要时亦可采取肘膝位，患者用两肘、两膝趴在检查床上，医生站在患者左侧，用右手稍抚患者腰背部，左手按摸推寻患者腹部。

按诊的手法　主要有触、摸、按、叩四法。触、摸、按三法的区别表现在指力轻重不同，所达部位浅深有别。触则用手轻诊皮肤，摸则稍用力达于肌层，按则重指力诊筋骨或腹腔深部，临床操作时可综合运用。按诊的顺序一般是先触摸，后按压，由轻而重，由浅入深，从健康部位开始，逐渐移向病变区域，先远后近，先上后下地进行诊察。这里所讲先上后下是从对患者诊察的整体部位而言，就病变的某一局部的按诊来说，有时是从下向上的逐步寻摸，如肝、脾按诊，寻按方向要根据病证的需要来确定。①触法。医生将自然并拢的第二、三、四、五手指掌面或全手掌轻轻接触或轻柔地进行滑动触摸患者局部皮肤，如额部、四肢及胸腹部的皮肤，以了解肌肤的凉热、润燥等情况，用于分辨病属外感还是内伤，是否汗出，以及阳气津血的盈亏。②摸法。医生用指掌稍用力寻抚局部，如胸腹、胸

穴、肿胀部位等，探明局部的感觉情况，如有无疼痛和肿物，肿胀部位的范围及肿胀程度等，以辨别病位及病性的虚实。③按法。医生以重手按压或推寻局部，如胸腹部或某一肿胀或肿瘤部位，了解深部有无压痛或肿块，肿块的形态、大小，质地的软硬、光滑度、活动程度等，以辨脏腑虚实和邪气的痼结情况。④叩法。即叩击法，是医生用手叩击患者身体某部，使之震动产生叩击音、波动感或震动感，以此确定病变的性质和程度的一种检查方法。叩击法有直接叩击法和间接叩击法两种。直接叩击法：是医生用中指指尖或并拢的二、三、四、五指的掌面轻轻地直接叩击或拍打按诊部位，通过听音响和叩击手指的感觉来判断病变部位的情况。例如，对臌胀患者腹部可进行直接叩诊，医生根据叩击音及手感，来辨别气鼓或水鼓。若叩之音如击鼓者为气臌；叩之音实而浊者为水臌；也可将手放于患者腹部两侧对称部位，用一侧手叩击，若对侧手掌感到有震动波者，是有积水的表现；间接叩击法有拳掌叩击法和指指叩击法。拳掌叩击法是医生用左手掌平贴在患者的诊察部位，右手握成空拳叩击左手背，边叩边询问患者叩击部位的感觉，有无局部疼痛，医生根据患者感觉以及左手震动感，以推测病变部位、性质和程度。临床常用以诊察腹部和腰部疾病，例如用此方法诊察腰部，若病者有叩击痛时，除考虑可能与局部骨骼疾病有关外，主要与肾脏疾病有关。指指叩击法是医生用左手中指第二指节紧贴病体需诊察的部位，其他手指稍微抬起，勿与体表接触，右手指自然弯曲，第二、四、五指微翘起，

以中指指端叩击左手中指第二指节前端，叩击方向应与叩击部位垂直，叩时应用腕关节与掌指关节活动之力，指力要均匀适中，叩击动作要灵活、短促、富有弹性，叩击后右手中指应立即抬起，以免影响音响。此法患者可采取坐位或仰卧位，常用于对胸背腹及肋间的诊察，如两肋叩击音实而浊，多为悬饮之表现。

注意事项　①按诊的体位及触、摸、按、叩四种手法的选择应具有针对性。临诊时，必须根据不同疾病要求的诊察目的和部位，选择适当的体位和方法。否则，将难以获得准确的诊断资料，亦即失去按诊的意义。②医生举止要稳重大方，态度要严肃认真，手法要轻巧柔和，避免突然暴力或冷手按诊，以免引起患者精神和肌肉紧张，以致不能配合，影响诊察的准确性。③注意争取患者的主动配合，使患者能准确地反映病位的感觉。如诊察患者肝、脾时，请患者做腹式呼吸运动，随着患者的深吸气，有节奏地进行按诊。同时亦可让患者由仰卧位改为侧卧位配合诊察。④要边检查边注意观察患者的反应及表情变化，注意对侧部位以及健康部位与疾病部位的比较，以便了解病痛所在的准确部位及程度。⑤要边询问是否有压痛及疼痛程度，边通过谈话了解病情，以转移患者的注意力，减少患者因精神紧张而出现的假象反应，保证按诊检查结果的准确性。

(刘华生)

àn xìnmén

按囟门（press front fontanel）医者以手触按尚未闭合的小儿囟门部，以了解囟门的生长状态和温度，主要查看有无囟填、囟陷和解颅等情况的按诊方法。小儿

出生后颅骨尚未闭合，在颅骨接合处所形成的骨间隙，称为囟门，为小儿所特有。囟门有前囟、后囟之分。前囟是额骨和顶骨之间的菱形间隙，斜径约 2.6 厘米，有的大至 4～6 厘米，应在小儿出生后的 12～18 个月闭合，是临床观察小儿生长发育状况的主要部位；后囟是顶骨和枕骨之间的三角形间隙，部分小儿出生时已闭合或微开，未闭合者正常情况应在生后 2～4 个月内闭合。

理论依据 囟门反映了小儿骨骼生长、颅骨间隙闭合情况，对某些疾病诊断有一定意义。肾主骨而生髓，髓通于脑，脑为髓海，故而观察囟门情况可以诊察小儿的生长发育情况，判断肾之精气是否充足；囟门内连脏腑，故而按囟门可以及时了知脏腑的寒热情况。儿科素称哑科，因小儿尚小，尚无正确表达病症和各种异常感觉的能力，故而对于小儿病的诊治则多依凭望诊、闻诊和按诊所收集的资料。小儿囟门诊法便是利用小儿生长过程中的发育特征进行切按以收集病症信息的一种独特方法，是小儿诊法中的一种重要手段。

基本内容 切按囟门时，要注意囟门的大小、凹陷和隆起。①囟门迟闭。婴儿后囟在出生 4 个月后、前囟在出生 18 个月后骨缝仍未闭合。古称解颅，是肾气不足、发育不良的表现。囟门迟闭常兼有"五软"（头软、项软、手足软、肌肉软、口软）、"五迟"（立迟、行迟、发迟、齿迟、语迟）等，如伴有头颅的增大，临床多见于解颅及佝偻病。如《诸病源候论·小儿杂病诸候》中专立"解颅"一候曰："其状，小儿年大，囟应合而不合，头缝开解是也……肾主骨髓，而脑为髓

海，肾气不成，则髓脑不足，不能结成，故头颅开解也。"②囟门早闭。囟门早闭且头围明显小于正常者，为头小畸形。③囟门凹陷。又称囟陷，提示髓海不足。多因吐泻伤津，气血不足和先天精气亏虚，脑髓失充所致，多属虚证。如《诸病源候论·小儿杂病诸候·囟陷候》曰："此谓囟陷下不平也，由肠内有热，热气熏脏，脏热即渴引饮，而小便泄利者，即脏腑血气虚弱，不能上充髓脑故囟陷也。"但 6 个月以内的婴儿囟门微陷属正常范围。④囟门凸出。又称囟填。囟填是前囟紧张饱满之体征，此非切诊不能查知其紧张程度。脏腑内热气血涌盛、阴虚阳亢虚阳上越或气机逆上皆可鼓动脑髓导致囟门突起，出现囟填。多因温病火邪上攻，或脑髓病变，或颅内水液停聚所致，多属实证。《诸病源候论·小儿杂病诸候·囟填候》载："小儿囟填，由哺乳不时，饥饱不节，或热或寒，乘于脾胃，致脏腑不调，其气上冲所为也。"另外，但小儿哭泣时囟门暂时凸起者乃属正常，不作病论。

注意事项 见按诊。

（刘华生）

àn jǐngxiàng

按颈项（press nape） 通过触按颈项部，了解其有无肿大、瘿瘤、结节，以及它们与周围组织有无粘连等情况，从而进一步判断病变及证候性质的按诊方法。

理论依据 颈部与任脉、督脉、足厥阴肝经、足少阴肾经有一定的联系。前部为颈，后部为项，任脉行于颈前，督脉行于项后，手足三阳并行颈之两侧，肝肾之经脉皆循喉咙。喉咙为人体呼吸饮食之路径、三阳之通汇。由于该处狭窄，骨脆肌薄，故易

气血瘀滞而成瘤赘，痰浊积聚而成痰核；火毒郁之而发痈疡，寒湿外袭而为痹阻等。所以，按颈项可以用于颈项部疾病的诊断，亦适用于某些全身性疾病的诊断。

基本内容 按颈项主要诊察颈项部有无肿大、瘿瘤、结节，以及它们与周围组织有无粘连，并触摸其性质进行相互区别：①肿大。痈疮肿毒的切诊，主要用于判断阴阳分属。阳证痈疮患处皮肤焮红灼热，创面高突，根盘松活不散，红肿且压痛明显；阴证者局部皮肤不红不热，或暗红色淡，疮形漫肿平塌，根脚走散，无压痛感或压之微痛，软陷无脓或质坚无脓。初起如痰核结节，久而肿大，疮形顶突根深，疮面根盘，凹凸不平，质地坚硬如石，无脓渗流血水，推之不动，按之不移，为失荣。②瘿肿。颈前部漫肿或肿块的一类病证。瘿是一种环颈绕喉的颈前疾病。按诊时，嘱患者端坐，双手放于两膝，显露颈部并使患者头部略为俯下，使颈前部肌肉和筋膜松弛。医生可位于患者对面，也可站在患者后面。一般先触摸健康部位，然后触摸病变部位，要注意肿块置、大小、数目、硬度、光滑度、活动度、有否压痛、边界是否清晰，并检查肿块是否随吞咽动作上下移动。触诊时还要注意有无震颤，气管有无移位，颈部淋巴结是否肿大等。瘿肿的质地形态随瘤的性质而变。肉瘤柔软如棉团肿如馒，外形如碗覆盖于上；筋瘤质地坚硬，青筋盘曲；血瘤软硬相间，伴球状或扁平状隆起，边缘明显，有时可触及波动，皮肤上血丝压之可暂时褪色；气瘤软而不坚，或消或长；骨瘿坚硬如石，紧贴于骨，按推不动。③结节。瘰疬急性者大如鸽卵，根盘散漫，

局部温度高，质地坚肿，压痛明显；慢性者初期如豆，渐生渐大，三五枚不等串生，质地坚硬，无压痛，溃破后有脓液波动感。如按形态分类，瘰疬三五成串，日久可粘连成片，按之不动，压痛不明显；筋瘤生于项侧筋间，质地坚硬，或陷或突；痰疬全身均可发生，如腋下、鼠蹊等处，初起如梅如李，日久可粘连成片，可有压痛，日久也可溃破。

注意事项 见按诊。

（刘华生）

àn xiōngxié

按胸胁（press chest and hypochondria） 根据病情的需要，有目的地对前胸和胁肋部进行触摸、按压或叩击，以了解局部及内脏病变的情况的按诊方法。前胸和侧胸部的统称为胸胁。前胸部即缺盆（锁骨上窝）至横膈以上；侧胸部即胸部两侧，由腋下至十一、十二肋骨端的区域，又称胁肋部或胁部。胸为人体上焦的主要组成部分，包含胸廓、虚里、乳房等重要组织，胸内藏心肺，胁内包括肝胆。对乳房、虚里的诊察详见按乳房、按虚里。

理论依据 胸胁按诊除可排除局部皮肤、经络、骨骼病变外，还可用以诊察心、肺、肝、胆、乳房等脏器组织的病变。正常胸部切之有弹力感，随呼吸均匀运动，凉温相宜，干湿适中，无塌陷，无触痛。若胸胁部出现疼痛，可分为胸胁压痛和胸胁叩痛。①胸胁压痛。按之痛剧，为血实；按之痛止，为气虚血燥；按之痛减，而中有一点不快者，为虚中挟实；按之酸痛，寒湿在筋；两胸胁中部切痛，多为气管疾患日久；胸骨柄压痛往往提示血癌。因跌仆坠堕，损伤胸络，肋骨断折，肺气不畅，宣降失常，则出现胸

胁损伤部压痛；胁下按之疼痛明显，多为肝胆或脾经气滞血瘀所致。②胸胁叩痛。胸胁叩痛往往与外伤，突然过力劳动，胸部慢性震动有关。叩痛部位局限，多系肝郁气滞，胸阳痹阻，强努岔气，血瘀凝结，瘀阻胸部经络所致；肋骨及胸骨部叩痛者，多因体质虚弱，肝郁脾虚，痰湿凝聚所致的阴寒证；患侧肋间隙饱满，叩痛伴呼吸困难者，多为饮停胸胁、脉络受阻，气机不利之悬饮证。

基本内容 按胸胁时，医生以右手自患者颈下，顺锁骨上、下部，左右胸部、胸膺、中府穴，然后由胸中央而下至胁肋处进行轻按、叩。按乳时，应将手掌贴于乳房内侧，由内向外轻轻推按。按虚里时，用手掌外侧（相当于小鱼际部）轻放于左乳下部。按胸胁包括按胸部和按胁部两部分：①按胸部。胸为心肺所居之处，按胸部可以了解心、肺、虚里及腔内（胸膜）等的病变情况。胸部按诊患者多采取坐位，若患者不能坐时，可先仰卧位诊察前胸，然后侧卧位诊察侧胸及背部。方法多采用触法、摸法和指指叩击法，采取指指叩击法叩击时，左手中指应沿肋间隙滑行（与肋骨平行），右手指力应适中。顺序应由上而下地按前胸、侧胸和背部进行，并应注意两侧对称部位的比较。正常胸（肺）部叩诊呈清音，但胸肌发达者、肥胖者或乳房较大者叩诊稍浊，背部较前胸音浊，上方较下方音浊。胸部自上而下叩诊时，浊音与实音交界处即为肺下界，平静呼吸时，肺下界正常于锁骨中线第6肋（左侧可因胃脘鼓音区影响而有变动）、腋中线第8肋、肩胛线第10肋。肺下界下移可见于肺胀、腹腔脏器下垂等；肺下界上移可见于肺

痿、悬饮、臌胀、腹内肿瘤或癥瘕等。前胸高突，叩之膨膨然有如鼓音，其音清者，系肺气塞滞所致，多为肺胀，亦可见于气胸；叩之音浊或呈实音，并按之胸痛，亦多为饮停胸膈，或肺痨损伤，或肺内有肿瘤，或为肺痈、痰热塞肺者。胸部压痛，有局限性青紫肿胀者，多因外伤（肋骨骨折等）所致。②按胁部。肝胆位居右胁，肝胆经脉分布两胁，故按胁肋主要是了解肝胆疾病。脾脏叩诊区在左侧腋中线上第9~11肋间，宽为4~7cm的部位，左胁部按诊应考虑排除脾脏病变。按胁部常采取仰卧位或侧卧位，除在胸侧腋下至肋弓部位进行按、叩外，还应从上腹部中线向两侧肋弓方向轻循，并按至肋弓下，以了解胁内脏器状况。按诊时应注意是否有肿块及压痛，肿块的质地、大小、形态等。正常情况下，两胁部（包括肋缘下）无脏可触及，无压痛。只有腹壁松弛的瘦人，在深吸气时在肋弓下缘可触到肝脏下缘，质地柔软，无压痛。若胁痛喜按，胁下按之空虚无力为肝虚；胁下肿块，刺痛拒按为血瘀。若右胁下肿块，质软，表面光滑，边缘钝，有压痛者，多为肝热病、肝著等；若右胁下肿块，质硬，表面平或呈小结节状，边缘锐利，压痛不明显，多为肝积；若右胁下肿块，质地坚硬，按之表面凹凸不平，边缘不规则，常有压痛，应考虑肝癌；若右侧腹直肌外缘与肋缘交界处附近触到梨形囊状物，并有压痛，多为胆石、胆胀等胆囊病变。右胁胀痛，摸之有热感，手不可按者，可能为肝痈；左胁下痞块，多为肥气等脾脏病变；疟疾后左胁下可触及痞块，按之硬者为疟母。患侧肋间隙饱满，叩痛伴呼

吸困难者，多为饮停胸胁、脉络受阻，气机不利之悬饮证。

注意事项 见按诊。

（刘华生）

àn rǔfáng

按乳房（press breast） 通过触按乳房，了解其有无肿块、结节，以及其与周围组织有无粘连、疼痛等情况，从而进一步判断病变及证候性质的诊察方法。

理论依据 乳房位于前胸第2和第6肋骨水平之间，左右对称，分乳房、乳晕、乳头和乳络四个部分。乳房的发育生长及其病变与脏腑、经络有密切的关系。女子乳头属肝，乳房属胃；男子乳头属肝，乳房属肾。肾的先天精气，脾胃的后天水谷之气，肝的藏血与疏调气机，对乳房的生理、病理影响最大。肾气盛则天癸至，女子月事以时下，两乳渐丰满，孕育后乳汁充盈而哺，肾气衰则天癸竭，乳房衰萎。肾精不足或肾阳虚衰，儿童或成年男子可发生乳病；肾阴虚可致乳痨；劳伤肾精可变生乳岩。乳汁由脾胃水谷之精华所化生，脾胃气壮则乳汁多而浓，反之则少而淡。若脾胃运化失司而痰浊内生，痰湿蕴结于乳络即可致病。肝主藏血主疏泄，肝血不足则产妇乳少；肝失疏泄，气机郁滞，则乳房胀痛，甚至形成肿块。乳房直接受冲、任二脉的调节，与肾、肝、胃三经有密切的联系。足少阴肾经，上贯肝膈而与乳相联，足阳明胃经之直者，从缺盆下而贯乳中，足厥阴肝经上膈，布胸胁绕乳头而行。冲脉、任脉均起于胞中，为气血之海，上行为乳，下行为经。冲脉夹脐上行，至胸中而散；任脉循腹里，上关元至胸中。这些经脉的通调和灌养作用，共同维持乳房的正常生理功能。若经络闭阻不畅，冲任失调，则可导致多种乳房疾病的发生。所以通过按乳房，可以了解病变和证候的性质，对诊断治疗乳房疾病有重要意义。

基本内容 按触乳房时应坐位与卧位相结合。先检查健侧乳房，再检查患侧，以便对比。方法是用手指末二节的指腹平放乳上轻柔按摸，切勿用手指去抓捏，否则会将捏起的腺体组织错误地认为是乳腺肿块。其顺序是先按整个乳房；然后按次序按摸乳房的内上、外上、内下、外下四个象限；再检查乳晕部，并注意有无乳头溢液、溢液的数量和性状以及有溢液的乳孔的位置和数目等；最后检查腋窝、锁骨下及锁骨上区域淋巴结，医生从前面用左手检查患者右侧，右手检查患者左侧，并让患者将上臂靠近胸壁，上肢松弛下垂，或搁于桌上或检查者的手臂上。正常乳房内有数个小结，无触痛。妇人乳房肿块时，形如丸卵，边界清楚，表面光滑，其肿块随情绪变化而增大或缩小者，每与月经周期有关；如伴有疼痛为思虑伤脾，怒恼伤肝，冲任不调所致；若老年妇女乳有肿块，且多发性，呈扁平形或串珠状结节，大小不一，质韧而不硬，与周围组织界限不清，病程较长，发展缓慢者，为乳癖；如肿块迅速增大，质地变硬，有血性分泌物从乳头溢出，则可能为乳岩。已婚妇女，如见一侧乳房出现一个或数个结节状肿块，触之不痛，与周围正常组织分界不清，与皮肤发生粘连，数月后肿块软化，形成脓疡，伴潮热颧红，夜寐盗汗，为阴虚火旺，临床称乳痨。

注意事项 ①检查乳房的最佳时间是月经来潮后7～10天，此时乳腺处于相对生理平稳时期，如有病变容易被发现。对于非此期间就诊的患者，宜嘱患者在上述时期复诊为妥。②发现乳房内肿块时，应注意其位置、形态、数目、大小、质地、边界、表面情况、活动度及有无压痛等。③检查肿块是否与皮肤粘连，可用手指轻轻提起附近的皮肤来确定；检查肿块是否与深部组织粘连，可让患者双手叉腰，用力使胸大肌收缩，再推动肿块，若不动者表示与胸肌有粘连。④确定一个肿块的性质，需要结合年龄、病史及必要的辅助检查方法。

（刘华生）

àn xūlǐ

按虚里（press the xuli the apex of the heart） 通过按虚里搏动情况，以了解宗气的强弱，判断病之轻重和预后之吉凶的诊察方法。虚里即心尖搏动处，位于左乳下第四、五肋间，乳头下稍内侧，当心脏收缩时，心尖向胸壁冲击而引起的局部胸壁的向外搏动，可用手指指尖触到。

理论依据 虚里为诸脉之所宗，正常情况下，虚里按之应手，其搏动范围直径为2～2.5cm，动而不紧，缓而不急，动气聚而不散，节律清晰一致，一息4～5至，是心气充盛，宗气积于胸中的正常征象或虽病而轻浅。病理情况下，虚里搏动出现异常，可以帮助我们诊察判断疾病的情况，在临床上诊断意义颇大，尤当遇到暴厥证以及大虚大实之证时，脉象可能伏而不见，如能细诊虚里，察知宗气存亡，可免误诊。古人对此至为重视，如《素问·平人气象论》说："胃之大络，名曰虚里，贯膈络肺，出于左乳下。其动应衣，脉宗气也。盛喘数绝者，则病在中，结而横有积矣，绝不至日死。"

基本内容 诊虚里时，一般患者采取坐位和仰卧位，医生位于患者右侧，用右手全掌或指腹平抚于虚里部，并调节压力。按诊内容包括有无搏动、搏动部位及范围、搏动强度和节律、频率、聚散等，以了解宗气之强弱、疾病之虚实、预后之吉凶。虚里搏动移位可因心痹、先天性心脏病等而使心脏增大；臌胀、癥积等而使腹部胀大；气胸、悬饮、肿瘤等胸腔疾病及胸部畸形，如漏斗胸、脊柱弯曲等可使心位抬高。虚里按之其动微弱者为不及，是宗气内虚之征，或为饮停心包之支饮；搏动迟弱，或久病体虚而动数者，多为心阳不足；按之弹手，洪大而搏，或绝而不应者，是心肺气绝，属于危候；孕妇胎前产后，虚里动高者为恶候；虚损劳瘵之病，虚里日渐动高者为病进；小儿虚里搏动急剧，多为先天不足；虚里搏动数急而时有一止，为宗气不守；胸高而喘，虚里搏动散漫而数者，为心肺气绝之兆；虚里动高，聚而不散者，为热甚，多见于外感热邪、小儿食滞或痘疹将发之时。虚里其动欲绝而无死候的，多见于痰饮、积聚等病证。其动已绝，他处脉搏也停止的，乃为死候。跳动无力，不相接续，为血行不畅；动而涩滞不利，是心脉郁滞的表现。

注意事项 若因一时惊恐，大怒或剧烈运动后，虚里搏动甚高，但静息片刻即恢复如常者，属正常生理现象，为平人。肥胖之人，因胸壁较厚，虚里搏动不明显，亦属生理现象。

(刘华生)

àn wǎnfù

按脘腹（press abdomen） 通过触按、叩击胃脘部及腹部，了解其凉热、软硬、胀满、肿块、压痛以及脏器大小等情况，从而推断有关脏腑的病变及证候性质的按诊方法。

理论依据 脘腹位于身体前部，上连胸，下接股，侧临胁，后有背，其性属阴，内藏脾、胃、肾、膀胱、大肠、小肠、女子胞等脏器，为内在脏器的屏障和宫城，有保护脏腑的作用。膈以下统称腹部，脘腹可大体划分为：心下、胃脘、大腹、脐腹、小腹、少腹六部分。剑突的下方，称为心下；心下的上腹部，称胃脘；脐以上的部位称大腹；脐周部位称为脐腹；脐以下至耻骨上缘称小腹；小腹的两侧称少腹。心下、胃脘、大腹部位，又名中焦，内居脾、胃；小腹、少腹部位又名下焦，内居肾、膀胱、大肠、小肠、女子胞等。由于各脏腑之气都聚于腹，并通过经络沟通、气血运行充养腹部内外，因此加强了腹部肌肤和内脏的联系。由于各脏腑在腹内的分布各有一定的位置，且与体表相对应，加之经络的内外循行联络，所以若脏腑经络发生病变，必反映于脘腹的一定部位，而出现各种自觉或他觉病征象，且随不同的病因病机，腹部表现诸类相应证候。故按脘腹部，司外揣内，能推断内在脏腑之病变。

基本内容 腹诊时，让患者排空二便后仰卧于床上，两手放在身体两侧，头部垫起，大致与身体呈一平面，袒露胸腹，全身放松，体态自然。待情绪安定后，先观察患者腹外有无异常变化，然后，用触、摸、按三种方法，自上而下，先左后右，由轻到重按切腹部，边按边询问，边观察患者表情。注意了解局部手感情况，有无胀满、痞块、软硬

程度，以及有无压痛、压痛程度等。如果有明显痞块，应从健康部位逐渐移向病变部位。按脘腹部时，主要应了解其凉热、软硬、胀满、肿块、压痛等情况。①察腹皮凉热。通过探测腹部的凉热，可以辨别疾病的寒热虚实。腹皮按之不温暖或冷者为寒证，喜暖手按者属虚寒；按之热或灼手者为热证，喜冷物按者，属实热证。脉候有热而腹候无热者为表热。按腹而其热灼手者为伏热，热不易去。小儿肚腹按之热者为宿食。热退后，腹部按之热者为热未尽解。危重病少腹冰冷者，为阳气欲绝；治疗后脐下转温者，为阳气回复之征。按腹部皮肤温凉，对判断真热假寒证有非常重要的意义，无论患者四肢温凉与否，只要胸腹灼热，就基本可以断定疾病的实热本质。②察腹部压痛。腹痛喜按，按之痛减，腹壁柔软者，多为虚证，常见的有脾胃气虚等；腹痛拒按，按之痛甚，并伴有腹部硬满者，多为实证，如饮食积滞、胃肠积热之阳明腑实、瘀血肿块等。局部肿胀拒按者，多为内痈；按之疼痛，固定不移，多为内有瘀血；按之胀痛，病处按此联彼者，为病在气分，多为气滞气闭。③察腹壁软硬。正常人腹壁按之柔软、张力适度。若全腹紧张度降低，触之松软无力，多见于久病重病之人，精气耗损，气血亏虚以及体弱年老之人和经产妇等；若全腹紧张度消失，多见于痿病和脊髓受损导致腹肌瘫痪等；全腹高度紧张，状如硬板，常因急性胃肠穿孔或脏器破裂引起；若右下腹紧张，多见于肠痈患者；湿热蕴结胆腑，胆汁淤滞者，可见右上腹紧张。④察腹部胀满。胀满有虚实之别，凡脘腹部按之手下饱满充实而有弹

性、压痛者，多为实满；若脘腹部虽然膨满，但按之手下虚软而缺乏弹性，无压痛者，多属虚满。脘部按之有形而胀痛，推之辘辘有声者，为胃中有水饮。腹部高度胀大，如鼓之状者，称为臌胀。臌胀中气臌和水臌的鉴别，主要是通过按诊。具体方法是：医生两手分置于腹部两侧相对位置，一手轻轻叩拍腹壁，另一手则有波动感，按之如囊裹水者，为水臌；一手轻轻叩拍腹壁，另一手无波动感，以手叩击如击鼓之膨膨然者，为气臌。当腹腔内有过多液体潴留时，因重力的关系，可通过体位的改变，在腹腔低处叩击出浊音；若肠内有气体存在，叩击呈鼓音，此鼓音区域多漂浮在腹水浊音区上面。另外，肥胖之人腹大如鼓，按之柔软，无脐突，无病证表现者，不属病态。⑤察腹内肿块。腹内肿块的按诊要注意肿块的部位、形态、大小、硬度、有无压痛和能否移动等情况。凡肿块推之不移，肿块痛有定处者，为癥积，病属血分；肿块推之可移，或痛无定处，聚散不定者，为瘕聚，病属气分。肿块大者为病深；形状不规则，表面不光滑者为病重；坚硬如石者为恶候。若腹中结块，按之起伏聚散，往来不定，或按之形如条索状，久按转移不定，或按之手下如蚯蚓蠕动者，多为虫积；小腹部触及肿物，若触之有弹性，不能被推移，呈横置的椭圆或球形，按压时有压痛，有尿意，排空尿后肿物消失者，多系因积尿所致而胀大的膀胱；排空尿后小腹肿物不消，若系妇女停经后者，多为怀孕而胀大的胞宫；否则可能是石瘕。⑥扪动悸。动悸，此处指表现于腹部的异常脉动，可自觉及触觉到，甚至可观见其动

脐腹之状态。多见于心下部位及脐旁四周。这种腹征可以反映脏腑、阴阳、气血的盛衰及经脉的通达、经气的循行状况。

注意事项 见按诊。

（刘华生）

àn jīfū

按肌肤（press skin）

通过触摸某些部位的肌肤，诊察其寒热、润燥、滑涩、疼痛、肿胀、皮疹、疮疡等情况，以分析判断病情寒热虚实及气血阴阳盛衰的按诊方法。

理论依据 肌肤为人体之藩篱，受气血之荣养，有保护机体的功能。卫气循行于肌肤之间，具有防御外邪入侵，温养脏腑、肌肉、皮毛，调节控制腠理的开合、汗液的排泄，以维持体温相对恒定的功能；脾胃化生之气血精津，靠肺气的宣发，输精于肌肤，使其荣润光泽。脏腑靠经络联系成为一个有机的整体，十二经的络脉又分属于肌肤的各个部分。病的发生多始于肌肤，而后由经络传入脏腑，所以通过按肌肤，可以测知脏腑的寒热虚实及气血阴阳盛衰。

诊察内容 包括以下几个方面。①诊寒热。按肌肤的寒热可了解人体阴阳的盛衰、病邪的性质等。一般肌肤寒冷、体温偏低者，为阳气衰少；若肌肤冷而大汗淋漓、脉微欲绝者，为亡阳之征。肌肤灼热，体温升高者，多为实热证；若汗出如油，四肢肌肤尚温而脉躁疾无力者，为亡阴之征。身灼热而肢厥，为阳热内闭，不得外达，属真热假寒证。局部病变通过按肌肤之寒热可辨证之阴阳，如皮肤不热，红肿不明显者，多为阴证；皮肤灼热而红肿疼痛者，多为阳证。②诊润燥滑涩。通过触摸患者皮肤的滑

润和燥涩，可以了解汗出与否及气血津液的盈亏。一般皮肤干燥者，尚未出汗；湿润者，身已出汗；干瘪者，为津液不足；肌肤滑润者，为气血充盛；肌肤枯涩者，为气血不足。新病皮肤多滑润而有光泽，为气血未伤之表现。久病肌肤枯涩者，为气血两伤；肌肤甲错者，多为血虚失荣或瘀血所致。③诊疼痛。通过触摸肌肤疼痛的程度，可以分辨疾病的虚实。一般肌肤濡软，按之痛减者，为虚证；硬痛拒按者，为实证；轻按即痛者，病在表浅；重按方痛者，病在深部。④诊结节。生于皮里膜外，突出皮面或隐深于内，触之坚硬，形如果核的肿块而言。若结节初起如豆，肤色不变，触之坚硬可移，日增变大，相互黏着、推之不移、形似串珠，日久则结节变软，破溃流脓，伴见午后潮热，纳呆消瘦者，多为痰火。若结节初起如米，渐增如豆，呈圆形或半圆形，单个或成群存在，质地较硬，表面粗糙，不溃破，伴见腹泻便溏，纳呆吐痰者，为痰湿流聚成结节。⑤诊肿胀。用重手按压肌肤肿胀程度，以辨别水肿和气肿。按之凹陷，不能即起者，为水肿；按之凹陷，举手即起者，为气肿。⑥诊疮疡。触按疮疡局部的凉热、软硬，可判断证之阴阳寒热。一般肿硬不热者，属寒证；肿处灼手而有压痛者，属热证；根盘平塌漫肿者，属虚证；根盘收束而隆起者，属实证。患处坚硬多无脓；边硬顶软的已成脓。

注意事项 按肌肤时，可根据病变部位不同，选择适宜体位，以充分暴露按诊部位为原则，医生位于患者右侧，右手手指自然并拢，掌面平贴诊部肌肤之上轻轻滑动，以诊肌肤的寒热、润燥、

滑涩，有无皮疹、结节、肿胀、疼痛等。

（刘华生）

zhěn chǐfū

诊尺肤 (examining skin of fore-arm)

通过触摸患者肘部内侧至掌后横纹处之间的肌肤（尺肤），以了解疾病虚实寒热性质的诊察方法。诊尺肤早在《灵枢·论疾诊尺》就记载："余欲无视色持脉，独调其尺，以言其病，从外知内。审其尺之缓急、小大、滑涩，肉之坚脆，而病形定矣。"从尺肤肌肤的张力与弹性程度，以及润泽与寒热状况，如缓、急、滑、涩、冷、热、浮、沉等，来判断疾病的阴阳、虚实、寒热、表里之病理变化。大体归纳为八法八纲：①尺肤缓。即尺肤部位的肌肤缓纵不急，其证主热、主气虚，多见于温热病及久病虚损。②尺肤急。尺肤部位拘急绷紧而不弛缓，其证主寒、主痛，属实，多见于外感风寒及寒痹、诸痛。③尺肤滑。尺肤部位光滑而润泽，有流利光彩之容。其证属阳，主阳气绰泽，多见于风病，亦多为正常之象。④尺肤枯。尺肤部肌肤枯涩、粗糙或肌肤甲错。其证属阴，主阴血亏虚或气血瘀阻，多见于血痹、虚痨之病。⑤尺肤浮。即表现为尺肤部位之肌肤愤然沸起，肌肤丰满，呈升腾浮发之状。其证主表，属实，多见于诸病初起，外感风湿、湿温病等。⑥尺肤沉。征见尺肤形损而减，肌肉瘦削，显萎缩沉伏之态。其证主气血亏虚，津液耗损，多见于久病、虚劳，以及大吐大泻。⑦尺肤冷。尺肤部肌肤自觉冷感，触之不温，甚或有如触及冰块之感。其证主寒，主阳虚，多见于外感、虚劳。⑧尺肤热。自觉尺肤部灼热，触之觉有烫手之感，或见尺肤红肿而热。其证主热，主阳盛阴虚，多见于外感热病、中暑、肺热咳嗽等病。

（刘华生）

àn shūxué

按腧穴 (press acupuncture points)

按压身体的某些特定穴位，通过穴位的变化和反应来判断内脏某些疾病的按诊方法。

理论依据 腧穴是人体脏腑气血输注于体表的部位，多分布于人体的筋骨、皮肉之间，与经络脏腑有着密切联系。生理上穴位具有转输经络之气血、理脏腑之阴阳的功能；病理上，凡某一脏腑有病，可以通过经络的联系而在其相应的腧穴处出现一定的反应，因此，通过按腧穴，了解这些穴位的变化与反应，从而诊断病变的部位、性质、转机及预后。早在《灵枢·背腧》就有记载："欲得而验之，按其处，应在中而痛解，乃其腧也。"按压腧穴时变化主要有压痛，或敏感反应，或有结节、条索状物等。

基本内容 包括病变征象、按诊内容等方面。

病变征象 在疾病过程中腧穴出现的病变征象有压痛（包括酸、胀）、麻木、结节、条索状物、隆起、凹陷等。压痛、麻木，是患者在受按压、触摸后的自我感觉，多在腧穴局部发生，也可循经络走向放散。结节和条索状物，须通过医生的手感识别，又称为阳性反应物。根据病变情况，结节和条索状物有大小多少的不同，且质地亦有软、硬之别。

按诊内容 按腧穴时可根据按诊需要，取坐位或卧（仰卧、俯卧、侧卧）位，关键在于找准腧穴。医生用单手或双手的食指或拇指按压腧穴，若有结节或条索状物时，手指应在穴位处滑动按寻，进一步了解指下物的形态、大小、软硬程度、活动情况等。临床上，尤其要着重对背俞穴、募穴、原穴、郄穴、合穴等特定穴位按诊，并循经脉走向进行。①按俞募穴。俞穴因其分布于背部，又称背俞穴，为脏腑之气输注于背部的穴位。募穴是脏腑经气汇集于胸腹的部位，六脏六腑共有12募穴。俞募穴在临床运用中，不仅对脏腑之病具有确实、明显和可靠的疗效，而且在穴位诊断中，同样具有重要的意义，为穴位诊断之要穴。一般说来，俞穴多适应五脏病变的诊断，而募穴则多适应六腑病变的诊断。在切诊俞募诊断中，临床多利用指腹或工具（如探针、毫针针柄等）点压穴位。操作时，医者可用右手拇指指腹（或右手握持点压工具的一侧），左手拇指轻轻点在所要点压部位的一侧，以扶持或固定部位，然后用右手点压、循按、触扪，并按自上而下、自左而右、先外后里、先背后腹的顺序进行。一般说来，医者在诊前应根据临床症状进行初步辨证，大致把握应重点检查的部位，以便有的放矢。切诊时，穴位的异常感觉一般包括痛、酸、麻、胀、沉、灼热、针刺样、触电样、传导等。胀痛、灼热、针刺样、触电样感觉常常为急性或炎性病变；酸麻感多属慢性疾病，如肺结核、慢性胃炎等；麻木感则多为顽固性疾病，如肝硬化等。②按郄穴。郄，有空隙、间隙之义；郄穴是指人体气血深聚于四肢肘膝关节以下、筋骨之间空隙部位的26个穴位。郄穴是穴位诊断之要穴，也是急性病反应最明显的地方，而且与其他穴比较，郄穴对按压的反应也最敏感，脏腑器官的病变容易在郄穴上触及阳性反应物。另外，因其位于四肢手足部，故又有操作方便之特点。郄穴的切诊应综合应用穴位循摸法和点压穴位法。前者是用拇指或食指指腹在郄穴区域进行滑动性或按揉性循摸，以探查穴下的结节状、条索状、线状、卵圆状等阳性反应物；后者是利用指腹或探测工具（探针、毫针针柄）点压穴位，以测知患者的穴位反应，如痛、酸、胀、沉、针刺样、触电样、传导等感觉。郄穴的切诊是诊郄穴最重要的方法。一般来说，郄穴区域的强压痛或感觉过强多为急性病症，为实证；而轻压痛或酸胀、麻木等感觉多为慢性病症，为虚证。郄穴的切诊反应还应与郄穴的问诊互参，方能全面。郄穴区域的阳性反应物常见有圆形、梭形、链珠状结节，亦可见到扁平、椭圆形、条索状结节。如果上述结节硬胀伴有压痛则多为急性病；如果结节柔软不痛，则多为慢性病。③按原络穴。原穴是脏腑原气经过和留止的部位。十二经脉在腕、踝关节附近各有一个所属的原穴，故又名"十二原"。络穴是联络相表里两经脉的穴位，多位于正经所别出之络脉上。十二经在四肢肘膝关节以下，各有一穴，加上任脉之络鸠尾，督脉之络长强及脾之大络大包共 15 穴，故名 15 络穴。在治疗上，原穴和络穴常常配合应用，即所谓"原络配穴法"。在诊断上，二者亦常常须配合应用，方能准确诊断。原络穴的切诊重点应放在点压和循扣穴位上以测知原络穴的异常感觉，如痛、酸、麻、胀、沉、触电样、针刺样等感觉。因原络穴所处部位多为筋腱集中的部位，故阳性物多不易触及且易与周围组织混淆，故触诊时应该仔细辨别，以免为假象

所惑，影响诊断的正确性。切诊的方法及穴位反应及阳性反应物的性质及主病可参考俞募穴及郄穴的确诊。④按下合穴。下合穴是六腑气血汇集于下肢阳经的穴位。它反映了手足三阳经之间经脉之气的密切联系（如大肠和小肠经与胃经经脉，三焦经与膀胱经经脉密切相关），故《灵枢·本输》有"大肠、小肠皆属于胃"之说。下合穴是治疗六腑病候的主要穴位，也是反应六腑病候、诊断六腑疾患的要穴。按下合穴可测知下合穴阳性反应物及穴位反应，以判断六腑的病变部位、病变性质等。下合穴的切诊方法与俞募穴和郄穴等的切诊方法基本相同。⑤按其他穴位。从临床角度看，俞募穴、原络穴、郄穴和下合穴等特定穴的穴位阳性反应出现率较高，其中以俞募穴为最高。所以这些穴位在穴位诊断上具有重要价值。此外，某些经穴、奇穴和阿是穴在某种疾病状态下也有较高的穴位阳性反应出现率，而且这些穴位特异性较高，具有一定的定性诊断意义。因此，在临床应用时，应该全面检查、综合分析，才能作出正确的诊断。例如，中府或肺俞出现压痛表明是呼吸系统疾患，若配库房穴压痛就能诊断为气管炎，配五里穴压痛就能诊断为肺炎。再如，新大郄穴出现压痛说明患者有可能患癌症，若配肺俞穴压痛就很有可能是肺癌，配肝俞压痛就很有可能是肝癌。

注意事项 按腧穴要注意发现穴位上是否有结节或条索状物，有无压痛或其他敏感反应，然后结合望、闻、问诊所得资料综合分析判断疾病。此外，切诊时，还当注意穴位对触按的敏感度，以确定病情之轻重缓急。如轻压

即疼痛难忍，则为高度敏感，说明病情较急较重。

（刘华生）

ěrzhěn

耳诊（ear examination） 用全息理论进行诊断，通过观察耳郭及其耳部各区域的色泽、形态变化及皮肤、血管充盈与否来辅助诊断疾病及鉴别证候的方法。

理论依据 中医学认为人是一个统一的有机整体，局部病变可以影响全身，全身病变也可反映于某个局部。耳是身体的局部，但并不是一个孤立的个体，而是与肾、心、肺、肝、脾五脏以及胆、胃、小肠、大肠、膀胱、三焦等阳经经络均有着一定的联系，因而包含了人体比较全面的信息，具有整体的缩影特征。相应的，机体一些变化，也能通过耳郭反映出来。

早在《黄帝内经》中有"视耳好恶，以知其性"的明确记载，说明两千多年前中医就认识到耳部各区域分布着与脏腑相应的特定部位，其色泽形态变化可直接地表现出脏腑的内在病变。耳朵的结构有分为外耳、中耳和内耳三部分，耳垂相当于面部；正对耳孔开口处凹陷叫耳甲腔，这个地方相当于胸腔内脏器官；耳甲腔的上方凹陷叫耳甲艇，相当于人的腹腔；耳郭的外周耳轮相当于躯干四肢。

耳与经脉的关系 最早见于《灵枢·邪气脏腑病形》："十二经脉，三百六十五络……其别气走于耳为听"，故曰耳为"宗脉之所聚"，指出耳为宗脉（各条经脉）所聚之处，其中主要是与手足阳经经脉相关联，如《灵枢·邪气脏腑病形》云："诸阳之会，皆在于面。"十二经分别与五脏六腑相络属，因此脏腑的

病变也可以通过十二经的变化反映于耳。

耳与脏腑的关系 耳与五脏之间通过经络上相连，功能上相关，皆有一定的联系。其中尤与肾、心的关系最为密切。

耳与肾 耳与肾的关系甚为密切。耳为肾所主，肾开窍于耳。可以通过耳位高低、厚薄之分，来推演体内肾位的高低和偏正关系，如《灵枢·本脏》云："高耳者肾高，耳后陷者肾下。耳坚者肾坚，耳薄不坚者肾脆。"耳的生理功能正常与否依赖于肾气正常的调和施布，肾和则耳才能很好地实施其听声辨音的功能，因肾藏精，主骨生髓而汇于脑，脑为髓海，耳窍内通于脑，髓海泌渗阴液以荣耳窍，耳窍得濡而听觉灵敏、步履稳健。耳郭的色泽荣润与否反映肾功能的盛衰状况，如《医学心语·入门辨证诀·耳》曰："察耳之枯润，知肾之强弱。故耳轮红润者生，枯槁者难治。薄而白，薄而黑，薄而青，或焦如炭色者，皆为肾败。"

耳与肝 肝藏血，耳受血始能听。肝肾有同源之说，清·程钟龄说："足厥阴肝，足少阳胆经，皆络于耳。"因此肝的病变也会影响到耳。

耳与脾 脾统血，主肌肉而司运化，为后天之本，又有化生、输布水谷精微的功能。脾的功能健旺，生化有源，输布健运，清气上达，浊阴下降，耳得濡养而听力聪敏，同时耳郭的充养及红润饱满程度也说明了脾的运化功能及气血充盈程度。

耳与肺 《脾胃论·五脏之气交变论》中指出："耳者，上通天气，肾之窍也，乃肾之体而肺之用。"《温热经纬·余师愚疫病篇》云："坎为耳，故耳为肾水之外候，然肺经之结穴在耳中，名曰龙葱，专主乎听。"这说明耳的听觉功能与肺有着密切的联系。

耳与心 《素问·金匮真言论》曰："心开窍于耳，藏精于心。"《黄帝内经太素》指出心开窍于耳是因"肾者水也，心者火也，水火相济，心气通耳，故以窍言之，即心以耳为窍"。心为君主之官，主血脉而藏神，开窍于舌，寄窍于耳。心主身之血，血行脉中而濡养五官九窍，血脉充盈，心气旺盛，输血于耳，则耳窍得以濡养，聪敏而闻五音。若心血虚损，血不濡耳，则致耳鸣、听力障碍，或耳内幻听、耳鸣持续、头晕乏力、听音不真等。若心火内炽、上炎头面，壅遏耳窍，火灼肉腐，则鼓膜充血、穿孔，耳内流脓，脓质稠色红或耳内轰鸣，疼痛不适，听力障碍。血行脉中，若运行不畅，痹阻脉络，不能上达耳窍，耳窍失养，则致耳鸣如蝉，听力逐渐减退。

从解剖学上说，耳诊也具有可行性。耳郭是以弹性纤维软骨为支架，并附有韧带、脂肪、结缔组织和退化的肌肉，以及覆盖在外层的皮下组织和皮肤等结构组成。耳郭上血管、神经和淋巴丰富，互相交织成网状，其中耳郭的神经分布更具特色：脊神经有来自颈丛的耳大神经和枕小神经，脑神经有来自三叉神经分支的耳颞神经、面神经耳支、迷走神经分支和舌咽神经分支合成的耳支及来自颈动脉丛的交感神经。耳郭的结构说明，耳郭是人体神经的最末端、最浅层，通过刺激耳郭，能同时刺激相应的神经、支配的肌肉、器官等，起到双向调节的作用。

在耳郭上，迷走神经主要是分布在耳甲腔、耳甲艇；在体内，迷走神经主要分布在胸腔、腹腔的脏器，主要控制平滑肌、心肌和腺体的活动。根据《中华人民共和国国家标准耳穴名称与定位》（GB/T 13734—2008）：耳甲腔、耳甲艇相当于胸腔和腹腔，这跟体内器官不谋而合，也就是说通过刺激耳甲腔或耳甲艇中的耳穴也能起到调节迷走神经的作用，而达到调节胸腹腔脏腑功能的作用。

基本内容 耳诊由单一的耳穴视诊法，发展出耳穴视诊法、耳穴触诊法、耳穴压痕法、耳穴电测定法、耳穴染色法、耳痛原因分析法、耳穴知热感度测定法、耳温测定法、耳穴压痛法、耳心反射法等多种方法。

耳穴视诊法 是通过肉眼观察耳郭皮肤上出现的色泽、形态改变、血管变化、丘疹、脱屑等"阳性反应物"的出现及耳郭的大小、厚薄等，并依据其所在耳穴对疾病作出诊断。望诊前切忌揉擦、洗浴耳廓，光线应充足，且以自然光线为佳，并力求排除耳郭上痣、疣、小脓疱、冻疮、瘢痕等假象，同时还应注意耳郭上阳性反应物与气候、出汗程度的关系等。对耳朵的观察主要从颜色、光泽，形态变化几个方面进行。

颜色、光泽 就耳部整体而言，正常人的耳红润而有光泽，这是先天肾精充足的表现；如果耳朵干枯没有光泽，反映机体肾精不足；全耳色白，常见于暴受风寒，或寒邪直中，亦见于贫血病；全耳色青而黑，常见于剧痛患者；耳垂色青，为房事过多的表现；耳轮焦黑、干枯，为肾精亏极的征象；耳朵红肿，为少阳相火上攻，或为肝胆湿热火毒上蒸，也可以是中耳炎或疖肿、冻疮所致；耳朵色淡白，多见于风寒感冒，还见于素体阳气不足的人，这类人多怕冷恶风，手脚冰凉；耳朵红肿，多是"上火"的表现，常见于肝胆火旺或湿热；耳郭干枯焦黑，多发于传染病后期或糖尿病，因为在这个阶段，机体阴液已经严重耗伤。

形态变化 耳朵厚大的人，肾气充足；耳朵薄而小的人，多为肾气亏虚；耳朵局部有结节状或条索状隆起、点状凹陷，而且没有光泽的人，多提示有慢性器质性疾病，如肝硬化、肿瘤等；耳朵局部血管过于充盈、扩张，可见到圆圈状、条段样等改变的，常见于有心肺功能异常的人，如冠心病、哮喘等；此外，若耳内流脓，伴有耳部红肿热痛，听力下降的，是中耳炎的表现，中医认为，这是风热上扰或肝胆湿热。常见的变形有结节状隆起、点状凹陷、圆圈形凹陷、条索状隆起或凹陷、线状交叉等，多见于肝硬化、肝肿大、胆结石、结核病、肿瘤、心脏病、胃下垂等；有水泡样丘疹"似鸡皮疙瘩"，红色或白色丘疹，多见于妇科疾病、肠道疾病、肾炎、心肌炎、慢性气管炎等；白色丘疹，无脂溢无光泽者多为慢性器质性疾病；耳穴部血管过于充盈或扩张，可呈顺血管走向充盈、局部充盈或成圆圈状、条段状等形态，多见于冠心病、心肌梗死、高血压、支气管扩张、哮喘等；有脱屑，多为糠皮样皮屑，不易擦去，常见于肺区，多见于皮肤病、更年期综合征、便秘等；有结节性隆起、暗灰色点状或片状时多见于肿瘤。

耳穴触诊法 包括触摸法和压痛法。①触摸法是医者左手轻扶耳郭，用拇指指腹放在被测耳穴上，食指衬于耳背相对部位，两指腹互相配合进行触摸；或利用作压痛测定的探棒或耳穴测定仪的探测及在探测耳穴时稍用压力，并在划动中感知耳穴的形态变化。触摸法主要注意有无隆起、凹陷、压痕及其深浅和色泽改变。触摸时先上后下，先内后外，先右后左，按耳郭解剖部位进行。在系统触摸耳郭各部位基础上，右耳以触摸肝、胆、胃、十二指肠、阑尾穴为主；左耳以触摸胰腺、心、脾、小肠、大肠穴为主。②压痛法是医者左手轻扶患者耳背，右手持探棒、圆珠笔芯等以50～100克的均匀压力按压耳郭各穴，并观察患者的疼痛反应，从而寻找出压痛最敏感的耳穴。用压痛法普查耳郭或在耳轮脚周围、肿瘤特异区、三角窝探查痛点时，还可采用划痕法，即用上述压力，均匀地在被测部位滑动，以观察患者的疼痛反应，并根据划痕颜色的红、白和凹陷恢复的快慢来决定有关病证的虚实。

耳穴电测定法 采用信息诊断仪或耳穴探测仪探查耳穴生物电的改变，并以电阻降低（为阳性信号）的部位作为躯体、内脏病症诊断的参考，故又称为良导法，所探查到的穴点也叫良导点。

注意事项 耳穴视诊时要求诊室采光充足，室温适宜，环境安静，并充分暴露检查部位。诊前注意不要用力擦洗耳郭，以免引起血管扩张而变色，或把阳性物擦掉。耳郭不洁时，可用棉球轻轻擦净，同时，还要注意性别、季节、气候的差异。必要时还可借助放大镜，以观察耳郭耳穴皮肤的细微变化。

视诊时医者两眼平视，以一手之拇指和食指轻轻牵拉耳郭，对着光线，由上而下，由外而内的按解剖部位顺序仔细观察。当发现阳性反应物时，用中指由耳背向前顶起，将皮肤绷紧，以观察阳性反应物的大小、形态、色泽等。如一次不易确诊，可将绷紧的皮肤慢慢放松，再慢慢绷紧，进行反复观察。并注意与对侧耳郭对照，以鉴别阳性反应物的真伪和性质。

视诊中，如发现有隆起、结节等阳性反应物时，应以手指或探棒触试结节的大小、硬度、移动性、边缘是否整齐及有无压痛等。如有血管变化，应注意血管的正常分布和异常扩张及充盈血管的走向。

（杨　硕）

fùzhěnfǎ

腹诊法（abdominal examination）

通过四诊来获知患者胸腹部显现的各种不同体征和症状，以明确病因、病性、病位及推测正气的盛衰，判断体内脏腑经络、气血阴阳的病理变化，用以辅助诊断全身疾病或鉴别证候的方法。

理论依据 腹诊渊源于《黄帝内经》《难经》《伤寒论》《金匮要略》均有涉及。同时散见于历代经著中，如《厘正按摩要求·按胸腹》："胸腹者，五脏六腑之宫城，阴阳气血之发源，若知脏腑如何，则莫如诊胸腹。"关于腹诊的运用，在《黄帝内经》等医著中早有叙述，如《素问·调经论》说："实者外坚充，不可按之，按之则痛。"而《伤寒论》对于"腹诊"与"腹证"更有具体的论述，例如"心下痞，按之濡或按之坚""胸胁苦满""心满而痛""心下支结，胁下硬满，腹满，小腹急结，少腹弦急或不仁"等的腹证都是医生运用"腹诊"的方法所诊得的。

由于封建习俗的影响，患者解衣露体不便，自宋、元以后，腹诊被忽视而影响了其发展，使之未成为专门学说。

腹部为阴海，内纳五脏六腑，为水谷之乡、气血之源，又是全身经气最集中的部位，可谓全身之阴府，五脏六腑之宫城。

任脉、冲脉、足少阴肾经、足厥阴肝经、足太阴脾经、足阳明胃经、阴维脉、阴跷脉、带脉等经脉主要循行于腹。十二经脉中除足太阳膀胱经外都和腹部有直接联系，奇经八脉中除督脉及阳跷脉、阳维脉之外，也都和腹部有直接联系。因此腹部是全身经脉循行最多，穴位分布十分密集的部分。

诊察内容 中医腹诊是建立在解剖学和中医脏腑经络学说基础之上的诊断方法。它与现代医学所施用的腹诊在方法和目的上有所不同。中医腹诊不是为了直接触知腹部内脏或组织的变化，而是通过医者观形态、听声音、切腹部、摸肌肤、按虚里等，查知气、血、水、食在人体分布的情况，从而测知病变之部位，确定寒热虚实等。按其主要内容可分为以下几方面。

观形态 观察脘腹部大小、形状、色泽及有无积聚痞块，以及分辨肿块的形状性质，可以推测病变部位，病情新久。如《灵枢·百病始生篇》对积证的腹诊作了较详细的叙述："其著于伏冲之脉者，揣之应手而动，发手则热气下于两股，如汤沃之状。""著于膂筋在肠后者，饥则积见，饱则积不见，按之不得。"《难经·五十六难》曰："肝之积，名曰肥气，在左胁下如覆杯，有头足；心之积，名曰伏梁，起脐上，大如臂，上至心下；脾之积名曰痞气，在胃脘，覆大如盘；肺之积，名曰息奔，在右胁下，

覆大如杯；肾之积，名曰贲豚，发于少腹，上至心下，若豚状或上或下无时。"这些都是以观察腹部症状来鉴别病位、病性和病机等要素，从而诊断病证。

听声音 腹部听诊主要是听诊肠鸣音及异常声音。如《诸病源候论》有寒膈"咳逆，雷鸣"、水瘕"抑按作水声"、水蛊"动摇有声"、癖饮"按之则作水声"、久癖"按之乃水鸣"、饮癖"时有水声"等论述。

切腹部 切腹部，明察痛处，可知其病变部位和病机，如《灵枢·厥病》："厥心病，腹胀胸满，心痛甚者，胃心痛也。"《金匮要略》："病者腹满，按之不痛为虚，痛苦为实。"另外，按压脘腹部痛与不痛可以鉴别痞证与结胸证，脘部按之硬而痛的为结胸证，脘部按之濡软而不痛的为痞证。

摸肌肤 触按胸腹部肌肤的寒温，可窥测邪正盛衰和病变性质。如《灵枢·师传》："胃中热，则消谷、心善饥、以上皮热；肠中热，则出黄如糜，以下皮寒。"如脉滑数有热，而按腹无热是表热，其热易去，若按腹势甚灼手，是伏热不易去。对于"真寒假热"或"真热假寒"之症，测其腹部的寒热，对于明确诊断则更为重要。

按虚里 虚里穴在左乳下第四、五肋骨间，内藏心脏，是胃之大络，诸脉所宗。在这里按其跳动的强弱，可以察宗气的盛衰和疾病的轻重。如《素问·平人气象论》："胃之大络，名曰虚里，贯隔络脉，出于左乳下，其动应手（衣），脉宗气也。按之应手，动有不紧，缓而不急者，宗气积于胸中也。其动微而不见为不及，宗气内亏，或动而应为

太过，宗气外消也。"

问病症 腹部问诊主要是询问病位、性质及症状感觉等。《诸病源候论·诸疝候》云："疝者痛也。或少腹痛，不得大小便；或手足厥冷，绕脐痛，自汗出；或冷气逆上抢心腹，令心痛；或里急而腹痛。"久腹痛"发则肠鸣而腹绞痛"，心疝"其痛也，或如锥刀所刺，或阴阴而痛"。《诸病源候论·诸淋候》曰："小便出少起数，小腹弦急，痛引于齐。"《诸病源候论·胃病候》言胃气盛则"病腹膜胀气满"，胃气不足则"饥而不受水谷，飧泄呕逆"，脾胃之气不和"令腹内虚胀或泄，不能饮食"。《诸病源候论·腹病诸候》曰："阳实者，病腹满，善喘咳""阴实者，病腹胀满，烦扰不得卧也"。

临床意义 主要是辨别病位、病性、鉴别证候及预测预后。

辨病位 《灵枢·胀证》论五脏六腑皆能生"胀"："肝胀者，肋下满而痛引少腹；胆胀者，肋下痛胀，口中苦，善太息。"肝内附胆，其生理上关系密切，病理上则互为影响，尽管在临证难以截然分辨，但运用腹诊来诊察其胀形，即可辨病变所在。《金匮要略》曰："积者脏痛也，终不移，聚者腑也，发作有时，展转痛移。"

确定病性 《素问·至真要大论》的病机十九条言："诸胀腹大，皆属于热。诸病有声，鼓之如鼓，皆属于热。"《金匮要略》曰："病者腹满，按之不痛为虚，痛者为实。"由此可见，历代医家皆用腹诊来揣测病机的寒热虚实，从而明确辨证诊断。

鉴别诊断 应用腹诊可以对各种腹部肿大的疾病及胸腹部类似疾患进行鉴别诊断。如《灵

枢·水胀》说："水与肤胀、鼓胀、肠覃、石瘕、石水，何以别之"，指出水的特征是"以手按其腹，随手而起，如裹水之状"，肤胀的特征是"腹大，身尽肿，皮厚，按其腹，窅而不起，腹色不变"，臌胀的特征是"腹胀身皆大，大与肤胀等也，色苍黄，腹筋起"，肠覃的特征是"其始生也，大如鸡卵，稍以益大，至其成，如怀子之状，久者离岁，按之则坚，推之则移，月事以时下"，石瘕的特征是"生于胞中，寒气客于子门，子门闭塞，气不得通，恶血当泻不泻，衃不以留止，日以益大，状如怀子，月事不以时下，皆生于女子"。通过几种疾病的相互比较，就能作出正确诊断。又如运用腹诊鉴别痞证与结胸，痞证以心下痞，按之濡为主，小结胸证以"正在心下，按之则痛"为主，大结胸证则以"心下痛，按之石硬者"为主。由此可见，运用腹诊可以作证候的鉴别诊断。

预测预后　以腹诊为主，结合其他诊法可以判断疾病的顺逆生死。凡腹证、脉证及其他证相符合者为顺为生，预后多良好；腹证和脉证及其他证不符或相背者为逆，预后多不良。

注意事项　腹诊要求环境安静，室温适宜，床位舒适、平坦，光线充足，以便观察及检查的进行。检查时要注意不要突然以手指强压患者腹部，这样容易引起患者腹部突然紧张矜持或怕痒，影响检查。须先以手掌轻贴胸壁，徐徐向腹部按抚，先诊其胸部然后进行腹部的检查，腹诊前先问询患者为食前空腹或食后不久，大小便情况，如贮尿内急，应先使其排尿再行检查；如远途步行来诊或有精神紧张等情况，可使

患者适当休息后再行检查。

（杨　硕）

yújìluòmài zhěnfǎ

鱼际络脉诊法（diagnostic method of observing thenar's collaterals）　医者通过观察患者手掌鱼际部络脉的分布及形态、色泽的变化来诊断疾病证候变化的诊断方法。

理论依据　鱼际脉络望诊的部位，《黄帝内经》又称鱼、手鱼等，为手掌掌面桡侧拇指根部与掌根的连接部位，肌肉丰满，一般称为大鱼际。手掌大鱼际的部位决定了其在望诊中的独特价值，大鱼际处为手太阴肺经所过，位于手太阴肺经末端。由于肺朝百脉，为五脏之华盖，居脏之首，且肺脉起于中焦，因此鱼际的络脉变化可以反映五脏六腑的气血盛衰及胃气的多少强弱，故而鱼际络脉望诊不仅可用来诊断肺及肺经的病证，也可诊察其他脏腑经络病性及其气血变化。

《素问·经脉别论》曰："脾气散精，上归于肺。"肺经起于中焦，故胃气可循手太阴肺经上至鱼际处。故鱼际络脉望诊对中焦脾胃病证的病性及脾胃之气的强弱都具有直接的诊断价值。《灵枢·本输》曰："少阴属肾，肾上连肺，故将两脏。"《素问·水热穴论》也云："少阴者，冬脉也，故其本在肾，其末在肺。"说明肺肾二经关系密切，鱼际为手太阴肺经所主，故能亦反映肺肾两脏失常导致的某些病变。《灵枢·经脉》云："肝足厥阴之脉……其支者，复从肝，别贯膈，上注肺。"所以，鱼际脉络也可以反映肝肾精血的盛衰。

基本内容　在进行鱼际络脉望诊时患者取坐位，手掌掌面向上张开，手部及前臂肌肉自然放

松，在自然光线下观察大鱼际络脉颜色以及形态的走向、距离等特征，同时要注意左右手互参。

鱼际络脉望诊分为鱼际络脉色诊及鱼际络脉的分布与形态诊断等；络脉浅表易于观察，以鱼际处络脉色泽变化及形态分布来判断病性寒热及脏腑气血虚实。

《灵枢·经脉》曰："凡诊络脉，脉色青则寒且痛，赤则有热。"因为寒则气血凝泣，凝泣则青黑；热则气血淖泽，淖泽则黄赤。所以胃中寒，寒气达于鱼际，鱼际之络多青；若青而短小者，是少气，属虚证。胃中热，热气达于鱼际，故鱼际络赤。有研究者以鱼际络脉色泽作为胃脘痛诊断分型的标准：①鱼际络脉（青筋）色青，络脉清楚，属寒证、气滞证；②鱼际络脉色赤，属热证；③鱼际络脉色紫或暗者，为血瘀证；④鱼际络脉色淡虚浮者，为气虚证。鱼际络脉诊法对肺、脾胃、肝、肾等脏腑气血功能的诊断价值已被大量临床实例证实，依据中医学演绎的思维方法，可推测鱼际络脉对心系病证也应具有一定诊断意义。"肺朝百脉""心主血脉"，且心肺同居于上焦，共同统领一身气血运行，其关系之密切不言而喻，事实上，在手掌全息图中，心脏全息点恰位于大鱼际，临床也有掐揉大鱼际缓解心脏疾病的经验。

（贾李蓉）

jiǎzhěnfǎ

甲诊法（diagnostic method of observing nail）　医者通过观察爪甲的形态与色泽的变化来判断人体疾病证候的诊断方法。

理论依据　甲诊最早始于《黄帝内经》。首先，它根据五行学说、脏腑学说提出肝主筋，主爪甲，爪甲为肝胆的外候的理论，

认为爪甲的变化可以反映肝胆的常变。其次，指出从爪甲形色可以推断胆腑生理禀赋的不同；《灵枢·本藏》曰："肝应爪，爪厚色黄者胆厚；爪薄色红者胆薄；爪坚色青者胆急；爪濡色赤者胆缓；爪直色白无约者胆直；爪恶色黑多纹者胆结也"，是指人的体质禀赋不同，可以通过观察指甲的形色来推察每个人的胆腑形态与功能。其原理仍是遵循肝与胆相表里，爪甲为之外候的理论。爪甲的形态包括厚、薄、坚、濡、外形端直、粗恶、纹理有误；色泽包括红、赤、青、白、黑诸色。这些形质、色泽的变化均属常人禀赋不同，而非疾病所致，是正常范围内的形色偏颇。最后，观察爪甲的荣枯和爪下血色变化来判断患者生死、诊断疾病。《脉经·扁鹊华佗察声色要诀第四》言："病人爪甲青者，死；病人爪甲白者，不治；病人手足爪甲下肉黑者，八日死。"

基本内容 正常的指甲，红润含蓄，坚韧而呈弧形，带有光泽，压其尖端，放开后血色立即恢复。这说明气血充足，运行流畅。

若甲床色深红，是气分有热；色黄是有黄疸，多为湿热熏蒸之故；色淡白是血虚，或为气血两虚；色苍白为虚寒，多为脾肾阳衰；色紫黑，是血瘀，或血凝死证；色青者，多为寒证。

按压指甲变白，放时血色恢复缓慢者，是血瘀或气滞；不复红者，多是血亏；指甲扁平而反凹者，称为反甲，多为肝血不足；爪甲枯者，为痹病骨痛；色苍而爪枯者，是肝热。

望甲诊病时，必须要有良好的光线，检查过程温度要适当，被检查坐于检查者的对侧，按顺序认真观察各个指甲，有异常信息的指甲必须作重点检查。应用最多的基本手法有直观法、压观法和扭转压视法等。①直观法：直接用眼镜观视被检查者的指甲形态、颜色、光泽、质地、气血状态、生长发育等一系列情况。检查时，一般先左手，后右手，从拇指到小指逐个由上而下、自内而外地全面诊察。②压观法：检查者以其左手拇指的指甲垂直按压被检查者的甲体，认真观察甲床各个部位的改变，分别作出判断。③扭转压视法：检查者以其左手拇指和食指分别扭转被检查者手指的指腹与扭转轻压指甲的各个部位，重点进行比较，以正确识别不同的差异情况。④透照法：采用强光透照指端，观察甲质、甲床的不同颜色改变，从而得知末梢微循环的血运状态。此法需在黑暗中进行，不作为指甲检查的常用方法。

注意事项 ①甲诊时，被检查者的手指要尽量放松、自然，根据检查者的视力情况调整距离和方向，以取得最佳的甲诊效果。②甲诊时，应考虑整体与局部的关系，各种信息符号的生理、病理意义以及假阳性、假阴性的各种原因、各种影响因素的存在，甲诊的敏感性、特异性在诊断中的价值。认真捕捉指甲与脏腑组织、经络、气血等相关信息符号的位置、形态、色泽改变，准确洞察疾病的演变与转归过程。③甲诊时，检查者必须仔细、认真，熟练掌握甲诊的基本手法，熟记各种甲诊信息符号的位置、形态和色质的临床意义，一丝不苟地捕捉、辨别，判定每一个信息符号切忌主观片面。同时注意与患者主诉、症状、体征和其他诊法以及现代理化等辅助检查结果等进行综合分析，从而作出准确的诊断。

④甲诊时，宜逐一检查各指甲板（体）、甲床、半月痕（瓣）、甲襞（侧）、孙络等部位，仔细分辨其形状、质地、颜色、光泽度、动态等。一般应同时诊视两手指甲并相互对比，如有必要，亦可诊察两足趾甲以协助诊断。⑤指甲上若有污垢时应清洗并予以擦干，有染甲或有外伤史的指甲应将其除外，不要受其影响。

（崔　蒙　贾李蓉）

rénzhōng zhěnfǎ

人中诊法（diagnostic method of observing philtrum）　医者通过观察人中部位的色泽、形态等变化来分析判断人体疾病证候的诊断方法。

理论依据　人中，即鼻下和上口唇中间的竖形凹陷沟。标准人中约为本人的中指横等高长。《灵枢·五色》曰："面王以下者，膀胱子处也。"《类经·脉色类·色脏部位脉病易难》言："面王以下者，人中也，是为膀胱子处之应，子处，子宫也。凡人中平浅而无髭者多无子。"《内经知要·色诊》云："男子色在于面王，为小腹痛，下为卵痛，其圜直为茎痛，高为本，下为首，狐疝癀阴之属也。""女子在于面王，为膀胱子处之病，散为痛，抟为聚，方圆左右，各如其色形。其随而下至胝为淫，有润如膏状，为暴食不洁。"《形色外诊简摩·诊人中法》曰："人中内应脾胃，下应膀胱子户。"说明人中部位的色泽、形态等变化，可以诊断脾胃和生殖泌尿系统病变。

基本内容　医者坐于患者对面，在光线良好的情况下，观察患者人中的形态、大小、色泽等，提示子宫及生殖系统发育良好，月经、排卵、生殖等功能正常。正常的人中形态为：人中整齐端直，略呈上窄下宽的梯形。沟道深浅适中，沟缘清晰均匀、对称。人中的生理变态下有几种类型，提示人体的病理状态。①短平型：人中特短，沟道扁平，沟缘仍显或隐约，提示子宫为幼稚型，发育差，多无内膜生长或宫颈松弛，受孕后易漏胎。月经第一天量多或血崩。②圆凹双沟型：沟道内可见凹陷圆窝，略呈鞍形，或沟道中间有凸起纵线、条索或结节、位置不定。见圆凹者提示异常骨盆或骨盆狭窄，易发生难产。见双沟者可能为双子宫、双阴道、双阴道横膈。③浅坦型：沟道浅而平坦，沟缘不显（宽狭均有）。浅而窄的提示后天性子宫萎缩，质硬，活动较差，常表现经期紊乱，经量逐渐减少而致闭经。浅而宽的提示先天性子宫发育不良，或生殖机能低下，或子宫萎缩（多见于老年人）。④宫体变态：上端甚窄，下端宽，呈八字形，提示子宫后倾，常表现经行腰酸，严重可影响受孕，多见于矮胖体型。上端宽，下端窄，似倒梯形，提示子宫前位或前屈，常有经行胀痛。人中长度超过中指同身寸着，多提示患有子宫脱垂。沟道或一侧沟缘向左或向右偏斜（除外先天性、损伤性及神经性的鼻唇沟变形），提示工体偏右或偏左（人中偏斜方向与子宫偏斜方向相反）。除此之外，人中还有以下的病理变态情况。①沟道凸隆型：沟道中有位置及形态不定的增生物，甚至引起沟形改变，提示情况较复杂，一般为宫颈糜烂；一侧增生或变形，则多有一侧腹痛或压痛或腰酸痛以及月经不调等症状。②混合型：几种变态型同时存在，提示病变参阅相应各型。

（崔　蒙　贾李蓉）

sìzhěn kèguānhuà

四诊客观化 （objectification of four diagnostic methods）

对中医望、闻、问、切四诊的定性定量化研究，用客观指标量化四诊内容，以使得出的诊断尽可能摆脱主观因素的干扰的方法。

渊源　传统的中医诊疗疾病，是通过辨证论治，将外在表象与内在变化联系起来，认识疾病、治疗疾病。所谓的外在表象就是医生通过望、闻、问、切所搜集到的症状、体征等信息。这种收集的方式由于受到检查者感官的灵敏性、分辨率差异的影响，导致所采集的信息粗糙、稳定性差，导致疾病的正确诊断率和治愈率下降，且由于不同医生对同一疾病的认识不同，很难形成一个有序的诊疗规范。为此，现代诊断提出了四诊客观化的要求。

方法　①在原有中医诊法的基础上，根据整体观念、全息原理，挖掘、创研新的诊法。如眼科五轮诊法、虹膜诊法、鼻诊、唇诊、四肢诊、腧穴诊等。②研制、利用各种检测仪器，使病症资料客观化。如电子听诊器、电子鼻等；另外利用色差仪对面部及皮肤色泽进行定量观察；利用红外成像仪、皮温针、深部测温计进行肢端、腧穴测温，以探求脏腑的病变；利用声波摄谱方法、录音方法、声图仪等摄取声波，用频谱分析正常人及与病证之间的关系；利用气相、液相色谱技术分析口腔呼出气体成分与构成比，作为分析病证的指标等；通过对舌诊仪；探讨舌象的形成机理、临床病证的舌象变化规律；使用脉诊仪开展正常人脉象及其影响因素的观察，各种病脉的形成机理及所主病证，建立脉象图与病证的相关性等。③对传统的望、闻、问、切四诊进行全面的拓展与延伸，如进行 X 线、B 超、CT、核磁共振等影像学研究，通过心功能、肺功能、脑电图、心电图、各种阻抗血流图等检测手段对四诊进行补充发挥。④问诊客观化主要是实现问诊计量诊断，即要对症状制定定量化标准，如有分级赋分法、分级赋分与权重结合法、赋权值法等。

意义　中医四诊客观化是中医现代化的重要内容，关系到中医辨证规范化、病证诊断标准化、微观辨证化及教学手段的现代化。借助现代医学及声、光、电、磁等现代科学的仪器和技术，特别是利用现代计算机信息技术，辅助并模拟复杂的中医诊疗过程，可促进中医药学的现代化发展。

（杨　硕）

biànzhèng

辨证 （syndrome differentiation）

在中医理论指导下，把四诊（望诊、闻诊、问诊、切诊）所收集的资料、症状和体征，通过分析、综合，辨清疾病的病因、性质、部位，以及邪正之间的关系，概括、判断为某种性质的证，作出证名诊断的思维过程。

渊源　在辨证方面，《黄帝内经》的病机十九条，以及脏腑、气血、阴阳五行诸理论，对后世的辨证论治有原则性的指导意义。后世的辨证方法，如八纲辨证、脏腑经络辨证、气血津液辨证、病因辨证及六经辨证等均起源于《黄帝内经》。东汉末年，张仲景的《伤寒杂病论》，是辨证论治的经典著作。张仲景总结了以前的诊疗经验，将病、脉、症、治结合起来，以六经为纲辨伤寒，以脏腑为纲辨杂病，理、法、方、药一气贯通，建立起比较完整的辨证论治体系，对中医学作出了突出的贡献。相传由华佗所著的《中藏经》中，有五脏六腑虚实寒热生死逆顺脉证诸篇，叙述脏腑病变时出现的脉与证，可视为脏腑辨证专书。

唐·孙思邈《千金要方》三十卷中，有十卷专从脏腑的生理、病理、脉象、症状各方面进行论述；宋·陈言提出三因致病说及病因辨证；刘完素在治疗外感病时立足火热进行辨证；钱乙的《小儿药证直诀》，对小儿病专从五脏进行辨证；金·张元素的《医学启源》，以《黄帝内经》为依据，摘录《中藏经》中脏腑虚实寒热诸篇，参以《小儿药证直诀》的五脏辨证，从辨证、立法、处方、用药方面，对脏腑病机及证候进行了系统地阐述，从而突出了脏腑辨证在各种辨证中的主导地位。

明清医家承袭前人经验，诊病辨证更为深入。《景岳全书·传忠录》首先讨论阴阳与六变，明确肯定了八纲辨证的重大作用。明·喻昌在《寓意草》中提倡的先议病后议药，其实质就是在全面诊察的基础上辨证论治。清·陈士铎的《辨证录》分叙伤寒、中寒、中风等病126门，770余证，其辨证着重于症状的鉴别分析。清·程国彭的《医学心悟》提出，疾病诊断错误，最重要的原因是切脉不真，浮沉迟数辨析不清；同时，认为诊病有其总要，即寒、热、虚、实、表、里、阴、阳八字而已。在杂病的辨证方面，沈金鳌的《杂病源流犀烛》以脏腑疾病为纲，旁及奇经、外感、内伤、外科诸门，每种疾病均列源流、脉法、症状、方药等内容，博采诸家之说。清·叶天士的《临证指南医案》于每类疾病后，均有对此病的症状、病因、病机、

用药的分析，法度严谨，能启迪后学。清·柯琴所撰《伤寒来苏集》以证为主，将《伤寒论》原文归类阐释，并主张"仲景之六经为百病立法"。鉴于伤寒与温病的辨治长期混淆不清，元末明初王安道的《医经溯洄集》对二者作了原则上的区分，杨栗山在《寒温条辨》中针对伤寒与温病在病因、症状、治疗方面的差异作了较详细的说明。吴又可的《温疫论》、戴天章的《广瘟疫论》、余霖的《疫疹一得》等，阐述了疫疠，即急性传染病的辨证，指出它们与一般外感病的区别。

清代医家在辨证方面的最大成就，在于创立了外感温病的卫气营血辨证和三焦辨证纲领。叶天士的《外感温热篇》创立了卫气营血的辨证方法，并重视察舌、验齿等望诊法的临床意义。吴鞠通的《温病条辨》创立了温病的三焦辨证法则。清代温病学家根据新的临床实践，提出了与《伤寒论》截然不同的辨证方法，大大地丰富和发展了中医辨证学。

意义 "辨证"是中医诊断思维过程的核心。在长期临床实践中，历代医家创造了许多辨证方法，如八纲辨证、病因辨证、气血津液辨证、脏腑辨证、六经辨证、卫气营血辨证、三焦辨证、经络辨证等。这些辨证方法从不同的角度总结了各种疾病的证候演变的规律。

中医学在历史上所形成的辨证分类方法有多种，其中最基本的方法就是八纲辨证。八纲是辨证的总纲，归纳为表证、里证、寒证、热证、虚证、实证、阴证、阳证。气血津液辨证可分为气病辨证、血病辨证和津液辨证。脏腑辨证是临床最常用的辨证方法，确定病变的脏腑部位、性质等，

主要用于内伤杂病，亦为其他各科辨证的基础。六经辨证，分别从邪正斗争关系、病变部位、病势进退缓急等方面阐述外感病各阶段的病变特点，并指导治疗。卫气营血辨证是六经辨证的发展，用以说明某些温热病发展过程中的病情轻重、病变部位、各阶段病例变化和疾病的变化规律。三焦辨证是温病辨证的方法之一，着重阐述了三焦所属脏腑在温病过程中的病理变化，证候特点及其传变的规律。经络辨证判断病属何经、何脏、何腑，并进而确定发病原因、病变性质及其病机，是对脏腑辨证的补充和辅助，特别是在针灸、推拿（按摩）等治疗方法中，更常运用经络辨证。

"辨证"以后，进而根据中医的治疗原则，确定治疗方法，即为"论治"，又称为"施治"。辨证是决定治疗的前提和依据，论治是治疗疾病的手段和方法。通过辨证论治的效果可以检验辨证论治的正确与否。辨证论治的过程，就是认识疾病和解决疾病的过程。辨证和论治，是诊治疾病过程中相互联系不可分割的两个方面，是理论和实践相结合的体现，是理法方药在临床上的具体运用，是指导中医临床的基本原则。中医认为，同一疾病在不同的发展阶段，可以出现不同的证型；而不同的疾病在其发展过程中又可能出现同样的证型。因此在治疗疾病时就可以分别采取"同病异治"或"异病同治"的原则。"同病异治"即对同一疾病不同阶段出现的不同证型，采用不同的治法。"异病同治"是指不同的疾病在发展过程中出现性质相同的证型，因而可以采用同样的治疗方法。这种针对疾病发展过程中不同质的矛盾用不同

的方法去解决的原则，正是辨证论治实质的体现。

（赵 歆）

zhèng

证（'syndrome） 对机体在疾病发展过程中某一阶段病理状态的概括。包括病变的部位、原因、性质以及邪正关系，反映这一阶段病理变化的本质。在疾病过程中，相对固定的、有内在联系的、能揭示疾病某一阶段或某一类型病变本质的一组症状和体征，称为证候。对病变过程中某阶段所表现的证候，通过辨证而确定其病位、病性本质，并将其综合归纳而形成"证名"。证候是证的外在表现，证名是代表该证本质的名称。

渊源 东汉·许慎《说文解字》对"证"的解释是"告也，从言，登声"。证的本义为证据、证验、证明。《玉篇》释"证"为"验也"，《宋书》沈约自序谓："采摘是非，各标证据。"而清·段玉裁著《说文解字注》，在"证"字条下注云："今俗以证为验字，遂改吕览之证为症。"1915年《中华大字典》的含义有8项，即："告也、验也，验也、谏也、则也、候也、质也、病也。"而今之"证"，乃明清以来逐渐形成、二十世纪五十年代才确定下来的具有特定意义的术语。其医学上的概念最早出现在《素问·至真要大论》中："气有高下，病有远近，证有中外，治有轻重。"所言之"证"有征象、病状之义。证候二字在《黄帝内经》中是分论的，《素问·五运行大论》中有："夫候之所始，道之所生，不可不通也。"《难经·十六难》中的"是其病，有内外证"，也是把症状称为证。而《伤寒论》中"观其脉证，知

犯何逆，随证治之"，对"证"就存在着两种认识，前者为临床表现的症状，后者是诊断的结论。1926年谢观编撰的《中国医学大辞典》："证，体内之病状发乎外，如事物之有对证也……"故对于疾病的现象，有多种称谓，如病状、病态、病形、证候、征象、症状、体征、病理信息等，均属诊断的证据。1986年，在全国中医证候规范研究会议上，初步对"证"的概念作了界定：证候是疾病发生和演变过程中某阶段本质的反映，它以某些相关的脉症，不同程度地揭示病因、病位、病机、病势等，为治疗提供依据。2002年《中医诊断学》第七版教材对"证"这一概念作出进一步的阐释，即"证"是中医学的一个特有概念，是对疾病过程中所处一定（当前）阶段的病位、病因、病性以及病势等所作的病理性概括。证是对治病因素与机体反应两方面情况的综合，是对疾病当前本质所作的结论。全国科学技术名词审定委员会2004年公布的《中医药学名词》规定，证是"对疾病过程中一定阶段的病变、病因、病性、病势及机体抗病能力的强弱等本质的概括。"而证候则是"证的外候，即疾病过程中一定阶段的病位、病因、病性、病势及机体抗病能力的强弱等本质有机联系的反应状态，表现为临床可被观察到的症状等"。

意义 "证"是中医学特有的概念，是中医学理论的精髓之一。"证"是中医关于疾病发生、发展过程中把握疾病某阶段本质的一种概念，是有关病因、病位、病性、病势等的综合概念。病因是病证发生的根本原因，多数病因可通过问诊，直接询问发病时

的内外致病因素，如湿痹多因久居湿地、淋雨涉水所致；泄泻多因饮食不洁、过食生冷所致；肝气郁结多因情志不畅、肝失疏泄所致。亦有些病因不能直接获得，需通过审症求因，即从对病情资料的分析来探求病证之因，如气滞、瘀血、食积、痰饮等病理产物作为继发性病因，须通过审症求得。病位是指病证发生在人体的部位。病因作用于人体而发病时，总有一定的病变部位，如脏腑、经络、官窍以及气血津液等。病位不等同于个别症状发生的部位，而是运用中医整体观和脏腑经络理论，分析综合了一切临床资料后作出的疾病的整体定位。病位与病邪、病性、病势等密切相关。病性是病证的基本性质。病性总体表现为阴阳的偏盛偏衰和邪正的力量对比，具体体现在寒、热、虚、实四种属性上。病证的发生的根本在于阴阳失调，故寒、热、虚、实是最基本的病性。病势是病情的轻重缓急，以及病证发展、演变的趋势。病势主要决定于患者正气和病邪在体内斗争的力量对比及其激烈程度，是对患者体质、病邪性质及受邪轻重、病位浅深、治疗及调养等因素综合考虑和估量的结论。通常表证病轻，里证病重；新病多急，久病多缓；外感病证病势急，内伤杂病病势缓；感邪轻浅者预后较好，感邪深重者预后较差。

（赵 歆）

bing

病（disease） 在病因作用下，人体正邪斗争、阴阳失调所致的某种异常生命活动的全过程。每种疾病都有其自身特定的临床表现和病变规律。又称疾病。

渊源 《说文解字》中有："病，疾加也。"即为"疾甚曰

病。"最早的疾病记载，见于殷商时代的甲骨文。殷墟甲骨文中，有不少记载疾病的卜辞。据胡厚宣的考证，卜辞记载"人之病，凡有头、眼、耳、口、牙、舌、喉、鼻、腹、足、趾、尿、产、妇、小儿、传染等十六种，具备今日之内、外、脑、眼、耳鼻喉、牙、泌尿、妇产、小儿、传染诸科"。大多根据身体部位笼统描述。例如疾首（头病）、疾耳（耳病）等。也有一些针对症状的描述，如耳鸣、下利、失眠等。公元前十三世纪的武丁期卜辞中"有疾齿住蛊"的记载，比《史记·扁鹊仓公列传》中提到龋齿要早一千多年。《山海经》对疾病的认识进一步深入，出现了"瘿""痔""痹""疫疾"等 23 种从病理特点和发病情况命名的病名。《五十二病方》则出现对疾病过程有较详细描述的病名，如"螟病"："其所发毋恒处，或在鼻，或在口旁，或齿龈，或在手指，使人鼻缺指断。"相当于现在的麻风病。《五十二病方》提到的病名有 103 个，包括内、外、妇、儿、五官各科疾病，现存医方总数 283 个，用药达 247 种，主要为对"症"用药或对"病"用药。甘肃武威汉墓出土的木简《治百病方》，记载了治疗内、外、妇、五官各科疾病的医方 30 多个。这些记载体现了古代根据具体疾病，采取针对性治疗的辨病论治思想。《内经》提出 13 首中药方剂，如生铁落饮治癫狂、乌骨丸治血枯等，体现了专病专方的论治思想，表明辨病论治的原则和方法已得到了确立。东汉·张仲景《伤寒杂病论》则将辨病论治与辨证论治融为一体，以阐述外感病与内伤杂病的诊断与治疗，创立了辨病与辨证相结合的中医诊断疾病的方法，对后世中医理论与临床的发展产生了深远的影响。如《金匮要略》治百合病，有百合地黄汤、百合知母汤、百合鸡子黄汤、滑石代赭汤之异，但诸方皆有百合，百合为治百合病之有效专药，百合病亦因主用百合而得名。仲景对百合病的治疗，可说是早期辨病论治与辨证论治相结合的典范。晋·葛洪的《肘后备急方》中有关于天行发斑疮（天花）、麻风等病的记载，还有不少关于急症的临床表现及预后的翔实叙述。隋·巢元方《诸病源候论》是中国第一部论述病源与证候诊断的专著，全书分 67 门，列各种疾病的证候 1720 条，其中内科疾病最多，外科疾病仅金创就有 27 种，眼科疾病 38 种，妇科疾病 140 多种，内容丰富，诊断指标明确；同时，对一些传染病，寄生虫病、妇科病、儿科病等的诊断，更有不少精辟的论述。书中对临床各科疾病的病源、病机与症状均有详细说明，特别对症状鉴别诊断的描述尤为细致，《外台秘要》《太平圣惠方》等对疾病的病因、证候的辨别，大都以此为据。在杂病的辨证方面，清·沈金鳌的《杂病源流犀烛》以脏腑疾病为纲，旁及奇经、外感、内伤、外科诸门，每种疾病均列源流、脉法、症状、方药等内容，博采诸家之说。清·叶天士《临证指南医案》于每类疾病后，均有对此病的症状、病因、病机、用药的分析，法度严谨，能启迪后学。明清时期还出现了不少关于传染病诊疗的专著，吴又可的《温疫论》、戴天章的《广瘟疫论》、余霖的《疫疹一得》、卢之颐的《痎疟论疏》、王孟英的《霍乱论》、罗芝园的《鼠疫约编》，专论白喉的《时疫白喉提要》《白喉全生集》《白喉条辨》，专论麻疹的《麻科活人全书》《郁谢麻科合璧》《麻证新书》《麻症集成》等，阐述了疫疠（急性传染病）的诊断与治疗。

意义 中医学对疾病的命名很多是以主症、临床特点及病因病机为基础的，具有简明、形象的特征，如伤寒、中暑、痹病、痿病、臌胀、疰腮、带下、崩漏等。在中医学理论的指导下，按照有关"病"的定义，对患者的各种病情资料进行分析、综合，确定患者所患病种的思维过程，称之为"辨病"。中医的诊断结果包括病名和证名，病与证是疾病诊断的两个不同的侧重点，中医历来既强调辨证，也不忽视辨病。每个病都有特定的病因、病机、证型、治疗、转归等，形成了各个病之间的差异与各自特点。正如清·徐灵胎所言："欲知病者，先必识病之名，能识病名，而后求其病之所由生，知其所由生，又当辨其生之因名不同，而病状所由异，然后考其治之法，一病必有一方，一方必有主药。"在中医学理论初始发展的初期，凡是临床上见到的异常征象，皆以病相称。《神农本草经》中对药物的阐述主要侧重主治，如黄芪"主痈疽、久败疮、排脓止痛、犬风癞疾、主痔、补虚、小儿百病"，细辛"主咳逆、头痛、脑动、风湿痹痛、死肌"等，其主治皆为病名。

辨病是探求病变全过程总的发展规律，辨证则是识别疾病某一阶段的病理本质。每一种疾病均有其符合自身规律的发生、发展、传变过程，表现出各自不同的临床症状和特征。辨病是中医学认识和治疗疾病的重要环节。

根据每种疾病的不同表现和传变规律，不但可以区别疾病种类，也可以深入认识每种疾病在不同发展阶段或不同类型之间的区别，这对于掌握其证治规律，从而准确地辨证论治和遣方用药是十分必要的。临床中，面对复杂的病情，通过辨病，将辨证局限于某一疾病之中，可以缩小辨证范围，减少辨证的盲目性。每种疾病都有其基本病机和传变规律，疾病的基本病机贯穿于疾病的全过程，但是作为证候特征的各阶段的具体病机却存在差别；证候的转化，即各阶段的具体病机的变化可揭示出疾病的传变规律。另外，不同的疾病有各自的规律和特点，因此，辨病可区分疾病的不同性质；而掌握临床各科各系统疾病的特点，就能有力地指导辨证。在辨病的基础上进一步辨证，既有全局观念和整体认识，又有灵活机动性和阶段性认识。辨病有助于提高辨证的准确性，重点在全过程；辨证又有助于辨病的个体化，重点在现阶段。辨病与辨证应结合应用，相互补充。

（赵 歆）

zhèng

症（symptoms and signs） 疾病的表现。是症状和体征的统称。"症状"是医生问诊所获得的病情资料，是患者自己感觉到的身体不适及痛苦，如头痛、耳鸣、恶心、胸闷、烦躁等。"体征"是医生检查患者身体所发现的异常征象，如面色白、咽喉红肿、舌质红、脉弦滑等。症状和体征是医生通过四诊获得的最有价值的病情资料，是中医诊断病证的基本依据。

渊源 症是患病的证据、诊断的凭据，后来泛指患者的临床表现。"症"字首见于宋代吏部侍郎李昴英（又称忠简公）的《文溪集》卷九："症候转危，景象愈蹙。"但此处并非特指疾病的表现。明确指出疾病的"症"者，乃是明代万历进士谢肇淛的《五杂俎·物部》："人有阴症寒疾者。"此处的症字亦不是症状或体征的含义。《康熙字典》中无"症"字，清乾隆年间浙江嘉兴名医沈源在1786年写成《奇症汇》，集约400例历代怪症奇疾，按头、目、耳、鼻、口、面、项、喉、心神、胸、腹、身、背、手足、溺孔、肛门等部位分类，涉及内、外、妇、儿、耳鼻喉眼诸科，此书中"症"字主要为疾病的意义。乾隆年间的《方症会要》全书在应当用"证"字的地方全部代之以"症"字。《新字典》（1914年）与老《辞源》（1915年）俱谓："俗字，读如正。病之征验也。"《中华大字典》（1915年）注为"俗证字"。1926年谢观编撰的《中国医学大辞典》中无"症"字，1947年出版的老《辞海》也仅仅作四个字的疏注："症，证俗字。"《中医名词术语选释》（1973年）、《简明中医辞典》（1979年）都均无"症"字。1979年发行的新《辞源》："病症，古皆作证。"由此看来，从文字沿革的角度上，中医文献中"症"字不是约定俗成的规范字。新《辞海》："疾病的症候情况。"《汉语大词典》，也仅有"症候、病象"四个字。1964年由国家颁布的《简化字总表》，将"证"字简化成"证"字，将"证"也作为"證"的简化字，"症"成为与"证"并存的新的规范字，在中医学上被医家提炼成一个特有概念的专有名词，用来描述疾病的临床表现。《中医新知识辞典》（1992年中国医药科技出版社出版）："对症治疗，即针对疾病外在表现的主要症候进行治疗。中医不主张'对症治疗'，因为有时症状并不是疾病本质的反映，把握不准，容易导致误治。但在标证紧急的情况下，急则治其标，对症治疗的目的在于减轻患者的痛苦，控制病情发展，为治愈病患赢得时间，创造条件。"根据这个解释，可以得出，"症"是疾病反映出来现象，不同于"病"，更不同于"证"。

意义 近代西医学传入中国后，"症状"专指患者感觉到的痛苦不适，主观性较强，如头晕、疼痛、胀满、恶心之类；而与此相对的"体征"，则指医生通过各种检查所获得的患者的异常征象，客观性较强，如面色、舌苔、脉象、压痛及叩击腹部所闻及的浊音等。有些临床征象，患者自己能感觉到，医生也可检查出，如发热、痰鸣、浮肿等，亦归于症状之列；而现代实验室和声像检查的结果，亦则可视为体征的延伸内容。

依据症状在一种疾病或一个患者的某一病程阶段所起作用、所居地位的不同，症状可分为三类：主症、次症和兼症。主症是所有症状中表现最突出，并对作出诊断结论起着主导作用的少数症状，是辨证过程中由医生确定的作为病机诊断乃至病名诊断的主要依据的症状。与主症同时出现的伴随症状又可分成两类，即次症和兼症。次症是指那些临床表现没有主症突出，但与主症反映的病机基本一致的症状。作为病机诊断的依据，次症没有主症重要，但对主症的病机诊断能给予必要的佐证。兼症则是指那些虽与主症同时出现，但反映的病机却与主症不同的症状。这就是说，诊断时主症及次症能表明主要病机的存在，而兼症则提示次要或兼夹病机的存在。症状是识别疾病的航标或纽带，给诊断提供线索和依据。在疾病发展过程中，主、次、兼症可能发生变化，这尤其可能发生在证候兼夹、转化的时候。

（赵 歆）

八纲辨证 (syndrome differentiation of eight principles)

运用八纲对四诊所收集的临床资料进行综合分析，以辨别疾病病位的浅深、病性的寒热、邪正斗争的盛衰和病证类别的阴阳的方法。八纲，即表、里、寒、热、虚、实、阴、阳八个辨证的纲领。

渊源 《黄帝内经》中虽无"八纲"这一术语，但对其具体内容早有论及。如"邪气盛则实，正气夺则虚""阳虚则外寒，阴虚则内热，阳盛则外热，阴盛则内寒"等，表明已认识疾病有寒热虚实等不同病理变化，并阐述其病变机理。又如《素问·阴阳应象大论》曰："察色按脉，先别阴阳。"强调诊病首先要辨明属阴属阳，提示阴阳是辨证的总纲。东汉·张仲景则将八纲具体地运用于伤寒及杂病的辨证施治。明清以后，八纲辨证逐步明确和完善。明·王执中在《东垣先生伤寒正脉》中提出治病八法，曰："治病八字，虚、实、阴、阳、表、里、寒、热。八字不分，杀人反掌。"正式提出八纲辨证的内容，并指出八纲在临床辨证施治中的重要意义。明·张景岳在《景岳全书》中对八纲更有进一步阐发，提出了"二纲六变"之说，即以阴阳二纲统表里、寒热、虚实六变。清·程钟龄在《医学心悟》中指出："受病百端，不过寒热、虚实、表里、阴阳八字而尽之。"自此，八纲已实际上成为辨证的纲领。近人祝味菊在《伤寒质难》中说："所谓'八纲'者，阴、阳、表、里、寒、热、虚、实是也。"这是"八纲"名称的正式提出。

主要内容 主要包括表里辨证、寒热辨证、虚实辨证、阴阳辨证。

意义 由于八纲是从各种具体证候的个性中概括出来的具有普遍规律的共性内容，反映了疾病的基本特点，所以尽管疾病的表现十分复杂，但基本上都可以用八纲加以归纳。如疾病病位的浅深，可分为表证和里证；疾病的性质，可区分为寒证和热证；邪正的盛衰，可概括为实证和虚证；疾病的类别，可归属于阳证和阴证两大类。八纲辨证就是将疾病错综复杂的临床表现，归纳为表与里、寒与热、虚与实、阴与阳四对纲领性证候，用于指导临床治疗。其中阴阳又是总纲，它可以概括其他六纲，即里、虚、寒证属阴证；表、实、热证属阳证。因此，八纲辨证是分析疾病共性的辨证方法，在临床诊断过程中，具有执简驭繁、提纲挈领的作用。

（赵 歆）

表里辨证 (syndrome differentiation of exterior and interior)

在中医理论指导下，对四诊所收集的临床资料进行综合分析，以辨别疾病病位的浅深的方法。表里是辨别疾病病位内外深浅和病势趋向的两个纲领，是八纲辨证的内容之一。表里辨证的常见证型有表证、里证、半表半里证。

渊源 《素问·玉机真脏论》中曰："今风寒客于人，使人毫毛毕直，皮肤闭而为热，当是之时，可汗而发。"提出了表寒证用汗法解表。《素问·咳论》："皮毛者，肺之合也，皮毛先受邪气，邪气以从其合也""其在皮者汗而发之"等，提示了皮毛为表。《伤寒论》中有"太阳之为病，脉浮，头项强痛而恶寒""太阳病，发热，汗出，恶风，脉缓者，名为中风""太阳病，或已发热，或未发热，必恶寒，体痛，呕逆，脉阴阳俱紧者，名为伤寒"等阐述，涉及表里辨证内容颇多。《伤寒论》中列出证候变化有表里之分，寒热之异，虚实之别，阴阳之复。如三阳为表，三阴为里；太阳为表，少阳为半表半里；同为太阳表证，有表虚、表实之辨等。《景岳全书·传忠录》中曰："表证者，邪气之自外而入者也。凡风寒暑湿火燥，气有不正，皆是也""里证者，病之在内、在脏也。凡病自内生，则或因七情，或因劳倦，或因饮食所伤，或为酒色所困，皆为里证"等均在阐述表里辨证。

意义 表与里是一个相对的概念，如皮肤与筋骨相对而言，皮肤为表，筋骨为里；体表与脏腑相对言，体表为表，脏腑为里；脏与腑相对而言，腑属表，脏属里；经络与脏腑相对而言，经络属表，脏腑属里；经络中三阳经与三阴经相对而言，三阳经属表，三阴经属里等。在辨证学中，表里有其特定的含义，从病位来看，身体的皮毛、肌腠、经络为外，属表；脏腑、骨髓、血脉为内，属里。因此，临床上将外邪侵袭肌表者称为表证，病在内者称为里证。从病势而论，外感病中病邪由表入里，是病渐加重为势进；若病邪由里出表，是病渐减轻为势退。故前人有"病邪入里一层，病深一层；出表一层，病轻一层"之说。在临床上，对于表里证候的辨别，要以临床表现为依据，不能机械地将表里当作固定的解剖部位来理解。

辨别表里对于外感病的诊治尤为重要。内伤杂病的证候一般多属里证范畴，不必分辨病位的表里，主要区别"里"的具体脏腑等病位。而外感病一般具有由表入里、由浅入深、由轻转重的传变过程。因此，表里辨证有利于分辨外感病病情的浅深轻重及病理变化的趋势，掌握疾病的演变规律，取得治疗上的主动权，为决定采用解表与攻里等治法提供基本依据。

（赵 歆）

biǎozhèng

表证（exterior syndrome）

六淫邪气经皮毛、口鼻侵犯人体肌表所表现的轻浅证候。

临床表现 发热恶寒（或恶风），头身疼痛，鼻塞流涕，喷嚏，咽喉痒或痛，微有咳嗽，舌苔薄白，脉浮。

证候分析 外邪袭表，阻遏卫气宣发，郁而发热。卫气受遏，失其"温分肉，肥腠理"的功能，肌表失煦，故见恶风寒。外邪郁滞经络，气血运行不畅，故见头身疼痛。肺主皮毛，鼻为肺窍，邪气从皮毛、口鼻侵入，内应于肺，肺失宣肃，症见鼻塞流涕，喷嚏，咽喉痒或痛，咳嗽等症。邪未入里，舌象尚无明显变化，见薄白苔。外邪袭表，正气奋起抗邪，脉气鼓动于外，故脉浮。

由于体质强弱不同，感受的邪气类别各异，病情轻重有别，所以表证的证候类型也很复杂，一般分为三个类型。表寒证，又称风寒束表证，以外感寒邪为主。其特点为恶寒重，微发热，无汗，头身痛甚，苔薄白而润，脉浮紧。由于寒为阴邪，寒邪袭表，卫阳被遏，故恶寒较重；寒性凝滞致使肌腠致密，汗孔闭塞，故无汗；寒主收引，脉道紧束而拘急，故脉浮而紧。伤风表证，又称风袭表虚证，以外感风邪而营卫不和为主。其特点为恶风，微发热，汗出，头痛，脉浮缓。其机理是风为阳邪，其性开泄，致卫气不固，营不内守，营卫失和而汗出；腠开表虚，故恶风；由于汗出而营阴不足，故脉浮而缓。表热证，又称风热犯表证，以外感热邪为主。其特点是发热重，微恶寒，口渴，咽痛，舌尖边稍红，苔薄白而干或苔薄微黄，脉浮数。热为阳邪，其性燔灼，故发热重而恶寒轻；热邪耗津，故口渴、咽痛、苔干；而舌尖边红，苔薄微黄，脉浮数，均为风热客表之征。

辨证要点 以新起恶寒发热，头身疼痛，苔薄白，脉浮为辨证要点。

鉴别诊断 肺脾气虚，卫表不固，常自汗、畏风而易感冒，也称"表虚"，属内伤病范畴，与此证有别。

（赵 歆）

lǐzhèng

里证（interior syndrome）

病变部位深入于里，脏腑、气血、骨髓等受病所表现的证候。

临床表现 里证病因复杂，病位广泛，临床表现复杂多样，难以概括其共有症状。一般而言，凡不属表证和半表半里证的证候，均属于里证的范畴，其基本特征是没有新起恶寒发热，以脏腑、气血症状为主要表现。

证候分析 里证多见于外感病的中、后期，及一切内伤病。里证的成因，大致有三：一是外邪不解，内传脏腑所致；二是外邪直接侵犯脏腑而发；三是情志、饮食、劳倦等因素直接损伤脏腑，导致脏腑功能失调、精气神失常而出现的各种证候。

辨证要点 无恶寒发热并见，以脏腑、气血症状为主要表现。

鉴别诊断 鉴别表证和里证，主要观察寒热表现、脏腑症状突出与否、舌象和脉象等变化。此外，辨别表证和里证还应结合起病缓急、病情轻重、病程长短等情况。鉴别表证和里证，主要着眼于寒热表现、脏腑症状是否突出以及舌象、脉象等。一般说来，外感病中，发热恶寒并见者，属表证；但热不寒或但寒不热者，属里证。表证多伴头身疼痛、鼻塞、喷嚏及咽喉不适等肌表、口鼻症状，内脏表现不明显。而里证以脏腑症状，如咳喘、心悸、腹痛、呕泻、烦躁之类为主症。表证及半表半里证舌苔变化不明显，里证舌苔多有显著变化；表证多见浮脉，里证多见沉脉或其他多种脉象。此外，辨表、里证尚应参考发病的缓急、变化的快慢及病程的长短等。

（赵 歆）

bànbiǎo bànlǐzhèng

半表半里证（syndrome of half exterior and half interior）

外邪由表内传而尚未入于里，或里邪透表而尚未达于表，邪正相搏于表里之间的证候。六经辨证中称为少阳病证。

临床表现 寒热往来，胸胁苦满，心烦喜呕，默默不欲饮食，口苦咽干，目眩，脉弦。里证多见外感病的中、后期或内伤病，具有病位较深、病情较重、病程较长的基本特征。

证候分析 外邪由表传内，尚未入于里；或里邪透表，尚未透于表，邪气居于半表半里之间；

或邪气直犯少阳，少阳枢机不利，可见半表半里证。邪客少阳，正邪分争，故见寒热往来；邪客少阳，经气不利，故见胸胁苦满；胆火内郁，脾胃失运，故见不欲饮食；胆火上扰，心神不宁，故见心烦；胆火内扰，胃失和降，故见喜呕；胆火上炎，灼伤津液，故见口苦咽干。

辨证要点 寒热往来无定时，胸胁痞满，脉弦。

鉴别诊断 半表半里证与湿热遏阻膜原证病位均在少阳，均可见胸胁满闷，呕恶等，鉴别主要从邪气性质、寒热表现、舌脉等方面分析。半表半里证伤于寒，传入少阳，见寒热往来无定时，胸胁痞满，默默不欲食，心烦喜呕，或腹中痛，或渴或咳，或利或悸，小便不利，口苦耳聋，脉弦。因病邪至半表半里，正邪相争，正胜则发热，邪胜则恶寒，故恶寒与发热交替出现。湿热遏阻膜原证伤于湿热，流连于三焦，初起多表现为嗜睡、胸痞不适等，后可有寒热往来兼有剧烈头痛，口渴，多汗，常伴胸闷脘痞，肢体困重，苔白厚腻脉沉。

(赵 歆)

hánrè biànzhèng

寒热辨证（syndrome differentiation of the cold and heat） 在中医理论指导下，对四诊所收集的临床资料进行综合分析，以辨别疾病性质和机体阴阳盛衰的辨证方法。是八纲辨证的内容之一。寒热是辨别疾病性质和机体阴阳盛衰的两个纲领。寒热辨证是寒证与热证反映机体阴阳盛衰，阴盛或阳虚表现为寒证，阳盛或阴虚表现为热证。

渊源 《素问·阴阳应象大论》曰："阳胜则热，阴胜则寒。"《素问·调经论》曰："阳

虚则外寒，阴虚则内热。"《灵枢·经脉》阐述了络脉望诊断寒热虚实病证的方法，提出："凡诊络脉，脉色青则寒且痛，赤则有热。"张景岳认为"寒热乃阴阳之化也"。

意义 寒证、热证与恶寒、发热是不同的。恶寒、发热是常见的自觉症状，是疾病的现象，而寒证、热证则是辨证的结论，反映机体阴阳的偏盛与偏衰，反映的是疾病的本质。辨别寒证、热证，不能孤立地根据某一症状作判断，应通过四诊收集相应疾病所反映的各种症状、体征，进行全面分析、综合、归纳而得。具体地说，寒证是对一组有寒象的症状和体征的概括；热证是对一组有热象的症状和体征的概括。恶寒、发热只是疾病的现象，疾病所表现寒热征象有真假之别，尤其是寒热的喜恶，口渴与否，面色的赤白，四肢的温凉，二便、舌象、脉象等是辨别寒证与热证的重要依据。寒热辨证，在治疗上有重要意义。《素问·至真要大论》说"寒者热之""热者寒之"，即寒证要用温热法治疗，热证要用寒凉法治疗，两者的治法决然不同。

(赵 歆)

hánzhèng

寒证（cold syndrome） 感受阴寒之邪，或阳虚阴盛，人体的机能活动衰减所导致的以寒象表现为主的一类证候。

临床表现 各类寒证其证候表现不尽一致，常见的有：恶寒喜暖，面色白，肢冷踡卧，口淡不渴，或渴喜热饮，痰、涎、涕清稀，小便清长，大便稀溏，舌淡苔白润滑，脉迟或紧等。

证候分析 阳气不足或寒邪所伤，失于温煦机体，故见形寒

肢冷喜暖，踡卧，面色白；阴寒内盛，津液不伤，故口淡不渴；阴盛阳虚，欲得热助，故见渴喜热饮；寒邪伤阳，或阳虚失于温化水液，以致痰、涎、涕、尿等分泌物、排泄物皆为澄澈清冷；寒邪伤脾，或脾阳久虚，则运化失司而见大便清稀；寒湿内盛，阳虚不化，则舌淡苔白而润滑。阳气虚弱，鼓动血脉运行之力不足，故脉迟；寒主收引，受寒则脉道收缩而拘急，故见脉紧。

辨证要点 恶寒喜暖，口淡不渴，排出物清稀，舌淡苔白润，脉迟或紧。

鉴别诊断 辨别寒证与热证，应对疾病的全部表现进行综合观察。寒证恶寒喜热，热证恶热喜冷；寒证多面白，热证多面红；寒证口不渴或喜热饮，热证多口渴喜饮；寒证肢冷蜷卧，热证多烦热喜仰；寒证多为大便溏薄、小便清长，热证多见大便干结、小便短赤；寒证多为舌淡苔白脉迟或紧，热证多为舌红苔黄脉数。

(赵 歆)

rèzhèng

热证（heat syndrome） 感受热邪、或阳盛阴虚，人体的机能活动亢进所表现的证候。

临床表现 各类热证的证候表现不尽一致，但常见的有：恶热喜冷，面红目赤，烦躁不宁，口渴喜冷饮，痰、涕黄稠，吐血衄血，小便短赤，大便干结，舌红苔黄而干燥，脉数等。

证候分析 阳热偏盛，则恶热喜冷。火性上炎，则见面红目赤。热扰心神，则烦躁不宁；热盛伤津，津伤则须引水自救，故口渴喜冷饮；津液被火热煎熬，则痰、涕等分泌物黄稠。火热之邪灼伤血络，迫血妄行，则吐血衄血；火热伤阴，津液被耗，故

小便短赤；肠热津亏，传导失司，势必大便燥结；舌红苔黄为热象，苔干少津为伤阴；阳热亢盛，气血运行加速，故见脉数。

辨证要点 以恶热喜冷，口渴，排出物稠浊，舌红苔黄而干，脉数为辨证要点。

鉴别诊断 辨别热证与寒证，详见寒证。

（赵　歆）

xūshí biànzhèng

虚实辨证（syndrome differentiation of excess and deficiency）

在中医理论指导下，对四诊所收集的临床资料进行综合分析，以辨别疾病发展过程中正气和邪气的盛衰变化及力量对比的辨证方法。是八纲辨证内容之一。

渊源 《素问·通评虚实论》谓："邪气盛则实，精气夺则虚。"即实指邪气盛实，虚指正气不足。《素问·调经论》有"百病之生，皆有虚实"之说。《素问·五机真藏论》指出："脉盛、皮热、腹胀、前后不通、闷瞀，此谓五实。脉细、皮寒、气少、泄利前后，饮食不入，此谓五虚。"《金匮要略·腹满寒疝宿食病脉证第十》认为："病者腹满，按之不痛为虚，痛者为实，可下之。"《景岳全书·传忠录》："凡外入之病多有余，内出之病多不足。实言邪气实则当泻，虚言正气虚则当补。凡欲察虚实者，为欲知根本之何如，攻补之宜否耳。"《通俗伤寒论》："论气血，气有盛衰，盛则为实，衰则为虚，血有亏瘀，亏则为虚，瘀则为实。"《医学心悟》："一病之虚实，全在有汗与无汗，胸腹胀痛与否，胀之减与不减，痛之拒按与喜按，病之新久，禀之浓薄，脉之虚实以分之。假如病中无汗，腹胀不减，痛而拒按，病新得，人禀浓，脉实有力，此实也。假如病中多汗，腹胀时减，复如故，痛而喜按，按之则痛止，病久，禀弱，脉虚无力，此虚也。"

意义 邪正斗争是贯穿于疾病全过程的根本矛盾，而阴阳盛衰及其所形成的寒热证候，亦存在着虚实之分，所以分析疾病过程中邪正关系，是临床辨证的基本要求之一。通过虚实辨证，可以了解患者邪正盛衰的情况，为确定采用补法或泻法提供基本依据。实证宜攻，虚证宜补。只有虚实辨证准确才能攻补适宜，免犯实实虚虚之误。

（赵　歆）

xūzhèng

虚证（deficiency syndrome）

人体脏腑阴阳气血不足所表现出的证候。

临床表现 各种虚证的表现极不一致，很难用几个症状全面概括，各脏腑虚证的表现也各不相同。临床一般以久病、势缓者多虚证，耗损过多者多虚证，体质素弱者多虚证。

证候分析 虚证的病机主要表现在伤阴及伤阳两个方面。伤阳者，阳气虚弱而虚寒内生。由于阳气虚弱，无力温运、化气与固摄，所以有面色㿠白，畏寒肢冷，精神萎靡，大便清稀，小便清长等症，而舌淡胖苔白滑，脉沉迟无力为阳虚典型的体征。伤阴者，阴液亏虚而虚热内生。由于阴液不足，脏腑组织失去濡养，同时阴虚不能制阳，而致阳热相对偏亢，故见手足心热，或骨蒸潮热，颧红盗汗，咽干心烦，小便短黄，大便干结等症，而舌红少苔少津，脉细数为阴虚的典型体征。

辨证要点 临床表现以脏腑气血阴阳亏虚为主。

鉴别诊断 辨别虚证与实证，主要是观察患者的形体盛衰，精神萎振，声息强弱，疼痛喜按与拒按，以及舌象和脉象等方面。虚证多见形体虚弱，精神萎靡，实证多见形体强健，精神亢奋；虚证多为声低息微，实证多为声高息粗；虚证疼痛多喜按，实证疼痛多拒按；虚证多见舌质淡嫩少苔或无苔，脉多无力，实证多见舌质苍老舌苔厚腻，脉多有力。从发病时间上，新病、初病或病程短者多属实证，旧病、久病或病程长的多属虚证；从体质上，年青体壮者多属实证，年老体弱者多属虚证。

（赵　歆）

shízhèng

实证（excess syndrome）

邪气亢盛所表现的证候。实证虽邪气壅盛而正气未虚，临床表现以有余、亢盛、停聚为基本特征。

临床表现 由于致病邪气的性质及所在部位的不同，实证的表现亦极不一致，而常见的主要有：发热，腹胀痛拒按，胸闷烦躁，甚至神昏谵语，呼吸气粗，痰涎壅盛，大便秘结，或下利、里急后重，小便不利，或淋沥涩痛，舌质苍老，舌苔厚腻，脉实有力。

证候分析 实证的成因有两个方面：一是风寒暑湿燥火、疫疠以及虫毒等邪气侵入人体的初期和中期，邪气壅盛而正气未虚，邪正斗争剧烈，形成实证；二是由于脏腑功能失调，以致痰、饮、水、湿、瘀血、食积、虫积、脓等有形病理产物停留在体内，形成实证。因此，风邪、寒邪、暑邪、湿邪、燥邪、火热之邪、疫毒为病，痰阻、饮停、水泛、湿阻、气滞、瘀血、食积、虫积、脓毒等病理改变，一般都属实证的范畴。外邪侵入，正气与之抗争，营卫郁滞化热，故发热；邪气扰心，或蒙蔽心神，故烦躁不宁，重者狂乱、神昏谵语；邪阻于肺，则宣降失司，故胸闷气粗，痰涎壅盛；实邪积于肠胃，腑气不通，故腹胀满痛拒按，大便秘结；湿热蕴结肠道，传导失常，则见暴泻，里急后重；水湿内停，气化不行，故小便不利；湿热下注膀胱，则小便淋沥涩痛；邪正相争，搏击于血脉，故脉实有力；邪气内盛，湿浊停积，故舌质苍老而苔见厚腻。

辨证要点 病邪性质不同，临床表现复杂。一般是新起、暴病，或病情急剧，或体质壮实者多为实证。

鉴别诊断 辨别虚证与实证，见虚证。

（赵 歆）

yīnyáng biànzhèng

阴阳辨证 (syndrome differentiation of yin and yang)

在中医理论指导下，对四诊所收集的临床资料进行综合分析，以辨别病证类别的辨证方法。是八纲辨证内容之一。常见证型有阳虚证、阴虚证、亡阴证、亡阳证等。

渊源 《素问·阴阳应象大论》强调："善诊者，察色按脉，先别阴阳。"《伤寒论·辨太阳病脉证并治法上第五》："病有发热恶寒者，发于阳也；无热恶寒者，发于阴也"，提出了病位阴阳之别。明·张景岳提出"二纲统六变"，用阴阳概括表里虚实寒热诸证变化。《景岳全书·传忠录》指出："阴阳为医道之纲领，凡诊病施治，必须先审阴阳。"把阴阳作为辨别疾病的总纲；"六变者，表、里、寒、热、虚、实也，是即医中之关键，明此六者，万病皆指诸掌矣"；"明

此六变，明此阴阳，则天下之病，固不能出此八者"。《医学心悟·寒热虚实表里阴阳辨》中仍强调"两纲统六变"："至于病之阴阳，统上六字而言，所包者广""热者为阳，实者为阳，在表者为阳；寒者为阴，虚者为阴，在里者为阴"。

意义 阴阳是对各种病情从整体上作出最基本的概括，阴阳两纲可以概括其余六纲，故阴阳是疾病证候分类的总纲，是辨证归类的最基本纲领。在诊断上，可根据临床证候所表现的病理性质，将一切病证分为阴阳两个主要方面。凡阳邪致病，病情变化较快等多为阳证；阴邪致病，病情变化较慢等多为阴证。表现为兴奋、躁动、亢进、明亮等为主的多为阳证；表现为抑制、沉静、衰退、晦暗等为主的多为阴证。表现于外的、向上的、容易发现的多为阳证；表现于内的、向下的、不易发现的多为阴证。表证、热证、实证多为阳证；里证、寒证、虚证多为阴证。

（赵 歆）

yīnzhèng

阴证 (yin syndrome)

凡符合"阴"的一般属性的证候。包括八纲中的里证、寒证、虚证。

临床表现 不同的疾病所表现的阴性证候不尽相同，各有侧重。一般常见为：面色暗淡，形寒肢冷，精神萎靡，身重蜷卧，倦怠乏力，语声低怯，纳差，口淡不渴，大便溏薄腥臭，小便清

长，舌淡胖嫩，苔白滑，脉沉迟或细或微弱。

证候分析 精神萎靡，倦怠乏力，语声低怯是虚证的表现。形寒肢冷，口淡不渴，大便溏薄腥臭，小便清长是里寒证的表现。舌淡胖嫩，脉沉迟、细、微弱均为虚、虚寒的舌脉。

辨证要点 以里证、虚证或寒证表现为主要特点。

鉴别诊断 阴证与阳证的性质截然相反，所表现的症状也完全不同，临床上可综合患者寒热、神情、面色、口渴与否、声息、二便、舌象、脉象等方面加以鉴别（见表）。

（赵 歆）

yángzhèng

阳证 (yang syndrome)

疾病中出现的符合"阳"的一般属性的证候。包括八纲中的表证、热证、实证。

临床表现 不同的疾病所表现的阳性证候不尽相同，各有侧重。一般常见为：面色红，恶寒发热，壮热，肌肤灼热，烦躁不安，语声高亢，呼吸气粗，喘促痰鸣，口干渴饮，大便秘结臭秽，小便短赤，舌红绛有芒刺，苔黄黑，脉象浮数、洪大、滑实。

证候分析 恶寒发热，脉浮是表证的特征表现。壮热，肌肤灼热，面色红，烦躁不安，口干渴饮，小便短赤是热证的表现；语声高亢，呼吸气粗，喘促痰鸣，大便秘结臭秽为实证表现；舌红绛有芒刺，苔黄黑，脉洪大滑数

表 阴证与阳证鉴别表

证候	寒热	神情	面色	口渴	声息	二便	舌象	脉象
阴证	形寒肢冷	精神萎靡	暗淡	口淡不渴	声低息微	小便清长 大便溏薄	舌淡胖嫩 苔白滑	沉细迟弱无力
阳证	壮热	烦躁不安	赤	口干渴饮	声高息粗	小便短赤 大便干结	舌红绛 苔黄黑起刺	洪大滑数有力

实均为实热之象。

辨证要点 以表证、热证、实证的表现为主要特点。

鉴别诊断 与阴证相鉴别。

（赵 歆）

yángxūzhèng

阳虚证（yang deficiency syndrome）

阳气虚衰，不能温煦所致的虚寒证候。又称虚寒证。

临床表现 畏寒肢冷，面色㿠白，口淡不渴，或渴喜热饮，神疲乏力，少气懒言，自汗，大便溏薄，小便清长，舌淡胖嫩，苔白滑，脉沉迟无力。

证候分析 阳虚证多因久病体弱，或久居寒冷之处，或过服苦寒清凉之品，过度劳倦，年高命门火衰而致。阳气亏虚，机体失煦，故见畏寒肢冷；阳虚推动无力，则见神疲乏力、少气懒言；阳虚失于温化和蒸腾津液，故见口淡不渴，渴喜热饮，大便溏薄，小便清长；阳气亏虚，固摄无权，故自汗；阳虚水气上泛，可见面色㿠白；舌淡胖嫩，苔白滑，脉沉迟无力为阳虚阴盛之象。

辨证要点 以畏寒肢冷，神疲乏力，舌淡，脉沉迟无力为辨证要点。

鉴别诊断 阴虚则阳偏亢虚热内生，阳虚则阴偏盛虚寒内生，故阴虚证多有热象表现，阳虚证必有寒的症状。阴虚多见午后潮热、五心烦热；阳虚多见畏寒肢冷。阴虚多见两颧潮红；阳虚多见面色淡白。阴虚多见盗汗；阳虚多见自汗。阴虚多见口燥咽干；阳虚多见口淡不渴。阴虚多见小便短赤、大便干结；阳虚多见小便清长、大便稀溏。阴虚多见咽干口燥，阳虚多见口淡不渴；阴虚多见舌红少苔、脉细数；阳虚多见舌淡苔白、脉沉迟无力。

（赵 歆）

yīnxūzhèng

阴虚证（yin deficiency syndrome）

阴液亏虚，不能制阳所致的虚热证候。又称虚热证。

临床表现 咽干口燥，形体消瘦，潮热盗汗，颧红，五心烦热，小便短赤，大便干结，舌红少津少苔，脉细数。

证候分析 阴虚证常因热病伤阴，或五志过极，或过服温燥之品，或房劳太过，或久病暗耗，或衰老以致阴液亏乏所致。阴液不足，肌体失润养，则见口咽干燥，形体消瘦。阴虚不能制阳，阳亢而虚热内生，故见潮热盗汗，五心烦热，两颧潮红；阴虚火旺，膀胱化源不足，则见小便短赤；大肠失润即见大便干结；舌红少津少苔，脉细数乃为阴虚火旺之征。

辨证要点 以潮热盗汗，颧红，咽干口燥，舌红少苔，脉细数为辨证要点。

鉴别诊断 阴虚证与阳虚证鉴别，详见阳虚证。

（赵 歆）

wángyīnzhèng

亡阴证（yin depletion syndrome）

阴液严重耗损而欲竭所表现的危重证候。

临床表现 汗热味咸而黏、如珠如油，肢温身热，烦躁或昏愦，面赤唇焦，口渴欲饮，目眶凹陷，皮肤皱瘪，小便极少，呼吸急促，舌红而干瘦，脉细数疾。

证候分析 亡阴可在久病阴液亏虚的基础上进一步发展而成，也可因高热不退、大汗不止、剧烈吐泻、严重烧伤致阴液暴失所致。阴液欲绝，或仍有火热阳邪内炽，故汗出而黏，如珠如油；阴液消亡，津不上承，则口渴欲饮；组织器官失于充盈和润泽，故见目眶凹陷，皮肤皱瘪，唇焦、

舌干瘦；阴液欲竭，膀胱化源不足，则小便极少；阴液大量脱失，阳气无所依附而浮越，故见呼吸急促；阴竭阳亢，虚火内炽，则面赤，肢温身热，烦躁不安，舌红，脉细数疾而按之无力。

辨证要点 以汗出如油，身热烦渴，面赤唇焦，脉细数疾无力为辨证要点。

鉴别诊断 亡阴与亡阳是疾病的危重证候，要及时、准确地辨别，若贻误诊疗，极易导致死亡。一般在病情危重的情况下，突然出现大汗淋漓，往往是亡阴或亡阳的先兆。亡阳证之汗，冷汗淋漓，味淡而质稀；亡阴证之汗，汗热味咸质黏如油。亡阳证畏寒，四肢厥冷；亡阴证恶热，肢温身热。亡阳证面色苍白；亡阴证面色潮红颧赤。亡阳证舌淡而润，脉微欲绝；亡阴证舌红少津，脉细数疾而按之无力。

（赵 歆）

wángyángzhèng

亡阳证（yang depletion syndrome）

体内阳气极度衰微而欲脱所表现的危重证候。

临床表现 冷汗淋漓、汗质稀淡，表情淡漠，面色苍白，肌肤不温，四肢厥冷，口不渴或渴喜热饮，呼吸微弱，舌质淡润，脉微欲绝。

证候分析 亡阳是在阳气虚衰的基础上进一步恶化而致；也可因阴寒极盛而导致阳气暴伤；或因大汗、剧烈吐泻、大失血等导致阳随阴脱；或因中毒、严重外伤、瘀痰阻塞心窍等而使阳气暴脱。阳气暴脱，其温煦、固摄功能丧失，故冷汗淋漓、汗质稀淡，肌肤不温，四肢厥冷；阳亡无以养神，故表情淡漠；阳气暴脱，推动乏力，血行迟滞，则面色苍白；阳气虚衰，人体机能活

动低下，则见呼吸微弱，脉微欲绝；口不渴或渴喜热饮，舌质淡润均为阳微虚寒之征。

辨证要点 以冷汗淋漓，四肢厥冷，面色苍白，脉微欲绝为辨证要点。

鉴别诊断 与亡阴证相鉴别。

(赵 歆)

yīnyáng liǎngxūzhèng

阴阳两虚证（syndrome of both yin and yang deficiency）

全身阴阳俱虚，所出现的一系列虚弱症状的概称。

临床表现 形体羸弱，精神萎顿，少气懒言，倦怠乏力，形寒肢冷，稍动则发热汗出，心悸目眩，头晕耳鸣，舌淡而少津，或有齿痕，或光剥，脉微细而数。

证候分析 多因久病不复，阴阳俱损，或阳损及阴，或阴损及阳所致。此条所述阴阳两虚证是指机体整体的阴阳而言，故症状上既有阴虚又有阳虚。阴阳两虚，推动无力，润养不足，故见形体羸弱，精神萎靡；阳气亏虚，机体失煦，故见形寒肢冷，冬不耐寒；阴虚不能制阳，故夏不耐热；阳气亏虚，固摄无权，故自汗，阴虚故见稍动则发热；阴阳两虚正气不足，故换季或气候失常时病情加重；阳虚水气上泛，可见舌淡或有齿印，阴虚可见舌少津或光剥；脉常见微细而数。

辨证要点 阳虚表现和阴虚表现共见。

鉴别诊断 阴阳两虚证需与气血两虚证鉴别。阴阳两虚是既有阴虚又有阳虚，寒热表现均有，如既怕冷又怕热，冬天怕冷，夏天怕热等。气血两虚证为既有气虚又有血虚，即同时有神疲乏力，气短懒言，又有面白体弱，舌淡脉细等，不强调寒热症状。

(赵 歆)

zhènghòu xiāngjiān

证候相兼（concurrent syndromes）

疾病某一阶段八纲中各种不同证候同时存在的情况。广义的证候相兼包括了证候错杂。狭义的证候相兼，特指疾病某一阶段，八纲中不具相对性的两纲或两纲以上并存所表现的证候。

渊源 古代文献中并未明确提出此概念，但有相应治法处方出现。如《伤寒论》中针对表寒、里寒、表实、表虚、里虚、里实等的不同治法；或文字中有相关证候名出现，如《注解伤寒论·辨太阳病脉证并治》："汗出而恶寒者，表虚也；汗出而不恶寒，但热者，里实也。"如《重订通俗伤寒论·表里寒热》："凡勘伤寒，必先明表里寒热：有表寒，有里寒，有表里皆寒；有表热，有里热，有表里皆热；有表寒里热，有表热里寒。"

意义 表里、寒热、虚实分别反映疾病的病位、性质、邪正盛衰三个不同方面，是从不同角度揭示疾病的病理本质，相互之间密切联系却又不能替代，故在临床上表里、寒热、虚实证候常常会交织在一起。如辨别病位在表在里，需要区别其寒热虚实；辨别病性属寒属热，需要区别其病位在表在里，辨清是正虚或邪盛等。由于疾病的形成往往与多元素有关，因此，证候相兼是临床上极其常见的现象，也是疾病的必然反映。临床上狭义的证候相兼，主要有表寒证、表热证、表实证、表虚证、里实寒证、里实热证、里虚热证（阴虚证）、里虚寒证（阳虚证）等。理论上的排列组合尚有表实热证、表实寒证、表虚热证、表虚寒证、里实证、里虚证、里热证、里寒证等。

(赵 歆)

zhènghòu cuòzá

证候错杂（mixed syndromes）

疾病某一阶段，八纲中相对立的两纲或两纲以上并存所表现的证候。证候错杂主要有表里同病、寒热错杂、虚实夹杂三种情况。

渊源 古代文献中并未明确提出此概念，但有相类似的病机治法等记载。如《灵枢·师传》："胃中寒，肠中热，则胀而且泄；胃中热，肠中寒，则疾饥，小腹痛胀。"《伤寒论·辨厥阴病脉证并治》："厥阴之为病，消渴，气上撞心，心中疼热，饥而不欲食，食则吐蛔。下之利不止。"

意义 证候错杂可表现为表里同时受病，呈现寒、热、虚、实的性质相反，因而证候显得矛盾、错杂，势必给辨证与治疗带来困难，因此临床应当认真辨析。同时应认识错杂的证候中存在着矛盾的两个方面，都反映着疾病本质，因此不可忽略。证候错杂组合关系有四种情况：①表里同病而寒热虚实性质并无矛盾，如表里实寒证、表里实热证等；②表里同病，且寒热性质相同，但虚实性质相反的证候，如表实寒里虚寒证、表实热里虚热证；③表里同病，且虚实性质相同，但寒热性质相反的证候，有表实寒里实热证，即"寒包火"证；④表里同病，且寒与热、虚与实的性质均相反的证候，如表实寒里虚热证。

(赵 歆)

biǎolǐ tóngbìng

表里同病（syndrome of simultaneous exterior and interior）

疾病某一个阶段表证与里证并存所表现的证候。《伤寒论》中表里同病主要包括太阳阳明合病和太阳太阴合病两端。

渊源 《伤寒论》中并未提

出表里同病的概念，但有相关内容的病机治法等。如《伤寒论·辨太阳病脉证并治上第六》："伤寒脉浮缓，身不疼，但重，乍有轻时，无少阴证者，大青龙汤发之。伤寒表不解，心下有水气，干呕发热而咳，或渴，或利，或噎，或小便不利，少腹满，或喘者，小青龙汤主之。"后人注解或阐发逐渐明确。

意义 表里同病的原因主要有：感受外邪，表证未罢，外邪又入里；或外感表证未愈又有七情、饮食、劳役等原因造成的内伤里证；或内伤里证未愈，又复患外感等。表里同病的出现，往往与寒热、虚实互见，常见的有表里俱寒、表里俱热、表寒里热、表热里寒、表里俱实、表里俱虚、表虚里实、表实里虚等八种基本类型。

（赵 歆）

biǎolǐ jùhánzhèng

表里俱寒证（ syndrome of cold of both exterior and interior ） 表寒、里寒症状同时存在的证候。常由于脏腑里寒而复感表寒，或外感寒邪而内伤饮食生冷所致。证见恶寒无汗，头痛身痛，肢冷踡卧，腹痛泄泻，小便清长，舌淡苔白等。《医学心悟·伤寒主治四字论》："何谓表里皆寒？凡伤寒表受寒邪，更兼直中于里，此为两感寒证，仲景用麻黄附子细辛汤是也。"

（赵 歆）

biǎolǐ jùrèzhèng

表里俱热证（ syndrome of heat of both exterior and interior ） 表热、里热症状同时存在的证候。常由表证未解，邪热入里，或原有里热，又感风热温热之邪所致。症见发热微恶寒，头痛，咽喉肿痛，口渴，心烦，失眠，便秘尿黄，舌红苔黄等。《伤寒论·辨太阳病脉证并治下》："伤寒若吐若下后，七八日不解，热结在里，表里俱热，时时恶风，大渴，舌上干燥而烦，欲饮水数升者，白虎加人参汤主之。"

（赵 歆）

biǎolǐ jùxūzhèng

表里俱虚证（ syndrome of deficiency of both exterior and interior ） 肌表营卫和脏腑气血俱见虚弱症象的证候。可因脏腑虚弱，又卫虚伤风而致。症见自汗恶风，鼻塞喷嚏，眩晕心悸，食少便溏，神疲乏力，脉虚浮等。《万病回春·伤寒总论》："伤寒汗下烦热者，表里俱虚也。竹叶石膏汤，治伤寒已经汗下，表里俱虚，津液枯竭，心烦发热，气逆欲吐，及诸烦热并宜服之。"

（赵 歆）

biǎolǐ jùshízhèng

表里俱实证（ syndrome of excess of both exterior and interior ） 肌表营卫和脏腑气血俱见邪实症象的证候。可因体内有痰瘀宿食等邪气，又复感外邪所致。症见恶寒发热，头痛眩晕，咽喉不利，口苦口干，大便秘结，小便短黄，舌苔黄腻，脉洪数等。《万病回春·伤寒总论》："伤寒阳毒斑黄者，狂叫欲走也。其症表里俱实、内外皆热、脉数有力而无汗，三黄石膏汤通解表里也。"

（赵 歆）

biǎohán lǐrèzhèng

表寒里热证（ syndrome of exteri-or-cold and interior-heat ） 表寒、里热症状同时存在的证候。常由于表寒未解邪已传里化热；或本有内热证，又外感寒邪而形成。症见恶寒发热，无汗，头痛身痛，烦躁，口渴，苔薄黄，脉浮紧等。

（赵 歆）

biǎorè lǐhánzhèng

表热里寒证（ syndrome of exterior-heat and interior-cold ） 表热、里寒症状同时存在的证候。常由于表热证误治损伤体内阳气，而表热之邪未解；或素有里寒证又复感风热之邪而形成。症见发热微恶寒，头痛，咽喉肿痛，腹隐痛，大便溏泄，小便清长，舌尖红等。《医学心悟·伤寒主治四字论》："何谓表热里寒？如人本体虚寒，而外感温热之邪，此为标热本寒，清剂不宜太过。更有阴寒在下，逼其无根失守之火，发扬于上，肌肤大热，欲坐卧泥水之中，其表似热，其里实寒，误投寒剂，入胃即危矣。"

（赵 歆）

biǎoshí lǐxūzhèng

表实里虚证（ syndrome of exterior-excess and interior-deficiency ） 既有表实之象，又有里虚症象的证候。多由于素体虚弱，复感外邪，或表实证误用攻下而致。症见恶寒发热，无汗身痛，食少便溏，气短懒言，神疲乏力，舌淡脉弱等。

（赵 歆）

biǎoxū lǐshízhèng

表虚里实证（ syndrome of exterior-deficiency and interior-excess syndrome ） 既有表虚之象，又有里实症象的证候。可因体内有痰瘀食积等邪，又卫虚伤风所致。症见自汗恶风，鼻塞喷嚏，脘腹胀痛拒按，喘急痰涌，尿少便秘，舌暗苔厚等。《万病回春·伤寒总论》："伤寒血热发黄者，里实表虚也。"

（赵 歆）

hánrè cuòzá

寒热错杂（ syndrome of mixed cold and heat ） 疾病某一阶段寒证与热证并存所表现的证候。

《黄帝内经》中已有相关病机治法的阐述。《灵枢·刺节真邪》："一经上实下虚而不通者，此必有横络盛加于大经，令之不通，视而泻之，此所谓解结也。上寒下热，先刺其项太阳，久留之，已刺则熨项与肩胛，令热下合乃止，此所谓推而上之者也。上热下寒，视其虚脉而陷之于经络者取之，气下乃止，此所谓引而下之者也。"

寒热错杂的形成常有四种情况：①病本为热证，复感寒邪；②先已有寒证，复感温热；③先外感寒邪，寒郁而化热；④机体阴阳失调，寒热错杂。寒热错杂主要有上热下寒、上寒下热、表寒里热、表热里寒。辨证重在分清寒热孰多孰少，在上在下，在表在里。

（赵 歆）

shànghán xiàrèzhèng

上寒下热证（syndrome of upper cold and lower heat） 在某一阶段，上部表现为寒证，下部表现为热证的证候。是寒热错杂的证候之一。临床可见寒邪感于上，而见恶寒、恶心呕吐、舌苔白等症；热邪结于下，而见腹胀便秘、小便赤涩等症。或指上、下各有不同的疾病，如上有痰饮喘咳的寒证，下有小便淋沥疼痛的热证。《灵枢·刺节真邪》："上寒下热，先刺其项太阳，久留之，已刺则熨项与肩胛，令热下合乃止，此所谓推而上之者也。"

（赵 歆）

shàngrè xiàhánzhèng

上热下寒证（syndrome of upper heat and lower cold） 在某一阶段，上部表现为热，下部表现为寒的证候。是寒热错杂的证候之一。《灵枢·刺节真邪》："上热下寒，视其虚脉而陷之于经络者

取之，气下乃止，此所谓引而下之者也。"《伤寒论·辨太阳病脉证并治》："伤寒汗出解之后，胃中不和，心下痞硬，干噫食臭，胁下有水气，腹中雷鸣，下利者，生姜泻心汤主之。"如外感病误用攻下，引致大泻不止，津液损伤，使热邪上升而咽喉痛，甚则咯黄痰或血痰；寒盛于下则泄泻、肢冷、脉沉迟；或为阳盛于上，阴盛于下。证见胸中烦热，频欲呕吐，腹痛喜暖，大便稀薄等。

（赵 歆）

xūshí jiāzá

虚实夹杂（syndrome of mixed deficiency and excess） 疾病某一阶段虚证与实证并存所表现的证候。有以实证为主，夹杂虚证；有以虚证为主，夹杂实证；亦有虚实并重。如《重订通俗伤寒论·气血虚实》："总而言之，纯虚者不多见，纯实者则常有。虚中夹实，虽通体皆现虚象，一二处独见实证，则实证反为吃紧；实中夹虚，虽通体皆现实象，一二处独见虚证，则虚证反为吃紧。"

虚实错杂在临床上主要有两种情况：一种是虚实在表里、上下等病位的错杂，有表实里虚、表虚里实、上实下虚、上虚下实；一种是邪正力量对比程度的不同而发生的错杂，常见有实中夹虚、虚中夹实、虚实并重。由于证候有虚实错杂，所以治疗上便有攻补兼施法。但在攻补兼施中，关键是要分清虚实的孰主孰次，从而用药就有轻重之别。虚实夹杂不同于虚实转化。转化是变成另外一证，而夹杂是在同一阶段内两证并存。虚实夹杂亦不同于虚实真假，虚实真假其一为病理本质，而对立面为病证假象。如真虚假实证"至虚之病，反见盛势"，此时虽有实证，但此实证

多以虚象为起因；而虚实夹杂是虚证中夹有实证，或实证中夹有虚证，抑或虚实并见。正气不足属虚，邪气亢盛属实，二者同时出现即为虚实夹杂证。此时虚与实的表现均为符合机体病理本质的真相，是虚证和实证并见，彼此可能无直接因果关系。

（赵 歆）

shízhōng jiāxū

实中夹虚（syndrome of excess complicated by deficiency） 以邪实为主，正虚为次的证候。常见于实证过程中邪气特盛，正气受损较轻的患者；也可见于体质较弱而新感外邪的患者。如外感伤寒，经发汗，或吐、下之后，心下痞硬，噫气不除，是胃有痰湿、浊邪而胃气受损的实中夹虚之证。

（赵 歆）

xūzhōng jiāshí

虚中夹实（syndrome of deficiency complicated by excess） 以正虚为主，邪实为次的证候。常见于邪实深重，迁延日久，正气大伤，余邪未尽的患者；也可见于素体大虚，复感较轻邪气的患者。如春温病后期的肾阴亏虚证，是邪热劫烁肝肾之阴而呈现邪少虚多的证候，症见低热不退，口干，耳鸣，神倦，舌质红绛，脉虚数等。

（赵 歆）

xūshí bìngzhòng

虚实并重（syndrome of coexistence of excess syndrome and deficiency） 正虚和邪实均明显的证候。病情较重。常见于原为严重的实证，迁延日久，正气大伤而邪气未减者；也可见于素体正气甚弱，又感受较重邪气的患者。如小儿疳积，大便稀溏，完谷不化，腹部膨大，形瘦骨立，

午后烦躁，贪食不厌，苔厚浊，脉细稍弦。此为病起于饮食积滞，日久损伤脾胃，虚实并见。

（赵 歆）

shàngshí xiàxū

上实下虚（syndrome of upper excess and lower deficiency）
邪气实于上而正气虚于下的证候。又称上盛下虚。多由肝肾不足，阴虚于下，阳亢于上，出现腰膝酸软无力、遗精等下虚证的同时，兼见胁痛、头眩、头痛、目赤、烦躁易怒等肝阳上亢的证候。又如素患脾肾两虚、腹泻便溏的患者，复感时邪，眼红痛痒，头痛恶风。

（赵 歆）

shàngxū xiàshí

上虚下实（syndrome of upper deficiency and lower excess）
正气虚于上，邪气实于下的证候。如气虚脱肛患者合并肛周感染，上见头眩耳鸣，下见肛周灼热疼痛。又如患者素有怔忡心悸，心血虚损之证，属上虚，又患湿热痢疾，腹痛，下利赤白，苔黄腻等邪气实于下之证。

（赵 歆）

zhènghòu zhuǎnhuà

证候转化（transformation of syndromes）
在疾病发展过程中，一种证候转化为对立的另一种证候。包括表里出入、寒热转化、虚实转化等。《灵枢·论疾诊尺》："四时之变，寒暑之胜，重阴必阳，重阳必阴。故阴主寒，阳主热，故寒甚则热，热甚则寒。故曰寒生热，热生寒，此阴阳之变也。"证候转化，多数是指证候的本质与现象均已变化，是在特定的条件下，一证转化为对立一证的过程，与证候的相兼、错杂、真假等概念均不相同。但在证候转化这种质变之前，常有一

个量变的过程，所以在证候完成转化之先，也可以暂时出现相兼、夹杂之类的证候。

（赵 歆）

biǎolǐ chūrù

表里出入（the exit and entrance of the exterior syndrome and interior syndrome）
疾病发展过程中病邪由表入里，或由里出表的疾病发展或转归的病理变化。疾病在发展过程中，由于正邪相争，表证不解，可以内传而变成里证，称为表证入里；某些里证，其病邪可以从里透达向外，称为里证出表。《伤寒质疑·退行及恢复期》："所谓表里者，指疾病之部位而言也。病灶之所在，近表者为表病，附里者为里病；病势之趋向，外越者为邪出于表，向内者为邪入于里；病发于躯壳之外层者为表，深藏于躯壳之内部者为里。病在表为轻，在里为重，出表为顺，入里为逆。"掌握病势的表里出入变化，对于预测疾病的发展与转归，及时改变治法，及时截断、扭转病势，或因势利导，均具有重要意义。人体的脏腑经络，原是表里相通的，疾病也在不断变化和发展之中，所以病在表的可以入里，病在里的也可以出表。病邪由表入里，一般都是按皮毛—络脉—经脉—脏腑的规律而依次相传的；反之，病在里，也可出表。如温热病变，内热炽盛，而汗出热解或疹病透发于外，即为里病出表。表里互传的机制，主要取决于邪正双方势力的对比。正不胜邪，则表邪可以入坚内陷；反之，正胜邪却，则里证可能出表。因此，以外感疾病而言，病邪由表入里者，多为病进之象；由里出表者，多为向愈之兆。

（赵 歆）

biǎozhèng rùlǐ

表证入里（the exterior pathogenic factors entering the interior）
在疾病发展过程中，由于正邪相争，表证不解，内传而变成里证的证候变化。即表证转化为里证。《伤寒论·辨太阳病脉证并治》："服桂枝汤，大汗出后，大烦渴不解，脉洪大者，白虎加人参汤主之。"《景岳全书·传忠录》："表证已具，而饮食如故，胸腹无碍者，病不及里也。若见呕恶口苦，或心胸满闷不食，乃表邪传至胸中，渐入于里也。若烦躁不眠，干渴谵语，腹痛自利等证，皆邪入于里也。若腹胀喘满，大便结硬，潮热斑黄，脉滑而实者，此正阳明胃腑里实之证，可下之也。"多因邪气过盛，或护理不当，或失治、误治造成机体抗邪能力降低等所致。常见于外感病的早、中期阶段。表明外邪由浅入深、病情由轻转重的一种病势发展。例如先有恶寒发热、脉浮等表证的表现，后恶寒消失，出现不恶寒但发热，口渴，舌红苔黄，脉数等症，说明表邪已入里化热形成里热证。

（赵 歆）

lǐzhèng chūbiǎo

里证出表（the interior pathogenic factors exiting to the exterior）
病邪从里透达于外的证候变化。又称里邪出表。多因治疗护理得当，机体抗邪能力增强所致，表明邪有出路，病情好转。以外感疾病而言，病邪由表入里者，多为病进之象；由里出表者，多为向愈之兆。里邪出表实质上是在里病邪有向外透达之机，而不能理解为里证转化为表证。例如麻疹患儿热毒内闭，疹不出而见发热、喘咳、烦躁，若麻毒外透，则疹出而烦热喘咳消除；又

如外感温热病中，高热烦渴之里热证，随汗出而热退身凉。

（赵 歆）

hánrè zhuǎnhuà

寒热转化（transformation of cold and heat syndrome）

疾病发展过程中，寒证和热证在一定的条件下相互转化的疾病发展或转归的病理变化。包括寒证转热和热证转寒。《素问·阴阳应象大论篇》："寒极生热，热极生寒。"寒证与热证，有着本质的区别，但在一定的条件下，寒证可以化热，热证可以转寒。转化阳气的盛衰，寒热转化的关键是机体阴阳消长以及邪正盛衰的变化。人体正气尚强，阳气较为旺盛，邪气才会从阳化热，寒证易变热证，提示人体正气尚能抗御邪气；邪气盛而正气不支，阳气耗伤并处于衰败状态，则热证易变寒证，提示正不胜邪，病情险恶。寒热病性转化的一般规律可概括为：阳盛阴虚体质，易热化、燥化；阴盛阳虚体质，则易寒化、湿化。受邪脏腑经络属阳者，多从阳而化热、化燥；受邪脏腑经络属阴者，多从阴而化寒、化湿。误治伤阳，则从寒化；误治伤阴，则从热化。

（赵 歆）

hánzhèng zhuǎnrè

寒证转热（the cold syndrome transforming into heat syndrome）

疾病过程中原为寒证，后出现热证，而寒证随之消失的证候变化。《医学心悟·伤寒纲领》："传经之邪，在表为寒，入里即为热证。不比直中之邪，则但寒而无热也。"多由治疗不当，过用温燥之品；或失治，寒邪未能及时温散，而体内的阳气偏盛，寒邪从阳化热所致。例如寒湿之邪郁遏中焦，若患者素体

脾胃阳旺，则寒湿之邪转化为燥热之邪，而寒证便转化为热证；哮病因寒引发，痰白稀薄，久之见舌红苔黄、痰黄而稠；又如寒湿痹病，初为关节冷痛、重着、麻木，病程日久，或温燥太过，而变成患处红肿灼痛等，均是寒证转化为热证的表现。寒证有实寒证与虚寒证，而热证亦有实热证与虚热证。临床由寒化热多为实寒证转为实热证，以寒邪化热入里最为常见。如表寒证，初起恶寒重，发热轻，脉浮紧，后继则出现阳明里热证，而见壮热，不恶寒反恶热，心烦口渴，脉数。另阴邪内聚，也可从热而化，转化为实热证。如哮喘病开始不发热，咳嗽，痰稀而白；继则转见发热，咳嗽，胸痛，痰黄而黏稠，即表示病性已由寒而化热。实寒证化热，日久亦可伤阴而转化为虚热证。虚寒证亦可由于"阳损及阴"转化为虚热证。虚寒证转化为实热证少见，可因重感于邪、邪郁化热、过用辛热药物等因素所致。

（赵 歆）

rèzhèng zhuǎnhán

热证转寒（the heat syndrome transforming into cold syndrome）

疾病过程中先为热证，后出现寒证，而热证随之消失的证候变化。常见于邪热严重的情况下，或因失治、误治，以致邪气过盛，耗伤正气，正不胜邪，机能衰败，故而转化为虚寒证，甚至表现为亡阳的证候。病情迁延，日久不愈而渐变者，如热痢病久不愈，阳气日耗，转化为虚寒痢；或突发转化者，如高热患者，大汗不止，阳从汗泄，或吐泻太过，阳随津脱，而出现体温骤降、四肢厥冷、面色苍白、脉微欲绝的亡阳证。热证转寒多为实热证因

伤阳转为虚寒证，如外感高热转为虚寒或亡阳危证；亦有实热证转化为实寒证，比如风湿热邪痹阻肢体关节的热痹证，或因治疗用药，或素体阳虚，可热去而从寒化为风寒湿邪痹阻的寒痹证。虚热证亦可由于"阴损及阳"转化为虚寒证。虚热证直接转化为实寒证较少，可先转化为虚寒证，因阴邪内聚，或感受寒邪，继而发展为实寒证。

（赵 歆）

xūshí zhuǎnhuà

虚实转化（transformation of deficiency and excess syndrome）

在疾病的发展过程中，实证和虚证在一定条件下相互转化的疾病发展或转归的病理变化。包括虚证转实和实证转虚。《伤寒论·辨太阳病脉证并治》："发汗病不解，反恶寒者，虚故也，芍药甘草附子汤主之。"实证转虚临床常见，基本上是病情转变的一般规律；虚证转实临床相对少见，常形成虚实夹杂证。虚实转化应与虚实夹杂及虚实真假鉴别。虚实转化是原证消失，本质改变，成为另外一证；而夹杂是在同一阶段内两证并存。虚实转化亦不同于虚实真假，虚实真假其一为病理本质，而对立面为病证假象；虚实夹杂是指虚证中夹有实证，或实证中夹有虚证，此时虚与实的表现均为符合机体病理本质的真相，是虚证和实证并见，彼此可能无直接因果关系。

（赵 歆）

xūzhèng zhuǎnshí

虚证转实（the deficiency syndrome transforming into excess syndrome）

病情本为虚证，由于多种原因，转为以实为主的证候变化。虚证转实可见于正气来复，体质增强，祛邪外出，表现

为实证。如腹痛加剧，或出现发热汗出，或咳嗽而吐出痰涎等，此时虽然症状反映激烈、亢奋，但为正气奋起欲驱邪外出，于病情有利。患者素有虚证，因新感外邪，或伤食、外伤等，以致当前病情表现以实为主，虚证暂时不够明显，辨证可诊断为实证。临床亦可见由于正气不足，脏腑功能减退，导致痰、湿、水饮、瘀血等病理产物停积于体内，形成因虚致实。因虚致实多为虚证转化为虚实夹杂证，或本虚标实证。如阳虚水停、脾虚生湿、阴虚便秘、气虚血瘀等都属于因虚致实，虽然此时可能实证较虚证更突出，但根据治病求本的原则，治疗往往仍以扶正为主，或急则治标，标本兼顾。

（赵　歆）

shízhèng zhuǎnxū

实证转虚（the excess syndrome transforming into deficiency syndrome）　先有实证，后出现虚证，而实证随之消失的证候变化。实证转虚多因邪气久留，或失治、误治，以及邪正斗争的必然趋势等原因，以致病邪耗伤正气，或病程迁延，邪气渐却，阳气或阴血已伤，渐由实证变成虚证。如原表现为高热、咳喘、吐黄稠痰、胸痛、舌红苔黄腻、脉滑数等里实热之象，因失治、误治，日久不愈，出现咳喘无力、呼多吸少、动则喘盛、神疲乏力、少气懒言、面白、舌淡、脉弱等虚象，而实证消失，即实证转为虚证。外感性疾患，疾病初期常为实证，如表寒证、表热证等，如果治疗不及时或治疗不当，病情迁延不愈，正气日损，导致肌肉消瘦，纳食减少，面色不华，气短乏力，或久咳不已，动则喘甚等肺脾功能衰减的虚证。治疗应以加强脏腑功能，扶助人体正气，"虚则补之"。

（赵　歆）

zhènghòu zhēnjiǎ

证候真假（true-false of syndrome）　在疾病的危重阶段，出现一些与疾病本质相反的"假象"，掩盖了真实证候的情况。宋·苏轼《求医诊脉说》："脉之难明，古今所病也。至虚有盛候，而大实有羸状，差之毫厘，疑似之间，便有死生祸福之异。"《医学源流论·寒热虚实真假论》："病之大端，不外乎寒热虚实，然必辨其真假，而后治之无误。假寒者，寒在外而热在内也，虽大寒而恶热饮；假热者，热在外而寒在内，虽大热而恶寒饮，此其大较也。"《古今医案按·伤寒》："症有真假凭诸脉，脉有真假凭诸舌。果系实证，则脉必洪大躁疾而重按愈有力者也。果系实火，则舌必干燥焦黄而敛束且坚卓者也。岂有重按全无脉者，而尚得谓之实证；满舌俱胖壮者，而尚得谓之实火哉？"所谓"真"，是指与疾病本质相统一的证候。所谓"假"是指与疾病本质不相统一的某些症状和体征。证候真假包括寒热真假和虚实真假，通常出现在危重阶段，必须要认真辨别证候真假，才能去伪存真，抓住疾病的本质，对病情作出正确的诊断。

（赵　歆）

hánrè zhēnjiǎ

寒热真假（true-false of cold syndrome and heat syndrome）　疾病发展到寒极或热极的阶段，出现的某些与疾病本质相反的假象表现。如"寒极似热""热极似寒"，即所谓真寒假热，真热假寒。《伤寒论·辨太阳病脉证并治》："病人身大热，反欲得衣者，热在皮肤，寒在骨髓也，

身大寒，反欲不近衣者，寒在皮肤，热在骨髓也。"《景岳全书·传忠录》："寒热有真假者，阴症似阳，阳症似阴也。盖阴极反能躁热，乃内寒而外热，即真寒假热也。阳极反能寒厥，乃内热而外寒，即真热假寒也。假热者，最忌寒凉，假寒者，最忌温热。"辨别寒热真假应重点注意以下三个方面：一般情况下，假象常见于疾病的后期或危重阶段，而真象则始终贯穿疾病全过程；假象易出现在四肢、肌肤和面色方面，而脏腑、气血、津液等方面的内在表现，多反映疾病的本质，辨证时应以胸腹、二便、舌等方面的表现作为诊断的主要依据；注意区别假象与真象的不同，如假热之面赤，是面色苍白而仅见颧颊浅红娇嫩，且时隐时现，而实热证的面赤却是满面通红；假寒之四肢厥冷，必伴胸腹灼热而按之烫手，或四肢寒冷而反不欲近衣被，而真寒则是身冷蜷卧，欲得衣被。

（赵　歆）

zhēnhán jiǎrè

真寒假热（syndrome of ture cold and false heat）　内有真寒而外见某些假热表现的危重证候。又称阴盛格阳。《伤寒论·辨少阴病脉证并治》："少阴病，下利清谷，里寒外热，手足厥逆，脉微欲绝，身反不恶寒，其人面色赤，或腹痛，或干呕，或咽痛，或利止脉不出者，通脉四逆汤主之。"《医宗必读·疑似之症须辨论》："阴盛之极，往往格阳，面红目赤，口舌裂破，手扬足掷，语言错妄，有似乎阳也。"由于阴寒极盛，壅阻于内，格阳于外，使阴阳之气不相顺接，相互格拒而成；也可因元阳虚衰至极，阳不制阴，偏盛之阴盘踞于内，逼

迫虚阳浮越于上，阴阳不相维系而形成。二者均属阴盛格阳，但后者又称戴阳。真寒假热患者面虽赤，仅颧红如妆，时隐时现，与热证之满面通红不同；身虽热而反欲盖衣被，或自感烦热而胸腹必无灼热，下肢必厥冷；口虽渴但不欲饮或不多饮或喜热饮，与热证之渴喜冷饮不同；脉虽浮大但按之必无力，与热证之脉洪大有力不同。

（赵 歆）

zhēnrè jiǎhán

真热假寒（syndrome of ture heat and false cold） 内有真热而外见某些假寒表现的危重证候。又称阳盛格阴。由于里热炽盛，阳气郁闭于内而不能外达所致，其内热愈盛则肢冷愈严重，即所谓"热深厥亦深"。《伤寒论·辨厥阴病脉病并治》："伤寒一二日至四五日，厥者必发热，前热者后必厥，厥深者热亦深，厥微者热亦微。"《医宗必读·疑似之症须辨论》："阳盛之际，往往发厥，厥则口鼻无气，手足逆冷，有似乎阴也。"《万病回春》："阳症似阴者，初起身不热，头不痛，四肢厥冷，身寒怕寒，腹痛呕吐，泄泻蹉卧，好静沉默，不渴，脉沉迟细微。或兼见不欲衣被，大小便闭涩，或赤或黑。烦闷昏迷，不眠口渴，指甲时温。不问脉之浮沉迟数，但重按微有力者是也。"真热假寒患者表现有高热恶热不恶寒、胸腹灼热、烦渴饮冷、口鼻气热、咽干口臭、甚则神昏谵语、小便短赤、大便燥结或热痢下重、舌红苔黄而干、脉滑数有力等一派热象的同时，又出现四肢厥冷，但却不恶寒、反恶热，且胸腹必灼热；或脉沉迟，但重按必有力等假寒之象。

（赵 歆）

xūshí zhēnjiǎ

虚实真假（true-false of deficiency syndrome and excess syndrome） 虚证或实证发展到复杂或严重的阶段，出现的某些与疾病本质相反的假象表现。即所谓"至虚有盛候""大实有赢状"。《景岳全书·传忠录》："虚者宜补，实者宜泻，此易知也。而不知实中复有虚，虚中复有实，故每以至虚之病，反见盛势，大实之病，反有赢状，此不可不辨也。"《医宗必读·疑似之症须辨论》："至如至实有赢状，误补益疾；至虚有盛候，反泻含冤。"虚实真假包括真虚假实和真实假虚。辨别要点有以下五个方面：脉象的有力无力，有神无神；舌质的嫩胖与苍老，舌苔的厚腻与薄少；胀痛的程度、久暂及是否拒按；语声的洪亮与低怯；结合患者体质的强弱、发病的原因、病的新久以及治疗经过等。

（赵 歆）

zhēnxū jiǎshí

真虚假实（syndrome of ture deficiency and false excess） 本为虚证却见某些盛实假象的复杂证候。多因脏腑虚衰，气血不足，运化无力，气机不畅而致。故虽见一些类似邪实之征，却因疾病本质属虚，这些"实"象通常是在一派虚弱之象中伴随出现，并有与常规实证不同之处。《景岳全书·传忠录·虚实篇》："如病起七情，或饥饱劳倦，或酒色所伤，或先天不足，及其既病，则每多身热、便闭、戴阳、胀满、虚狂、假斑等证，似为有余之病，而其因实由不足。"《医宗必读·疑似之症须辨论》："脾胃损伤虚也，甚则胀满而食不得入，气不得舒，便不得利，皆至虚者有盛候也。"真虚假实患者既有

胸腹部柔软而喜按、神疲乏力、气短懒言、舌淡脉弱等真虚症状，又见腹胀满、气喘、脉弦等假实表现。腹胀不似实证之不减，会时胀时减，腹胀满必不拒按，或按之痛减，或按之软，这与实胀之硬满拒按不同；虽有气不舒必有气短息弱；大便虽闭但腹部不硬，且脉必无力、舌体淡胖而苔不厚腻，故此胀为假实。

（赵 歆）

zhēnshí jiǎxū

真实假虚（syndrome of ture excess and false deficiency） 病的本质为实证，大实之中反见某些虚赢现象的复杂证候。《景岳全书·传忠录·虚实篇》："又如外感之邪未除，而留伏于经络，食饮之滞不消，而积聚于脏腑，或郁结逆气有不可散，或顽痰瘀血有所留藏，病久致赢，似乎不足，不知病本未除，还当治本。若误用补，必益其病矣。此所谓无实实，无虚虚，损不足而益有余，如此死者，医杀之耳。"《医宗必读·疑似之症须辨论》："积聚在中，实也，甚则嘿嘿不欲语，肢体不欲动，或眩运昏花，或泄泻不实，皆大实有赢状也。"由于热结胃肠、痰湿壅滞、痰热内闭、湿热内蕴、瘀血停蓄等邪气大积大聚，以致经脉阻滞，气血不通所致。临床虽出现一些类似虚证的表现，但因疾病本质属实，因此这些"虚"象是在一派邪实之象中伴随出现，并有与常规虚证不同之处。真实假虚患者既有声高气粗、胸腹硬满或疼痛拒按、二便不利、脉有力等真实的表现，又有神情默默、倦怠懒言、泄泻体瘦、脉象沉细等假虚之征。虽默默不语但语必声高有力，不同于虚证之语声低微、少气懒言；虽不欲动，但动辄有力、

动之反舒，不似虚证，动则加剧；虽泄泻不实，但泻后多感腹部反舒，不似虚证泄后更加神倦无力；而且脉必有力，舌质苍老，舌苔厚腻。

（赵 歆）

bìngyīn biànzhèng
病因辨证（syndrome differentiation of etiology）

以中医病因学说为理论指导，根据各种病因的性质和致病特点，对患者的临床资料进行分析、辨别、归纳，以确定患者当前病证的具体病因的辨证方法。主要包括六淫辨证、疫疠辨证、情志辨证、饮食劳逸辨证等。

（严惠芳）

liùyín biànzhèng
六淫辨证（syndrome differentiation of the six climatic factors in excess）

运用中医病因学说的理论，对四诊所得的临床资料进行归纳、综合、分析，以判断疾病当前的发病原因，为治疗提供依据的方法。又称辨证求因。常见证型包括风淫证、寒淫证、暑淫证、湿淫证、燥淫证、火淫证。

六淫辨证与六淫证候概念不同，后者是对风、寒、暑、湿、燥、火六淫邪气侵犯机体，所表现的符合六淫各自性质和致病特点的六种证候的统称。六淫证候具有一定的特点：①与季节、时令、环境有关，多具有外感性；②因六淫邪气致病，常可两种以上同时侵犯人体相兼为患，故六淫证候多见兼夹证候，如寒湿证、湿热证、风湿证等；③具有转化性，如寒证与热证之间可相互转化等。

（严惠芳）

fēngyínzhèng
风淫证（wind syndrome）

风邪侵袭人体，临床表现出符合风邪的性质和致病特点的证候。又称外风证。

临床表现 恶风微发热，汗出，头痛，鼻塞清涕，喷嚏，咽喉痒痛，咳嗽，舌苔薄白，脉浮缓；或突发皮肤瘙痒、隐疹；或突发颜面麻木不仁，口眼㖞斜；或肢体关节游走性疼痛；或新起颜面、眼睑浮肿，继之迅速遍及全身，尿少等。

证候分析 风为阳邪，其性开泄。若风邪袭表，致腠理疏松，卫外不固，营阴不能内守，故见恶风微发热，汗出；苔薄白，脉浮缓；风性清扬，易犯人体上部，故见头痛；风邪袭表，内应于肺，肺失宣降，使肺系不利，肺气上逆，则可见咳嗽、喷嚏、鼻塞流清涕、咽喉痒痛等；风客肌腠，营卫郁滞，故见皮肤突发瘙痒、隐疹；风邪外袭，中伤络脉，损伤筋膜，累及肝主筋功能，使气血不和，筋脉失柔，轻者局部麻木，口眼㖞斜，重者肌肉强直、痉挛、抽搐、角弓反张等；若风与寒湿相兼，痹阻经络，流窜关节，则表现为肢体关节游走性痛；若风水相搏，则见浮肿突发于颜面、眼睑，继之迅速遍及全身；肺为水液代谢之上源，肺失宣降，三焦不利，膀胱气化失司，故见尿少等。

辨证要点 以恶风微发热，汗出，脉浮缓；或皮肤突起隐疹、瘙痒，或肢体关节游走性疼痛等为辨证要点。

（严惠芳）

hányínzhèng
寒淫证（cold syndrome）

寒邪侵袭机体，以致阳气被遏，机体失温，所表现的符合寒邪的性质和致病特点的证候。有伤寒与中寒之分。

临床表现 伤寒可见恶寒重发热轻，无汗，头身疼痛，鼻塞清涕，舌苔薄白，脉浮紧等。中寒可有咳嗽，或哮喘痰鸣，咳吐白痰；或脘腹冷痛，肠鸣、呕吐、腹泻；或关节等局部冷痛拘急，或四肢厥冷，面色苍白，舌苔白润，脉紧或沉迟有力。

证候分析 寒为阴邪，其性清冷，凝滞，收引，易伤阳气，阻碍气血运行。寒邪束表，腠理闭塞，卫气失宣，故恶寒、发热、无汗；寒邪外束，肌表经气不利，则见头身疼痛；寒邪外袭，皮毛受邪，内应于肺，肺失宣降，鼻窍不利，故鼻塞流清涕。寒袭于表，脉气外鼓，脉道紧束而拘急，故脉浮紧。若寒邪袭肺，宣降失司，肺不布津，津停成痰，痰阻气道，肺气上逆，则见痰鸣喘嗽，咳吐白痰；若寒邪直犯中焦，脾胃阳气被遏，升降纳化失职，故见腹痛、肠鸣、呕吐、腹泻等；寒主收引，寒凝关节或其他局部，使关节或局部失于温通，则见关节或局部冷痛拘急；寒邪凝滞，阻遏阳气，阳气不得通达四末，故见四肢厥冷；阳气不得上荣于面，则面色苍白；阴寒内盛，未伤津液，故口淡不渴，或渴喜热饮，小便清长；苔白润，脉紧或沉迟有力为阴寒内盛之征。

辨证要点 伤寒以恶寒重，或发热，无汗，鼻塞清涕，舌苔薄白，脉浮紧等为辨证要点。中寒以新病突起咳喘痰鸣，痰液稀白，身冷肢凉，脘腹或局部冷痛喜温暖，面白，舌淡苔白，脉紧或沉迟等为辨证要点。该证辨证，在抓住辨证要点的同时，还要结合寒淫证一般常有感受寒邪的原因可查的特点，进行综合考虑。

（严惠芳）

shǔyínzhèng
暑淫证（summer-heat syndrome）

外感炎夏暑热之邪，临床表现

出符合暑热之邪的性质和致病特点的证候。具有严格的季节性的特点。有伤暑与中暑之分。

临床表现 伤暑较轻，可见发热恶热，汗出，头晕，心烦，口渴喜饮，神疲肢倦，小便短黄，舌红，苔白或黄，脉虚数；中暑则重，可见发热，卒然昏倒，汗出不止，口渴，甚或昏迷、惊厥、抽搐等舌绛干燥，脉濡数。

证候分析 因夏季气候炎热而感受外界暑邪。暑为阳邪，具有炎热升散，耗气伤津，易夹湿邪等致病特点。暑性炎热升散，蒸腾津液，故见发热恶热，汗出，气急，尿黄等症；暑热内扰则心烦。暑邪伤津耗气，则见口渴喜饮，气短神疲，脉虚数；暑夹湿邪，可见肢体困倦，苔白或黄；暑热上扰清窍，内灼神明，故而卒然昏倒；暑闭心神，引动肝风，则见昏迷惊厥；暑热炽盛，营阴受损，故见舌绛干燥，脉细数。

辨证要点 以夏暑出现发热，头晕，汗多，神疲，口渴喜饮，心烦，尿黄与感受暑热的病史共见为辨证要点。

（严惠芳）

shīyínzhèng

湿淫证（dampness syndrome）
外感湿邪，阻滞气机，困遏清阳所表现的符合湿邪的性质和致病特点的证候。又称为外湿证。该证具有病势缠绵，病程迁延而难愈等特点。

临床表现 头重而痛，身体困重，肢体倦怠，关节酸痛重着，或胸闷脘痞，口黏腻不渴，纳呆，恶心欲呕，困倦嗜睡，大便稀溏，小便混浊；或妇女带下量多或皮肤湿烂，日久不愈。舌苔腻，脉濡或缓。

证候分析 湿邪伤人，最易阻遏气机，困滞气血，故见头重

而痛，身体困重，肢体倦怠，关节酸痛重着；湿阻气机，阳气不振，故见胸闷，困倦嗜睡；湿困脾胃，纳运升降失职，则见脘痞，口腻不渴，纳呆，恶心欲呕，大便稀溏；湿性重浊下趋，易侵阴位，故见小便混浊，妇女带下量多；湿性黏滞，湿邪致病缠绵难愈，故见皮肤湿烂，日久不愈；苔腻，脉濡缓或细为湿邪内盛之征。

辨证要点 以头身困重，关节酸痛重着，胸闷脘痞，口黏苔腻，脉濡或缓为辨证要点。

（严惠芳）

zàoyínzhèng

燥淫证（dryness syndrome）
外感秋令燥邪，耗伤人体津液所致的临床表现符合燥邪的性质和致病特点的证候。又称外燥证。有温燥与凉燥之分。

临床表现 皮肤干燥、或有脱屑，口、鼻唇、鼻、咽干燥，口渴饮水，舌苔干燥，大便干燥，或见干咳少痰，或痰黏难咯，小便短黄，脉浮等。若凉燥者还可并见恶寒较重，无汗，头痛，鼻塞等表寒症状；温燥则有发热较重，咽痛或红肿等表热症状。

证候分析 秋季燥气当令，其性干燥，人体感受，必伤及津液，使肌肤、官窍失于濡养，故见皮肤干燥、或有脱屑，口、鼻唇、鼻、咽干燥，口渴饮水，舌苔干燥，大便干燥；肺失滋润，清肃失职，故见干咳少痰，痰黏难咯；若秋初气候尚热，炎暑未消，气偏于热，肺卫受伤，故多伴见发热微恶寒，咽痛或红肿等表热症状；深秋季节，气寒而燥，若肺系受伤则可见恶寒微发热，无汗，鼻塞等表寒症状。应当指出，若在疾病过程中，由于脏腑功能障碍，而致血液、津液、阴精亏损，以致机体失于滋润，也

可表现为干燥的症状，此属"内燥"证，与感受秋令燥邪无直接关系。

辨证要点 以秋季有干咳，或口、鼻、咽、唇、皮肤干燥与外燥症状共见为辨证要点。

（严惠芳）

huǒyínzhèng

火淫证（fire syndrome）
外感温热之邪所致的临床表现符合温热之邪的性质和致病特点的证候。

临床表现 发热，微恶寒，头痛，咽喉肿痛，鼻塞流浊涕，舌边尖红，苔薄黄，脉浮数；或壮热，面红，渴喜冷饮，汗多，烦躁或神昏谵语，吐血、衄血，或痈肿疮疡，红肿灼痛，小便短赤，大便秘结，舌红或绛，苔黄而干或灰黑干燥，脉滑数等。

证候分析 温、热、火三邪，性质相同，有轻重、聚散之别，即所谓"温为热之渐，火为热之极"。故常有火热、温热并称。外感火邪，即可来自外感热邪、暑邪的加重、深入，也可源于其他邪气的转化。外感火（热）邪气所致的病证统称火（热）淫证。火热之性，燔灼迫急，伤津耗气，具有炎上，生风动血等致病特点。热邪犯表，卫气失和，肺失宣降，故发热微恶寒，咽喉疼痛，鼻塞浊涕；舌边尖红，脉浮数为热邪客表之征。火热炽盛，充斥于外，故见壮热面红；热扰心神，轻则烦躁，重则神昏谵语；火热内迫血分，则见吐血、衄血等出血症状；火热壅聚局部，以致局部气血壅塞，血败肉腐，故见痈肿疮疡，红肿热痛；舌红或绛，苔黄而干或灰黑干燥，脉滑数均为火热炽盛之征。

辨证要点 以发热微恶寒，舌边尖红，脉浮数；或壮热，烦

渴欲冷饮；或痈肿疮疡，红肿热痛；或出血，舌红绛，脉数有力等为辨证要点。

（严惠芳）

yìlì biànzhèng

疫疬辨证（syndrome differentiation of pestilence）

根据中医病因学说理论中疫疬病邪的性质和致病特点，对患者临床所表现的症状、体征等资料进行辨别、分析、综合、归纳，进而确定当前疾病是否属疫疬证候的辨证方法。疫疬辨证常见证型有燥热疫和湿热疫两大类。

（严惠芳）

zàorèyì

燥热疫（dyness and neat pestilence）

燥热疫毒侵犯人体，充斥于表里十二经所表现的证候。

临床表现 高热烦渴，面赤如醉，头痛如劈，咽痛喉烂，骨节疼痛，或吐衄发斑，或肠绞腹痛，或狂躁谵妄，昏愦不语，抽搐强直等，舌红绛，苔焦黄或灰黑而干，脉数等。

证候分析 瘟疫病邪，毒力较强，人体感染，即可迅速充斥全身，燔灼机体，故见高热烦渴，面赤如醉；上攻清窍，则头痛如劈；聚结于咽喉，则咽痛喉烂；内入血分，迫血妄行，则吐血、衄血、发斑；下犯肠道，肠道气机不通，故见绞肠腹痛；内伤心神，则昏愦不语或狂躁谵妄；热毒内盛，燔灼肝经，引动肝风，故见抽搐强直；舌红绛，苔焦黄或灰黑而干，脉数均为热毒内盛之征。

辨证要点 该证起病急，变化快，病情重；具有传染性或流行性；以高热面赤，头痛剧烈，烦躁谵语，舌红绛，苔焦黄干燥或灰黑而干，脉数等燥热表现为基本症状。

鉴别诊断 燥热疫与湿热疫均具有传染性强，症状相似，发病急，病情重，传变快的特点，但燥热疫在此基础上则突出表现为热毒内盛，里热蒸腾为特点；湿热疫则以湿遏热伏，邪阻膜原，气机阻滞为特点。在脉、舌表现方面也不同，燥热疫多舌红绛，苔焦黄或灰黑而干，脉滑数或弦数；湿热疫多舌红苔腻浊或如积粉，脉濡数等。

（严惠芳）

shīrèyì

湿热疫（dampness and neat pestilence）

湿热疫毒侵犯人体，伏于膜原所表现的证候。

临床表现 恶寒发热，继之但热不寒，午后热盛，头痛身痛，或腹痛吐泻，或卒发黄疸，或神昏谵语等，舌质红绛，苔浊腻或白如积粉，脉濡数等。

证候分析 湿热疫毒侵袭，伏于膜原，向外影响于卫，卫气被遏，故见恶寒发热；内传肺胃，湿热交蒸，则但热不寒，午后热甚；阻遏气血，使气血运行不畅，故头痛身痛；阻滞中焦，气机升降失司，故见腹痛吐泻；熏蒸肌肤，则卒发黄疸；内伤心神，则神昏谵语；舌红苔腻浊或如积粉，脉濡数为湿热疫毒内盛之象。

辨证要点 起病急，变化快，病情重；具有传染性或流行性；以憎寒壮热，继之但热不寒，昼夜发热，日晡热甚，头痛身痛，舌红，苔厚浊腻或如积粉等湿热内盛表现为基本症状。

鉴别诊断 与燥热疫的鉴别，见燥热疫。

（严惠芳）

qíngzhì biànzhèng

情志辨证（syndrome differentiation of emotions）

根据不同情志异常的致病特点，对患者所表现的临床症状、体征等进行分析，辨别，以确定导致疾病当前病理本质的具体原因的辨证方法。常见证型包括喜伤证、怒伤证、忧思伤证、悲伤证、惊恐伤证。

对情志辨证的研究相对较少。从其研究的内容与方法来看，主要集中在三大方面。①理论研究。对情志学说的源流进行研究，有学者将中医情志学说的源流大致分为五个阶段：雏形于秦汉时期，形成于隋唐时期，成熟于宋金元时期，完善于明清时期，阐发于近代。②临床研究。主要侧重于以下几方面：辨证标准研究、临床特点研究、发病机制研究、量化评定研究、数据库系统研究。③动物模型研究。集中在怒证和恐证模型的研制。怒证的模型研制方法主要有夹尾激怒法、膈区破坏法、束缚制动法、刺激怒吼中枢法。恐证的模型研制方法主要有猫吓鼠制恐法、人吓猫制恐法、爆竹吓狗制恐法。

（严惠芳）

xǐshāngzhèng

喜伤证（over-joy damaged syndrome）

因过度喜乐，导致气机涣散，神气失常所表现的证候。

临床表现 喜笑不休，心神不安，精神涣散，思想不集中，甚或语无伦次，举止失常，肢体疲软，脉缓等。

证候分析 喜为心志，适度喜乐，能缓和紧张情绪，使人心情舒畅，气血调和，营卫通利，精神焕发。喜乐无制则损伤心神，使心气弛缓，神气不敛，故见肢体疲软，喜笑不休，心神不安，精神涣散，思想不集中等。暴喜过渡，神不守舍，诱发痰火，扰乱心神，则见语无伦次，举止失常，精神狂乱等。

辨证要点 有过度喜悦的情

志因素存在，以喜笑不休，精神涣散等为主要表现。

(严惠芳)

nùshāngzhèng

怒伤证 (anger damaged syndrome)

因过度恼怒，导致肝失疏泄，气机郁滞或肝气上逆所表现的证候。

临床表现 烦躁多怒，胸胁胀闷，频频太息。面红目赤，头胀头痛，眩晕，耳鸣，甚者吐血，或发狂，或昏厥，或见腹胀，腹泻，舌红苔黄，脉弦有力。

证候分析 怒为肝志，正常情况下，发怒可以使人的不良情绪得以发泄。但郁怒过度则伤肝，使肝的疏泄失调，气机郁滞，故可见烦躁多怒，胸胁胀闷，频频太息；怒则气上，肝气上逆，血随气升，故见面目红赤，头胀头痛，眩晕，甚者吐血；暴怒可使阳气暴张而化火，内扰心神，则表现为发狂或突然昏厥；肝失疏泄，木不疏土，脾失健运可见腹胀、腹泻，舌红苔黄，脉弦有力，为气逆阳亢之象。

辨证要点 有导致愤怒情志因素存在，以烦躁多怒，胸胁胀闷，频频太息，脉弦有力等为主要表现。

(严惠芳)

yōusī shāngzhèng

忧思伤证 (anxiety-thought damage syndrome)

由于过度思虑、忧愁，导致脾气结滞不运，心血暗耗所表现的证候。

临床表现 忧愁思虑、食欲不振，失眠多梦，心悸，健忘，腹胀腹泻，甚则脉沉细结。

证候分析 脾在志为思，思虑太过，可使脾气结滞，心血暗耗。脾气结滞，不得畅达，故见忧愁思虑；脾运失健，消化功能减退，则见食欲不振、腹胀；脾

运失司，水谷不能转化为精微，并趋于大肠则为腹泻；久之机体失养则见形体消瘦；忧愁思虑过度，心血暗耗，不养心神，而致心悸，失眠多梦，健忘；血不养心，鼓搏无力，故可见脉沉细或结。

辨证要点 有导致忧思情志因素存在，以忧愁思虑，失眠多梦，食欲不振等为主要表现。

(严惠芳)

bēishāngzhèng

悲伤证 (grief damaged syndrome)

由于悲伤过度，伤及肺脏，使气机消沉所表现的证候。

临床表现 善悲易哭，呼叹不已，意志消沉，精神不振，乏力少气，面色惨淡，脉细弱或结。

证候分析 悲为肺之志，悲则气消。过度悲伤，可使肺伤气消，神气不足，故见意志消沉，善悲欲哭，呼叹不已，神疲不振，乏力少气；过悲气消，气不行血于上，面部失于血荣，则见面色惨淡；气消无力行血，则见脉细弱；若无力行血，致血行不畅，使脉气不相顺接，可见脉结。

辨证要点 有导致悲伤情志因素存在，以善悲易哭，呼叹不已，意志消沉为主要表现。

(严惠芳)

jīngkǒng shāngzhèng

惊恐伤证 (fright-fear damaged syndrome)

由于经受过度惊骇、恐惧，导致脏腑气机逆乱或脏腑气机消沉所表现的证候。

临床表现 情绪不宁、胆怯已惊，表情惶恐，甚则精神错乱，精神恍惚，语言举止失常或恐惧不安，心悸不宁，甚者常闭门独处，心中怵惕如人将捕；或常有噩梦惊醒，或二便失禁，阳痿遗精等。

证候分析 恐为肾志。惊恐

则伤肾，惊则气乱，恐则气下。过受惊吓，则气机逆乱，心神不能安藏，则情绪不宁，胆怯已惊，表情惶恐，甚则精神错乱，精神恍惚，语言举止失常或恐惧不安，心悸不宁，或常闭门独处，心中怵惕如人将捕，或常有噩梦惊醒；过恐则气下，极度恐骇，可使肾之精气下劫，肾气不固，则遗精，滑精，二便失禁等。

辨证要点 有导致惊恐情志因素存在，以情绪不宁，胆怯已惊，表情惶恐，恐惧不安，心悸不宁为主要表现。

(严惠芳)

yǐnshí láoyìshāng biànzhèng

饮食劳逸伤辨证 (syndrome differentiation of improper diet, work and rest)

以中医病因学说中饮食失节，或过度劳累或过度安逸导致人体发病的特点为依据，对患者的临床资料进行辨别、分析，综合、归纳，以确定患者当前疾病是否属饮食失宜所致病证或劳逸过度所致病证的辨证方法。常见证型包括食积所伤证、过劳所伤证、过逸所伤证。

(严惠芳)

shíjī suǒshāngzhèng

食积所伤证 (syndrome due to improper diet)

因暴饮暴食或长期饮食过量，超过脾胃的腐熟、运化功能，或中虚气弱而强食，脾胃无力消磨，以致宿食停滞不消为主要病理改变所表现的证候。

临床表现 脘腹胀闷或胀痛拒按、嗳腐吞酸、或恶心呕吐，吐出酸腐，纳呆厌食，矢气腐臭，大便夹有消化不全的食物残渣，或口臭，舌苔厚腻，脉滑等。

证候分析 病位主要在胃肠，多因暴饮暴食、过食肥甘、生冷、辛辣、酗酒或脾胃素虚，

贪食不化，以致胃肠腐熟、纳化功能失常所引起。饮食停积，胃肠气滞，不通则痛，故脘腹胀闷或胀痛拒按；食积于胃肠，浊气不降而上逆，则可见嗳腐吞酸、或恶心呕吐，吐出酸腐，口臭；宿食停滞，脾胃纳化失职，则见纳呆厌食，大便夹有消化不全的食物残渣；胃肠浊气下排则矢气腐臭，浊气上蒸则舌苔厚腻；脉滑为食积之象。

辨证要点 有饮食不节的病史，临床常以脘腹胀闷或胀痛拒按，嗳腐吞酸，纳呆厌食，矢气腐臭，舌苔厚腻，脉滑等为辨证要点。

（严惠芳）

guòláosuǒshāngzhèng

过劳所伤证（ syndrome due to over-exertion） 因过度劳累，损及脏腑，耗伤体内气血精津等营养物质，以致五脏虚弱为主要病理改变所表现的证候。

临床表现 精神萎顿，疲乏无力，饮食减退，思卧，懒言，声低息弱，气喘自汗，或心悸，健忘，失眠多梦，或头晕耳鸣，腰膝酸软，男子遗精，女子经少，或不孕，舌淡苔白，脉弱等。

证候分析 过劳包括劳力、劳神、房劳三方面。劳力太过，易耗伤元气，故见精神萎顿、疲乏无力、饮食减退、思卧；肺气耗伤则懒言、声低息弱、气喘、自汗；劳神太过，暗耗心血，可见心悸、健忘、失眠多梦；房劳太过，耗伤肾精，无以化髓以养骨充脑，故见头晕耳鸣，腰膝酸软；房劳太过，耗伤肾中精气，以致肾功能减退，故见男子遗精，女子经少，或不孕；气血不足，舌淡苔白，脉弱等。

辨证要点 有过度劳累病史，以精神疲乏，思卧，心悸，健忘，头晕耳鸣，腰膝酸软等为辨证要点。

（严惠芳）

guòyì suǒshāngzhèng

过逸所伤证（ syndrome due to too much rest） 因过度安逸，以致气血迟滞，正气不足，脏腑功能不旺为主要病理改变所表现的证候。

临床表现 常见体胖肉软，行动不便，肢体乏力，动则气短心悸，或周身疼痛，重则如骨骼散架，舌淡脉弱。

证候分析 过逸，则气血运行不周，津液输布不畅，湿气停聚于腠理之间，故见体胖肉软，行动不便；气郁而不行，血脉失于宣畅，则肢体乏力，动则气短心悸；过于安逸则血行迟滞，不通则痛，故见周身疼痛，如骨骼散架；过于安逸，气血渐弱，故见舌淡脉细。

辨证要点 以过于安逸，体胖乏力，动则气短、心悸为辨证要点。

（严惠芳）

dúzhèng

毒证（ poisoned syndrome）①某些具有强烈传染性的特殊病因，即疫疠之气。又称疫毒。在病机、证名中常以毒字来表示，如麻毒闭肺证、疫毒攻喉证等。②某些具有毒性作用的特殊病因。常直接以毒字命名。如虫蛇毒致病，又风毒窜络证、火毒入脉证等。③邪盛病重之证。在证名中常于六淫等邪气之后加毒字表示。如热毒、湿毒、寒毒、火毒、瘀毒等。④外科疮疡类疾患，如痈、疽、疔、疖、流注等病证。常用毒字代表其病因病性。如热毒壅聚头面证、邪毒流注筋骨证、湿毒侵肤证等。

（严惠芳）

nóngzhèng

脓证（ pus syndrome）①病证名。是对人身体各个部位及组织器官，出现脓症的病证的统称。如脓毒蕴积肌肤证、脓积胃肠证等。②病理名词。因火热毒邪等阻滞气血运行，或使气血壅聚，邪毒与气血相搏而淤积蒸酿，以致血败肉腐，形成的一种气味腥臭、质较浓稠的液状病理性产物。

脓证以脓液积聚为特点，位于体表的痈疽疮疖等，未溃时可触及柔软有波动感的肿起（脓肿），溃破后有脓液排出。体内的痈疡，可见咳吐脓痰、呕吐脓血、排出脓性尿液或脓血便等。多有发热等兼症，舌苔多厚腻，脉象多滑数。

对脓的辨识，不仅要辨脓的有无（未成脓或已成脓）、未熟已熟、部位的浅深等，并且应从脓液的质地、色泽、气味等辨别证候的性质、邪正的盛衰等。由于脓可见于身体的各个部位及组织器官，同时由于酿成脓的病因及兼见症不同，故临床表现不同，临证应加以辨别。

（严惠芳）

chóngjīzhèng

虫积证（ parasite syndrome）幼虫侵入机体，或食入虫卵而在体内发育繁殖，以致阻碍脏腑气机，耗伤营血的一类病证。多因饮食不洁，误食虫卵；或素体亏虚，感染虫毒所致。

病位与虫毒侵犯部位相关，主要在大肠、小肠、肝、肺，涉及皮肤、脑、胆、眼、肌肉。常寄生于肠道的有蛔虫、蛲虫、寸白虫（绦虫）姜片虫、钩虫、鞭虫等，见虫积肠道证；常寄生于肺部的是肺吸虫；常寄生于人体淋巴组织、皮下组织或浆膜腔的是丝虫。

虫积证辨证时，需结合其所在

的不同病位与疾病发展的不同阶段，重在辨别病机及病性。一般新病以实为主，可见经脉阻滞，气血瘀滞，气机闭阻；也可见扰动胆腑，气机逆乱；也可见上扰脑络，引动肝风。久病则以虚实夹杂为主，常可兼见营血耗伤，气血亏虚，阴津耗损之象；甚者病久迁延，正气亏虚，脏腑精气受损则以虚为主，也可见因虚致实的情况。

(严惠芳)

qì xuè jīnyè biànzhèng

气血津液辨证 (syndrome differentiation of qi, blood and fluid)

以中医气血津液学说为理论指导，根据气血津液的生理功能和病理特点，对病人的临床资料进行分析、辨别、归纳，判断患者有无气、血、津液的亏损或运行、代谢障碍的辨证方法。

《黄帝内经》中已经有了气、血、津液辨证的萌芽，对气血津液的生理、病理变化和证候表现进行了描述，为后世气、血、津液辨证的系统阐述奠定了理论基础。东汉·张仲景提出瘀血、痰饮等名称及表现，元·朱丹溪重视"痰""气郁"等因素对人体的致病作用，明·张景岳对气血津液论述较为详细。气血津液是人体维持生命活动所必需的营养物质和动力，它们的不足和运行输布的失常是人体患病的基本病机之一。气血津液是脏腑功能活动的物质基础，而其生成与运行又有赖于脏腑功能活动的正常；脏腑的病理变化必然会导致气血津液的紊乱与亏虚，而气血津液的亏虚或运行、代谢障碍，脏腑的功能活动必然受到影响。气血津液辨证是八纲辨证在气、血、津液层面的深化和具体化，重点在诊察患者体内生命物质的盈亏及其功能状态。

气血津液辨证主要包括气病辨证、血病辨证、津液病辨证及气血津液兼病辨证。

(赵 歆)

qìbìng biànzhèng

气病辨证 (syndrome differentiation of qi)

根据气的生理功能和病理特点，辨别有关气的亏损或运行障碍而导致的病理状态的辨证方法。

《黄帝内经》中讲述了气的概念。《灵枢·刺节真邪》："真气者，所受于天，与谷气并而充身"；《灵枢·邪客》："宗气，积于胸中，出于喉咙，以贯心脉，而行呼吸焉""百病皆生于气"，是中医学对病因病机的最根本的认识；《素问·举痛论》："余知百病生于气也，怒则气上，喜则气缓，悲则气消，恐则气下，寒则气收，炅则气泄，惊则气乱，劳则气耗，思则气结。"《难经·三十八难》对气血津液理论进行了补充，提出"命门者，诸精神之所舍，元气之所系也""有元气之别焉，主持诸气，有名而无形"。元·朱丹溪重视"气郁"对人体的致病作用。《丹溪心法·六郁》言："气血冲和，百病不生。一有怫郁，诸病生焉。故人身诸病多生于郁。"郁证有"六郁"之称，即气郁、湿郁、热郁、痰郁、血郁、食郁，常由气郁而影响其他因素，从而产生许多病证。后世对气血津液病变论述更为详细。明·张景岳《类经·疾病类》曰："气之在人，和则为正气，不和则为邪气。凡表里虚实，逆顺缓急，无不因气而生，故百病皆生于气。"

气的病变常先于血和津液的病变出现。气的病证很多，常见的证型有气虚证、气不固证、气陷证、气脱证、气滞证、气逆证、气闭证。

(赵 歆)

qìxūzhèng

气虚证 (syndrome of qi deficiency)

因元气不足，导致气的推动、温煦等基本功能减退，或脏腑组织的功能活动减退所表现的虚弱证候。

临床表现 神疲乏力，少气懒言，声低息弱，或面白少华，头晕，自汗，活动后诸症加重，舌淡嫩，脉虚。

证候分析 此证形成的主要原因有：先天不足、后天失养致使元气生成不足；或久病、重病、劳累过度而使元气耗损太过；或因年老脏腑机能减退而元气自衰等。人体脏腑组织功能活动与气的盛衰有密切关系，由于元气亏虚，脏腑功能活动减退，形神失养，故神疲乏力，少气懒言，声低息弱；气虚则推动无力，清阳不升，不能温养头目，故面白少华、头晕；气虚卫外不固，腠理疏松，故自汗，活动或劳累后诸症加重；气虚推动血行乏力，血不上荣于舌，故舌淡嫩；运血无力，故脉虚。

辨证要点 以神疲乏力，气短懒言，脉虚，动则加剧为辨证要点。

鉴别诊断 气虚证与阳虚证均有少气、神疲乏力、自汗、舌淡嫩、脉虚无力等机能不足的症状。但阳虚证多系气虚进一步发展而成，除上述症状外，还具有畏寒肢冷、舌淡胖、苔白滑、脉沉迟无力等寒象。简而言之，阳虚证，即气虚证兼寒象。

(赵 歆)

qìbùgùzhèng

气不固证 (syndrome of qi failing to controll)

因气虚而导致气对精、血、津液的固摄功能减退所表现的虚弱证候。又称气虚不固证。

临床表现 神疲乏力，面白舌淡，脉虚；自汗不止，尿频清长，尿后余沥不尽，遗尿，二便失禁，涎、唾、涕、泪清稀量多；或各种慢性出血症；或滑精早泄，月经、白带量多，滑胎等。

证候分析 气虚固摄功能减退，气不固津，可表现为自汗不止，白带过多，涎、唾、涕、泪清稀量多；不能固摄二便，则尿频清长，尿后余沥不尽，遗尿，二便失禁；气不摄血，血溢脉外，而见月经过多及多种慢性失血症。气不固精，可见滑精、早泄，或滑胎。

辨证要点 以自汗，二便不固，或精、或血不固及神疲乏力，动则加剧为辨证要点。

鉴别诊断 气不固证与气虚证二者均有神疲乏力，少气懒言，脉虚舌淡，或有头晕目眩，自汗，动则诸症加重等气虚表现，气不固证在此基础上还有自汗不止，或流涎不止，或遗尿，余溺不尽，小便失禁，或大便滑脱失禁，或妇女崩漏、滑胎、小产，或男子遗精、滑精、早泄等。

（赵 歆）

qixiànzhèng

气陷证（syndrome of qi sinking）
气虚升举无力、清阳之气不升而反下陷、内脏位置不能维固而下垂所表现的虚弱证候。多表现为中气下陷证、脾虚气陷证。

临床表现 头晕眼花，神疲乏力，面色淡白；脘腹坠胀感，大便溏泄，久泻久痢；或胃、肾下垂，脱肛，阴挺；舌淡、脉弱。

证候分析 气虚而功能减退，故神疲乏力；气虚清阳之气不升，头面诸窍失养，故头晕眼花，面色淡白；气虚无力，失其升举之

能，以致腹内脏器不能维持其正常位置，故脘腹坠胀感，甚或见胃、肾、直肠、子宫等脏器下垂；脾失健运，水谷精微下趋，则见大便溏泄，或久泻久痢；气陷常由气虚发展而来，故此证可兼有气虚的一般表现。

辨证要点 以气虚证伴有内脏下垂为辨证要点。

鉴别诊断 气陷证与气虚不固证都是气病虚类证候，都有气虚证的基本表现，如神疲乏力，面色淡白，舌淡、脉弱等。气陷证是气虚无力升举，清阳不升，腹内脏器不能维持其正常位置，故头晕眼花，脘腹坠胀，甚或见脏器下垂，久泻久痢等为主；而气虚不固证是气虚固摄功能减退，气不固津，故表现为各种液体耗泄，如自汗不止，白带过多，涎、唾、涕、泪清稀量多，二便失禁，多种慢性失血或滑胎等。

（赵 歆）

qìtuōzhèng

气脱证（syndrome of qi collapse）
元气亏虚已极而欲外脱所表现的危重证候。

临床表现 呼吸微弱或不规则，神情淡漠或昏愦，大汗不止，面色苍白，口开目合，手撒身软，二便失禁，舌淡，脉微欲绝。

证候分析 气脱证可由气虚证、气不固证进一步发展而来，如在大汗、大吐、大泻、大失血后出现，也可在极度疲劳、急性中毒、严重外伤等状况下迅速出现。气脱证是气虚至极，出现了亡气、失气，人体之气濒临竭绝的病理变化，是元气脱散的危重证候，亦可见于中风卒发，或厥证、真心痛等病情危重之际。元气衰竭，欲外脱，则心、肺、肝、脾、肾五脏之气皆欲衰竭。肺主气司呼吸，肺气衰竭，则呼吸微

弱或不规则；心主血脉、藏神，其华在面，在液为汗，心气衰竭，则神情淡漠或昏愦，脉微欲绝，面色苍白，大汗不止；脾主肌肉、四肢，开窍于口，肝藏血主筋，开窍于目，肾藏精，开窍于二阴，脾、肝、肾脏气衰竭，故口开目合，手撒身软，二便失禁。

气脱若由大失血所致者，称为气随血脱。气脱与亡阳常同时出现，除肢厥身凉为亡阳的主要特征，气息微弱欲绝为气脱的主要特征外，其余证候均基本相同，故临床又常称为阳气虚脱。

辨证要点 以病势危重，呼吸微弱或不规则，神情淡漠或昏愦，面色苍白，脉微欲绝为辨证要点。

鉴别诊断 气脱与气闭二证一闭一脱，一实一虚。临床都具发病急、变化快的特点，均为神志不清或昏迷。然闭证属实，九窍闭阻而牙关紧闭、两手握固，二便不通，呼吸气粗、少汗或无汗，脉多有力。脱证属虚，气脱失固而口开不闭，两手撒开、二便失禁，呼吸微弱，汗出不止，脉多无力至极。

（赵 歆）

qìzhìzhèng

气滞证（syndrome of qi stagnation）
人体局部或某一脏腑经络的气机阻滞，运行不畅所表现的证候。

临床表现 局部或全身胀满、痞闷、甚或胀痛、窜痛，部位不固定，症状时轻时重，常随情绪变化而加重或减轻，或因太息、嗳气、矢气而减轻，脉弦，可无明显舌质变化。

证候分析 多因忧郁悲伤，思虑过度，而致情志不舒，气机郁滞；或痰饮、瘀血、食积、虫积、砂石等邪气阻塞；或阴寒凝

滞、湿邪阻碍等导致气机郁滞；或因脏气虚弱，运行乏力而气机阻滞。气的运行发生障碍，气机不畅则为胀、满、痞、闷，气机阻滞不通则痛，故可表现为胀痛、窜痛；太息、嗳气、矢气可使气机暂时得以通畅，故胀、痛等症可缓解；而情志不舒常可导致或加重气机郁滞，故症状之轻重随情绪波动而改变；弦脉乃气机不利，肝气不舒之象；因病在气，舌质可无明显变化。

辨证要点 以局部胀、闷或窜痛，并随情志波动而变化为辨证要点。

鉴别诊断 气滞证与气逆证均属于气的运行失常。气滞的主要机理是气的运行发生障碍，气机不畅则痞胀，障碍不通则疼痛，气得运行则症减，故气滞以胀闷疼痛为主要临床表现。气逆一般是在气滞的基础上的一种表现形式，主要指肺胃之气不降而上逆，或肝气开发太过上逆而导致气逆。

（赵 歆）

qìnìzhèng

气逆证 （syndrome of adverse flow of qi）

各种原因所致的体内气机升降失常，应降反升或升发太过所表现的证候。

临床表现 咳嗽，气喘为肺气上逆；恶心，呕吐，嗳气，呃逆，为胃气上逆；头目胀痛，眩晕，面红目赤，或自觉气从少腹上冲胸咽，吐血，甚至晕厥，为肝气上逆。

证候分析 此证一般是在气滞基础上的一种表现形式，人体脏腑、经络的气机如因情志过激、外邪入侵等而使气机运行不畅、紊乱，表现为气机的升降失常，气逆于上，如应降反升或升发太过，则形成气逆证。临床以

肺、胃、肝气上逆为多见。肺司呼吸主宣降，感受外邪或痰浊阻滞，则肺失宣降而上逆，则见咳嗽、气喘；胃以通降为顺，如因寒饮、痰浊、食积等停留于胃，阻滞气机，胃失和降而上逆，则见恶心、呕吐、嗳气、呃逆；肝主升发，但须调顺有制，若郁怒伤肝，肝气升发太过，气火上逆，血随气逆而上，可见头目胀痛、眩晕、或自觉气从小腹上冲胸咽、面红目赤、吐血、甚晕厥。

辨证要点 以脏腑气机运动方式向上的表现为辨证要点。

鉴别诊断 气滞证与气逆证的鉴别见气滞证。

（赵 歆）

qìbìzhèng

气闭证 （syndrome of qi blockading）

因风、痰、火、瘀之邪气壅盛导致气机逆乱，人体某些脏腑及其管窍的气机闭塞不通所引起的危急证候。

临床表现 突然昏仆或神昏，头、胸、腰、腹等处剧痛或绞痛，二便闭塞，呼吸急促，甚喘急窒息，脉沉实。

证候分析 此证形成的原因主要有：强烈情志刺激，使气机闭塞；瘀血、痰浊、结石、蛔虫等有形实邪阻塞脉络、管窍等处，亦可导致气机阻闭。因机体重要脏腑的络脉、管窍堵塞，气机闭塞不通，气闭证乃危急重证。强烈情志刺激导致气机逆乱，神机闭塞，故可突然昏仆；有形实邪阻滞，气机闭塞不通，则突发剧痛、绞痛，或见二便不通；气机阻滞，肺气闭塞，息道不通，故喘急，甚至窒息；证因邪实所致，故脉沉实。

辨证要点 以突发昏厥或绞痛，二便闭塞，息粗，脉实为辨证要点。

鉴别诊断 气闭证与气脱证的鉴别见气脱证。

（赵 歆）

xuèbìng biànzhèng

血病辨证 （syndrome differentiation of blood）

根据血的生理功能和病理特点，辨别有关血的不足、运行障碍以及邪气停于血而导致的病理状态的辨证方法。

《黄帝内经》中讲述了"血"的概念，《灵枢·决气》："中焦受气取汁，变化而赤是谓血。"东汉·张仲景《伤寒杂病论》中明确提出了瘀血的概念："本有久瘀血，故令喜忘，屎虽硬，大便反易，其色必黑者，宜抵当汤下之"；《金匮要略·惊悸吐衄下血胸满瘀血病脉证治》篇名即提出"瘀血"的证名。明·张景岳对血证论述详细，《景岳全书·杂证谟》："而血即精之属也……是以人有此形，惟赖此血。故血衰则形萎，血败则形坏，而百骸表里之属。凡血亏之处，则必随所在而各见其偏废之病。倘至血脱，则形何以立，气何所归，亡阴亡阳，其危一也。然血化于气而成于阴，阳虚固不能生血，所以血宜温而不宜寒；阳亢则最能伤阴，所以血宜静而不宜动，此盈虚性用之机，苟能察其精义而得养营之道，又何血病之足虑哉。"清·李用粹《证治汇补·血症》中有对血证分型表现和治法的论述："血症有四：曰虚，曰瘀，曰热，曰寒。治血之法有五：曰补，曰下，曰破，曰凉，曰温是也。"

血行脉中，内流脏腑，外至肌肤，无处不到。若外邪干扰，脏腑失调，使血的生理功能失常，就可出现寒热虚实的病候。血病的常见证型包括血虚证、血瘀证、血寒证和血热证。其中，血虚证、

血瘀证分别是血病虚证和血病实证的基础证型。"血热""血寒"是带有病位与病性相结合性质的概念，即"血"代表的是病位在血分或血液中，寒热则是病因与病性的概念。

（赵　歆）

xuèxūzhèng

血虚证（syndrome of blood deficiency） 血液不足导致脏腑、组织、器官失去濡养所表现的虚弱证候。

临床表现　面色淡白无华或萎黄，口唇、眼睑、爪甲、舌质的颜色淡白，头晕眼花，心悸健忘，多梦，手足发麻，妇女月经后期、量少色淡，甚或闭经，脉细无力。

证候分析　血虚的原因一是血液耗损过多，主要见于各种出血之后，或久病、大病之后，或劳神太过，暗耗阴血，或因虫积肠道，耗吸营血等；二是血液生化不足，可见于脾胃虚弱，或进食不足，或因他脏功能减退不能化生血液，或瘀血阻塞脉络，使局部血运障碍，影响新血化生，即"瘀血不去新血不生"。心主血，肝藏血，故心肝两脏与血的关系最为密切。另外，气虚无力化血，也是血虚的原因；相反，气虚也可是血虚无以生气的结果。因此血虚与血瘀，血虚与气虚可互为因果。

血虚不能滋养头目，则头晕眼花；不容于面，则面色淡白无华或萎黄，口唇、眼睑色淡白；营血不足，心失所养，则心悸健忘、多梦；血虚不能濡养爪甲、肌肤、经脉，故爪淡无华，肌肤干涩，手足发麻，甚则搐搦；血海不足，冲任空虚，则月经后期、量少、色淡，甚或闭经；血虚不容于舌，则舌见淡白；脉道失充，则脉细弱。

辨证要点　面睑唇舌颜色浅淡、黏膜组织呈淡白色，头晕心悸多梦，脉细。

鉴别诊断　血虚证与阴虚证二者均为虚证。但血虚证突出"色"字，即面色淡白、口唇色淡、爪甲无华等；而阴虚证则突出"热"字，即手足心热、潮热、盗汗等。

（赵　歆）

xuèyūzhèng

血瘀证（syndrome of blood stasis） 脉管内血液运行迟滞，或血溢脉外而停蓄体内形成瘀血所表现的证候。

临床表现　有疼痛、肿块、出血、瘀血色脉征等方面的表现。其疼痛特点为刺痛、痛处拒按、固定不移、常在夜间痛甚；肿块的性状是在体表者包块色青紫，腹内者或可触及质硬而推之不移的肿块；出血的特征是出血反复不止，色紫暗或夹血块，或大便色黑如柏油状，女子或见经闭或崩漏；可见面色黧黑，或唇甲青紫，或皮下紫斑，或肌肤甲错，或腹部青筋显露，或皮肤出现丝状红缕（皮肤显露红色脉络），或下肢筋青胀痛。舌质紫暗或见紫斑、紫点，或舌下脉络曲张，或舌边有青紫色条状线。脉象多细涩，或结、代、或无脉。

证候分析　此证形成的原因很多：如外伤、跌仆及其他原因损伤脉管造成出血，离经之血未能及时消散或排出，瘀积于内；气滞血行不畅或气虚推动血行无力，以致血行迟缓；或血寒而使血脉凝滞、血热而使血行壅滞或煎熬血液，以及湿热、痰浊等阻滞脉络，导致血行不畅。瘀血乃有形之邪，停滞于内，阻碍气机，不通则痛，故痛如针刺、痛处拒按、固定不移；夜间阳气内藏，血行较缓，瘀阻加重，故疼痛更甚。瘀血凝聚，日久不散而成肿块，故外可见肿块色青紫，内部肿块触之坚硬不移。其离经之血，排出体外则见出血；停积体内，凝结为瘀，阻滞脉络，血液不能循经运行而溢出脉外，成为再出血的原因，由于所出之血乃停聚未行之血，故色多紫暗且夹有血块；瘀血阻滞，气血运行不利，日久肌肤失养，则见肌肤甲错、面色黧黑、唇甲紫暗；舌质紫暗或有瘀点瘀斑，舌下络脉粗长青紫，脉细涩，皆为瘀血之象。

辨证要点　固定刺痛，面色、唇甲和舌色青紫、晦暗，脉细涩等。

鉴别诊断　血瘀证与血寒证鉴别见血寒证。

（赵　歆）

xuèhánzhèng

血寒证（syndrome of cold in blood） 寒邪客于血脉，凝滞气机，而血行不畅所表现的证候。

临床表现　手足、颜面、耳垂等处冷痛，得温痛减，患处发凉肤色紫暗，或少腹拘急冷痛，或月经愆期、痛经，经色紫暗夹有血块；恶寒肢冷，舌淡紫，苔白，脉沉迟或涩。

证候分析　此证主要因寒邪侵犯血脉，或阴寒内盛，凝滞脉络而成。寒为阴邪，性凝滞收引，寒邪侵袭血脉，脉道收引，血行不畅，故手足、颜面、耳垂等处冷痛；血得温则行，得寒则凝，故患处发凉，得温痛减；女性若在经期贪凉饮冷，可致寒凝胞宫，冲任阻滞，则见少腹拘急冷痛，或月经愆期、痛经；寒邪易伤阳气，阳气被遏不能外达肌肤，故恶寒肢冷；肤色紫暗，经色紫暗夹有血块，舌淡紫苔白，脉沉迟或涩等，为血行不畅之瘀血征象。

辨证要点 以手足局部冷痛，肤色紫暗为特点。

鉴别诊断 血寒证与血瘀证均为血行不畅，故以疼痛为其主症。但血瘀证的病变范围极其广泛，从其实质而言，血寒证当属血瘀证的范畴之内。只是血寒证的病因局限于寒邪外侵，病变范围只在手足或冲任二脉，证候的特征是寒象突出。

（赵 歆）

xuèrèzhèng

血热证（syndrome of heat in blood）
火热炽盛，侵入血分，迫血妄行所表现的证候。

临床表现 咳血、吐血、尿血、便血、鼻衄、齿衄、肌衄、月经提前、量多或崩漏等急性出血，色深红，发热或身热夜甚，面赤口渴，心烦失眠，或皮疹紫红密集，或疮疡红肿热痛，舌质红绛，脉滑数。

证候分析 此证的形成，可因外感火热之邪，或其他病邪化热，传入血分，或因情志过激，气郁化火，或过食辛辣，火热内生，侵扰血分等。火热为阳邪，热入血分，迫血妄行，血溢脉外，故表现为各种出血。血热所致出血具有势急、量较多、色深红的特点。由于血热所伤脏腑不同，故出血部位有异，如肺络伤则多见咳血，胃络伤则多见吐血；热在血分，血行加速，气血充盈脉络，故发热面赤，皮疹紫红密集，舌红绛，脉滑数；火热炽盛，耗伤津液，故口渴，或见发热夜甚于昼；血热内扰心神，故心烦、失眠；火热壅积于局部，腐败血肉，则局部疮疡红肿热痛。

辨证要点 出血或疮疡红肿热痛和发热口渴，心烦，舌红绛等热象。

鉴别诊断 血热证与温病血

分证需要鉴别。二者相同点是病机均有热炽血分，迫血妄行，症状均有动血、动风、伤阴表现。但血热证病程长，发病缓，多见于内伤杂病；温病血分证属外感温病后期的危重阶段，病程短，发病急，病情凶险，病变多涉及心、肝、肾三脏。血热证症状表现较轻，以动血、热象为主；温病血分证症状表现较重，多见动风、伤阴表现，如昏狂、谵妄、抽搐、手足蠕动等症状。

（赵 歆）

xuètuōzhèng

血脱证（syndrome of blood collapse）
突然大量出血或长期反复出血，致阴血亏损脱失所表现的证候。又称脱血。

临床表现 面色苍白，头晕眼花，心悸怔忡，气微而短，四肢逆冷，舌色枯白，脉微或芤。

证候分析 突然大量出血或长期反复出血，血液大亏，不能濡养头目，上荣面舌，故头晕眼花，面色苍白无华，口唇、眼睑色淡、舌色枯白；血脱不能濡养爪甲、肌肤、经脉，故见爪淡无华，肌肤干涩；血脱无以载气阳以行，故见气微而短；阳气不能达于四肢，故见手足逆冷；心主血脉而藏神，肝藏血而主魂，血脱则心肝失养，神魂不宁，故心悸怔忡，脉微或芤。

辨证要点 大量出血，以面、舌苍白，四肢逆冷为辨证要点。

鉴别诊断 血脱证与气不摄血证均可见大量出血，但气不摄血证多先有严重气虚或气脱，后表现为急慢性出血，血脱证多为直接损伤出血，或有呕血、便血、尿血、血崩等突然大量出血的表现。临床亦需与液脱和血虚鉴别。液脱虽亦有血压降低等脱证表现，但无大量出血；血虚亦可见于失

血性疾病中，但多为病程长，病势缓，短期内出血量不大。

（赵 歆）

xuèzàozhèng

血燥证（syndrome of dryness in blood）
血热内蕴或热毒蓄久，内不得疏泄、外不得透达，以致津液营血耗伤，阴虚血燥，肌肤失于润养所表现的证候。

临床表现 颧红盗汗，或骨蒸潮热；或心烦失眠，五心烦热；或面白眩晕，体瘦易疲乏；咽喉红肿干痛，口渴，或咳嗽咯血；目赤干涩痒痛；皮肤干燥，或瘙痒脱屑；或大便干结，小便短赤；经血减少或经期错后，甚则闭经；舌红或舌淡，苔干少或无苔，脉细数。

证候分析 热伤津液致使阴液不足，阴阳失衡，虚热内生故见心烦失眠，五心烦热，颧红盗汗，或骨蒸潮热；阴血不能上润口咽，则咽喉红肿干痛，口渴；热灼肺络，则咳嗽唾血；热灼津伤，目睛失润，则目赤干涩痒痛；津、血乃气之载体，血燥津伤则气亦不足，故可见神疲乏力。津液缺乏，不能外润肌肤、内濡脏腑，故有口渴喜饮，皮肤官窍干燥，或瘙痒脱屑；津液不足致其排泄减少，故有小便短少，或大便干结；血虚不能上荣头面，充养清窍，故可有面白眩晕；血虚经血乏源，故有经血减少或经期错后，甚则闭经；舌红或舌淡，苔干少或无苔，脉细数等为血燥、阴伤常见表现。

辨证要点 官窍及皮肤干燥，溲少便干，有阴虚或血虚症状。

鉴别诊断 血燥证与津液亏虚证二者均可有目赤干涩痒痛、皮肤干燥、瘙痒脱屑、大便干结、小便短赤等，鉴别时主要从有无血虚症状方面考虑。血燥证常可

见经血减少或经期错后，甚则闭经，舌红或舌淡，苔干少或无苔，脉细数；而津液亏虚证无明显血失荣养的表现。

（赵　歆）

jīnyèbìng biànzhèng

津液病辨证（syndrome differentiation of fluid）

根据津液的生理功能和病理特点，辨别有关津液的不足、停聚及运行障碍而导致的病理状态的辨证方法。

《神农本草经》中已有"胸中痰结""留饮痰癖"之类的记载。《素问·经脉别论》对津液的生成、输布、排泄过程作了详尽地描述："饮入于胃，游溢精气，上输于脾。脾气散精，上归于肺，通调水道，下输膀胱。水精四布，五经并行"，东汉·张仲景《金匮要略·痰饮咳嗽病脉证并治》提出痰饮分型："问曰：夫饮有四，何谓也？师曰：有痰饮，有悬饮，有溢饮，有支饮。"隋·巢元方在《诸病源候论·水肿病诸候》中说："肾虚不能宣通水气，脾虚又不能制水，故水气盈溢，渗液皮肤，流遍四肢，所以通身肿也"，这是对水液停聚而致的水肿病的描述。《医林绳墨·痰》介绍了多种痰证的病因病机和表现："痰者，人身之痰饮也。人之气道清顺，则痰不生，窒塞则痰壅盛。或因风、寒、暑、湿之外感，或因七情、饮食之内伤，以致气逆而液浊，则痰证成焉。是以聚于肺者，则名气痰，其痰喘嗽上出；……此皆痰之见于内而证于外者也。"《临证指南医案·脾胃》中涉及津亏证："凡遇察质木火之体，患燥热之症，或病后热伤肺胃津液，以致虚痞不食，舌绛咽干，烦渴不寐，肌燥熇热，便不通爽"。

津液的生成不足或丢失过多，可出现伤津、脱液的津液亏虚证；津液的输布、排泄障碍，可导致津液停聚于体内，从而产生痰、饮、水、湿等病理性产物，进而形成痰证、饮证、水停证及内湿证。但四者亦有很大区别就其形质而言，稠浊者为痰，清稀者为饮，清澈澄明者为水，而湿乃是水气弥散于人体组织中的一种状态，其形质不如痰、饮、水明显。故而有湿为无形之邪，水、饮为有形之邪，痰既有有形之邪的存在形式，亦有无形之邪的存在形式。就其停留的部位而言，湿多呈弥散状态布散全身，易困阻脾土，一般不形成明显的异形异物；水多溢于肌表，以头面、四肢或全身水肿为特点；痰则外而皮肉筋骨，内而脏腑，无处不到，致病范围广泛；饮多停留于肠胃、胸胁、胸膈、肌肤等脏腑组织的间隙或疏松部位，因其停留的部位不同而表现各异，故有痰饮、悬饮、溢饮、支饮等不同病名。

（赵　歆）

jīnyè kuīxūzhèng

津液亏虚证（syndrome of deficiency of fluid）

体内津液不足，导致脏腑、组织、官窍失却滋润、濡养所表现的证候。又称津亏证、津伤证、内燥证。

临床表现　口、鼻、唇、咽干燥，皮肤干燥或皲裂，口渴喜饮，小便短少，大便干结，舌红，苔少津或干，脉细，甚至目眶凹陷，皮肤枯瘪，唇干裂，少尿甚无尿，舌红瘦，少苔或无苔，脉细数或疾。

证候分析　此证的产生，原因有摄入不足与丢失过多两方面。摄入不足，多见于饮水过少，或某些疾病导致；而丢失过多，多见于高热、大汗、大吐、大下、烧伤等使津液大量丢失。津液缺乏，不能滋润肌肤、濡润组织官窍，则见皮肤干燥或皲裂，口、鼻、唇、咽干燥，口渴喜饮，大便干结；津液不足致其排泄减少，故有小便短少；舌苔少津或干，脉细，均为津液不足之象；津乃气之载体，津伤则气亦不足，故可见神疲乏力。若津液严重不足，以致不能充养、濡润脏腑组织，则见目眶深陷，皮肤枯瘪；尿无化源，故少尿甚无尿；津液乃阴液的重要组成部分，津液大伤致使阴液不足，阴阳平衡失调，虚热内生故见烦躁不宁，舌红瘦，少苔或无苔，脉细数或疾等阴虚之象。

辨证要点　以唇、舌、咽及皮肤干燥，溲少便干为特征。

鉴别诊断　津液亏虚证与燥邪伤肺证均可见口、鼻、唇、咽干燥，口渴，小便短少，大便干结，舌干等，但津液亏虚证属里虚证，通常无明显寒热，无表证表现；而燥邪犯肺证常伴见燥热表证，如恶寒发热均较轻，脉浮等表现。

（赵　歆）

tánzhèng

痰证（phlegm syndrome）

痰浊阻于局部或流泛全身导致脏腑气机紊乱或痰结成块所表现的证候。

临床表现　咳喘咯痰，喉中痰鸣，呕吐痰涎；痰核、瘿瘤、瘰疬、乳癖；眩晕，胸闷脘痞，肢体麻木，半身不遂，舌强言謇；神识不清或昏仆，癫、狂、痫、痴呆，梅核气；形体肥胖，白带量多；苔腻，脉滑。

证候分析　痰是体内津液停聚所形成的稠浊而黏滞的病理产物，流动性小而难以消散，可停聚于人体的任何部位。痰之症状，变幻不一。"肺为贮痰之器"，说明痰易停聚于肺。痰阻于肺，影响肺气的宣发肃降功能，肺气上逆，则见胸闷，咳喘咯痰，痰质黏稠，或喉中痰鸣等症；"脾为生痰之源"，说明痰的生成与脾的运化功能失常密切相关。痰浊中阻，气机不畅，胃失和降，可见脘痞，呕吐痰涎；痰质地黏稠，流动性小而难以消散，故常停积于某些局部，而见痰核、瘰疬、瘿瘤、乳癖、梅核气等症；痰亦可随气升降而流窜全身，如痰浊蒙蔽清窍，则头晕目眩；痰浊蒙蔽心神，则神昏，或为癫、狂、痫、痴呆等病；"肥人多痰湿"，故可表现为形体肥胖；痰浊停滞于胞宫，冲任受阻，则白带量多而不孕；痰停经络，气血运行不利，可见肢体麻木，半身不遂，舌强言謇；苔腻脉滑，为痰浊内阻的表现。

辨证要点 该证临床表现复杂。可结合吐痰或呕吐痰涎，或神昏时喉中痰鸣，或肢体麻木，或见痰核，苔腻，脉滑等辨别。

鉴别诊断 与饮证相鉴别。痰和饮，都是津液代谢障碍所形成的病理产物。痰和饮在分泌物稠浊程度、症状表现及舌脉上有很大不同。一般以较稠浊的称为痰，清稀的称为饮。痰，又分有形与无形，有形之痰，指咯吐出有形可见的痰液，以及瘰疬、痰核等；无形之痰，则指停滞在脏腑经络等组织中不见形质的痰液，但可通过其所表现的症状而确定。饮，为有形之邪，指水液停留于人体局部者。痰证常见痰多质稠，胸脘痞闷，呕恶，纳呆，或头晕目眩，或形体肥胖，或神昏而喉中痰鸣，或神志错乱而为癫、狂、痫、痫，或某些部位出现圆滑柔韧的包块等，舌苔腻，脉滑。饮证常见分泌物清稀，脘腹部水声

辘辘；肋间饱满，咳唾引痛；胸闷，心悸，息促不得卧；身体、肢节疼重；咳吐清稀痰涎，或喉间哮鸣有声；头目眩晕，舌苔白滑，脉弦或滑等。

（赵 歆）

yǐnzhèng

饮证（fluid retented syndrome）

饮邪停聚于胃肠、胸胁、肌肤、肺等身体的管腔部位导致津液转输、输布发生障碍所表现的证候。

临床表现 根据饮停留的部位而出现各种不同的主症，常见有脘痞腹胀，呕吐清水，肠鸣漉漉；或胸胁饱满胀痛，咳唾、转侧则疼痛加剧；或胸闷心悸，咳嗽气喘，痰清稀色白量多，甚或倚息不能平卧，水肿；舌淡胖苔白滑，脉弦。

证候分析 饮为阴邪而兼有寒象，主要停积于胃肠、胸胁、肌肤、肺等身体的管腔部位。《金匮要略》根据饮邪停聚于机体部位的不同，将饮分为四种：饮停胃肠谓之"痰饮"（《脉经》《千金翼》俱作"淡饮"），饮停胁下谓之"悬饮"，饮停胸膈谓之"支饮"，饮溢四肢、皮肤谓之"溢饮"。

饮证多由中阳素虚，或胸阳不振，复因外感风寒水湿之邪、饮食劳倦所伤等，以致津液的转输、输布发生障碍，从而停聚为病。饮邪停留于胃肠，阻滞气机，胃失和降，可见脘痞腹胀，呕吐清水，肠鸣漉漉；饮邪流注胸胁，阻碍肝肺气机，致肝气不利，肺气不降，则见胸胁胀痛，咳嗽；有形之邪停聚，故胸胁饱满，咳唾、转侧则气滞加重，故而疼痛加剧；饮邪停于心肺，胸中气机不畅，可见胸闷；饮邪轻微者，仅妨碍气机升降而咳嗽气喘，重则饮邪凌心而见心悸，甚或倚息

不得卧；饮为阴邪兼有寒象，故见痰清稀色白量多；肺外合皮毛，水饮犯肺并外走皮肤，故可见水肿；饮证多因阳虚津液不化所致，舌淡胖苔白滑、脉沉弦为阳虚饮停之象。

辨证要点 以胸闷脘痞，呕吐清水，咳吐清稀痰涎，肋间饱满，苔滑并结合饮停部位为辨证要点。

鉴别诊断 与痰证鉴别，见痰证。

（赵 歆）

shuǐtíngzhèng

水停证（syndrome of retention of water）

水液停聚于肌肤、腠理等组织间隙或经腔，导致水邪泛溢，气化失司所引起的证候。

临床表现 水肿，小便短少，苔白润或滑。若浮肿先见于眼睑、颜面，迅速遍及全身肌肤，小便短少，伴恶风发热，头身疼痛，咽痛，咳嗽，舌红或暗，苔薄白，脉浮紧或数，为阳水；若水肿先见于足胫、下肢，逐渐发展至全身，腰以下为甚，按之肌肤凹陷而不能即起，腹部胀大，按之有波动感，叩之音浊，小便短少，神疲乏力，畏寒肢冷，面色㿠白，舌淡胖，苔白滑，脉沉迟无力，为阴水。

证候分析 水是体内津液停聚所形成的最清稀且流动性大的病理产物。此证的形成，可因风邪外袭、或湿邪内阻，或因劳倦内伤、久病正虚等，影响肺脾肾的气化功能，使津液输布、排泄失常，而致水液泛溢；水为有形之邪，因其质地较饮为清稀，流动性大，故易于渗透到肌肤、腠理等组织间隙及停蓄于空腔中，导致全身或局部水肿甚或胸、腹腔积水，并可随体位改变而变动；水邪泛溢肌肤，则局部或全身浮

肿；气化失司，水液停蓄而不泄，故小便短少；苔白润或滑，乃水湿内停之征。

辨证要点 以水肿，小便不利为主症。阳水以发病急，进展迅速，水肿先从眼睑头面开始，上半身肿甚为辨证要点；阴水以发病缓、来势徐，水肿先从足部开始，腰以下肿甚为辨证要点。

鉴别诊断 鉴别阳水和阴水。水肿性质属实者，称为阳水，多为外感风邪，或水湿侵淫等引起；肺通调水道，外合皮毛，为水之上源，风邪侵袭，肺卫受病，宣降失司，通调失职，水津失布，泛溢肌肤而成水肿，小便短少；风性轻扬、升散，善行而数变，风水相搏，故浮肿先见于头面，并迅速遍及全身；因感受风邪，故先见恶风发热、头身疼痛、咽痛、脉浮等表证之象。水肿性质属虚者，称为阴水，多由劳倦内伤，或病久正虚等导致脾肾阳虚，不能气化，津液停聚而泛溢肌肤，发为水肿；脾阳虚不能运化水液，肾阳虚气化无权，故水肿先见于下肢，逐渐发展至全身，腰以下为甚，小便短少；水肿严重者可见腹部膨隆，按之有波动感，叩之音浊；神疲乏力，畏寒肢冷，面色㿠白，舌淡胖苔白滑，脉沉迟无力，皆为阳虚之象。

（赵　歆）

qì-xuè-jīnyè jiānbìngbiànzhèng

气血津液兼病辨证（syndrome differentiation of concurrently qi, blood and fluid）

根据气血津液的生理功能和病理特点，对于气血同病、气与津液、血与津液同病的证候进行分析辨别的辨证方法。

对于气血兼病，《素问·调经论》曰："气血以并，阴阳相倾，气乱于卫，血逆于经，气血离居，一实一虚。"明·张景岳

《景岳全书·传忠录》中分析了气机变化引起的血及津液病证："夫天地之道，阳主气，先天也；阴成形，后天也。故凡上下之升降，寒热之往来，晦明之变易，风水之留行，无不因气以为动静，而人之于气，亦由是也。凡有余之病，由气之实，不足之病，因气之虚。如风寒积滞，痰饮瘀血之属，气不行则邪不除，此气之实也。虚劳遗漏，亡阳失血之属，气不固则元不复，此气之虚也。虽曰泻火，实所以降气也。虽曰补阴，实所以生气也。气聚则生，气散则死，此之谓也。"《寿世保元·血气论》："盖气者血之帅也。气行则血行。气止则血止。气温则血滑。气寒则血凝。气有一息之不运。则血有一息之不行。病出于血调。其气犹可以导达。病原于气。"《血证论·脉证死生论》："夫载气者，血也；而运血者，气也。人之生也，全赖乎气。血脱而气不脱，虽危犹生。一线之气不绝，则血可徐生，复还其故。血未伤而气先脱，虽安必死。以血为魄，而气为魂，魄未绝而魂先绝，未有不死者也。"

气属阳，血属阴，"气主煦之""血主濡之"。气为血之帅，血为气之母。气和血两者，生理上具有相互依存、相互资生、相互为用的密切关系，病理上常可相互影响，或为同时发病，或为先后因果，形成多种兼病证型。临床气血同病常见的证候，有气血两虚证、气虚血瘀证、气不摄血证、气随血脱证、气滞血瘀证等。

（赵　歆）

qixuè liǎngxūzhèng

气血两虚证（syndrome of deficiency of both qi and blood）

气虚和血虚证同时存在的证候。

临床表现 面色淡白无华或

萎黄，神疲乏力，少气懒言，或自汗，头晕目眩，动则加剧，心悸多梦，唇甲色淡，形体消瘦，舌淡嫩，脉细无力。

证候分析 此证多由久病不愈，气血两伤；或先有血虚，气失生化之源而随之匮乏；或先因气虚，不能生化而继见血少，均可导致气血两虚。气可生血，血亦可化气，气和血互根互化，故此证虽多因气虚不能生血，由气虚而致血虚，即气虚在先、为因，血虚在后、为果；然而也有先血虚而致气虚者。因此气血两虚证的病机，常常是互为因果。气虚则形神失养，故神疲乏力，少气懒言，动则加剧；血虚不能充盈脉络，则唇甲色淡，舌淡嫩，脉细；心神失养，故心悸多梦；气血亏虚，不能上荣于头面，外养肌肉，则面色淡白或萎黄，目眩头晕，形体消瘦。

辨证要点 气虚与血虚证候共见。临床以面色淡白或萎黄，心悸失眠，眩晕乏力为主要表现。

鉴别诊断 气血两虚证与气不摄血证均有气虚和血虚表现，但气血两虚证可先见气虚，或先见血虚；而气不摄血证通常先有气虚表现，气虚统摄血液功能减退，以致血不循经，逸出脉外，从而导致各种急或慢性出血。

（赵　歆）

qìzhì xuèyūzhèng

气滞血瘀证（syndrome of qi stagnation and blood stasis）

由于气机郁滞而致血行瘀阻所表现的证候。

临床表现 胸胁或局部胀满疼痛、或窜痛，或刺痛、拒按不移；或肿块坚硬，局部青紫肿胀；情志抑郁或急躁易怒，或面色晦暗；或妇女乳房胀痛、或痛经、闭经、或经色紫暗夹血块；舌紫

暗或有瘀点瘀斑，脉弦涩。

证候分析 此证多由情志不遂，或跌仆闪挫，或外邪侵袭，使气机郁滞，血行不畅而成。肝主疏泄，具有条达气机，调节情志的功能，情志不遂，或外邪侵袭肝脉，导致疏泄失职，气机郁滞，而见胸胁胀闷疼痛，或窜痛，情志抑郁或急躁易怒；气为血之帅，气滞则血行不畅，气血瘀滞，可见疼痛更甚，呈刺痛，拒按不移，肿块坚硬、局部青紫肿胀，面色晦暗、舌紫暗或有瘀点瘀斑、脉涩；肝主藏血，肝血瘀滞，冲任受阻，可有闭经；肝脉绕阴器，抵小腹，过两乳，肝气郁滞，血行不畅，女子可见痛经、经色紫暗夹血块，乳房胀痛。

辨证要点 以气滞与血瘀的证候并见。临床以局部胀满、刺痛、拒按，面色晦暗，舌紫或有瘀斑，脉弦涩为主要表现。

鉴别诊断 气滞血瘀证与气虚血瘀证均有血瘀症状，如疼痛如刺，痛处不移而拒按，舌淡暗或见瘀斑等。但气滞血瘀是气机运行不畅，以致血液运行障碍，形成气滞与血瘀并存的病理变化。在血瘀症状的基础上还有气滞症状，如胸胁胀闷，走窜疼痛，急躁易怒。气虚血瘀证是气虚推动无力而导致血瘀，形成气虚与血瘀并存的病理变化。症状有血瘀，还有气虚症状，如身倦无力，少气懒言，面色淡白或晦滞等。

（赵 歆）

qìxū xuèyūzhèng

气虚血瘀证（syndrome of blood stasis due to deficient qi） 气虚运血无力而致血行瘀滞所表现的证候。

临床表现 面色淡白或晦滞或青灰，神疲乏力，少气懒言，或胸胁或其他局部刺痛，痛处不

移而拒按，或见青紫，或可触及肿块而质硬，舌淡紫或有瘀点瘀斑，脉细涩无力。

证候分析 气虚不荣于面，则面色淡白，舌淡；元气不足则脏腑功能减退，故神疲乏力，少气懒言，脉细无力；气虚运血无力，血行缓慢，以致脉络瘀滞，故面色晦暗或青灰，舌淡紫或有瘀点瘀斑，或局部青紫；瘀血内阻，经络不通，则胸胁或其他局部刺痛，痛处不移而拒按，脉涩；血瘀日久，结聚日深，可逐渐形成肿块而质硬。

辨证要点 气虚与血瘀症状并见。临床以神疲、乏力、气短兼见局部肿硬、刺痛，舌淡紫或有瘀点、瘀斑为主要表现。

鉴别诊断 与气滞血瘀证的鉴别，见气滞血瘀证。

（赵 歆）

qìbùshèxuèzhèng

气不摄血证（syndrome of qi failing to control blood） 气虚不能统摄血液导致血不循经、血行无力所表现的证候。

临床表现 有吐血、便血、尿血、齿衄、肌衄、崩漏等出血症，并见面白无华，神疲乏力，少气懒言，头晕心悸，动则加剧，舌淡嫩，脉弱或芤。

证候分析 此证多由久病、劳倦、饮食不节等导致气虚，以致气不能统摄血液的运行，血溢脉外而成为气不摄血证。气为血之帅，能统摄血液在脉内运行，如气虚统摄无权，血不循经运行而溢于脉外，可见吐血、便血、尿血、齿衄、肌衄、崩漏等多种出血症状；同时，气虚则表现为神疲乏力，少气懒言，动则加剧；气虚则行血无力，络脉不充，加之失血，故见面白无华，头晕心悸，舌淡嫩，脉弱。

辨证要点 气虚证与出血并见。以出血和此前或同时有神疲乏力，动则加剧等气虚症状为辨证要点。

鉴别诊断 气不摄血证与血热证均有出血，临床需仔细鉴别。气不摄血证多见于慢性病，病势较缓，病证性质为虚证；血热证多见于急性病，病势较急，病证性质为实证。气不摄血证出血色淡而质薄，兼见少气懒言、倦怠乏力，多有舌淡脉细弱；血热证出血色鲜红而质稠，兼有身热心烦、口渴，多有舌红绛脉弦数。与气随血脱证的鉴别，见气随血脱证。

（赵 歆）

qìsuíxuètuōzhèng

气随血脱证（syndrome of prostration of qi after massive loss of blood） 由于大量失血而引起气随之暴脱的危重证候。

临床表现 大量出血（如吐血、鼻衄、咯血、便血、崩漏、产后大出血、创伤出血等）的同时，见面色苍白，神情淡漠，甚至晕厥，四肢厥冷，大汗淋漓，气少息微，舌淡，脉微欲绝。

证候分析 此证常由外伤，或肝、胃、肺等脏器本有宿疾而脉道突然破裂，或妇女血崩、产后等突然大量出血所致。大失血出现在前、为因，血为气之母，血以载气，血脱则气无所依附，故气亦随之而脱。此证虽因大失血而致血脱在先，但此后元气随之亡脱，五脏之气皆欲衰竭，病势危急。心主血脉、藏神，其华在面，在液为汗，心气衰竭，则神情淡漠，甚至晕厥，面色苍白，脉微欲绝，大汗淋漓；肺主气司呼吸，肺气衰竭，则气少息微。

辨证要点 以大出血同时有神情淡漠，面色苍白，脉微，气少息微等气脱征象为辨证要点。

鉴别诊断 气随血脱证与气不摄血证均有出血和气虚证的表现。但气随血脱证必以大出血在先，出血过多，气无依附而脱失；气不摄血证是气虚而统摄血行无权所致。证候特点上气随血脱证发病急，出血快而量多，有气脱亡阳的危证；气不摄血证发病缓，出血量相对血脱为少。

（赵 歆）

tányū hùjiézhèng

痰瘀互结证（syndrome differentiation of zang-fu organs） 在疾病的形成和发展过程中，因痰浊瘀血相互搏结，痰证和瘀证的临床表现共见的证候。又称痰瘀搏结证、瘀痰内阻证、血瘀痰凝证。

临床表现 局部肿块刺痛，或包块胀满时而作痛，触之略硬或略软，或肢体麻木、痿废，胸脘痞闷，或见呕恶痰多，或痰中带紫暗血块，或见眩晕困倦，或形体肥胖，经少或闭经，或见量多，带下量多色白质黏，舌紫暗或有斑点，苔腻，脉弦涩等为常见症的证候。

证候分析 痰、瘀的形成与五脏关系密切，两者共同致病因素多为气虚、气滞、外感寒邪、内生邪热，病位可在心、在肝或在经络、四肢等，致病广泛，如咳喘、中风、噎膈、痹证、胸痹、癫、狂、痫、癥积等，症状复杂。此证血瘀和痰阻并见，可先表现为血瘀证，亦可先表现为痰证。机体气血不畅，血瘀内生。实邪瘀滞，不通则痛，故见痛如针刺，痛有定处；瘀血凝聚，日久不散，故见肿块有形，胀满作痛；瘀阻于舌，故见舌紫暗或有斑点；瘀阻冲任，故见经闭、痛经；血不循经，故见出血颜色紫暗夹块；血脉不利，故见脉细涩；机体气

机升降失职，痰停于内，随气上下，痰阻于肺，肺失宣降，故见咳喘胸闷，痰鸣咯痰；痰留于胃，胃失和降，故见脘痞纳呆、恶心；痰阻于内，清阳不升，故见眩晕；痰留经络，血行受阻，故见肢体麻木、痿废；痰结局部，凝聚成块，故见肿块或包块胀满。

辨证要点 以局部肿块刺痛，或肢体麻木、胸闷多痰，舌紫暗或有斑点，苔腻，脉弦涩等为辨证要点。

鉴别诊断 痰瘀互结证与气滞血瘀证均有血瘀证表现，如局部肿块刺痛，舌紫暗或有斑点，脉弦涩等，但痰瘀互结证亦有痰证特点，如呕恶痰多，或肢体麻木、痿废，胸脘痞闷，或见眩晕困倦，或形体肥胖等；而气滞血瘀证还有气滞症状，如胸胁胀闷，走窜疼痛，急躁易怒等。

（赵 歆）

zàngfǔ biànzhèng

脏腑辨证（syndrome differentiation of zang-fu organs） 以中医藏象学说为理论指导，根据脏腑的生理功能和病理特点，对患者的临床资料进行分析、辨别、归纳，判断疾病所在的脏腑部位及病性的辨证方法。是临床各科辨证的基础，为辨证体系中的重要组成部分，尤其适用于内伤杂病的辨证。中医学的辨证方法虽然多种多样，各有特点，但最后大都落实在脏腑的病变上，也即证候的定位是辨证内容组成的基本要素之一。八纲辨证是辨证的纲领，但八纲辨证只是分析、归纳各种证候的类别、部位、性质、正邪盛衰等关系的纲领。如果要进一步分析疾病的具体病理变化，就必须落实到脏腑，用脏腑辨证的方法才能解决。脏腑辨证的主要内容包括脏病辨证、腑病辨证

及脏腑兼病辨证等。

（杨 硕）

xīn yǔ xiǎochángbìng biànzhèng

心与小肠病辨证（syndrome differentiation of the heart and small intestine） 根据心与小肠的生理功能及病理特点，对四诊所收集的病情资料，进行综合分析、归纳，辨别心与小肠疾病不同病性的辨证方法。生理功能上，心与小肠互为表里，手少阴心经和手太阳小肠经相互络属，所以心系统的病证亦与小肠系统密切相关，故将两者共同归属于一类。

心居胸中，心包络围护其外，其经脉下络小肠，与小肠互为表里。手少阴心经循臂内侧后缘，下络小肠，与小肠互为表里。心开窍于舌，在体合脉，其华在面；小肠主受盛、化物和分清泌浊。心经有实火，可移热于小肠，引起尿少、尿痛、尿热赤等症。小肠有热，亦可循经上炎于心，可见心烦、舌赤、口舌生疮等症。

心的病变主要反映在心脏本身、主血脉功能及心神异常。心病常见症状为心悸、怔忡、心烦、心痛、胸闷、心烦、健忘、失眠、多梦、狂乱、神昏谵语、脉结代等。此外，如舌痛、舌疮等某些舌体病变，亦多与心相关。小肠的病变主要以泌别清浊功能失常为主，常见症状为小便赤涩灼痛、尿血等。

心病常见证候有心血虚证、心阴虚证、心气虚证、心阳虚证、心阳暴脱证、心火亢盛证、心脉痹阻证、痰蒙心神证、痰火扰神证及瘀阻脑络证。小肠病常见证候有小肠实热证。

（龚一萍）

xīnxuè xūzhèng

心血虚证（syndrome of heart-blood deficiency） 心血不足，心失濡养所表现的证候。

临床表现 心悸怔忡，失眠多梦，健忘，眩晕，面色淡白或萎黄，唇舌色淡，脉细弱。

证候分析 多由脾虚生血之源匮乏，或失血过多，或久病失养，或劳心耗血等所致。心血不足，心失所养，心动不安，故心悸怔忡；血不养心，神失濡养，心神不宁，则失眠多梦；血虚不能上荣头面，故见头晕，健忘，面色淡白或萎黄，唇舌色淡；血虚不能充盈脉道，则脉象细弱。

辨证要点 以心悸怔忡，失眠多梦与血虚症状共见为辨证的主要依据。

鉴别诊断 心血虚证应与心阴虚证、肝血虚证相鉴别。

心血虚证与心阴虚证的鉴别：二者都属心的虚证，均有心悸怔忡，失眠多梦等表现，但前者为血虚，无热象，常见头晕眼花，面色淡白，唇、甲、舌色淡等症。后者为阴虚，虚热表现明显，常见心烦，口燥咽干，手足心热，两颧潮红，潮热盗汗等症。

心血虚证与肝血虚证的鉴别：两者病性虽同为血虚，但病位不同。心血虚证临床以心悸怔忡、失眠多梦、头晕眼花、面色淡白为特征；肝血虚证临床以四肢麻木、视物模糊、两目干涩、月经量少，甚则闭经为特征。

（龚一萍）

xīnyīn xūzhèng

心阴虚证（syndrome of heart-yin deficiency） 心阴亏虚，虚热内扰所表现的证候。

临床表现 心悸怔忡，心烦，失眠多梦，五心烦热，潮热，盗汗，颧红，咽干，舌红少苔，脉细数。

证候分析 多因思虑劳神太过，暗耗心阴，或热病日羁，灼伤心阴，或肝肾阴亏，累及于心，或发汗太过，亡其津液，或年高体衰，阴液衰减等所致。心阴不足，心失濡养，心动不安，故心悸怔忡；心阴虚则心神失养，且虚热扰心而心神不安，故心烦，失眠多梦；阴不制阳，虚热内生，则五心烦热，潮热，盗汗，颧红，咽干；舌红少苔，脉细数，为阴虚内热之象。

辨证要点 以心悸、心烦、失眠多梦与阴虚见症为辨证的主要依据。

鉴别诊断 心阴虚证需与心血虚证、心火亢盛证鉴别。

心阴虚证需与心血虚证的鉴别：见心血虚证。

心阴虚证与心火亢盛证的鉴别：两者都有热象，但前者属虚热，表现为手足心热，午后潮热，两颧潮红，盗汗等；而后者为实热，表现为面赤口渴，便秘溲黄，舌尖红绛，苔黄，脉数有力等脉症可寻。

（龚一萍）

xīnqì xūzhèng

心气虚证（syndrome of heart-qi deficiency） 心气不足，鼓动乏力所表现的证候。

临床表现 心悸怔忡，胸闷气短，神疲乏力，活动劳累后则诸症加剧，自汗，面色淡白，舌淡苔白，脉弱。

证候分析 多由先天不足，素体虚弱，久病体虚，或年老气虚衰，或暴病伤正所致。心气不足，鼓动乏力，轻则心悸，重则怔忡；心居胸中，心气亏虚，胸中宗气运转无力，气机不畅，故胸闷气短；心气虚亏，机能活动减弱，故神疲乏力；动则气耗，故活动劳累之后诸症加剧；汗为心液，心气虚则心液不固而外泄，故自汗；气虚运血无力，络脉不充，故面色淡白，舌淡，脉弱。

心气虚而行血无力，可致气虚血瘀证，兼见面色暗淡，舌有瘀斑、瘀点等。心气亏虚，病久及血，则见气血两虚证，兼见失眠多梦，唇舌淡白。

辨证要点 以心悸怔忡，胸闷气短与气虚症状并见为辨证的主要依据。

鉴别诊断 心气虚证应与心阳虚证、肺气虚证进行鉴别。

心气虚证与心阳虚证鉴别：两者均属心的虚证，心阳虚证是心气虚证进一步发展，均有心悸胸闷等表现，然前者为气虚，无寒象，常见心悸怔忡，胸闷气短，面色淡白等症；后者为阳虚，虚寒表现明显，常见畏寒肢冷，心痛，面色㿠白等症。

心气虚证与肺气虚证鉴别：二者均有气虚自汗的症状，就其病机病势而言，肺气虚证的病机为肺功能减退，宣降失职，宗气不足，气失所主，腠理不固，玄府疏松。若肺气虚进一步发展，常可气虚及阳，出现虚寒症状，或累及心气，心肺气虚，气虚血瘀，或累及肾气，肾不纳气，形成肺肾气虚证。心气虚证的病机为心功能减退，无力鼓动血行，心神不安，宗气不足，胸阳不振，气机阻痹。若心气虚发展，累及心阳，形成心阳虚证，亦可累及于肺，形成心肺气虚证。二证均为虚证，均属慢性疾患，起病缓慢，病程较长，不易速愈。

（龚一萍）

xīnyáng xūzhèng

心阳虚证（syndrome of heart-yang deficiency） 心阳虚衰，温运无力，虚寒内生所表现的证候。

临床表现 心悸怔忡，心胸憋闷，或胸痛，唇舌青紫，气短自汗，畏寒肢冷，面色㿠白，舌淡胖或紫暗，苔白滑，脉沉迟无力，或微细，或结代。

证候分析 多由心气虚进一步发展，或禀赋素弱，或久病阳虚，或年老脏腑阳气虚衰，或阴寒内生伤及心阳，或其他脏腑阳虚波及心阳所致。心阳不振，鼓动无力，心动失常，故心悸怔忡；心阳虚弱，宗气衰减，胸阳失展，故心胸憋闷、气短；心阳虚衰，阴寒内生，寒凝则经脉气血不通，则见胸痛而唇舌青紫；心虚卫外不固，则见自汗；阳气亏虚，形体失于温煦，则畏寒肢冷；阳虚寒盛，水气不化，则见面色㿠白、舌质淡胖，苔白滑；阳虚阴盛，推动血行乏力，或脉气不连，则见脉弱或脉结、代。

辨证要点 以心悸怔忡、胸闷或胸痛与阳虚见症为辨证的主要依据。

鉴别诊断 心阳虚证应与心气虚证、心阳暴脱证鉴别。

心阳虚证应与心气虚证的鉴别：见心气虚证。

心阳虚证与心阳暴脱证的鉴别：两者都可见心悸怔忡，胸闷气短，活动后加重，自汗。但心阳虚证兼见畏寒肢冷，胸痛，面色㿠白或晦暗，舌淡胖苔白滑，脉微细等虚寒症状；而心阳暴脱为心阳衰极，阳气暴脱，兼见突然冷汗淋漓，四肢厥冷，呼吸微弱，面色苍白，神志模糊或昏迷，脉微细欲绝等虚脱亡阳症状。

xīnyáng bàotuōzhèng

心阳暴脱证（syndrome of heart-yang collapse） 心阳衰极，阳气暴脱所表现的亡阳证候。

临床表现 在心阳虚证表现的基础上，更见突然冷汗淋漓，四肢厥冷，呼吸微弱，面色苍白，或胸痛暴作，面唇青灰，甚或神志模糊，昏迷不醒，舌淡或淡紫，脉微细欲绝。

证候分析 多在心阳虚衰或心脉痹阻的基础上阳气暴脱所致。阳衰不能摄津，故冷汗淋漓；气随津泄，肢体得不到阳气温煦，则四肢厥冷；阳虚无力运血，面、舌络脉不充，则面色苍白，舌淡或淡紫；阳气暴脱，宗气大泄，不能助肺以行呼吸，故呼吸微弱。心阳虚衰，寒凝经脉，心脉痹阻不通，则胸痛暴作，痛势剧烈，面唇青灰；阳气外脱，心神失养，神散不收，则神志模糊或昏迷；脉微细欲绝，为阳气虚极而外亡之征。

辨证要点 以心胸憋闷疼痛与亡阳见症为辨证要点。

鉴别诊断 心阳暴脱证应与心阳虚证、亡阳证相鉴别。

心阳暴脱证与心阳虚证的鉴别：见心阳虚证。

心阳暴脱证与亡阳证的鉴别：两者均为阳气骤然外脱所致的危重证候，前者病位在心，是在心阳虚的基础上发生的，常有心悸，胸憋闷痛或剧痛，面、唇、甲多见紫暗等心脉痹阻的症状；后者由多种病变所致阳气外脱，病前尚有多种原发病的症状。心阳暴脱证的本质是真虚假实，为心阳虚证的极期，预后不佳，除了脉象微细，体质状态差之外，还表现为一过性的好转，此为"残阳一点，回光返照"，即阳气不能收纳，阴阳离决在即，此与心气虚证和心阳虚证的证势相对稳定不同。

（龚一萍）

xīnhuǒ kàngshèngzhèng

心火亢盛证（syndrome of hyperactivity of heart fire） 心火炽盛，热扰心神所表现的证候。

临床表现 心烦失眠，发热汗出，面赤口渴，尿黄便结，口生舌疮，赤烂疼痛，或吐血、衄血，或小便短赤、灼热涩痛，甚或狂躁谵语、神识不清，舌尖红绛，脉数有力。

证候分析 此证多因七情郁结化火，或火热之邪内犯，或过食辛辣温补之品，内蕴化火，内炽于心所致。心主神明，火热内炽，扰乱心神则心烦失眠，甚或狂躁，神昏谵语；里热炽盛，伤灼津液，故口渴、便秘、溲黄；心之华在面，开窍于舌，火热循经上炎，则面赤、口舌生疮、赤烂疼痛。热伤血络，迫血妄行，则见吐血、衄血；心火循经下移于小肠，则见小便短赤、灼热涩痛；舌尖红绛，脉数有力，为心火内盛之象。

辨证要点 以心烦失眠、口舌生疮等神志、舌脉症状与实热见症为辨证要点。

鉴别诊断 心火亢盛证应与心阴虚证、肝火炽盛证、小肠实热证相鉴别。

心火亢盛证与心阴虚证的鉴别：见心阴虚证。

心火亢盛证与肝火炽盛证鉴别：心藏神，肝藏魂，热扰神魂，心神不宁，魂不守舍，而见心烦易怒，失眠多梦，并且两者都具有面赤口渴，溲黄便结等火热症状。但心之华在面，开窍于舌，火热循经上炎，则面赤、以口舌生疮、赤烂疼痛；循经下移小肠，则小便短赤、灼热涩痛。肝火循经上扰，则头晕胀痛，面红目赤，肝热移胆，循胆经上冲于耳，则耳鸣如潮，甚则突发耳聋。

心火亢盛证与小肠实热证鉴别：心火亢盛证是小肠实热证的病理基础，二证皆可见心烦口渴、口舌生疮、舌红苔黄、脉数等症。但小肠实热证以心火下移小肠，影响其泌别清浊的功能为基本改变，因此其重点在小便的异常，以小便赤涩，尿道灼痛，甚则尿血为主症。而心火亢盛证是以心火亢盛，内扰神明，上炎舌窍为基本特征，其重点在于神明被扰而以心烦失眠，甚则狂躁谵语，口舌生疮、糜烂为主症。

(龚一萍)

xīnmài bìzǔzhèng

心脉痹阻证 (syndrome of obstruction of the heart collaterals and vessels)

血瘀、痰浊、阴寒、气滞等因素痹阻心脉所表现的证候。临床上又有瘀阻心脉证、痰阻心脉证、寒凝心脉证、气滞心脉证之分。

临床表现 心脉痹阻证的共同症状是心悸怔忡，心胸憋闷作痛，痛引肩背或内臂。血瘀心脉者，痛如针刺，夜间尤甚，舌紫暗或见瘀斑瘀点，脉细涩或结代；痰阻心脉者，心胸憋闷疼痛，身重困倦，体胖痰多，舌苔白腻，脉沉滑；寒凝心脉者，突发剧痛，遇寒加重，得温痛减，畏寒肢冷，舌淡暗苔白，脉沉迟或沉紧；气滞心脉者，心胸胀痛，与情志变化有关，胁胀，善太息，脉弦。

证候分析 多因年高体弱，心气衰减；或多食肥甘厚腻，痰浊凝聚，痹阻心脉；或外感寒邪，凝滞心脉；或情志抑郁，气滞胸中所致。心阳不振，心失温养，则心动失常，故见心悸怔忡；阳气不运，血行无力，心脉痹阻，故心胸憋闷疼痛；手少阴心经之脉运行上肺，出腋下，循内臂，心脉不通则气血运行不畅，故见心痛而掣引肩背或内臂。

辨证要点 以心胸憋闷疼痛，痛引肩背内臂，甚则胸痛彻背，背痛彻胸为辨证依据。但因致痛之因有别，故应分辨疼痛特点及兼证。

鉴别诊断 心脉痹阻证中又可分为瘀阻心脉证、痰阻心脉证、寒凝心脉证、气滞心脉证。瘀阻心脉的疼痛以刺痛为特点，伴见夜间发作，或疼痛加甚，面色青灰，舌暗，或有紫色瘀斑、瘀点，脉细涩或结代等瘀血内阻的症状；痰阻心脉的疼痛，以心胸憋闷疼痛为特点，见体胖痰多，身重困倦，苔白腻，脉沉滑或沉涩等痰浊内盛的症状；寒凝心脉的疼痛以痛势剧烈，遇寒发作，得温痛减为特点，伴见畏寒喜温，肢冷，舌淡苔白，脉沉迟或沉紧等寒邪内盛的症状；气滞心脉的疼痛以胀痛为特点，发作往往与情志变化有关，常伴见胁胀，善太息，脉弦等气机郁滞的症状。

(龚一萍)

tánméng xīnshénzhèng

痰蒙心神证 (syndrome of phlegm misting the heart-mind)

痰浊蒙蔽心神所致以神志失常为主的证候。又称痰迷心窍证。

临床表现 神识痴呆，表情淡漠，精神抑郁，喃喃独语，举止失常；或突然昏仆，不省人事，口吐涎沫，喉中痰鸣；或面色晦滞，胸闷痰多，脘痞呕恶，意识模糊，甚则昏不知人；舌苔白腻，脉滑。

证候分析 多因湿浊酿痰；或情志不遂，气郁生痰，痰气互结，蒙蔽心神所致。常见于癫病、痫病、郁证及其他抑郁性精神疾病。肝气郁结，气郁痰凝，痰气搏结，蒙蔽心神，故神识痴呆，表情淡漠，精神抑郁，喃喃独语，举止失常；肝风挟痰，上窜蒙蔽心窍，故突然昏仆，不省人事，口吐涎沫，喉中痰鸣；痰浊内阻，清阳不升，浊气上泛，则面色晦滞，气机阻滞，胸阳失展，胃失和降，则胸闷痰多，脘痞呕恶；痰浊上蒙心窍，则意识模糊，甚则昏不知人；舌苔白腻，脉滑，为痰浊内盛之象。

辨证要点 以神识痴呆，精神抑郁，表情淡漠等抑郁性精神失常与痰浊内盛见症为辨证的主要依据。

鉴别诊断 痰蒙心神证应与痰火扰神证鉴别。两者均有神志异常及痰浊内盛的症状。但痰蒙心神证为阴证，无火热之证候，以神志痴呆、表情淡漠、精神抑郁等相对静止的症状为特征；痰火扰神证为阳证，火热证候明显，以神昏谵语，或狂躁妄动，胡言乱语，打人毁物，哭笑无常等燥热症状为特征。

(龚一萍)

tánhuǒ rǎoshénzhèng

痰火扰神证 (syndrome of phlegm-fire disturbing the heart-mind)

痰火内盛，扰乱心神，导致以神志失常为主的证候。又称痰火扰心证。

临床表现 心烦失眠，烦躁不安，甚则神昏谵语，或躁扰发狂，胡言乱语，不避亲疏，狂妄打骂，哭笑无常，或面红目赤，喉中痰鸣，咯吐黄痰，胸闷气粗，口干喜饮，便秘溲黄，舌红苔黄腻，脉滑数。

证候分析 多因情志抑郁，气郁生痰，久郁化火，灼津为痰；或外感温热邪气，灼津为痰，痰火阻闭心窍。痰火内盛，闭扰心神，轻则心烦失眠，重则神昏谵语，或狂躁妄动，胡言乱语，哭笑无常，狂妄打骂；痰火内盛，里热蒸腾，故见面红目赤，呼吸气粗；痰火内蕴，故见吐痰黄稠，或喉间痰鸣；痰阻气机，则胸闷不舒。热灼津伤，故见口干喜饮，便秘溲黄；舌红苔黄腻，脉滑数，为痰火内盛之征。

辨证要点 以神昏谵语、狂躁妄动、胡言乱语、不避亲疏、打人毁物、哭笑无常等亢奋性精神失常与痰热壅盛见症为辨证的主要依据。

鉴别诊断 痰火扰神证应与痰蒙心神证鉴别。

（龚一萍）

yūzǔ nǎoluòzhèng

瘀阻脑络证（syndrome of stasis block brain collaterals）

瘀血阻滞脑络，以头痛、头晕经久不愈等为主要表现的证候。

临床表现 头晕，头痛，痛如锥刺，痛处固定，经久不愈；或卒然昏倒，不省人事，半身不遂；或健忘，心悸，失眠；或头部外伤后昏不知人，面色晦暗；舌质紫暗，或有瘀点瘀斑，脉细涩。

证候分析 多因头部外伤；或久病入络，瘀血内停，上犯脑部，阻塞脑络所致。瘀血内停，阻滞脑脉，不通则痛，故头痛如锥刺，固定不移；若血郁于脑，上蒙清窍，则卒然昏倒，不省人事，脉络失畅，气血不荣，故半身不遂；气血瘀阻，不能上荣清窍，则头晕时作；瘀血不去，新血不生，心神失养，故见健忘、心悸、失眠等症，血不荣面，故面晦不泽；舌质紫暗，或有紫点紫斑，脉细涩，均为瘀血内阻之征。

辨证要点 以头痛刺痛不移、头晕经久不愈与瘀血见症为辨证的主要依据。

（龚一萍）

xiǎocháng shírèzhèng

小肠实热证（syndrome of excessive heat of small intestine）

心火或脾胃积热下移小肠，导致小肠里热炽盛所表现的证候。

临床表现 心烦失眠，面赤口渴，口舌生疮，溃烂灼痛，小便赤涩，尿道灼痛，尿血，舌红苔黄，脉数。

证候分析 该证多因心火下移小肠，或因脾胃积热，下移小肠所致。心火内扰则心烦失眠；热灼伤津则口渴；心火上炎则面赤、口舌生疮，甚则溃烂灼痛；心与小肠无为表里，心热下移于小肠，小肠分清泌浊功能失常，故见小便赤涩，尿道灼痛；热伤血络，迫血妄行，则尿血；舌红苔黄，脉数，均为小肠实热之征。

辨证要点 以小便赤涩灼痛与心火炽盛见症为辨证要点。

（龚一萍）

fèi yǔ dàchángbìng biànzhèng

肺与大肠病辨证（syndrome differentiation of the lung and large intestine）

根据肺与大肠的生理功能及病理特点，对四诊所收集的病情资料，进行综合分析、归纳，辨别肺与大肠疾病不同病性的辨证方法。

肺主气、司呼吸，主宣发、肃降，外邪犯肺，肺失宣肃，故见咳嗽、气喘；肺可通调水道，输布津液，肺失宣肃，津液不布，凝聚成痰，故见咯痰；痰浊阻肺，肺气不宣，故见胸闷、胸痛；外邪犯肺，水道失其通调，水气泛溢，故见浮肿；外邪侵犯肺系，肺系不利，故见咽喉痒痛、声音变异；肺气不宣，鼻窍不利，故见鼻塞、流涕；大肠传导失司，故见便秘；湿邪下迫大肠，故见腹泻、便下脓血；肠道气机阻滞，故见腹胀、腹痛。

肺脏常见症状为咳嗽、气喘、咯痰、胸闷、胸痛，或见水肿，肺系常见症状有咽喉痒痛、声音变异、鼻塞、流涕，其中以咳、喘、痰为特征表现。大肠常见症状为便秘、腹泻、便下脓血、腹胀、腹痛。

肺病常见证型有虚实之分：

虚证多由久病咳喘，或他脏及肺，以致肺失宣肃，常见肺气虚证、肺阴虚证、肺阳虚证；实证多因风、寒、燥、热等外邪的侵袭和痰饮内停，以致肺失宣肃，常见风寒犯肺证、风热犯肺证、燥邪犯肺证、肺热炽盛证、痰热壅肺证、寒痰阻肺证、饮停胸胁证、风水相搏证。大肠病常见证型亦有虚实之分：实证多因湿热、燥屎、虫积，常见虫积肠道证、肠热腑实证、肠道湿热证；虚证多由津亏，以致大肠传导失司，常见肠燥津亏证。

（胡志希）

fèiqì xūzhèng

肺气虚证（syndrome of lung-qi deficiency）

肺气虚弱，卫外不固，以咳嗽无力、气短而喘、自汗等为主要表现的虚弱证候。

临床表现 咳嗽无力，气短而喘，动则尤甚，咯痰清稀，声低懒言，或有自汗、恶风，易于感冒，神疲体倦，面色淡白，舌淡苔白，脉弱。

证候分析 多因久病咳喘，耗伤肺气；或因脾虚失运，生化不足，肺失充养所致。由于肺气亏虚，呼吸功能减弱，宣降无权，气逆于上，加之宗气生成不足，所以咳嗽无力，气短而喘；动则耗气，肺气更虚，则咳喘加重；肺气虚，宗气衰少，发声无力，则声低懒言；肺虚，津液不得布散，聚而为痰，故吐痰清稀。肺气亏虚，不能宣发卫气于肤表，腠理失密，卫表不固，故见自汗、恶风，且易受外邪侵袭而反复感冒；面色淡白，神疲体倦，舌淡苔白，脉弱，均为气虚不能推动气血，机能衰减之象。

辨证要点 多有久病咳喘、体弱等病史，以咳嗽无力，气短而喘，自汗与气虚症状共见为辨证的主要依据。

鉴别诊断 肺气虚证与肺阳虚证皆常有体弱、久病咳喘病史，多有咳嗽无力、咯痰白稀表现。但肺气虚证多以气虚症状共见，无明显寒象；而肺阳虚证多由肺气虚证发展而来，常伴有形寒肢冷等虚寒之象。

(胡志希)

fèiyīn xūzhèng

肺阴虚证（syndrome of lung-yin deficiency）

肺阴亏虚，虚热内扰，以干咳少痰、潮热、盗汗等为主要表现的虚热证候。

临床表现 干咳无痰，或痰少而黏、不易咯出，口燥咽干，形体消瘦，五心烦热，潮热盗汗，两颧潮红，或痰中带血，声音嘶哑，舌红少苔乏津，脉细数。

证候分析 多因燥热伤肺，或痨虫蚀肺，或汗出伤津，或素嗜烟酒、辛辣燥热之品，或久病咳喘，年老体弱，渐致肺阴亏虚而成。肺阴不足，失于滋润，肺中乏津，或虚火灼肺，以致肺热叶焦，失于清肃，气逆于上，故干咳无痰，或痰少而黏、难以咯出，甚则虚火灼伤肺络，络伤血溢，则痰中带血；肺阴不足，咽喉失润，且为虚火所蒸，以致声音嘶哑；阴虚阳无所制，虚热内炽，故见午后潮热，五心烦热；热扰营阴则盗汗；虚火上炎，故两颧发红；阴液不足，失于滋养，则口燥咽干，形体消瘦；舌红少苔乏津，脉细数，为阴虚内热之象。

辨证要点 以干咳，痰少难咯，潮热，盗汗等为辨证的主要依据。若潮热盗汗等虚热内扰之症不明显，则可称阴虚肺燥证。

鉴别诊断 肺阴虚证与燥邪犯肺证均有干咳、痰少难咯表现。但肺阴虚证属内伤久病，病程较长，无表证证候，虚热内扰的症状明显；燥邪犯肺证属外感新病，病程较短，常兼有燥邪袭表之表证证候，干燥症状突出，虚热之象不明显。

(胡志希)

fèiyáng xūzhèng

肺阳虚证（syndrome of lung-yang deficiency）

肺阳不足，温煦失职，主气失司，以咳喘无力、痰白清稀量多及虚寒症见为主要表现的证候。又称肺气虚寒证。

临床表现 面色㿠白或晦暗，咳喘无力，咳吐涎沫清稀量多，胸闷气短，声低息微，呼吸气冷，肢体欠温，精神萎靡，自汗，易感冒，口淡不渴，小便清长，或面浮肢肿，舌质淡紫胖嫩而润，舌苔白滑，脉沉迟弱。

证候分析 多由肺气素虚，寒邪反复外袭，损伤肺阳，或久病咳喘，耗损阳气，或先天禀赋不足，素体虚弱而致肺阳虚衰，或年老体弱，脾肾阳虚，阳气耗伤所致。肺阳虚弱致肺失宣降，故咳喘无力，声低息微，胸闷气短；肺主通调水道，肺阳虚弱则津液失于布摄，津液不得升散与下输，留于肺中而成痰饮，则咳吐涎沫清稀量多；阳气虚衰，失于温煦，则呼吸气冷，肢体欠温，精神萎靡；升散无力，则卫阳不得敷布，表卫不固，自汗较多，且易外感；阳虚失于温化水湿，则面色㿠白或晦暗，口淡不渴，小便清长，甚或水湿溢于肌肤，则面浮肢肿；舌淡紫胖嫩，苔白滑，脉沉迟而弱，为阳气虚弱、血行滞缓、痰湿内停之象。

辨证要点 以咳喘无力，痰白清稀量多与虚寒症见为辨证的主要依据。

鉴别诊断 肺阳虚证与肺气虚证皆常有体弱、久病咳喘病史，多有咳嗽无力、咯痰白稀表现。但肺气虚证多以气虚症状共见，无明显寒象；而肺阳虚证多由肺气虚证发展而来，常伴有形寒肢冷等虚寒之象。

(胡志希)

fēnghán fànfèizhèng

风寒犯肺证（syndrome of wind-cold invading the lung）

风寒侵袭，肺卫失宣，以咳嗽、咯白稀痰、恶风寒等为主要表现的证候。

临床表现 咳嗽，咯少量白稀痰，气喘，微有恶寒发热，鼻塞，流清涕，喉痒，或见身痛无汗，舌苔薄白，脉浮紧。

证候分析 多因风寒外邪，侵袭肺卫，致使肺卫失宣而成。肺司呼吸，外合皮毛，风寒外感，最易袭表犯肺，肺气被束，失于宣降而上逆，则为咳嗽、气喘；肺津不布，聚成痰饮，随肺气逆于上，故咯痰色白质稀；鼻为肺窍，肺气失宣，鼻咽不利，则鼻塞、流清涕、喉痒；风寒袭表，卫阳被遏，不能温煦肌表，故见微恶风寒；卫阳抗邪，阳气浮郁在表，故见发热；风寒犯表，凝滞经络，经气不利，故头身疼痛；寒性收引，腠理闭塞，故见无汗；舌苔薄白，脉浮紧，为感受风寒之征。

辨证要点 多有外感风寒的病史，以咳嗽，咯白稀痰与风寒表证共见为辨证的主要依据。

鉴别诊断 ①风寒犯肺证与风寒表证皆多有外感风寒病史，皆有风寒表证证候。但风寒犯肺证以咳嗽、咯白稀痰等肺脏病变为主，风寒表证证候较轻；而风寒表证则以表证证候为主，咳嗽较轻，不咯痰。②风寒犯肺证与风热犯肺证均属外感新病，均有咳嗽、咯痰及表证证候。但风寒犯肺证为恶寒重发热轻，痰白清稀，流清涕，舌苔薄白，脉浮紧；而风热犯肺证为发热重恶寒轻，痰少色黄，流浊涕，舌苔薄黄、脉浮数。

（胡志希）

fēngrè fànfèizhèng

风热犯肺证（syndrome of wind-heat invading the lung）

风热侵袭，肺卫失宣，以咳嗽、发热恶风等为主要表现的证候。在三焦辨证中属上焦病证，在卫气营血辨证中属卫分证。

临床表现 咳嗽，痰少而黄，气喘，鼻塞，流浊涕，咽喉肿痛，发热，微恶风寒，口微渴，舌尖红，苔薄黄，脉浮数。

证候分析 多因风热外邪，侵袭肺卫，致使肺卫失宣而成。风热袭肺，肺失清肃，肺气上逆，故咳嗽；风热熏蒸，津气敷布失常，故咯少量黄痰；肺气失宣，鼻窍不利，津液为热邪所灼，故鼻塞流浊涕；风热上扰，咽喉不利，故咽喉肿痛；风热袭表，卫气抗邪，阳气浮郁于表，故有发热；卫气被遏，肌表失于温煦，故微恶风寒；热伤津液，则口微渴；舌尖红，苔薄黄，脉浮数，为风热袭表犯肺之征。

辨证要点 多有感受风热的病史，以咳嗽、痰少色黄与风热表证共见为辨证的主要依据。

鉴别诊断 ①风热犯肺证与风热表证皆多有外感风热病史，皆有风热表证证候。但风热犯肺证以咳嗽、痰少色黄等肺脏病变为主，风热表证证候较轻；而风热表证则以表证证候为主，咳嗽较轻，不咯痰。②风热犯肺证与风寒犯肺证均属外感新病，均有咳嗽、咯痰及表证证候。但风热犯肺证为发热重恶寒轻，痰少色黄，流浊涕，舌苔薄黄、脉浮数；而风寒犯肺证为恶寒重发热轻，痰

白清稀，流清涕，舌苔薄白，脉浮紧。

（胡志希）

zàoxié fànfèizhèng

燥邪犯肺证（syndrome of dryness invading the lung）

外感燥邪，肺失宣降，以干咳痰少，鼻咽口舌干燥等为主要表现的证候。简称肺燥证。燥邪有偏寒、偏热的不同，而有温燥袭肺证和凉燥袭肺证之分。

临床表现 干咳无痰，或痰少而黏、不易咯出，甚则胸痛，痰中带血，或见鼻衄，口、唇、鼻、咽、皮肤干燥，尿少，大便干结，舌苔薄而干燥少津。或微有发热恶风寒，无汗或少汗，脉浮数或浮紧。

证候分析 多因时处秋令，或干燥少雨之地，感受燥邪，耗伤肺津，肺卫失和，或因风温之邪化燥伤津及肺所致。燥邪犯肺，肺津耗损，肺失滋润，清肃失职，故干咳无痰，或痰少而黏、难以咯出，咳甚损伤血络，而见胸痛、咯血、鼻衄；燥邪伤津，清窍、皮肤失于滋润，则为口、唇、鼻、咽、皮肤干燥，苔薄而干燥少津；肠道失润，则大便干燥；津伤液亏，则小便短少；燥袭卫表，卫气失和，故微有发热恶风寒；夏末秋初，燥与热合，多为温燥，腠理开泄，则见出汗，脉浮数。秋末冬初，若燥与寒合，多见凉燥，寒主收引，腠理闭塞，故表现为无汗，脉浮紧。

辨证要点 与气候干燥有关，以干咳痰少，鼻咽口舌干燥等为辨证的主要依据。

鉴别诊断 ①燥邪犯肺证与燥淫证皆有外感燥邪病史，皆有鼻咽口舌干燥表现。但燥邪犯肺证以干咳少痰、痰黏难咯等肺脏病变为主；而燥淫证以表证证候

为主，咳嗽一般不明显。②燥邪犯肺证与肺阴虚证均有干咳、痰少难咯表现。但燥邪犯肺证属外感新病，病程较短，常兼有燥邪袭表之表证证候，干燥症状突出，虚热之象不明显；肺阴虚证属内伤久病，病程较长，无表证证候，虚热内扰的症状明显。

（胡志希）

fèirè chìshèngzhèng

肺热炽盛证（syndrome of intense lung-heat）

火热炽盛，壅积于肺，肺失清肃，以咳喘气粗，鼻翼煽动等为主要表现的实热证候。简称肺热证或肺火证。在卫气营血辨证中属气分证，在三焦辨证中属上焦病证。

临床表现 发热，口渴，咳嗽，气粗而喘，甚则鼻翼煽动，鼻息灼热，胸痛，或有咽喉红肿疼痛，小便短黄，大便秘结，舌红苔黄，脉洪数。

证候分析 多因风热之邪入里，或风寒之邪入里化热，蕴结于肺所致。肺热炽盛，肺失清肃，气逆于上，故见咳嗽，气喘，甚则鼻翼煽动，气粗息灼；邪气郁于胸中，阻碍气机，则胸痛；肺热上熏于咽喉，气血壅滞，故咽喉红肿疼痛；里热蒸腾，向外升散，则发热较甚；热盛伤津，则口渴欲饮，大便秘结，小便短黄；舌红苔黄，脉洪数，为邪热内盛之征。

辨证要点 以咳喘气粗、鼻翼煽动与实热症状共见为辨证的主要依据。

鉴别诊断 ①肺热炽盛证与风热犯肺证均为肺热之证，以咳嗽伴有热象为主症。但肺热炽盛证属里实热证，病情多较重；风热犯肺证兼有风热表证证候，病情多较轻。②肺热炽盛证与痰热壅肺证均有肺热之象，以咳嗽伴

有热象为主症。但肺热炽盛证以里实热证为主，无痰或少痰；而痰热壅肺证为痰热俱盛，咯痰量多色黄质稠。

（胡志希）

tánrè yōngfèizhèng

痰热壅肺证 （syndrome of phlegm-heat obstructing the lung）

痰热交结，壅滞于肺，肺失清肃，以发热，咳喘，痰多黄稠等为主要表现的证候。

临床表现 咳嗽，咯痰黄稠而量多，胸闷，气喘息粗，甚则鼻翼煽动，喉中痰鸣，或咳吐脓血腥臭痰，胸痛，发热口渴，烦躁不安，小便短黄，大便秘结，舌红苔黄腻，脉滑数。

证候分析 多因邪热犯肺，肺热炽盛，灼伤肺津，炼液成痰；或宿痰内盛，郁而化热，痰热互结，壅阻于肺所致。痰壅热蒸，肺失清肃，气逆上冲，故咳嗽气喘，气粗息涌，甚则鼻翼煽动；痰热互结，随肺气上逆，故咯痰黄稠而量多，或喉中痰鸣；若痰热阻滞肺络，气滞血壅，肉腐血败，则见咳吐脓血腥臭痰；痰热内盛，壅塞肺气，则胸闷胸痛；里热炽盛，蒸达于外，故见发热；热扰心神，则烦躁不安；热灼津伤，则口渴，小便黄赤，大便秘结；舌红苔黄腻，脉滑数，为典型的痰热内盛之征。

辨证要点 以发热、咳喘、痰多黄稠或脓血腥臭痰及里实热见症等为辨证的主要依据。

鉴别诊断 ①痰热壅肺证与肺热炽盛证均有肺热之象，以咳嗽伴有热象为主症。但痰热壅肺证为痰热俱盛，咯痰量多色黄质稠，而肺热炽盛证以里实热证为主，无痰或少痰。②痰热壅肺证与寒痰阻肺证均有痰浊阻肺之咳喘、咯痰症状。但痰热壅肺证多咯痰黄稠，伴有实热证证候；寒痰阻肺证多咯痰白稀，伴有实寒证证候。

（胡志希）

hántán zǔfèizhèng

寒痰阻肺证 （syndrome of cold-phlegm obstructing the lung）

寒饮或痰浊停聚于肺，肺失宣降，以咳喘、痰白量多与寒象为主要表现的证候。又称寒饮停肺证、痰浊阻肺证。

临床表现 咳嗽，痰多、色白、质稠或清稀、易咯，胸闷，气喘，或喉间有哮鸣声，恶寒，肢冷，舌质淡，苔白腻或白滑，脉弦或滑。

证候分析 多因素有痰疾，罹感寒邪，内客于肺；或因外感寒湿，侵袭于肺，转化为痰；或因脾阳不足，寒从内生，聚湿成痰，上干于肺所致。寒邪郁痰客肺，肺失宣降，肺气上逆，则咳嗽，咯痰色白而黏稠、量多易于咯出；痰气搏结，壅塞气道，喉中痰鸣，时发哮喘；寒痰凝闭于肺，肺气不利，故胸部满闷不舒；寒性凝滞，阳气被郁而不能外达，形体四肢失于温煦，故恶寒、肢冷；舌淡胖，苔白腻或白滑，脉沉紧或弦滑，均为寒饮痰浊内停之象。

辨证要点 以咳喘，痰白量多易咯等为辨证的主要依据。痰稀者为寒饮停肺证，痰稠者为寒痰阻肺证。

鉴别诊断 ①寒痰阻肺证与痰热壅肺证均有痰浊阻肺之咳喘、咯痰症状。但寒痰阻肺证多咯痰白稀，伴有实寒证证候；痰热壅肺证多咯痰黄稠，伴有实热证证候。②寒痰阻肺证与风寒犯肺证均有咳嗽、咯白稀痰等肺脏症状及寒证表现。但寒痰阻肺证多为肺部病变，以咳喘、咯痰白稀量多为主，而风寒犯肺证除肺脏病

变外，兼有较轻的风寒表证证候。

（胡志希）

yǐntíng xiōngxiézhèng

饮停胸胁证 （syndrome of fluid retention in the chest and hypochondrium）

水饮停于胸腔，阻碍气机，以胸廓饱满、胸胁胀闷或痛等为主要表现的证候。

临床表现 胸廓饱满，胸胁部胀闷或痛，咳嗽，气喘，呼吸、咳嗽或身体转侧时牵引胁痛，或有头目晕眩，舌苔白滑，脉沉弦。

证候分析 多因中阳素虚，气不化水，水停为饮；或因外邪侵袭，肺失通调，水液运行输布障碍，停聚为饮，流注胸腔而成。饮停胸胁，气机受阻，升降失司，络脉不利，故胸胁饱胀疼痛，气短息促；水饮停于胸腔，上迫于肺，肺失宣降，胸胁气机不利，故咳嗽、呼吸及身体转侧时牵引作痛。饮邪遏阻，清阳不升，故头目晕眩；水饮内停，故可见脉沉弦，苔白滑。

辨证要点 以胸廓饱满，胸胁胀闷或痛等为辨证的主要依据。

鉴别诊断 饮停胸胁证与寒痰阻肺证均有痰浊阻滞上焦之胸闷、咳喘症状。但饮停胸胁证多以胸廓饱满、牵引作痛为主症；而寒痰阻肺证以咳嗽、咯痰白稀为主症，并伴有实寒证证候，一般无胸廓饱满。

（胡志希）

fēngshuǐ xiāngbózhèng

风水相搏证 （syndrome of mutual contention of wind and water）

风邪外袭，肺卫失宣，水湿泛溢肌肤，以突起眼睑、头面浮肿及卫表症状为主要表现的证候。

临床表现 眼睑、头面先肿，继而遍及全身，上半身肿甚，来势迅速，皮肤薄而发亮，小便短少，或见恶寒重发热轻，无汗，

舌苔薄白，脉浮紧；或见发热重恶寒轻，咽喉肿痛，舌苔薄黄，脉浮数。

证候分析 多由风邪外感，肺卫受病，宣降失常，通调失职，风遏水阻，风水相搏，泛溢肌肤而成。肺为华盖，具通调水道之功，为水之上源，风为阳邪，其性上扬，风邪外袭，肺先受之，致使肺之宣发肃降失职，不能通调水道，风水相搏，水气泛溢，故水肿起于眼睑头面，上半身水肿较重；由于是外邪新感，所以发病较快，水肿迅速，皮肤发亮；上源不通，水液不能下输膀胱，则见小便短少；若伴见恶寒重，发热轻，无汗，苔薄白，脉浮紧等症，为风水偏寒；若伴见发热重，恶寒轻，咽喉肿痛，舌红，脉浮数等症，为风水偏热。

辨证要点 以突起眼睑、头面浮肿与卫表症状共见为辨证的主要依据。

鉴别诊断 风水相搏证和肾虚水泛证皆有浮肿、小便短少表现。但风水相搏证为风犯肺卫、肺失宣肃所致的实证，多从头面开始浮肿，继及全身，病势迅速，具有表证证候，属阳水；而肾虚水泛证为肾阳亏虚、气化无权所致的虚证，多从下肢开始浮肿，病程较长，并伴有肾阳亏虚表现，属阴水。

（胡志希）

chóngjīchángdàozhèng

虫积肠道证（syndrome of worms accumulating in the intestines）

蛔虫等寄生肠道，耗吸营养，阻滞气机，以腹痛、面黄体瘦、大便排虫等为主要表现的证候。

临床表现 胃脘嘈杂，时作腹痛，或嗜食异物，大便排虫，或突发腹痛，按之有条索状物，甚至剧痛而汗出肢厥，呕吐蛔虫，面黄体瘦，睡中磨牙，鼻痒，或

面部出现白斑，唇内有粟粒样白点，白睛见蓝斑。

证候分析 多因饮食不洁，虫卵随食入口，寄生于肠道所致。虫居肠道，扰乱气机，则脐腹部疼痛时作，虫动则痛，虫静则止，痛无定时，反复发作，或随排便而出；若虫抱聚成团，堵塞肠道，则腹痛按之有条索状物；虫居胃肠争食水谷，吮吸水谷精微，故患者觉胃中嘈杂，久则面黄体瘦；若虫动扰乱脾胃的受纳、腐熟及运化功能，则可见厌食、嗜食异食；阳明大肠经入下齿、环唇口、行面颊，阳明胃经起于鼻、入上齿、布面颊，虫积肠道，温热浊气循阳明经上熏，故见鼻痒、睡中磨牙、面部白斑、下唇黏膜粟粒样白点；肺与大肠相表里，白睛属肺，虫居肠道，可见白睛蓝斑；若蛔虫上窜，侵入胆道，以致气机闭塞、逆乱，则胁腹剧痛、呕吐蛔虫，甚至汗出肢厥，称为蛔厥。

辨证要点 以脐腹时痛，面黄体瘦，大便排虫或粪检见虫卵为辨证的主要依据。

鉴别诊断 虫积肠道证与食滞胃脘证皆有腹痛表现。但虫积肠道证由虫积而起，起病缓慢，腹痛以脐周为主，突然发作，且易反复发作，常伴有脾胃亏虚之面黄体瘦表现，大便排虫或粪检见虫卵；而食滞胃脘证多有伤食病史，腹痛以胃脘为主，常伴有嗳腐吞酸、矢气臭如败卵、泻下臭秽表现。

（胡志希）

chángrè fǔshízhèng

肠热腑实证（syndrome of intestinal heat and bowel excess）

里热炽盛，腑气不通，以发热、大便秘结、腹满硬痛为主要表现的实热证候。又称大肠热结证、大肠实热证。在六经辨证中称为

阳明腑证，卫气营血辨证中属气分证，三焦辨证中属中焦病证。

临床表现 高热，或日晡潮热，汗多，口渴，脐腹胀满硬痛、拒按，大便秘结，或热结旁流，大便恶臭，小便短黄，甚则神昏谵语、狂乱，舌质红，苔黄厚而燥，或焦黑起刺，脉沉数（或迟）有力。

证候分析 多因邪热炽盛，汗出过多，或误用发汗，津液耗损，肠中干燥，里热炽盛，燥屎内结而成。里热炽盛，伤津耗液，肠道失润，邪热与肠中燥屎内结，腑气不通，故脐腹部胀满硬痛而拒按，大便秘结；大肠属阳明，经气旺于日晡，故日晡发热更甚；若燥屎内积，邪热迫津下泄，则泻下青黑色恶臭粪水，称为热结旁流；肠热壅滞，腑气不通，邪热与秽浊上熏，侵扰心神，可见神昏谵语，精神狂乱；里热熏蒸，迫津外泄，则高热，汗出口渴，小便短黄；实热内盛，故舌质红，苔黄厚而干燥，脉沉数有力；若燥屎与邪热互结，煎熬熏灼，则舌苔焦黑起刺；阻碍脉气运行，则脉来沉迟而有力。

辨证要点 以腹满硬痛、拒按、便秘及里热炽盛见症为辨证的主要依据。

鉴别诊断 肠热腑实证与肠燥津亏证皆有大便秘结。但肠热腑实证属邪热与肠中燥屎搏结，腑气不通，以致大便秘结，腹部硬满，疼痛拒按，兼有里热炽盛证证候；而肠燥津亏证属大肠津液亏虚，肠失濡润，传导不利，以致大便燥结，状如羊屎，兼有津亏失润表现。

（胡志希）

chángzào jīnkuīzhèng

肠燥津亏证（syndrome of fluid deficiency of the intestine） 津液亏损，肠失濡润，传导失职，

以大便燥结、排便困难及津亏症状为主要表现的证候。又称大肠津亏证。

临床表现 大便干燥如羊屎，艰涩难下，数日一行，腹胀作痛，左少腹或可触及包块，口干，或口臭，或头晕，舌红少津，苔黄燥，脉细涩。

证候分析 多因素体阴亏，或年老阴血不足，或嗜食辛辣燥烈食物，或汗、吐、下太过，久病，温病后期，津液耗伤，或失血、妇人产后出血等，阴血津液不足，肠道失润。肠道津液不足，失于濡润，则传导不利，故大便干燥秘结，坚如羊粪，难以排出，甚至数日一行；肠内燥屎内结，气机阻滞，则腹胀而痛，或左少腹触及包块；津亏不能上承，则口燥咽干；大便日久不解，腑气不通，秽浊之气不得下泄而反上逆，则见口出秽气，甚则清阳被扰而见头晕；阴津亏少，上承不足，则口燥咽干；阴虚而燥热内生，故舌红少津，苔黄燥；津亏则血少，阴液不能充盈濡润脉道，血行涩滞，故脉细涩。

辨证要点 以大便燥结难行及津亏见症为辨证的主要依据。

鉴别诊断 肠燥津亏证与肠热腑实证皆有大便秘结。但肠燥津亏证属大肠津液亏虚，肠失濡润，传导不利，以致大便燥结，状如羊屎，兼有津亏失润表现；而肠热腑实证属邪热与肠中燥屎搏结，腑气不通，以致大便秘结，腹部硬满，疼痛拒按，兼有里热炽盛证证候。

(胡志希)

chángdào shīrèzhèng

肠道湿热证（syndrome of damp-heat in the intestin） 湿热内蕴，阻滞肠道，以腹痛、暴泻如水、下利脓血、大便黄稠秽臭及湿热

症状为主要表现的证候。又称大肠湿热证。

临床表现 腹痛腹胀，下利脓血，里急后重，或暴泻如水，或腹泻不爽、粪质黄稠秽臭，肛门灼热，小便短黄，身热烦渴，舌质红，苔黄腻，脉滑数。

证候分析 多因夏秋之季，外感暑湿热毒之邪侵犯大肠；或饮食不节，或进食腐败不洁之物，湿热秽浊之邪蕴结肠道所致。湿热壅滞肠道，阻遏气机，故见腹痛；湿热熏灼，肠络受损，血肉腐败，则见下利脓血黏液便（赤白黏冻）；湿性黏滞，气机不畅，又兼热迫于内，则见里急后重，肛门灼热；若热迫肠道，传导失职，水液下注则暴注下泻，便稀黄糜臭秽；湿热蕴结肠道，蒸达于外，则见发热；热盛伤津，则烦渴，小便短黄；舌红苔黄腻，脉滑数，为湿热内盛之象。

辨证要点 以下利脓血黏液或泄泻、腹痛、里急后重及湿热见症为辨证的主要依据。

鉴别诊断 肠道湿热证与湿热蕴脾证均属湿热为病，皆有发热、口渴、尿黄、舌红、苔黄腻、脉滑数等湿热内蕴证证候。但肠道湿热证病势较急，以腹痛、暴泻如注、腹泻黄稠秽臭、下利脓血等肠道症状为主；而湿热蕴脾证起病略缓，除有腹胀、纳呆、呕恶、便溏等胃肠症状外，多有身热不扬、汗出热不解、肢体困重、口腻、渴不多饮，或有黄疸、肤痒等全身症状。

(胡志希)

pí yǔ wèibìng biànzhèng

脾与胃病辨证（syndrome differentiation of the spleen and stomach） 根据脾与胃的生理功能及病理特点，对四诊所收集的病情资料，进行综合分析、归纳，辨别

脾与胃疾病不同病性的辨证方法。

脾主运化水谷、水液，输布精微，为气血生化之源，脾喜燥恶湿，脾失健运，水谷不化，故见腹胀、腹痛、不欲食；脾失健运，水液不化，流注大肠，故见便溏；水液不化，痰湿内生，泛溢肌肤，故见浮肿；湿阻气机，形神失养，故见困重；脾气不足，升举乏力，故见内脏下垂；脾气亏虚，统摄无权，故见慢性出血；胃主受纳腐熟水谷，胃气以降为顺，受纳腐熟失常，故见食纳异常；胃失和降，故见胃脘痞胀疼痛；胃气上逆，故见恶心呕吐、嗳气、呃逆；胃病多因饮食失节，或外邪侵袭，以致受纳腐熟失常、胃失和降。

脾病的常见症状主要有腹胀、腹痛、不欲食、便溏、浮肿、困重、内脏下垂、慢性出血；胃病的常见症状主要有食纳异常、胃脘痞胀疼痛、恶心呕吐、嗳气、呃逆。

脾病常见证型有虚实之分：虚证多因饮食、劳倦、思虑过度所伤，或久病失调，以致脾失健运、脾不升清、脾不统血而产生，常见脾气虚证、脾虚气陷证、脾阳虚证、脾不统血证；实证多由饮食不节，或外感寒湿、湿热之邪，以致脾失健运而产生，常见寒湿困脾证、湿热蕴脾证。胃病常见证候有胃气虚证、胃阳虚证、胃阴虚证、胃热炽盛证、寒饮停胃证、寒滞胃肠证、食滞胃肠证、胃肠气滞证。

(胡志希)

píqì xūzhèng

脾气虚证（syndrome of spleen-qi deficiency） 脾气不足，运化失职，以食少、腹胀、便溏及气虚症状为主要表现的虚弱证候。

临床表现 不欲食，纳少，脘腹胀满，食后胀甚，或饥时饱胀，大便溏稀，肢体倦怠，神疲

乏力，少气懒言，形体消瘦，或肥胖、浮肿，面色淡黄或萎黄，舌淡苔白，脉缓或弱。

证候分析 多因寒湿侵袭，饮食不节，或劳倦过度，或忧思日久，吐泻太过，损伤脾土，或禀赋不足，素体虚弱，或年老体衰，或大病初愈，调养失慎等所致。脾主运化，脾气虚弱，健运失职，输精、散精无力，水湿不运，故见食欲不振，进食量少，脘腹胀满；食后脾气愈困，故腹胀愈甚；饥饿之时，脾气更乏，中虚气滞，故饥时饱胀；脾虚失运，清浊不分，水湿下注肠道，则见大便稀溏。脾为气血生化之源，脾虚化源不足，不能充达肢体、肌肉，故肢体倦怠，形体消瘦；气血不能上荣于面，故面色淡黄或萎黄；脾气虚，气血化生不足，脏腑功能衰退，故神疲乏力，少气懒言；若脾气虚弱，水湿不运，泛溢肌肤，则可见形体肥胖，或肢体浮肿；舌淡苔白，脉缓或弱，为脾气虚弱之征。

辨证要点 以食少，腹胀，便溏与气虚症状共见为辨证的主要依据。

鉴别诊断 脾气虚证与脾阳虚证皆以食少、腹胀、便溏为主症，皆可见全身机能活动减退的气虚表现。但脾气虚证病情较轻，多无明显虚寒之象；而脾阳虚证多因脾气虚病久失治发展而成，病情较重，常伴有畏寒肢冷、腹痛隐隐、喜温喜按等虚寒之象，或伴有带下清稀量多、舌体淡胖等水湿内停之象。

(胡志希)

píxū qìxiànzhèng

脾虚气陷证（syndrome of spleen-qi sinking）

脾气虚弱，升举无力而清阳下陷，以脘腹重坠，内脏下垂及气虚症状为主要表现的

虚弱证候。又称脾气下陷证、中气下陷证。

临床表现 脘腹重坠作胀，食后益甚，或便意频数，肛门重坠，或久泻不止，甚或脱肛，或小便浑浊如米泔，或内脏、子宫下垂。气短懒言，神疲乏力，头晕目眩，面白无华，食少，便溏，舌淡苔白，脉缓或弱。

证候分析 多由脾气虚进一步发展，或因久泄久痢，或劳累太过，或妇女孕产过多，产后失于调护等，损伤脾气，清阳下陷所致。脾气主升，能升发清阳，举托内脏；脾气虚衰，升举无力，气坠于下，故脘腹重坠作胀，食后更甚；中气下陷，内脏失于举托，故便意频数，肛门重坠，或久泄不止，甚或脱肛，或子宫下垂，或胃、肝、肾等脏器下垂；脾主散精，精微不能正常输布，清浊不分，反注膀胱，故小便浑浊如米泔；清阳不升，头目失养，故头晕目眩；脾气虚弱，健运失职，故食少，便溏；化源亏乏，气血津液不能输布全身，脏腑功能减退，故见气短懒言，神疲乏力，面白无华，舌淡白，脉缓或弱。

辨证要点 以脘腹重坠、内脏下垂与气虚症状共见为辨证的主要依据。

鉴别诊断 脾虚气陷证与脾气虚证皆有食少、腹胀、便溏及全身机能活动减退的气虚表现。但脾虚气陷证是在脾气虚证基础上，以头晕久泄、脘腹重坠、内脏下垂为主要表现；而脾气虚证病情相对较轻，以食少、腹胀、便溏为主要表现。

(胡志希)

píyáng xūzhèng

脾阳虚证（syndrome of spleen-yang deficiency）

脾阳虚衰，失于温运，阴寒内生，以食少，

腹胀腹痛，便溏等为主要表现的虚寒证候。又称脾虚寒证。

临床表现 食少，腹胀，腹痛绵绵，喜温喜按，畏寒怕冷，四肢不温，面白少华或虚浮，口淡不渴，大便稀溏，甚至完谷不化；或肢体浮肿，小便短少，或白带清稀量多，舌质淡胖或有齿痕，舌苔白滑，脉沉迟无力。

证候分析 多因脾气虚进一步发展；或因过食生冷、外寒直中、过用苦寒，久之损伤脾阳；或肾阳不足，命门火衰，火不生土，以致脾阳虚衰，温运失职，寒从内生，水谷失运，水湿不化。脾阳虚衰，运化失权，则为纳呆腹胀，大便稀溏，甚至完谷不化；阳虚失运，寒从内生，寒凝气滞，故脘腹隐痛、冷痛，喜温喜按；脾阳虚衰，水湿不化，泛溢肌肤，则为肢体浮肿，小便短少；水湿下注，损伤带脉，带脉失约，则为白带清稀量多；脾阳虚衰，温煦失职，故畏寒怕冷，四肢不温；阳虚气血不荣，水气上泛，故面白无华或虚浮，舌质淡胖、边有齿痕，苔白滑；脉沉迟无力，为阳虚失运所致。

辨证要点 以食少、腹胀腹痛、便溏与虚寒症状共见为辨证的主要依据。

鉴别诊断 ①脾阳虚证与脾气虚证皆以食少、腹胀、便溏为主症，皆可见全身机能活动减退的气虚表现。但脾阳虚证多因脾气虚病久失治发展而成，病情较重，常伴有畏寒肢冷、腹痛隐隐、喜温喜按等虚寒之象，或伴有带下清稀量多、舌体淡胖等水湿内停之象；而脾气虚证病情较轻，多无明显虚寒之象。②脾阳虚证与寒湿困脾证均属寒证，均有食少、腹痛、便溏等脾失健运表现。但脾阳虚证为阳气亏虚、运化失

职，以虚证为主，多病程长，病势缓，脾阳虚衰、温运失职可导致寒湿内阻；而寒湿困脾证为寒湿内盛、阻遏脾阳，以实证为主，多病程短，病势急，寒湿困脾、日久伤阳可导致脾阳虚。

（胡志希）

píbùtǒngxuèzhèng

脾不统血证 （syndrome of spleen failing to control blood） 脾气虚弱，不能统摄血行，以各种慢性出血与气血亏虚症状为主要表现的证候。

临床表现 各种慢性出血，如便血、尿血、吐血、鼻衄、紫斑，妇女月经过多、崩漏，食少，便溏，神疲乏力，气短懒言，面色萎黄或苍白无华，舌淡，脉细无力。

证候分析 多由久病气虚，或劳倦过度，损伤脾气，以致统血无权所致。脾气亏虚，运血乏力，统血无权，血溢脉外，而见各种慢性出血症状。血从胃肠外溢，则见吐血或便血；血从膀胱外溢，则见尿血；血从肌肤外渗，则表现为紫斑；血从鼻外渗，则为鼻衄；冲任不固，则妇女月经过多，甚或崩漏。脾气虚弱，运化失职，故食少便溏；化源亏少，气血不足，头面失于滋养，机能衰减，故见面色萎黄，神疲乏力，气短懒言；舌淡苔白，脉细无力，为脾气虚弱，为气血两虚之象。

辨证要点 以各种慢性出血与气血两虚证共见为辨证的主要依据。

鉴别诊断 ①脾不统血证与脾气虚证皆有食少、腹胀、便溏及全身机能活动减退的气虚表现。但脾不统血证是在脾气虚证基础上，以便血、尿血、崩漏、吐血、鼻衄、肌衄等各种慢性出血为主要表现；而脾气虚证病情相对较

轻，以食少、腹胀、便溏为主要表现。②脾不统血证与血热证皆有出血表现。但脾不统血证是基于脾气亏虚，气不摄血，以各种慢性出血为主要表现，且病程长，病势缓，多以下部出血、慢性渗血为主，血色浅淡、清稀；而血热证是基于热入血分，迫血妄行，以各种急性出血为主要表现，多病程短，病势急，多以上部出血为主，血色鲜红、黏稠。

（胡志希）

hánshī kùnpízhèng

寒湿困脾证 （syndrome of cold-dampness encumbering the spleen） 寒湿内盛，困阻脾阳，脾失温运，以纳呆、腹胀、便溏、身重与寒湿症状为主要表现的证候。又称湿困脾阳证、寒湿中阻证、太阴寒湿证。

临床表现 脘腹胀闷，口腻纳呆，泛恶欲呕，口淡不渴，腹痛便溏，头身困重，或小便短少，肢体肿胀，或身目发黄，面色晦暗不泽，或妇女白带量多，舌体淡胖，舌苔白滑或白腻，脉濡缓或沉细。

证候分析 多因淋雨涉水，居处潮湿，气候阴雨，寒湿内侵伤中；或由于饮食失节，过食生冷、瓜果，以致寒湿停滞中焦；或因嗜食肥甘，湿浊内生，困阻中阳所致。外湿内湿，互为因果，以致寒湿困阻，脾阳失运。脾喜燥恶湿，寒湿内盛，脾阳受困，运化失职，水湿内停，脾气郁滞，则脘腹痞胀或痛，食少；脾失健运，湿滞气机，则口腻，纳呆；水湿下渗，则大便稀溏；脾失健运，影响胃失和降，胃气上逆，故泛恶欲呕；湿为阴邪，其性重浊，泛溢肢体，遏郁清阳，则头身困重。若寒湿困脾，阳气被遏，水湿不运，泛溢肌肤，可见肢体

肿胀，小便短少；寒湿困阻中阳，若肝胆疏泄失职，胆汁外溢，加之气血运行不畅，则为面目肌肤发黄，晦暗不泽；若寒湿下注，损伤带脉，带脉失约，妇女可见白带量多。口淡不渴，舌体胖大，苔白滑腻，脉濡缓或沉细，均为寒湿内盛之象。

辨证要点 以纳呆、腹胀、便溏、身重与寒湿症状共见为辨证的主要依据。

鉴别诊断 ①寒湿困脾证与脾阳虚证均属寒证，均有食少、腹痛、便溏等脾失健运表现。但脾阳虚证为阳气亏虚，运化失职，以虚证为主，多病程长，病势缓，脾阳虚衰，温运失职可导致寒湿内阻；寒湿困脾证为寒湿内盛，阻遏脾阳，以实证为主，多病程短，病势急，寒湿困脾，日久伤阳可导致脾阳虚。②寒湿困脾证与湿热蕴脾证均有湿阻中焦，脾胃纳运失常之表现。但寒湿困脾证其湿属寒，可有面色晦暗，口淡不渴，脘腹冷痛，大便稀溏，舌淡胖，苔白腻，脉濡缓表现；而湿热蕴脾证其湿属热，多有口苦黏腻，渴不多饮，身热不扬，便溏不爽，舌红，苔黄腻，脉濡数表现。

（胡志希）

shīrèyùnpízhèng

湿热蕴脾证 （syndrome of damp-heat accumulating the spleen） 湿热内蕴，脾失健运，以腹胀、纳呆、发热、身重，便溏不爽与湿热症状为主要表现的证候。又称中焦湿热证、脾经湿热证。

临床表现 脘腹痞闷，纳呆，恶心欲呕，口中黏腻，渴不多饮，便溏不爽，小便短黄，肢体困重，或身热不扬，汗出热不解，或见面目发黄色鲜明，或皮肤发痒，舌质红，苔黄腻，脉濡数或

滑数。

证候分析 多由外感湿热之邪；或本为脾气虚弱，湿邪中阻，湿郁化热；或嗜食肥甘厚腻，饮酒无度，酿成湿热，内蕴脾胃所致。湿热阻滞中焦，纳运失健，升降失常，气机阻滞，则脘腹痞闷，纳呆食少，恶心呕吐；湿热蕴脾，上蒸于口，则口中黏腻，渴不多饮；湿热下注，阻碍气机，大肠传导失司，则便溏而不爽；湿热交结，热蒸于内，湿泛肌肤，阻碍经气，气化不利，则为肢体困重，小便短黄；湿遏热伏，郁蒸于内，故身热不扬；湿热之邪，黏滞缠绵，故汗出热不解；若湿热蕴结脾胃，熏蒸肝胆，疏泄失权，胆汁不循常道而泛溢肌肤，则见面目发黄色鲜明；湿热行于皮里，则皮肤发痒；舌质红，苔黄腻，脉濡数或滑数，均为湿热内蕴之征。

辨证要点 以腹胀、纳呆、发热、身重、便溏不爽与湿热症状共见为辨证的主要依据。

鉴别诊断 ①湿热蕴脾证与寒湿困脾证均有湿阻中焦，脾胃纳运失常之表现。但湿热蕴脾证其湿属热，多有口苦黏腻，渴不多饮，身热不扬，便溏不爽，舌红，苔黄腻，脉濡数表现；而寒湿困脾证其湿属寒，可有面色晦暗，口淡不渴，脘腹冷痛，大便稀溏，舌淡胖，苔白腻，脉濡缓表现。②湿热蕴脾证与肠道湿热证均属湿热为病，皆有发热，口渴，尿黄，舌红，苔黄腻，脉滑数等湿热内蕴证证候。但湿热蕴脾证起病略缓，多有腹胀，纳呆，呕恶，便溏等胃肠症状，或有黄疸、肤痒等全身症状；而肠道湿热证病势较急，以腹痛，暴泻如注，腹泻黄稠秽臭，下利脓血等肠道症状为主。

（胡志希）

wèiqì xūzhèng

胃气虚证（syndrome of stomach-qi deficiency）

胃气不足，受纳、腐熟功能减退，以胃脘隐痛或痞胀、喜按，食少与气虚症状为主要表现的证候。

临床表现 胃脘隐痛或痞胀，按之觉舒，不思饮食，食后胀甚，时作嗳气，口淡不渴，面色萎黄，气短神疲，倦怠懒言，舌质淡，苔薄白，脉虚弱。

证候分析 多因饮食不节，饥饱失常，劳倦过度，久病失养，其他脏腑病证的影响等损伤胃气所致。胃主受纳、腐熟，胃气以降为顺。胃气亏虚，受纳、腐熟功能减退，胃气失和，气滞中焦，则胃脘隐痛或痞胀，不思饮食；胃气本已虚弱，食后难消，故食后胃脘胀满更甚；病性属虚，故按之觉舒；胃气失和，不能下降，反而上逆，则时作嗳气；胃虚影响及脾，脾失健运，化源不足，气血虚少而不能上荣于面，则面色萎黄；全身脏腑机能衰减，则气短懒言，神疲倦怠；舌质淡，苔薄白，脉弱，为气虚之象。

辨证要点 以胃脘痞满、隐痛喜按、食少与气虚症状共见为辨证的主要依据。

鉴别诊断 ①胃腑与脾脏关系紧密，胃气虚证和脾气虚证关系亦极为密切，常常并见为脾胃亏虚，皆有食少，腹胀及气虚证候。但胃气虚证以胃失和降为基本病机，胃脘局部病变相对明显，主要表现为胃脘痞满，隐痛喜按，甚则嗳气；而脾气虚证以脾失健运为基本病机，全身病变相对较多，主要表现为口淡乏味，腹部胀满，大便溏薄，甚则浮肿。②胃气虚证与胃阳虚证均以受纳、腐熟功能减弱及胃失和降为主要病机，均有食少，脘腹隐痛症状。但胃气虚证

病情相对较轻，以胃脘痞满、隐痛喜按及气虚证候为主；而胃阳虚证病情相对较重，以胃脘冷痛，喜温喜按，泛吐清水及虚寒证候为主。

（胡志希）

wèiyáng xūzhèng

胃阳虚证（syndrome of stomach-yang deficiency）

胃阳不足，虚寒内生，胃失温煦，以胃脘冷痛，喜温喜按，畏冷肢凉为主要表现的虚寒证候。又称胃虚寒证。

临床表现 胃脘冷痛，绵绵不已，时发时止，喜温喜按，食后缓解，泛吐清水或夹有不消化食物，食少脘痞，口淡不渴，倦怠乏力，畏寒肢冷，舌质淡嫩或淡胖，脉沉迟无力。

证候分析 多因饮食失调，嗜食生冷，或过用苦寒、泻下之品，或脾胃素弱，阳气自衰，或久病失养，其他脏腑病变的影响，伤及胃阳所致。胃阳不足，虚寒内生，寒凝气机，故胃脘冷痛；性属虚寒，故其痛绵绵不已，时作时止，喜温喜按，食后、按压、得温均可使病情缓解；受纳、腐熟功能减退，水谷不化，胃气上逆，则食少，呕吐清水或夹不消化食物；阳虚气弱，全身失于温养，功能减退，则畏寒肢冷，体倦乏力；阳虚内寒，津液未伤，则口淡不渴；舌淡胖嫩，脉沉迟无力，为虚寒之象。

辨证要点 以胃脘冷痛，喜温喜按，畏冷肢凉为辨证的主要依据。

鉴别诊断 ①胃腑与脾脏关系紧密，胃阳虚证和脾阳虚证关系亦极为密切，常常并见为脾胃阳虚，皆有脘腹冷痛，喜温喜按及阳虚证候。但胃阳虚证以腐熟功能减弱，胃失和降为基本病机，胃脘局部病变相对明显，主要表

现为胃脘冷痛，泛吐清水；而脾阳虚证以脾失温运为基本病机，全身病变相对较多，主要表现为腹部胀满，大便清稀，肢体浮肿。②胃阳虚证与胃气虚证均以受纳、腐熟功能减弱及胃失和降为主要病机，均有食少，脘腹隐痛症状。但胃阳虚证病情相对较重，以胃脘冷痛，喜温喜按，泛吐清水及虚寒证候为主；而胃气虚证病情相对较轻，以胃脘痞满，隐痛喜按及气虚证候为主。③胃阳虚证与寒滞胃肠证均有胃脘冷痛，得温痛缓，泛吐清水等胃腑寒证证候。但胃阳虚证多为虚寒，多起于内伤，多为久病，病程迁延，冷痛绵绵，时发时止，脉象沉迟无力；而寒滞胃肠证多为实寒，多起于外感，多为新病，起病急骤，痛势急剧，脉象沉紧。

(胡志希)

wèiyīn xūzhèng

胃阴虚证 (syndrome of stomach-yin deficiency)

胃阴不足，胃失濡润、和降，以胃脘嘈杂，饥不欲食，脘腹痞胀、灼痛等为主要表现的证候。虚热证不明显者，则称胃燥津亏证。

临床表现 胃脘嘈杂，饥不欲食，或痞胀不舒，隐隐灼痛，干呕，呃逆，口燥咽干，大便干结，小便短少，舌红少苔乏津，脉细数。

证候分析 多因热病后期，胃阴耗伤；或情志郁结，气郁化火，灼伤胃阴；或吐泻太过，伤津耗液；或过食辛辣、香燥之品，过用温热辛燥药物，耗伤胃阴所致。胃喜润恶燥，以降为顺。胃阴不足，虚热内生，热郁于胃，气失和降，则胃脘隐痛而有灼热感，嘈杂不舒，痞胀不适；胃中虚热扰动，消食较快，则有饥饿感，而胃阴失滋，纳化迟滞，则

饥不欲食；胃失和降，胃气上逆，可见干呕，呃逆；胃阴亏虚，阴津不能上滋，则口燥咽干；不能下润肠道，则大便干结；小便短少，舌红少苔乏津，脉细数，为阴液亏少之征。

辨证要点 以胃脘嘈杂、灼痛，饥不欲食，脘腹痞胀为辨证的主要依据。

鉴别诊断 胃阴虚证与胃热炽盛证均属胃腑热证，均可见胃脘灼痛、口渴、脉数表现。但胃阴虚证为胃中虚热内扰，常见胃脘嘈杂，灼痛隐隐，饥不欲食，舌红少苔，脉细等症；而胃热炽盛证为胃中实热炽盛，常见胃脘灼痛拒按，消谷善饥，口臭，牙龈肿痛，齿衄，脉滑等症。

(胡志希)

wèirè chìshèngzhèng

胃热炽盛证 (syndrome of intense stomach-heat)

胃中火热炽盛，胃失和降，以胃脘灼痛、消谷善饥等为主要表现的实热证候。又称胃热证、胃火证、胃实热证。

临床表现 胃脘灼痛，拒按，渴喜冷饮，或消谷善饥，或口臭，或牙龈肿痛溃烂，齿衄，大便秘结，小便短黄，舌红苔黄，脉滑数。

证候分析 多因过食辛辣、酒醴、肥甘、燥烈刺激之品，化热生火；或因情志不遂，肝郁化火犯胃；或为邪热内侵，胃火亢盛而致。火热之邪熏灼，壅塞胃气，阻滞不通，则胃脘灼痛而拒按；胃火炽盛，受纳腐熟功能亢进，则消谷善饥；胃火内盛，胃中浊气上冲，则口气秽臭；胃经经脉络于龈，胃火循经上炎，气血壅滞，则牙龈红肿疼痛，甚至化脓、溃烂；血得热而妄行，损伤龈络，则齿龈出血；热盛伤津，则口渴喜冷饮，小便短黄，大便

秘结；舌红苔黄，脉滑数，为火热内盛之象。

辨证要点 以胃脘灼痛、消谷善饥等与实火症状共见为辨证的主要依据。

鉴别诊断 胃热炽盛证与胃阴虚证均属胃腑热证，均可见胃脘灼痛、口渴、脉数表现。但胃热炽盛证为胃中实热炽盛，常见胃脘灼痛拒按，消谷善饥，口臭，牙龈肿痛，齿衄，脉滑等症；而胃阴虚证为胃中虚热内扰，常见胃脘嘈杂，灼痛隐隐，饥不欲食，舌红少苔，脉细等症。

(胡志希)

hányǐntíngwèizhèng

寒饮停胃证 (syndrome of cold fluid retention in the stomach)

寒饮停积于胃，胃失和降，以脘腹痞胀、胃中有振水声、呕吐清水等为主要表现的证候。

临床表现 脘腹胀满，胃中有振水声，呕吐清水痰涎，口淡不渴，眩晕，舌苔白滑，脉沉弦。

证候分析 多因饮食不节，嗜饮无度；或手术创伤，劳倦内伤，中阳不振，水停为饮，留滞胃中，胃失和降所致。寒饮停留中焦，气机壅滞，胃失和降，则脘腹痞胀；饮邪留积胃腑，则胃中有振水声；饮停于胃，胃气上逆，水饮随胃气上泛，则呕吐清水痰涎；饮邪内阻，清阳不升，则头晕目眩；饮为阴邪，津液未伤，则口淡不渴；苔白滑，脉沉弦，为水饮内停之征。

辨证要点 以脘腹痞胀、胃中有振水声、呕吐清水等为辨证的主要依据。

鉴别诊断 寒饮停胃证与寒滞胃肠证均有胃失和降之泛吐清水表现。但寒饮停胃证多起于水饮内停，多表现为脘腹痞满，胃中有振水声，舌苔白滑，脉象沉

弦；而寒滞胃肠证多起于外感寒邪，多表现为胃脘冷痛，痛势急迫，舌淡苔白，脉象沉紧。

（胡志希）

hánzhì wèichángzhèng

寒滞胃肠证（syndrome of cold stagnating in stomach and intestines）

寒邪侵袭胃肠，阻滞气机，以胃脘、腹部冷痛，痛势急剧等为主要表现的实寒证候。又称中焦实寒证、胃寒证、肠寒证。

临床表现 胃脘、腹部冷痛，痛势暴急，遇寒加剧，得温则减，恶心呕吐，吐后痛缓，口淡不渴，或口泛清水，腹泻清稀，或腹胀便秘，面白或青，恶寒肢冷，舌苔白润，脉弦紧或沉紧。

证候分析 多因过食生冷，或脘腹受冷，寒凝胃肠所致。寒邪侵犯胃肠，凝滞气机，故脘腹冷痛，痛势急剧；寒邪得温则散，故疼痛得温则减；遇寒气机凝滞加重，则痛势加剧；胃气上逆，则恶心呕吐；寒伤胃阳，水饮不化，随胃气上逆，则口中泛吐清水；吐后气滞暂得舒畅，则吐后痛减；寒不伤津，故口淡不渴；寒伤阳气，水湿下注，则腹泻清稀；寒凝气机，大肠传导失司，则腹胀便秘；寒邪阻遏，阳气不能外达，血行不畅，则恶寒肢冷，面白或青；舌苔白润，脉弦紧或沉紧，为阴寒内盛之象。

辨证要点 多有寒冷刺激的诱因，以胃脘、腹部冷痛，痛势急剧等为辨证的主要依据。

鉴别诊断 ①寒滞胃肠证与寒饮停胃证均有胃失和降之泛吐清水表现。但寒滞胃肠证多起于外感寒邪，多表现为胃脘冷痛，痛势急迫，舌淡苔白，脉象沉紧；而寒饮停胃证多起于水饮内停，多表现为脘腹痞满，胃中有振水声，舌苔白滑，脉象沉弦。

②寒滞胃肠证与胃阳虚证均有胃脘冷痛，得温痛缓，泛吐清水等胃腑寒证证候。但寒滞胃肠证多为实寒，多起于外感，多为新病，起病急骤，痛势急剧，脉象沉紧；而胃阳虚证多为虚寒，多起于内伤，多为久病，病程迁延，冷痛绵绵，时发时止，脉象沉迟无力。

（胡志希）

shízhì wèichángzhèng

食滞胃肠证（syndrome of food retention in the stomach and intestines）

饮食停滞胃肠，致使气失和降，阻塞气机，以脘腹胀满疼痛，呕泻酸馊腐臭等为主要表现的证候。又称食滞胃脘证。

临床表现 脘腹胀满疼痛、拒按，嗳腐吞酸，厌食，或呕吐酸腐食物，吐后胀满得减，或腹痛，肠鸣，矢气臭如败卵，泻下不爽，大便酸腐臭秽，舌苔厚腻，脉滑或沉实。

证候分析 多因饮食不节，暴饮暴食，食积不化所致；或因素体胃气虚弱，稍有饮食不慎，即停滞难化而成。胃肠主受纳、运化水谷，以和降为顺。暴饮暴食，或饮食不慎，食滞胃肠，气失和降，阻滞不通，则脘腹胀满疼痛而拒按；食积于内，腐熟不及，则拒于受纳，故厌恶食物；胃中未消化之食物夹腐浊之气上逆，则嗳腐吞酸，或呕吐酸馊食物；吐后宿食得以排出，故胀痛可减；食滞肠道，阻塞气机，则腹胀腹痛，肠鸣，矢气多而臭如败卵；腐败食物下注，则泻下之物酸腐臭秽；胃肠秽浊之气上蒸，则舌苔厚腻；脉滑或沉实，为食积之象。

辨证要点 多有伤食病史，以脘腹痞胀疼痛、呕泻酸馊腐臭等为辨证的主要依据。

鉴别诊断 食滞胃肠证与胃肠气滞证均有胃肠阻滞不通之脘腹痞胀表现。但食滞胃肠证多起于胃肠食积阻滞，多有伤食病史，主要表现为脘腹痞胀疼痛，呕泻酸馊腐臭，呕泻后病情得以暂缓；而胃肠气滞证多起于胃肠气机阻滞，主要表现为脘腹走窜疼痛，嗳气，肠鸣，矢气，病情随气之聚散而增减。

（胡志希）

wèicháng qìzhìzhèng

胃肠气滞证（syndrome of qi stagnation in the stomach and intestines）

邪气侵扰，或内脏气机失调，致使胃肠气机阻滞，以脘腹胀痛走窜、嗳气、矢气等为主要表现的证候。

临床表现 脘腹痞胀疼痛，痛而欲吐或欲泻，泻而不爽，或腹胀痛剧，肠鸣，走窜不定，矢气频作，得嗳气、矢气后胀痛可缓解，或胀痛剧而无肠鸣矢气，大便秘结，苔厚，脉弦。

证候分析 多因情志不遂，外邪内侵，病理产物或病邪停滞，导致胃肠气机阻滞而成。胃肠气机阻滞，传导、通降失司，则胃脘、腹部胀满疼痛；气或聚或散，故胀痛走窜不定；胃气失降而上逆，则嗳气、欲吐；肠道气滞不畅，则肠鸣、矢气频作，欲泻而不爽；嗳气、矢气之后，阻塞之气机暂得通畅，故胀痛得减；若气机阻塞严重，上不得嗳气，下不得矢气，气聚而不散，则脘腹胀痛加剧；胃肠之气不降，则大便秘结；苔厚，脉弦，为浊气内停，气机阻滞之象。

辨证要点 以脘腹胀痛走窜、嗳气、肠鸣、矢气等为辨证的主要依据。

鉴别诊断 ①胃肠气滞证与食滞胃肠证均有胃肠阻滞不通之

脘腹痞胀表现。但胃肠气滞证多起于胃肠气机阻滞，主要表现为脘腹走窜疼痛、嗳气、肠鸣、矢气，病情随气之聚散而增减；而食滞胃肠证多起于胃肠食积阻滞，多有伤食病史，主要表现为脘腹痞胀疼痛、呕泻酸馊腐臭，呕泻后病情得以暂缓。②胃肠气滞证与寒滞胃肠证均有气滞病机，均可见脘腹痞胀疼痛。但寒滞胃肠证多起于外感寒邪，以胃脘冷痛，痛势急迫，舌淡苔白，脉象沉紧等实寒证候为主；而胃肠气滞证多起于气机阻滞，以脘腹走窜疼痛，嗳气，肠鸣，矢气症状为主，而无明显寒证证候。

(胡志希)

肝与胆病辨证 (syndrome differentiation of the liver and gallbladder)

根据肝与胆的生理功能及病理特点，对四诊所收集的病情资料，进行综合分析、归纳，辨别肝与胆疾病不同病性的辨证方法。

肝位于右胁，胆附于肝，肝胆互为表里。肝的主要生理功能一是主疏泄，其性升发，喜条达恶抑郁，能调畅气机，疏泄胆汁，促进胃肠消化，调节精神情志，调节生殖功能而有助于女子调经、男子泄精；二是主藏血，具有贮藏血液，调节血量的功能。肝在志为怒，在体合筋，其华在爪，在窍于目，在液为泪；足厥阴肝经绕阴器，过少腹，布胸胁、连目系、上巅顶。肝的病变多与颠顶、目系、胸胁、少腹与阴器有关。胆主贮藏和排泄胆汁，以助消化，并与情志活动有关，故有"胆主决断"之说。

肝失疏泄、肝不藏血为肝的主要病理变化。病机主要反映在疏泄失常，气机逆乱，精神情志变异，消化功能障碍；肝不藏血，全身失养，筋膜失濡，以及肝经循行部位经气受阻等多方面异常。其常见症状有精神抑郁或急躁易怒，烦躁，胸胁、少腹乳房胀痛，头晕目眩，巅顶痛，肢体震颤，手足抽搐，以及目疾，月经不调，睾丸疼痛等。胆病以胆汁不循常道和主决断功能失常为主要病理变化，临床常见症状有口苦、黄疸、惊悸、失眠和胆怯易惊等。

肝病的常见证型可以概括为虚、实两类，而以实证为多见。实证多由情志所伤，使肝失疏泄，气机郁结；气郁化火，气火上逆；用阳太过，阴不制阳；阳亢失制，肝阳化风；或寒邪、火邪、湿热之邪侵犯肝及肝经所致，而有肝郁气滞证、肝火炽盛证、肝阳上亢证、肝风内动证、寒滞肝脉证等。虚证多因久病失养，或他脏病变所累，或失血，致使肝阴、肝血不足，而有肝血虚证、肝阴虚证、肝阳虚证、肝气虚证等。胆病常见证有胆郁痰扰证。

(陆小左)

肝血虚证 (syndrome of liver-blood deficiency)

血液亏损，肝血不足，肝失濡养，所系组织器官失养所产生的证候。

临床表现 眩晕耳鸣，少寐多梦，易惊醒，两目干涩，视力减退，甚则雀盲，肢体麻木，爪甲不荣，面色无华，胁肋隐痛，肌肤甲错，妇女多见月经量少色淡，月经后期，甚则闭经，舌质淡苔白，脉弦细而涩。

证候分析 多因产后大量失血，或崩漏日久等各种出血，导致血液大量丢失而营血亏虚；或因脾胃虚弱，血之化源不足而生成减少；或因肾精不足，精不化血；或因思虑忧郁过度，暗耗阴血；或气郁化火，火灼阴血所致。肝血虚证在脏腑言，多与脾肾相关，在病邪言，多因热邪耗阴所致，而失血过多，也是肝血虚证的常见病因。肝血虚，经脉空虚，不能上荣于头，脑失濡养，则眩晕，耳鸣；肝血亏虚，心神失养，则易出现少寐多梦，易惊醒；肝开窍于目，视力有赖于肝血的不断充养，若肝血不足，不能上养两目，则两目干涩，视物不清或雀盲；肝在体合筋，其华在爪，若肝血不足，筋膜失养，则肢体麻木；肝血亏虚，爪甲失养，可见爪甲不荣；肝血不足，头面、清窍失养，则面白无华；肝血亏虚，血不养肝，肝之疏泄功能失职，则肝气郁结不行，胁肋隐痛，气滞及血，血运不畅而致瘀血内停，影响新血生成，则见肌肤甲错；肝血不足，肝失所藏，不能下注冲任之脉，则月经量少色淡，月经后期，甚则闭经；舌淡苔白，脉弦细而涩，为肝血虚少，经脉不充之象。

辨证要点 以筋脉、目睛、爪甲失养伴血虚见症为辨证的主要依据。

鉴别诊断 ①肝血虚证与肝阴虚证均属肝的虚证，均有头晕等表现，但前者为血虚，无热象，常见眩晕，视物模糊，经少，肢麻手颤等症；后者为阴虚，虚热表现明显，常见眼干涩，潮热，颧红，手足蠕动等症。②肝血虚证与心血虚证病性虽同为血虚，但病位不同，一病在心，一病在肝。心藏神，主神志，心血虚证临床以心悸怔忡，失眠多梦，健忘，神志不宁为特征；肝开窍于目，主筋，肝为血海，肝血虚证临床以视物模糊，两目干涩，四肢麻木，月经量少，甚则闭经为特征。③肝血虚证与血虚生风证皆为血虚所致，皆有肝血不足的表现，但血虚生风证为肝血虚证发展而成，病情较重，因血不荣筋，风自内生而具肝风内动之临床特征。

（陆小左）

gānyīn xūzhèng

肝阴虚证（syndrome of liver-yin deficiency）

肝之阴液亏损，肝失濡润，阴不制阳，虚热内扰导致的以头晕、目涩、胁痛、烦热等为主要表现的虚热证候。又称肝虚热证。

临床表现 头晕眼花，两目干涩，视力减退，或胁肋隐隐灼痛，面部烘热或两颧潮红，或手足蠕动，口咽干燥，五心烦热，失眠多梦，潮热盗汗，月经不调，舌红少苔乏津，脉弦细数。

证候分析 多由情志不遂，气郁化火，耗伤肝阴，或热病后期，灼伤阴液；或肾阴不足，水不涵木，累及肝阴，以致肝失濡养，头目、筋脉失润，阴不制阳，而导致虚热内扰。多在肝血虚证的病理基础上进一步发展而来的，肝阴不足，内热烦扰为其基本病理变化。肝阴不足，阴不制阳，故头晕眼花；目失滋养，则两目干涩，视力减退；阴虚肝络失养，则两胁隐痛；阴虚火旺，虚火上炎，则面部烘热或两颧潮红；筋脉失润，则手足蠕动；阴液不能上润，则口干咽燥；阴虚内热，则五心烦热；肝藏魂，虚火内扰，魂不守舍，则失眠多梦；虚热内扰营阴，则见潮热盗汗；肝阴不足，冲任失充，故月经不调；舌红少津，脉细数，为阴虚内热之象。

辨证依据 以头晕、目涩、胁痛等与阴虚症状共见为辨证的主要依据。

鉴别诊断 ①肝阴虚证与肝血虚证的鉴别见肝血虚证。②肝阴虚证和肝火上炎证都有热象，但前者属虚热，表现为面部烘热，肝胁灼痛，五心烦热，潮热盗汗等；而后者属实热，表现为头痛、口苦、面目赤，兼有尿黄、便结、脉弦数等脉症可查。

（陆小左）

gānyáng xūzhèng

肝阳虚证（syndrome of liver-yang deficiency）

肝阳虚衰，阴寒内生，机体失于温煦，气机升降枢机不利所表现的虚寒证候。又称肝阳虚衰证、肝阳不足证、肝虚寒证。《备急千金要方·肝虚实》云："病苦胁下坚，寒热，腹满不欲饮食，腹胀，悒悒不乐，妇人月经不利，腰酸痛，名曰肝虚寒也。"

临床表现 精神萎靡、恍惚，反应迟钝，记忆力差，注意力不能集中，胆怯，易受惊，忧郁怯弱，疲乏，懈怠，不能耐劳，胁肋痞硬或胀痛，或隐痛绵绵，或冷痛或有癥结，腹满纳呆，目暗不明或眼生黑花，头痛在巅，久泻，男子阳痿或囊冷筋缩，或入夜阴部如入冷水之中，少腹及阴器冷痛或萎缩，阴囊潮湿，干呕吐涎沫，少腹气上冲，妇人月经不利，四肢不温或厥逆，下肢冷感明显，面色青，舌淡苔白滑，脉沉弦或细迟。

证候分析 多因素体气虚，或久病失养，惊恐过甚或久居逆境，阳气消沉，或寒邪直中，日久失治，消磨阳气所致。多由肝气虚证进一步发展而来，其基本病机是肝阳不足，阴寒凝滞，疏泄失常，升发不及。

肝阳不足，气虚不能养神故精神萎靡，恍惚，反应迟钝，记忆力差，注意力不能集中；肝虚则胆怯；肝阳虚则魂不安而神动

则易惊；肝阳气虚，疏泄失常，藏魂失职，魂动失舍或胆腑空虚，则忧郁怯弱；阳气虚则筋失所养，则易疲乏，懈怠，不能耐劳；肝阳不足，疏泄失职，气机失畅，阴寒凝滞则胁肋部冷痛或有癥结或痞硬或胀痛，或隐痛绵绵；疏泄失常，脾胃升降受碍，故见腹满，不欲饮食；肝开窍于目，阳气亏虚，上不达目，则视物不明或眼生黑花；厥阴经脉上出额与督脉会于巅，肝阳气虚，肝精不能上奉，清阳不能上养脑腑，故见头痛在巅；肝木阳虚，无法生火生土，脾阳亦虚，故见久泻；肝经绕阴器过腹，挟胃，属肝络胆，肝阳虚则男子阳痿或囊冷筋缩，或入夜阴部如入冷水之中；肝阳不足，气血运行不利，阳虚则阴寒盛，寒易收引，筋脉拘急，故见少腹及阴器冷痛或萎缩；肝阳不足则湿浊易停而下注可见阴囊潮湿；肝阳不足，阴寒内盛，浊气上逆则干呕吐涎沫；若肝阳不足，日久子盗母气，肾阳亦虚，肝肾阳虚，寒水之气乘虚随冲脉之气上逆而见少腹气上冲；妇人以血为本，肝为冲任之本，藏血，主疏泄，肝阳不足，藏血无能，血海蓄溢失常，则可出现妇人月经不利；肝阳气虚，无法将所藏之血疏养温煦四末，故见四肢不温或厥逆；下肢属阴，故可见下肢冷感明显；面色青为肝病寒；阴寒内盛则舌淡苔白滑；脉沉主里，弦主肝病，细为阳虚运血无力，迟为阴寒之征。

辨证要点 以忧郁，不能耐劳，胁肋痞硬或胀痛及阳虚证候为辨证的主要依据。

鉴别诊断 ①肝阳虚证与肝气虚证均属虚证，病位均在肝，均表现为肝之功能作用衰退的症状。但肝阳虚证在肝气虚的基础

上兼有阳虚生寒，如形寒怯冷，指甲淡白，两丸俱冷，阳痿不举，滑精无梦，难于生育，脉迟或左关沉弱等症状。②肝阳虚证与肾阳虚证均为下焦阳虚，均可见形寒肢厥，困倦懈惰，腰痛，精寒阳痿，滑精无梦等症状。但肝阳虚证其病本在肝，兼有肝虚的表现，可见头晕眼花，视物不明，两胁胀闷，头身麻木，筋寒挛缩，脉左关沉弦或沉弱等症状；肾阳虚证其病本在肾，兼有肾虚的表现，可见腰膝酸软，耳鸣如蝉，听力减退，早泄，尿频而清，余沥不尽，夜尿频繁，脉两尺无力等症状。

（陆小左）

gānqì xūzhèng

肝气虚证（syndrome of liver-qi deficiency）

肝之精气不足，肝气失于条达所表现的证候。又称肝气不足证、肝气虚怯证。肝气虚证始见于《黄帝内经》，《灵枢·本神》有"肝气虚则恐"的论述。

临床表现 胁肋满闷，或隐痛而喜揉按，喜引太息，抑郁不快或烦躁不安，善恐、易怒、易悲，精神不畅，疲乏无力，懈怠不耐疲劳，少气懒言，在妇女则月经不调，双目视物不清或不耐久视，手足蠕动，爪甲不荣，口干口苦，脘腹胀满，不思饮食，食则胀甚，嗳气反酸，目睛发黄，舌质多淡白或淡紫，舌苔多腻，色黄或白，脉多沉弦细或弦数。

证候分析 多因情志不遂，肝郁日久，伤气耗气，或暴怒伤肝；或素体气虚，或久病失养，久病体弱、他脏病变波及于肝；劳逸失调，劳则气耗；用药不当，久用疏肝之品，攻伐无度所致。肝气虚则影响气血、津液、精神、运化等功能活动。肝气虚损，而

致肝失条达，气机升发疏泄无权，疏泄不及则屈意难伸，出现肝经所过部位不适，见胁肋满闷或隐痛而喜揉按，喜引太息；肝气虚则疏泄失常，失于对情志的调畅则见抑郁不快或烦躁不安或善恐、易怒、易悲，精神不畅；肝主筋，为罢极之本，肝气虚则筋不能动，则可见疲乏无力，懈怠不耐疲劳，少气懒言；妇人以血为本，肝为冲任之本，藏血，主疏泄，肝气虚则藏血无能，血海蓄溢失常，则可出现妇人月经不利；若肝失疏泄，而致血行不畅，不能向上、向外滋荣于双目、四肢和爪甲，则可出现双目视物不清或不耐久视，爪甲不荣，手足蠕动；肝虚气郁，致津不能布，则可出现口干口苦；若木郁不能疏土，则可出现脘腹胀满，不思饮食，食则胀甚，嗳气反酸等症状；肝气虚损而影响胆汁的分泌与排泄，还可出现目睛发黄等症状；肝气虚则疏泄不及，气虚血瘀则见舌淡白或淡紫，气虚水停，湿浊中阻则苔腻，苔色或白或黄，脉沉主里，弦主肝病，细为气虚血不充脉，数为气虚生热。

辨证要点 以胁肋满闷，精神不畅，懈怠不耐疲劳及气虚证候为辨证的主要依据。

鉴别诊断 见肝阳虚证。

（陆小左）

gānyù qìzhìzhèng

肝郁气滞证（syndrome of liver-qi stagnation）

肝的疏泄功能异常导致气机郁滞，以情志抑郁、胸胁或少腹胀痛等为主要表现的证候。又称肝气郁结证，简称肝郁证。《赤水玄珠·郁症门》曾明确指出：五脏本气自郁之证，包括肝郁。

临床表现 情志抑郁，急躁易怒，善太息，胸胁或少腹胀闷

窜痛；或见咽部异物感，自觉咽中有物吐之不出，咽之不下，俗称梅核气；或颈部瘿瘤，瘰疬；或见胁下癥块，腹部癥瘕。妇女乳房作胀，结块疼痛，月经失调，痛经，甚则闭经，舌苔薄白，脉弦或涩。病情轻重与情绪变化的关系密切。

证候分析 多因精神刺激，情志不遂或病邪侵扰，阻遏肝脉，或其他脏腑病变的影响，使肝气郁结，失于疏泄、条达所致。情志失调在肝郁发病中占有重要地位。肝在志为怒，情志所伤导致肝气不舒的病因以过怒为主，忧、思等异常的情志变化亦可导致肝失疏泄，气机不畅，而形成肝郁气滞证。久病体虚，外感六淫、疫疬之邪或内伤之病日久不愈，或劳逸不调、用药失当等，损耗人体正气，影响人体气机运行，或导致人体阴阳失衡，气虚血少，肝失所养，气机不畅导致肝郁气滞证；饮食失宜，食滞中焦，脾失健运，胃失和降，气机升降失常，运行不畅，则影响于肝，导致肝郁气滞证；各种病理产物如痰浊壅塞，瘀血阻滞，水湿中阻等，均可致使肝失疏泄，气机不畅，郁滞不通而形成肝郁气滞证。肝性喜条达而恶抑郁，肝失疏泄，气机郁滞，经气不利，故情志抑郁寡欢，善太息，胸胁或少腹胀满窜痛；若肝气郁结，气不行津，津聚为痰，或气郁化火，灼津为痰，肝气夹痰循经上行，搏结于咽喉，可见咽部有异物感，吞之不下，吐之不出；痰气搏结于颈部，则为瘿瘤、瘰疬；若气滞日久，血行瘀滞，肝络瘀阻，日久可形成肿块结于胁下；女子以血为本，冲任隶属于肝，肝郁气滞，血行不畅，气血失和，冲任失调，故见乳房作胀或痛，痛经，月经

不调；苔白，脉弦或涩，均为肝气郁滞之象。

辨证要点 此证多与情志因素有关，以情志抑郁，肝经所过部位发生胀闷疼痛，以及妇女月经不调等为辨证的主要依据。

鉴别诊断 ①肝郁气滞证与气逆证均为气机运行不畅而致病。但气滞证由于机体某一部位或脏腑气机不畅而致病，气逆证是由于机体的气机升降失常而引起的以气机上逆为主要临床表现的疾病。肝郁气滞证以胸胁、少腹胀满疼痛，走窜不定为主要临床表现，其疼痛特点为攻行走窜，并与情绪波动有密切联系。而气逆证基本上是在气滞证的基础上形成的，气机失调，气上冲逆，以咳嗽喘促、呃逆、呕吐等为主要表现。②肝郁气滞证与气闭证均与情绪波动有关，临床表现均可能以局部疼痛为主要症状。但肝郁气滞证以胸胁、少腹胀满疼痛，走窜不定为主要临床表现，其疼痛特点为胀痛，气闭证是因大怒大惊或过度忧思而致气机闭塞，临床可出现神昏肢厥等症，其疼痛则是阻塞部位的绞痛，其脉沉实有力，可见气闭属于实证中的急性重症。

（陆小左）

gānhuǒ chìshèngzhèng

肝火炽盛证 （syndrome of upflare of liver-fire）

肝经火盛，气火上逆，以火热炽盛于上为主要表现的证候。又称肝火上炎证、肝胆火盛证、肝经实火证，简称肝火证。

临床表现 头晕胀痛，面红目赤，口苦口干，急躁易怒，耳鸣如潮，甚或突发耳聋，失眠，噩梦纷纭，或胁肋灼痛，吐血、衄血，小便短黄，大便秘结，舌红苔黄，脉弦数。

证候分析 多因情志不遂，肝郁化火，或因火热之邪内侵，或他脏火热累及于肝，以致肝经气火上逆所致。肝火炽盛，循经上攻头目，气血壅滞脉络，故头晕胀痛，面红目赤；肝火夹胆气上溢，则口苦口干；肝气郁结，气郁化火，肝火内炽，热灼气阻，则胁肋灼痛；肝热移胆，循胆经上冲于耳，故见耳鸣如潮，甚则突发耳聋；肝藏魂，心藏神，热扰神魂，则心神不宁，魂不守舍，而见急躁易怒，失眠，噩梦纷纭；热盛迫血妄行，则见吐血、衄血；火邪灼津，故大便秘结，小便短黄；舌红苔黄，脉弦数，均为肝经实火内炽之象。

辨证要点 以头痛，烦躁，耳鸣，胁痛等与火热症状共见为辨证的主要依据。

鉴别诊断 肝火炽盛证与肝阳上亢证均有头晕胀痛，面红目赤，口苦口干，急躁易怒，耳鸣，失眠等临床表现。但前者属火热过盛的实证，以目赤头痛、胁肋灼痛、口苦口渴、便秘尿黄等火热症状为主，阴虚证候不突出，病程较短，病势较急；后者上实下虚，虚实夹杂，系肝肾阴虚阳亢所致，以眩晕、头目胀痛、头重脚轻等上亢症状为主，且见腰膝酸软、耳鸣等下虚症状，阴虚证候明显，病程较长。

（陆小左）

gānyángshàngkàngzhèng

肝阳上亢证 （syndrome of hyperactivity of liver-yang）

肝阳亢扰于上，肝肾阴亏于下，以眩晕耳鸣、头目胀痛、面红、烦躁、腰膝酸软等为主要表现的上实下虚的证候。又称肝阳上逆证、肝阳偏旺证、肝阳偏亢证。清代以前无肝阳上亢的提法，所涉及的内容一般归于肝风的范畴，有

考证认为是清·叶天士首创"肝阳上亢"之说，其《临证指南医案·中风》中明确指出："肝为风脏，因精血衰耗，水不涵木，木不滋荣，故肝阳偏亢。"

临床表现 眩晕耳鸣，头目胀痛，面红目赤，急躁易怒，失眠多梦，头重脚轻，步履不稳，腰膝酸软，舌红少津，脉弦有力或弦细数。可兼见口干舌燥，心悸健忘等症。

证候分析 多因平素肾阴亏虚，或房劳太过，年老阴亏，水不涵木，阴不制阳，肝阳偏亢；或素体阳盛，性急多怒，肝阳偏旺；或长期恼怒焦虑，气郁化火，阳气偏亢而暗耗阴液所致。肝为刚脏，体阴用阳。肝阳升发太过，血随气逆，冲扰于头，则头目胀痛，眩晕耳鸣；气血上冲于面、目，血络充盈，则面红目赤；亢阳扰动心神、肝魂，则急躁易怒，失眠多梦；肝阳亢于上，则肾阴亏于下，上盛而下虚，木旺耗水，水不涵木，阴不制阳，则头重脚轻，步履不稳；肝肾阴亏，筋骨失养，则腰膝酸软；舌红少津，脉弦有力或弦细数，为肝阳亢盛，肝肾阴亏之征；口干舌燥，心悸健忘为肝阳亢盛，阳气偏亢暗耗阴液所致。

辨证要点 以眩晕耳鸣、头目胀痛、面红、烦躁、腰膝酸软等为辨证的主要依据。

鉴别诊断 肝阳上亢证与肝肾阴虚证均有肝肾阴亏，阴不制阳的病机，均有头晕目眩，耳鸣，腰膝酸软等症，但肝肾阴虚为虚证，以颧红盗汗，五心烦热等虚火内扰的表现为主，肝阳上亢证为本虚标实证，急躁易怒，头目胀痛，头重脚轻等肝阳亢逆，气血上冲的症状比较突出。

（陆小左）

gānfēngnèidòngzhèng

肝风内动证 (syndrome of internal stirring of liver-wind)

因风阳、火热、阴血亏虚等所致肝脏气血阴阳平衡失调，肝失所养引起的以眩晕欲仆、抽搐、震颤等动摇特点为主要表现的一类证候。"肝风"一词始见于《素问·至真要大论》："诸风掉眩，皆属于肝。"近代医家张锡纯在分析中风的病因病机中，明确提出了"肝风内动"一词。

临床常见四种证候类型，即肝阳化风证、热极生风证、阴虚动风证、血虚生风证。

肝阳化风证 肝阳上亢，肝风内动，以眩晕、肢麻震颤、头胀痛、面赤，甚至突然昏仆、口眼㖞斜、半身不遂等为主要表现的动风证候。属于上实下虚证。

临床表现 眩晕欲仆，行走飘浮，步履不稳，头胀头痛，急躁易怒，项强，头摇，肢体震颤，手足麻木，语言謇涩，面赤，舌红，或有苔腻，脉弦细有力。甚至突然昏仆，口眼㖞斜，半身不遂，舌强语謇。

证候分析 多由肝阳素亢，耗伤阴液，或肝肾阴亏，阴不制阳，阳亢阴虚日久而化风，从而表现出具有"动摇"特点的证候。肝阳上亢，阴不制阳，阳亢化风，则经常头晕欲仆，头摇；阳亢而气血上壅，上实下虚，则行走飘浮，步履不稳；气血壅滞络脉，则头胀头痛，面赤；风动筋脉挛急，阴亏筋脉失养，则项强、肢体震颤，手足麻木；风阳窜扰，夹痰阻碍舌络，则语言謇涩；舌红，脉弦细有力，为阳亢阴虚化风之征。若风阳暴升，气血逆乱，肝风夹痰，蒙蔽心神，则见突然昏仆，喉中痰鸣；风痰窜扰经络，经气不利，则见口眼㖞斜，半身不遂，舌强语謇。

辨证要点 以眩晕、肢麻震颤、头胀痛、面赤，甚至突然昏仆、口眼㖞斜、半身不遂等为辨证的主要依据。

热极生风证 邪热炽盛，热极动风，以高热、神昏、抽搐为主要表现的证候。属于实热证。在卫气营血辨证中归属血分证。

临床表现 主要表现有高热，烦躁谵语或神志昏迷，颈项强直，两目上视，四肢抽搐，角弓反张，牙关紧闭，舌质红绛，苔黄燥，脉弦数。

证候分析 多因外感温热病邪，邪热亢盛，热闭心神，燔灼筋膜，伤津耗液，筋脉失养所致。邪热内盛，则高热持续；热扰心神，则烦躁谵语；热闭心神，则神志昏迷；邪热炽盛，燔灼肝经，伤津耗液，筋脉失养而拘挛，则四肢抽搐，颈项强直，两目上视，角弓反张，牙关紧闭；舌红绛，苔黄燥，脉弦数，为肝经热盛之征。

辨证要点 以高热、神昏、抽搐为辨证的主要依据。

阴虚动风证 肝阴亏虚，虚风内动，以眩晕，手足震颤、蠕动，或肢体抽搐等及阴虚症状为主要表现的证候。属于虚证，多见于热病后期。

临床表现 手足震颤、蠕动，或肢体抽搐，眩晕耳鸣，口燥咽干，形体消瘦，五心烦热，潮热颧红，舌红少津，脉弦细数。

证候分析 多见于外感热性病后期，阴液耗损；或内伤久病，阴液亏虚，筋脉失养所致。肝阴不足，筋脉失养，筋膜挛急，则见手足震颤、蠕动，或肢体抽搐；阴虚不能上滋，故眩晕耳鸣；阴液不能上承，则口燥咽干；阴液不能制阳，虚热内蒸，故五心烦

热，午后潮热，两颧发红；舌红少津，脉弦细数，为肝阴不足，虚热内炽之征。

辨证要点 以眩晕，手足震颤、蠕动与阴虚内热症状共见为辨证的主要依据。

血虚生风证 肝血亏虚，虚风内动，以眩晕，肢体震颤、麻木、瘙痒、拘急、瞤动等及血虚症状为主要表现的证候。属于虚证，多见于慢性久病。

临床表现 眩晕，肢体震颤、麻木，手足拘急，肌肉瞤动，皮肤瘙痒，爪甲不荣，面白无华，舌质淡白，脉细或弱。

证候分析 多见于内伤杂病，因久病血虚，或急、慢性失血，而致营血亏虚，筋脉肌肤失养所致。肝血不足，不能上荣头面，故头晕，目眩；肝在体为筋，爪甲为筋之余，筋失血养，则肢体震颤，手足拘急，肌肉瞤动，爪甲不荣；肢体、皮肤失养，则见肢体麻木，皮肤瘙痒；面白无华，舌淡，脉细或弱，为血虚之象。

辨证要点 以眩晕、肢麻、震颤、瘙痒、拘急、瞤动等与血虚症状共见为辨证的主要依据。

鉴别诊断 肝阳化风证、热极生风证、阴虚动风证、血虚生风证互相鉴别。

(陆小左)

gāndǎn shīrèzhèng

肝胆湿热证 (syndrome of damp-heat in the liver and gallbladder)

湿热蕴结，肝胆疏泄功能失常，以胁肋胀痛、身目发黄及湿热症状为主要表现的证候。其中以阴部瘙痒、带下黄臭等为主要表现者，称为肝经湿热（下注）证。

临床表现 胁肋胀痛，身目发黄，腹满厌食，泛恶欲呕，大便不调，口苦，小便短黄，发热或寒热往来，在男子为阴囊湿疹，

睾丸肿痛，在女子为外阴瘙痒或带下黄臭，局部红肿疼痛，舌红苔黄腻，脉弦数或滑数。

证候分析 多因外感湿热之邪，侵及肝胆或肝经；或嗜酒、过食肥甘厚味，酿生湿热；或脾胃纳运失常，湿浊内生，郁结化热，湿热壅滞肝胆所致。湿热蕴阻，肝胆疏泄失职，气机不畅，则胁肋胀痛；湿热内阻，胆汁不循常道，泛溢肌肤，则身目发黄；湿热内阻，木不疏土，脾胃纳运失司，而致胃气上逆，则出现腹满厌食，泛恶欲呕，大便不调；湿热蕴蒸，胆气上溢，则口苦；湿热下注膀胱，影响膀胱气化功能，则可出现小便短黄；湿热内蕴体内则可出现发热，湿热之邪阻于少阳胆经，枢机不利，正邪相争，则可出现寒热往来；肝经绕阴器，过少腹，湿热循经下注，在男子则表现为阴囊湿疹，睾丸肿痛等症状，在女子则表现为外阴瘙痒或带下黄臭，局部红肿疼痛等症状；湿热内蕴则表现为舌红，苔黄腻，脉多弦滑数。

辨证要点 以胁肋胀痛、腹满厌食、口苦、身目发黄，或阴部瘙痒、带下色黄秽臭等与湿热内蕴征象并见为辨证的主要依据。

鉴别诊断 ①肝胆湿热证与湿热蕴脾证均因湿热内蕴所致，且肝胆与脾胃之间在病理上相互影响，均可出现脘腹胀满、纳呆呕恶、身目发黄色鲜明、大便不调、小便短黄等症状。但肝胆湿热证病位主要在肝胆，故以胁肋胀痛、胁下痞块、黄疸、口苦等肝胆疏泄失常症状为主，尚可出现寒热往来及阴部瘙痒，妇女带下黄臭等症。湿热蕴脾证病位主要在脾胃，故以脘腹胀闷、纳呆呕恶、大便溏泄等受纳运化功能失常症状为主，还可出现肢体困

重、身热不扬等症状。②肝胆湿热证与肝火上炎证均以火、热为患，病位均在肝，故均可见胁痛、呕恶、口苦、心烦、小便黄赤等症状。但肝胆湿热证为湿热蕴结肝胆，多见纳呆呕恶、口渴不欲饮、大便不调等湿症；肝火上炎证为肝火上冲，多见头痛眩晕、面赤耳鸣、烦躁易怒等实热症状。③肝胆湿热证与胆郁痰扰证均可有气机阻遏兼郁热的表现，可见口苦、胁肋不舒、纳呆、呕恶等症状。但肝胆湿热证肝胆脏腑俱病，热势较盛，多见恶心欲呕、纳呆腹胀、大便不调等症状，如湿热下注还可见阴囊湿疹、睾丸肿痛、妇女外阴瘙痒、带下黄臭等症状；胆郁痰扰证为痰郁胆腑，并可蒙蔽心窍，热势较缓，多见眩晕、口苦、耳聋耳鸣、胸闷、烦躁不寐等症状。

（陆小左）

dǎnyù tánrǎozhèng

胆郁痰扰证（syndrome of gall-bladder stagnation and phlegm-disturbance）

痰浊或痰热内扰，胆郁失宣，以胆怯、惊悸、烦躁、失眠、眩晕、恶心为主要表现的证候。又称胆虚痰扰证。

临床表现 胆怯易惊，寐中易醒，烦躁不安，惊悸不宁，失眠多梦，胸胁胀闷，善太息，头晕目眩，口苦，泛恶欲呕，咽中不适，似有物梗塞，咯之不出，咽之不下，舌质淡红或红，舌苔白腻或黄腻，脉弦缓或弦数。

证候分析 多由情志抑郁，气郁化火，灼津为痰，痰热互结，内扰心胆，致胆气不宁，心神不安所致。此外，肥人多湿，易聚湿生痰，故多见于肥胖之人，尤以性情急躁，多愁善感者，更易罹患此病。

胆为清净之府，喜宁谧而恶

烦扰，痰浊内蕴，胆气不宁，失于决断，则可出现胆怯易惊，寐中易醒；痰热内扰心神，神不守舍，则可出现烦躁不安，惊悸不宁；情志内伤，胆失疏泄，郁而生痰，气郁化热，痰热内扰，则可出现失眠多梦；胆失疏泄，经气不畅，则可出现胸胁闷胀，善太息；胆经络头目，胆失疏泄，气郁生痰，痰浊引动肝阳或痰热循经上扰，则可出现头晕目眩；热迫胆气上溢，则可出现口苦；胆郁气滞，痰浊中阻，阻碍气机，胆气犯胃，而致胃失和降，则可出现泛恶欲呕的症状；胆失疏泄，气机郁滞，痰涎结聚，则可出现咽中不适，似有物梗塞，咯之不出，咽之不下；舌淡红，苔白腻，脉弦缓，为痰浊内蕴的表现；若舌红，苔黄腻，脉弦数，则为痰热内蕴之征。

辨证要点 一般以胆怯惊悸、失眠、眩晕、恶心，舌苔腻，脉弦为辨证要点。

鉴别诊断 ①胆郁痰扰证与痰火扰神证均有痰热所致的神志症状。但胆郁痰扰证有气机不疏的表现，可见胸闷，呕恶等；痰火扰神证有火热炽盛的表现，可见面赤气粗，便秘尿赤；痰火扰动心神，还可见狂躁、哭笑无常等症状。②胆郁痰扰证与肝火上炎证均可因七情内伤所致，可同见头晕、目眩、口苦、咽干等症状。但胆郁痰扰证以郁痰互结为主要表现，可见胸闷、喜太息、泛恶作呕、烦躁不寐、舌苔黄腻等痰热症状；肝火上炎证则以火热上炎为主要表现，可见面红耳赤、烦躁易怒、胁肋灼痛、便秘尿赤、舌苔黄糙等实热症状。③胆郁痰扰证与肝胆湿热证均可有气阻郁热的表现，可见口苦、胁肋不舒、纳呆、呕恶等症状。

但胆郁痰扰证病位在胆腑，并可蒙蔽心窍，热势较缓，多见眩晕、口苦、耳聋耳鸣、胸闷、烦躁不寐等症状；肝胆湿热证肝胆脏腑俱病，热势较盛，多见恶心欲呕、纳呆腹胀、大便不调等症状，如湿热下注还可见阴囊湿疹、睾丸肿痛、妇女外阴瘙痒、带下黄臭等症状。

(陆小左)

shèn yǔ pángguāngbìng biànzhèng

肾与膀胱病辨证 (syndrome differentiation of the kidney and urinary bladder)

根据肾与膀胱的生理功能及病理特点，对四诊所收集的病情资料，进行综合分析、归纳，辨别肾与膀胱疾病不同病性的辨证方法。

肾位于腰部，左右各一。膀胱位于小腹，肾经与膀胱经相互络属，故两者互为表里。肾的主要生理功能是主藏精，主生长、发育与生殖。肾内寄元阴元阳，元阴属水，元阳属火，为脏腑阴阳之根本，故称肾为"先天之本""水火之宅"。肾又主水，并有纳气的功能。肾性潜藏，肾的精气只宜封藏，不宜耗泄。肾在志为恐，在体为骨，在液为唾，主骨生髓充脑，其华在发，开窍于耳及二阴。膀胱为"州都之官"，有贮存和排泄尿液的功能。

肾以人体生长发育迟缓或早衰，生殖机能障碍，水液代谢失常，呼吸功能减退，脑、髓、骨、发、耳及二便功能异常为主要病理变化。临床以腰膝酸软或疼痛，耳鸣耳聋，齿摇发脱，阳痿遗精，精少不育，经闭不孕，水肿，呼吸气短而喘，二便异常等为肾病的常见症状。膀胱病以排尿异常为主要病理变化，常见症状有尿频，尿急，尿痛，尿闭，遗尿，小便失禁等。

肾病多虚，多因禀赋不足，或幼年精气未充，或老年精气亏损，或房事不节，或他脏病久及肾等导致肾的阴、阳、精、气亏损。常见肾阳虚证、肾虚水泛证、肾阴虚证、肾精亏虚证、肾气不固证、肾不纳气证等证。膀胱病常见证有膀胱湿热证。

(陆小左)

shènyáng xūzhèng

肾阳虚证 (syndrome of kidney-yang deficiency)

由于肾阳虚衰，温煦失职，气化失权所表现的虚寒证候。

临床表现 常见腰膝酸冷、畏寒怕冷、精神不振、面色㿠白、舌淡胖苔白、脉沉弱无力为主，或见面色黧黑，可兼见男子阳痿早泄，妇女宫寒不孕；或大便久泻不止，完谷不化，五更泄泻；或浮肿，腹部胀满等症。

证候分析 此证多因素体阳虚、年老体衰、房事太过、久病不愈或其他脏腑病变损伤肾阳，以致肾阳不足，命门火衰，温煦失职，性欲减退，火不暖土，气化不行。肾主骨，腰为肾之府，肾阳虚衰，不能温养腰府及骨骼，故腰膝酸冷；肾阳虚衰，不能温煦肌肤，故畏寒怕冷；肾阳虚弱，无力振奋神气，故精神不振；肾阳不足，脏腑经络失于温养，气血运行无力，不能上荣于面，故面色㿠白；舌淡胖苔白，脉沉弱无力，均为肾阳虚衰，气血运行无力的表现；若肾阳极度虚衰，浊阴不化而弥漫肌肤，则面色黧黑无泽；肾主生殖，肾阳不足，生殖机能减退，则男子可见阳痿不举、早泄，或妇女宫寒不孕；肾阳不足，脾失温煦，可见久泻不止，完谷不化或五更泄泻，腹胀食少等症；肾阳虚衰，膀胱气化乏力，水液内停，可见浮肿，腹部胀满等症。

辨证要点 以腰膝酸冷，性与生殖能力减退，伴见形寒肢冷等虚寒见症为辨证的主要依据。

鉴别诊断 ①肾阳虚证与肾虚水泛证均以肾阳亏虚为病理基础，都有畏寒肢冷，腰膝酸冷，面白神疲等虚寒之象。但前者以温煦失职，生殖机能减退为主，临床以畏寒肢冷、阳痿尿频、女子宫寒不孕、腰膝酸软等为其主症，而浮肿不甚；后者以肾阳气化无权，水湿泛滥为其病理改变，故除了有畏寒、腰膝酸软等肾虚的常见症状外，尚有浮肿，腰以下为甚，甚则咳喘心悸等表现。②肾阳虚证与肾精不足证皆属肾的虚证，均可见腰膝酸软等症，但前者有阳虚表现，腰膝酸冷，性欲减退、夜尿频多等与虚寒症状共见；后者主要为生长发育迟缓，早衰，生育机能低下，无虚寒表现。

(陆小左)

shènxū shuǐfànzhèng

肾虚水泛证 (syndrome of kidney)

肾阳亏虚，气化失权，水湿泛滥，以水肿下肢为甚、尿少、畏冷肢凉等为主要表现的证候。

临床表现 全身浮肿，以下肢为甚，按之凹陷，小便短少，脐腹胀满，水肿反复发作，咳嗽气喘痰鸣，不能平卧，咳痰色白质稀，心悸气短，腰膝酸软冷痛，形寒肢冷，面色暗白，舌淡胖大，苔白滑，脉沉迟无力。

证候分析 多由久病损伤肾阳，或素体阳气虚弱，气化无权，水湿泛滥所致。肾阳虚衰，气化失职，水湿泛溢是其基本病机。肾阳不足，不能蒸腾气化，水湿泛滥肌肤，故身体浮肿；肾居下焦，肾阳衰微，主水无权，不能气化水液，则水湿泛滥，水性下趋，故腰以下肿甚，按之没指，小便短少；水气犯脾，脾失健运，则腹部胀满；水气凌心，抑遏心阳，则心悸；水寒射肺，肺失宣降，则咳嗽气喘，喉中痰鸣；阳虚温煦失职，故腰膝酸软，畏冷肢凉；面色暗白、舌质淡胖，苔白滑，脉沉迟无力，为阳虚水停之征。

辨证要点 以水肿下肢为甚、尿少、畏冷肢凉等为辨证的主要依据。

鉴别诊断 肾虚水泛证与肾阳虚证、肾气不固证的鉴别，三者均以肾气亏虚为病理基础，都有腰膝酸冷表现。肾阳虚证与肾虚水泛证均为虚寒证，鉴别时前者偏重于脏腑功能衰退，性功能减弱，后者偏重于气化无权而以水肿、尿少为主症；肾气不固证以封藏固摄功能失司为主，表现为精、尿、胎、带之失固而遗精、小便失禁、胎动不安、带下清稀等主症而没有水肿表现。

（陆小左）

shènyīn xūzhèng

肾阴虚证（syndrome of kidney-yin deficiency）

肾阴亏损，失于滋养，相火亢盛，以致阴虚内热、阴虚火旺而表现出以腰膝酸痛、眩晕耳鸣、男子遗精，女子月经失调等为主要表现的虚热证候。又称肾阴亏虚证。

临床表现 一般有腰膝酸软而痛、眩晕耳鸣、健忘、潮热盗汗、五心烦热、失眠多梦、口咽干燥、颧红、或骨蒸发热、齿松发脱、形体消瘦，小便黄少，舌红少津、少苔或无苔，脉细数。可兼见男子遗精，早泄，女子经少经闭或崩漏等。

证候分析 多因素体禀赋不足，肾阴素亏；老年体弱，阴液自亏，或久病伤肾，或情欲妄动，房事过度，耗伤肾阴，或热病后期，消灼肾阴，或过服温燥劫阴之品，损伤肾阴致肾阴不足，使滋养、润濡功能减弱而致。肾主骨生髓，腰为肾之府，肾阴不足，腰膝失养，髓减骨弱，骨骼失于濡养，故腰膝酸软而痛；脑为髓海，肾开窍于耳，肾阴不足，则髓海失充，故头晕耳鸣健忘；阴虚生内热，则潮热盗汗，五心烦热、失眠多梦、咽干颧红，肾阴亏损，虚热内蒸，则骨蒸发热、齿松发脱、形体消瘦，小便黄少；舌红少津，脉细数，为阴虚内热之征。肾阴亏虚，相火妄动，故男子遗精，早泄，妇女以血为用，肾阴亏虚则经血来源不足，所以月经量少，甚则闭经；阴虚内热，虚热迫血妄行，可见崩漏不止。

辨证要点 以腰膝酸痛、眩晕耳鸣、男子遗精，女子月经失调，伴骨蒸潮热、颧红、盗汗等虚热证为辨证的主要依据。

鉴别要点 肾阴虚应与肾精不足证、肾气不固证鉴别。三证皆属肾的虚证，均可见腰膝酸软、头晕耳鸣、齿松发脱等症，但肾阴虚有阴虚内热的表现，性欲偏亢，梦遗、经少，潮热盗汗，咽干颧红，溲黄便干舌红少津脉细数；肾精不足证主要为生长发育迟缓、早衰，生育机能低下，无虚热表现；肾气不固证以封藏固摄功能失司为主，表现为精、尿、胎、带之失固而遗精、小便失禁、胎动不安、带下清稀等为主症。

（陆小左）

shènjīng kuīxūzhèng

肾精亏虚证（syndrome of kidney-essence deficiency）

肾精亏损，脑与骨、髓失充，以生长发育迟缓、早衰、生育机能低下等为主要表现的虚弱证候。又称肾精不足证。

临床表现 一般无明显寒象或热象，但以生长发育迟缓或早衰、生殖功能低下或障碍为特征。小儿以生长发育迟缓，身材矮小，智力低下，动作迟钝，囟门迟闭，骨骼痿软等症多见为特点；成人以性机能减退，男子精少不育，女子闭经不孕；成人早衰，发脱齿摇，耳聋耳鸣，健忘恍惚，动作迟缓，足痿无力，精神，舌淡，脉弱为主。

证候分析 多因禀赋不足，先天发育不良，或后天调养失宜，或房事过度，或久病伤肾所致。肾藏精，主生殖，为生长发育之本。肾精不足，不能化生气血，充肌长骨，故小儿发育迟缓，身材矮小；肾精不足无以充髓实脑，致智力迟钝，动作缓慢；精亏髓少，骨骼失养，则生长迟缓，囟门迟闭，骨骼痿软；肾精主生殖，肾精亏损，性功能减退，男子精少不育，女子经闭不孕；肾之华在发，精不足，见早衰，发不长，易脱发；齿为骨之余，失精气之充养，故齿牙动摇，甚则早脱；耳为肾之窍，脑为髓海，精少髓亏，脑海空虚，故见耳聋耳鸣，健忘恍惚；精充则筋骨隆盛，动作矫健，精损则筋骨疲惫，转摇不能，所以动作迟缓，足痿无力；肾精衰，脑失充，则灵机失运，记忆模糊，故老年可见精神疲惫；舌淡苔少，脉细弱无力，均为虚弱之象。

辨证要点 多以生长发育迟缓、生殖功能减退以及成年人的早衰表现为辨证的主要依据。

鉴别诊断 肾阴虚与肾精不足证皆属肾的虚证，均可见腰膝酸软、头晕耳鸣、齿松发脱等症，但前者有阴虚内热的表现，性欲偏亢，梦遗、经少；后者主要为生长发育迟缓，早衰，生育机能低下，无虚热表现。

（陆小左）

肾气不固证 shènqì bùgùzhèng （syndrome of unconsolidated kidney-qi）

肾气亏虚，封藏失职，固摄无权，以小便不固、大便不固、肾精不固、经带不固、胎气不固等为主要表现的虚弱证候。

临床表现 常见腰膝酸软，神疲乏力，耳鸣失聪，小便频数而清，或小便失禁，或尿后余沥不尽，或遗尿，或夜尿频多，男子遗精、早泄，女子月经淋漓不尽，或带下清稀而量多，或胎动易滑，舌淡，苔白，脉弱等。

证候分析 多因年高体弱，肾气渐衰，或先天禀赋不足，肾气不充，或因房事过度，或久病重病，损耗肾气，肾失于固摄所致。腰为肾之府，骨骼失肾气温养，故腰膝酸软；肾气亏则功能活动减退，故神疲乏力，肾开窍于耳，肾精不能上充于耳，听力逐渐减退而致耳鸣耳聋；肾开窍于前后二阴，与膀胱互为表里，若肾气不固，则常可表现膀胱失约，以致小便次数频繁，量多清长，甚则小便失禁；排尿无力，尿液不能全部排出，可使尿后余沥不尽；若肾气未充，脑髓未足，元神不能自主，则每致小便自遗，遗尿多见小儿，或禀赋不足的青少年，夜间阴气盛，阳气衰，故肾气不足者多见夜尿频多；肾之藏精，赖于肾气的固摄，故精得以藏，若肾气不足，则精关不固，精易外泄，故致遗精或早泄，带脉失固，常见带下清稀量多；任脉失养，胎元不固，每易造成流产；舌淡苔白，脉弱，是肾气虚衰之象。

辨证要点 肾气不固证，一般以肾与膀胱不能固摄表现的症状为辨证的主要依据。

鉴别诊断 肾气不固证与肾气虚证、肾不纳气证的鉴别。三者均有肾气虚的病机和症状，不同之处在于肾气不固证以封藏固摄功能失司为主，表现为精、尿、胎、带之失固而遗精、小便失禁、胎动不安、带下清稀等主症；肾气虚证表现为精神、体力的衰弱而腰酸、头晕明显；肾不纳气证以肾虚摄纳无权，气不归元而出现虚喘，呼多吸少为主症，多由肺虚及肾而致肺肾气虚。

（陆小左）

肾不纳气证 shènbùnàqìzhèng （syndrome of failure of the kidney in promoting inspiration）

由于肾气虚衰，降纳无权，气不归元而导致肾气不能摄纳自然界清气，从而出现咳嗽、气喘、短气喘息、呼多吸少或动则气喘等症状为主要表现的虚弱证候。

临床表现 常见喘息短气，呼多吸少，气不得续，动则喘息益甚，自汗，神疲乏力，声音低怯，腰膝酸软，舌淡苔白，脉弱，或气短息促、喘息加剧，冷汗淋漓，肢冷面青，脉浮大无根。

证候分析 多因久病咳喘，耗伤肺气，病久及肾。多在肾气亏虚的基础上产生，亦有由年幼肾气未充所致，或由感受六淫及疫疬之邪，伤肺耗气，病久及肾，或劳伤太过，或老年体弱，肾气亏虚，致使肾气不足，纳气无权而成；肾虚则摄纳无权，气不归元，故咳喘短气、呼多吸少，气不得续，动则喘息益甚；肺气虚，卫外不固则自汗，机能活动减退，故神疲声音低怯；骨骼失养，故腰膝酸软；舌淡苔白，脉沉弱，为气虚之征；肾虚不能纳气，则

喘息加剧，气短息促，若阳气虚衰欲脱，则冷汗淋漓，肢冷面青；虚阳外浮，脉见浮大无根。

辨证要点 以久病咳喘，呼多吸少，动则益甚和肺肾气虚表现为辨证的主要依据。

鉴别诊断 肾不纳气证需与肾气不固证、肺气虚证进行鉴别。三者均有气虚的病机和症状，不同之处在于肾不纳气证以肾虚摄纳无权，气不归元而出现虚喘，呼多吸少，气不得续为主症，多由肺虚及肾而致肺肾气虚；肾气不固证以封藏固摄功能失司为主，表现为精、尿、胎、带之失固而遗精、小便失禁、胎动不安、带下清稀等主症；肺气虚证则以咳嗽无力，气短而喘，伴有气虚症状为主要表现，有气虚而无肾气虚表现。

（陆小左）

膀胱湿热证 pángguāng shīrèzhèng （syndrome of damp-heat in urinary bladder）

湿热侵袭，蕴结膀胱，气化不利，以小便频急灼涩疼痛及湿热症状为主要表现的证候。

临床表现 常见尿频、尿急，尿道灼热疼痛，小便黄赤短少，小腹闷胀或胀痛，舌红，苔黄腻，脉数有力或滑数。可伴见寒战、发热，腰部胀痛，尿血或尿有砂石，严重时可见小便不通等。

证候分析 多因多食辛热肥甘之品或嗜酒太过，酿成湿热，下注膀胱，或秽浊之邪侵入膀胱致膀胱气机不畅所致。湿热蕴结膀胱，热迫尿道，故小便次数频繁，并有急迫灼热疼痛感；湿热相搏，膀胱气化不利，所以尿液黄赤而短少；膀胱位于小腹，湿热蕴结，故小腹闷胀或胀痛；舌红，苔黄腻，脉数有力或滑数，为湿热内盛之象；若湿热交蒸，

则可兼见寒战，发热；膀胱与肾直接相通，若膀胱热邪波及于肾，热灼经络，则间见腰痛；若湿热之邪灼伤膀胱或肾之脉络，脉破血溢，则会尿血或尿中带血，又称血淋；若湿热久郁不解，煎熬尿液，将尿中杂质聚结为石，而形成石淋，则尿中可见有砂石排出，出现尿频、尿急、排尿痛，甚则排尿突然中断而腹痛难忍；膀胱气化不利，或砂石较大，阻塞尿道，有可能出现小便不通而成癃闭之症。

辨证要点 新病势急，小便频急、灼涩疼痛等与湿热症状共见为辨证的主要依据。

鉴别诊断 膀胱湿热证与小肠实热证均可见小便赤涩灼痛，但小肠实热证除小便赤涩灼痛外，兼见心烦失眠，面赤口渴，口舌生疮，溃烂灼痛等心火炽盛的表现。

（陆小左）

脏腑兼证证候（syndrome differentiation of concurrent syndromes of zang-fu organs） 两个或两个以上的脏腑的证候同时并见的复杂证候。脏腑兼证在临床上甚为多见，其证候也较为复杂。可因两个或两个以上的脏腑同时或先后发病而出现。脏腑兼证不是任意两个或两个以上的脏器证候的简单相加，而是在生理、病理上有着一定的内在联系的脏腑，如存在生克乘侮关系的脏腑、经络相通的脏腑或脏器直接相连的脏腑，才常常在其相关的方面出现兼病关系。因此辨证时应当注意辨析脏腑之间有无先后、主次、因果、生克等关系，这样才能明确其病理机制，作出恰当的辨证施治。

（杨硕）

心肾不交证（syndrome of disharmony of the heart and kidney）

心肾阴液亏虚，阳气偏亢，既济失调，以心悸、心烦失眠，头晕耳鸣，腰膝酸软，梦遗，潮热盗汗，舌红少苔，脉细数等为主要表现的证候。

临床表现 心烦少寐，惊悸多梦，头晕耳鸣，健忘，腰膝酸软，或遗精，五心烦热，或潮热盗汗，口咽干燥，舌红少苔或无苔，脉细数。

证候分析 多因久病、劳倦、房事不节或思虑过度情志郁而化火，或外感热病损伤心肾之阴而引起。但此证在不同疾病中的病因病机及所表现的症状特点不尽相同，常见情况如下：①火旺引起水亏，以舌红苔黄少津、大便干、小便赤、口干脉数为特征，标证以心悸失眠遗精多见；②阴虚导致阳亢，以消瘦、乏力、五心烦热、舌红少苔、脉细数为特征，标证以心悸怔忡、失眠、健忘多见；③心气不足、肾气不纳，以胸闷气短、神倦乏力、舌质淡、脉细数为特征，标证以健忘、耳鸣、心悸、多梦多见；④肾阳不足，蒸化无力而致肾水不升、心火独亢，以发热、口干口苦、腰膝冷、心烦、时有失眠、便稀、舌淡红为特征，标证以心悸失眠多见。

辨证要点 以惊悸失眠，多梦，遗精，腰膝酸软伴阴虚证等为辨证的主要依据。

鉴别诊断 心肾不交证与心阴虚证均有心火上浮、心神受扰，而见心烦少寐，失眠多梦，五心烦热，舌红脉细数等症状，但心阴虚证阴虚阳亢的一般虚热证表现更为明显，常见午后潮热、盗汗、两颧潮红等症；心肾不交证兼有肾阴虚的表现，常见遗精、

腰膝酸软、耳鸣健忘等症。

（崔蒙 杨寅）

心肾阳虚证（syndrome of yang deficiency of both the heart and kidney）

心肾阳气亏虚，不能温运，以畏冷肢凉、心悸怔忡、小便不利、肢体浮肿等为主要表现的证候。又名心肾虚寒证。

临床表现 心悸怔忡，唇甲青紫，肢体浮肿，小便不利，形寒肢冷，神疲乏力，舌质淡紫，苔白滑，脉沉细微。

证候分析 多由心阳虚衰，病久及肾，或因肾阳亏虚，气化失权，水气上犯凌心所致。心为阳脏，属火，能推动、温运血行。肾中阳气，为人身阳气之根本，能气化水液。心肾阳虚，心失温养、鼓动，故见心悸怔忡；运血无力，血行不畅而瘀滞，则唇甲青紫，舌质淡紫。肾阳不振，膀胱气化失司，水湿内停，泛溢肌肤，则见肢体浮肿，小便不利。阳虚故形寒肢冷，形神失于温养，则神疲乏力。苔白滑，脉沉细微，为心肾阳虚，阴寒内盛之象。

辨证要点 心悸怔忡、肢体浮肿与心肾两脏阳气虚衰，全身机能处于低下状态共见为辨证的主要依据。

（崔蒙 贾李蓉）

心肺气虚证（syndrome of qi deficiency of both the heart and lung）

心肺两脏气虚，以心悸咳嗽，气短而喘，动则尤甚，胸闷，神疲乏力，语声低怯，自汗，舌淡，脉弱等为常见症的证候。又名心肺两虚证。

临床表现 常见心悸、胸闷、气短，动则加剧，痰液清稀，面色白，头晕神疲，声怯，舌淡苔白，甚则舌淡紫，脉象沉弱或见

结、代。

证候分析 多由久病咳喘，肺虚及心；亦可因心病日久，气虚及肺，或年高体弱，脏气日衰所致。此证是由心气虚、肺气虚的主症和气虚的一般见证组成。心肺气虚，胸中宗气运转无力，故心悸、胸闷、气短；动则耗气，故证情加剧；肺气不足，输布水液功能减弱，以致饮聚于肺，随气上逆，而见痰液清稀；气虚全身功能活动减退，肌肤脑髓供养不足，故面色白、头晕神疲；卫外不固则自汗，宗气不足故声怯；气虚则血弱，不能上荣舌体，则舌淡苔白；气血运行无力或心脉之气不续，则舌淡紫、脉象沉弱或见结、代。

辨证要点 心悸、胸闷、气短与气虚症状共见为辨证的主要依据。

鉴别诊断 ①心肺气虚证与心肺阳虚证均属心肺功能低下，均可见喘咳无力、心胸满闷、心悸、气短等症。但心肺阳虚除上述症状较心肺气虚更为严重外，更伴有畏寒肢冷、水肿等阳虚表现。②心肺气虚证与心肺阴虚证病位均在心肺，均有咳嗽、心悸。但心肺气虚证以心肺的功能低下为主症，所以症见咳喘无力、心悸、气短等；心肺阴虚证则以心肺阴津不足，且有阴虚火旺的表现为主症，如干咳、心悸、口鼻干燥、午后潮热等。③心肺气虚证与心气虚证及肺气虚证的鉴别。三者均有气虚表现，但心气虚证无咳喘，肺气虚证无心悸，而心肺气虚证咳喘与心悸并见。

（崔 蒙 贾李蓉）

xīnpí liǎngxūzhèng

心脾两虚证（syndrome of deficiency of both the heart and spleen）

心脾阳气、阴血亏虚，以心悸、神疲、食少、腹胀、便溏、舌淡脉弱等为主要表现的证候。又称心脾气血虚证。

临床表现 心悸怔忡，头晕，多梦，健忘，食欲不振，腹胀，便溏，神疲乏力，或见皮下紫斑，女子月经量少色淡，淋漓不尽，面色萎黄，舌淡嫩，脉弱。

证候分析 多因久病失调，思虑过度，或因饮食不节，损伤脾胃，生化不足，或慢性失血，血亏气耗，渐致心脾气血两虚。心血不足，心失所养，心神不宁，则心悸怔忡，健忘，失眠多梦；气血亏虚，头面失养，故眩晕，面色萎黄；脾气亏虚，运化失职，水谷不化，故食欲不振，腹胀，便溏；脾气亏虚，摄血无力，血不归经，则见各种慢性出血，如皮下紫斑，女子月经量少色淡，淋漓不尽等；神疲乏力，舌淡嫩，脉弱，均为气血亏虚之征。

辨证要点 以心悸，神疲，头晕，食少，腹胀，便溏等为辨证的主要依据。

鉴别诊断 心脾两虚证需与心肝血虚证均有心血不足，心悸心神失养，而见心悸，失眠多梦等症状，但前者兼有脾虚失运，血不归经的表现，常见食少，便溏，腹胀，慢性失血等症，后者兼有肝血不足，失于充养的表现，常见眩晕，肢麻，视力减退等症。

（崔 蒙 朱 玲）

xīngān xuèxūzhèng

心肝血虚证（syndrome of blood deficiency of both the heart and liver）

血液亏虚，心肝失养，以心悸怔忡，健忘，失眠多梦，头晕目眩，妇女月经量少，面、舌、爪甲色淡白，脉细等为主要依据的证候。

临床表现 心悸怔忡，健忘，失眠多梦，头晕目眩，视物模糊，肢体麻木或震颤，女子月经量少色淡，甚则经闭，面白无华，爪甲不荣，舌质淡白，脉细。

证候分析 可因思虑过度，失血过多，脾虚化源不足，或久病虚损等所致。心血不足，心失所养，心神不宁，则心悸怔忡，健忘，失眠多梦；肝血不足，头目失养，则头晕目眩，视物模糊；爪甲，筋脉失于濡养，则爪甲不荣，肢体麻木或震颤，女子以血为本，心肝血虚，冲任失养，则月经量少色淡，甚则闭经，血虚则头目失养，头晕目眩，面白无华，舌脉失充，则表现为舌淡白，脉细。

辨证要点 以心悸、多梦、眩晕、肢麻等于血虚症状共见作为辨证的主要依据。

鉴别诊断 心肝血虚证与心脾两虚证的鉴别，见心脾两虚证。

（崔 蒙 朱 玲）

píwèi xūruòzhèng

脾胃虚弱证（syndrome of weakness of the spleen and stomach）

饥饱失常，忧思劳倦，脾胃受伤导致脾失健运、中气不足、中气下陷、脾不统血所表现的证候。又称脾气不足证、脾气亏虚证。

临床表现 食欲不振，纳少，脘腹胀满，食后胀甚，或饥时饱胀，大便稀溏，肢体倦怠，神疲乏力，少气懒言，形体消瘦，或肥胖、浮肿，面色淡黄或萎黄，舌淡苔白，脉缓或弱。

证候分析 多因寒湿侵袭，饮食不节，或劳倦过度，或忧思日久，吐泻太过，损伤脾土，或禀赋不足，素体虚弱，或年老体衰，或大病初愈，失于调养等所致。脾气虚弱，则健运失职，水湿不运，故见食欲不振，进食减少，脘腹胀满；食后脾气愈加困乏，故腹胀更甚。脾虚失运，清浊不分，水湿下注肠道，则见大便溏薄。脾为气血生化之源，脾虚化源不足，不能充达肢体、肌肉，故肢体倦怠，形体消瘦，气血不能上荣于面，故面色淡黄或萎黄。脾气虚，气血生化不足，脏腑功能衰退，故神疲乏力，少气懒言。若脾气虚弱，水湿不运，泛溢肌肤，则可见形体肥胖，肢体浮肿，舌淡苔白，脉缓弱，为脾气虚弱之征。

辨证要点 以纳减，腹胀，便溏与气虚证共现作为辨证的主要依据。

鉴别诊断 脾胃虚弱证与脾阳虚证均有食少、腹胀、便溏等症状，但后者兼有畏冷肢凉，脘腹隐痛喜温等寒象，前者则兼有神疲乏力，少气懒言等气虚之象。

（崔 蒙 朱 玲）

píwèi xūhánzhèng

脾胃虚寒证（syndrome of yang deficiency of the spleen and stomach）

脾阳虚衰，阴寒内盛临床表现为腹胀食少，脘腹冷痛喜温、喜按，畏冷肢凉，大便稀溏，舌淡胖苔白滑，脉沉迟无力等为主要表现的证候。又称脾胃阳虚证。

临床表现 腹胀食少，脘腹冷痛喜温、喜按，畏冷肢凉，大便稀溏，小便不利，肢体困重，妇女白带清稀量多，舌淡胖苔白滑，脉沉迟无力。

证候分析 多由脾气虚发展而来，或过食生冷，或肾阳虚，火不生土所致脾胃阳气虚衰，失于温运。脾脏阳气虚衰，运化失健，则腹胀纳少；阳虚阴盛，寒从中生，寒凝气滞，故腹痛喜温喜按；水寒之气内盛，水湿不化，流注肠中，故大便质地较脾气虚的便溏更为清澈稀薄，甚则完谷不化；四肢禀气于脾胃，脾阳虚

不能外温四末，所以四肢不温；中阳不振，水湿内停，膀胱气化失司，则小便不利；留溢肌肤，则肢体困重，甚则全身浮肿；妇女带脉不固，水湿下渗，可见白带清稀量多；舌淡胖苔白滑，脉沉迟无力，皆为阳虚、水寒之气内盛之征。

辨证要点 以腹胀食少，脘腹冷痛，大便稀溏等与虚寒症状共见为辨证的主要依据。

（崔 蒙 于 琦）

pífèi qìxūzhèng

脾肺气虚证（syndrome of qi deficiency of both the spleen and lung）

脾肺两脏气虚，以咳嗽声低，气短而喘，痰多稀白，食少，腹胀，便溏，舌淡苔白滑，脉弱等为主要表现的证候。又称脾肺两虚证、土不生金证。

临床表现 咳嗽声低，气短而喘，痰多稀白，食少，腹胀，便溏，声低懒言，疲倦乏力，面色㿠白，面浮足肿，舌淡苔白，脉弱。

证候分析 多由久病咳喘，肺虚及脾，或饮食不节，劳倦伤脾，不能输精于肺所致。脾主运化，为生化之源，脾气不足，不能输精于肺，致肺气日损；脾失健运，湿聚成痰，上渍于肺，故有"脾为生痰之源，肺为贮痰之器"之说；肺主一身之气，肺气不足，宣降失常，脾气受困，终致脾气亦虚；久咳不止，肺气受损，故咳嗽气短而喘；气虚水津不布，聚湿生痰，则痰多稀白；脾气虚，运化失健，可见食欲不振，腹胀不舒；湿邪下注，则大便溏；气虚功能活动减弱，故声低懒言，疲倦乏力；肌肤失养，则面色㿠白；水湿泛滥，可致面浮足肿；舌淡苔白，脉弱，均为气虚之征。

辨证要点 以咳喘，纳少，腹胀便溏与气虚症状共见为辨证要点。

（崔 蒙 于 琦）

píshèn yángxūzhèng

脾肾阳虚证（syndrome of yang deficiency of both the spleen and kidney）

脾肾两脏阳气亏虚临床表现为畏冷肢凉，面色㿠白，腰酸，腹部冷痛，久泻久痢，或完谷不化，或浮肿少尿，舌淡胖，苔白滑，脉沉细等为主要表现的证候。

临床表现 畏冷肢凉，面色㿠白，腰酸，腹部冷痛，久泻久痢，或完谷不化，或浮肿少尿，舌淡胖，苔白滑，脉沉细。

证候分析 多由脾、肾久病耗气伤阳，或久泻久痢，或水邪久踞，以致肾阳虚衰不能温养脾阳，或脾阳久虚不能充养肾阳，终将脾肾阳气亏虚，虚寒内生。脾为后天之本，主运化，布精微，化水湿，有赖命火之温煦。肾为先天之本，温养脏腑组织，气化水液，须靠脾精的供养。若脾阳虚衰，久延不愈，运化无力，不能化生精微以养肾，或水湿内阻，影响肾阳蒸化水液的功能，皆能导致肾阳不足，成为脾虚及肾的病证。反之，肾阳先虚，火不生土，不能温煦脾阳，或肾虚水泛，土不制水而反为所克，均能使脾阳受伤，而为肾病及脾的病变。故脾肾阳气在生理上具有相互资生、相互促进的作用，在病理上相互影响，无论脾阳虚衰或肾阳不足，在一定条件下，均能发展为脾肾阳虚证。脾肾阳气虚衰，不能温煦形体，则面色㿠白，畏寒肢冷，腰膝冷痛；阴寒内盛，气机凝滞，故下腹亦能出现冷痛；利久伤阳，脾虚及肾，命火衰微，脾阳更弱，故久泻久痢；寅卯之

交，阴气极盛，阳气未复，肠中腐秽欲去，故黎明前泄泻，称为五更泻，泻下清冷水液，中夹未消化谷物，是脾肾阳气虚衰，不能温化水谷的缘故；阳气虚衰，无以温化水湿，膀胱气化失司，则小便不利；水无去路，泛溢肌肤，故面浮肢肿；土不制水，反受其克，则腹部水肿胀满如鼓；舌淡胖，苔白滑，脉沉细，均为阳虚阴盛，水寒之气内盛的表现。

辨证要点 脾肾阳虚证，以腰膝冷痛，久泻久痢，浮肿与虚寒症状共见为辨证的主要依据。

（崔蒙 于琦）

fèishèn qìxūzhèng

肺肾气虚证 （syndrome of qi deficiency of both the lung and kidney）

肺肾气虚，摄纳无权，以久病咳喘、呼多吸少、喘息短气，动则尤甚等为主要表现的证候。

临床表现 喘息短气，吐痰清稀，呼多吸少，动则喘息尤甚，语声低怯，自汗乏力，耳鸣，腰膝酸软，尿随咳出，舌淡脉弱，或喘息加剧，舌淡，脉弱。

证候分析 多因久病咳喘，耗伤肺气，病久及肾；或劳伤太过，先天不足，老年体弱，肾气亏虚，纳气无权所致。肺为气之主，肾为气之根，肺司呼吸，肾主纳气。肺气虚，呼吸功能减弱，则咳嗽无力，气短而喘，吐痰清稀；肾气虚，不主摄纳，气不归元，则呼多吸少；动则耗气，肺肾更虚，故喘息加剧；宗气不足，卫表不固，则语声低怯，自汗乏力；耳窍失充，则耳鸣；腰膝失养，则腰膝酸软；肾气不固，可见尿随咳出；舌淡，脉弱，为气虚之征。

辨证要点 以久病咳喘、呼多吸少、动则尤甚与气虚症状共见为辨证的主要依据。

（崔蒙）

fèishèn yīnxūzhèng

肺肾阴虚证 （syndrome of yin deficiency of both the lung and kidney）

肺肾阴液亏虚，虚热内扰，以干咳、少痰、腰酸、遗精等为主要表现的虚热证候。

临床表现 咳嗽痰少，或痰中带血，或声音嘶哑，腰膝酸软，形体消瘦，口燥咽干，骨蒸潮热，盗汗颧红，男子遗精，女子经少，舌红少苔，脉细数。

证候分析 多因燥热、痨虫耗伤肺阴；或久病咳喘，损伤肺阴，病久及肾；或房劳太过，肾阴耗伤，不能上润，由肾及肺所致。肺肾两脏，阴液互滋，"金水相生"。肺阴亏损，失于滋养，虚火扰动，肺失清肃，则咳嗽痰少；损伤血络，则痰中带血；虚火熏灼，咽喉失滋，则声音嘶哑；肾阴不足，腰膝失于滋养，则腰膝酸软；阴虚火旺，扰动精室，精关不固，则为遗精；阴精不足，精不化血，冲任空虚，则月经量少；虚火亢盛，迫血妄行，则女子崩漏；肺肾阴亏，失于滋养，虚热内生，则口燥咽干，形体消瘦，骨蒸潮热，盗汗颧红；舌红少苔，脉细数，为阴虚内热之象。

辨证要点 以干咳、少痰、腰酸、遗精等与虚热症状共见为辨证的主要依据。

鉴别诊断 与肝肾阴虚证鉴别，两者都有肾阴虚、虚火内扰的临床表现，区别在于，肝肾阴虚证还有肝阴虚见症，此证则还有肾阴虚见症。

（崔蒙）

gānhuǒ fànfèizhèng

肝火犯肺证 （syndrome of liver-fire affecting the lung）

肝火炽盛，上逆犯肺，肺失肃降，以咳嗽阵作、咳嗽痰黄或咳血，胸胁灼痛、急躁等为主要表现的实热证候。又称木火刑金。

临床表现 烦热口苦，胸胁灼痛，急躁易怒，头胀头晕，面红目赤，咳嗽阵作，痰黄稠黏，甚则咳血，舌红，苔薄黄，脉弦数。

证候分析 多因郁怒伤肝，气郁化火，或邪热内蕴，肝火炽盛，上逆犯肺；或邪热蕴肺，咳甚牵引胸胁，影响肝气升发，郁而化火犯肺所致。肝属木，主升发；肺属金，主肃降。肝肺二脏，升降相应，则气机条畅；肝火炽盛，上逆犯肺，木火刑金，肺失清肃，肺气上逆，则咳嗽阵作；火热灼津，炼液成痰，则痰黄稠黏；火灼肺络，迫血妄行，则为咳血；肝火内郁，经气不畅，则胸胁灼痛，急躁易怒；肝火上扰，气血上逆，则头晕头胀，面红目赤；热蒸胆气上逆，则口苦；口干，舌红，苔薄黄，脉弦数，为肝经实火内炽之征。

辨证要点 以胸胁灼痛、急躁、咳嗽痰黄或咳血等与实热症状共见为辨证的主要依据。

（崔蒙）

gānwèi bùhézhèng

肝胃不和证 （syndrome of disharmony of the liver and stomach）

由于肝气郁滞，横逆犯胃，胃失和降，以脘胁胀痛为主要表现的证候。又称肝气犯胃证、肝胃气滞证。

临床表现 胸胁胃脘胀满疼痛，善太息，情志抑郁，或烦躁易怒，呃逆嗳气，吞酸嘈杂，舌苔薄白或薄黄，脉弦或弦数。

证候分析 多因情志不畅，肝气偏亢，过于疏泄，影响脾胃，胃失和降所致。肝气郁结，疏泄失职，则见善太息，情志抑郁或烦躁易怒，胸胁胀痛；肝气横逆，气滞于胃，胃气上逆，则表现为胃脘胀痛，呃逆嗳气；气郁胃中而生热，可见吞酸嘈杂；苔薄白，脉弦，为肝气郁滞之征；苔薄黄，脉弦数，为气郁化火之征。

辨证要点 以胸胁胃脘胀满疼痛，舌苔薄白或薄黄，脉弦或弦数为辨证的主要依据。

鉴别诊断 肝胃不和证与肝郁脾虚证均有肝郁气滞表现，可见胸胁胀满疼痛，善太息，情志抑郁或急躁易怒。肝胃不和证兼有胃脘胀痛、呃逆、嗳气等胃失和降的见症；肝郁脾虚证兼有食少、腹胀、便溏等脾失健运的见症。

（杨 硕）

gānyù píxūzhèng

肝郁脾虚证（syndrome of liver stagnation and spleen deficiency）肝失疏泄，脾失健运，以胸胁胀痛、腹胀、便溏等为主要表现的证候。又称肝脾不和证。

临床表现 胸胁胀满窜痛，善太息，情志抑郁，或急躁易怒，食少腹胀，肠鸣矢气，便溏不爽，或溏结不调，腹痛则泻，泻后腹痛暂得缓解，舌苔白，脉弦或缓。

证候分析 多因情志不遂，饮食不节，劳倦太过所致。肝失疏泄，经气郁滞，则胸胁胀满窜痛；太息可引气舒展，气郁得散，故胀闷疼痛可减；肝气郁滞，情志不畅，则情志抑郁；气郁化火，肝失柔顺之性，则急躁易怒；肝气横逆犯脾，脾气虚弱，不能运化水谷，则食少腹胀；气滞湿阻，则肠鸣矢气，便溏不爽，或溏结不调；肝气犯脾，气机郁结，运化失常，故腹痛则泻；便后气机得以条畅，则泻后腹痛暂得缓解；舌苔白，脉弦或缓，为肝郁脾虚之征。

辨证要点 以胸胁胀痛，情志抑郁，腹胀，便溏，舌苔白，脉弦或缓为辨证的主要依据。

鉴别诊断 肝郁脾虚证多与肝胃不和证鉴别，见肝胃不和证。

（杨 硕）

gānshèn yīnxūzhèng

肝肾阴虚证（syndrome of yin deficiency of both the liver and kidney）肝肾两脏阴液不足所致的证候。

临床表现 头晕目眩，耳鸣健忘，咽干口燥，胁痛，腰膝酸软，五心烦热，颧红盗汗，失眠多梦，男子遗精，女子月经量少或闭经，舌红少苔，脉细数。

证候分析 多由久病及肾，或房事过度，情志内伤，精血不足，损伤肝肾之阴等引起。肝肾阴虚，虚火上扰，头目失于阴精的滋养，故见头晕目眩，耳鸣健忘，咽干口燥；肝脉布于两胁，肝阴不足，肝脉失养，故见胁痛；肾阴亏虚，腰膝失养，则腰膝酸软；阴虚内热，虚火上扰，故五心烦热，盗汗颧红，失眠多梦，男子遗精；冲任隶属肝肾，肝肾阴伤，冲任空虚，故月经量少或闭经；舌红少苔，脉细数为阴虚内热之象。

辨证要点 以腰膝酸软，五心烦热，颧红盗汗，男子遗精，女子月经量少或闭经，舌红少苔，脉细数为辨证的主要依据。

鉴别诊断 ①与单纯的肝阴虚证与肾阴虚证鉴别。单纯的肝阴虚证与肾阴虚证有各自脏器的定位症状，此证除见阴虚表现外，还见肝肾阴虚的临床表现。②与肺肾阴虚证鉴别，两者都有肾阴虚、虚火内扰的临床表现，区别在于，肺肾阴虚证还有肺阴虚见症，此证则还有肝阴虚见症。

（杨 硕）

liùjīng biànzhèng

六经辨证（syndrome differenti-ation of six-meridians）以经络脏腑学说的理论为依据，将外感病发生发展过程中所表现的临床症状，以阴阳为纲，归纳为三阳病（太阳病、阳明病、少阳病）和三阴病（太阴病、少阴病、厥阴病）两大类病证，分别从邪正斗争关系、病变部位、病势进退缓急等方面阐述外感病各个阶段的病变特点并指导临床治疗的一种辨证方法。

临床意义 重点用于分析机体外感风寒所引起的外感病的一系列病理变化及其传变规律，并指导临床治疗。可归纳为以下四方面。①用以辨别病位：如太阳病属表，卫气功能失常为其主要病理变化；少阳病属半表半里，枢机不利，营卫失调为其主要病理变化；阳明病证属里，正邪剧争，阳热亢盛，里热内炽为其主要病理变化；三阴病证也属里。三阳经病变主要反映六腑的病变，三阴经病变则主要反映五脏病变。②用以辨别疾病性质：如三阳经病变多表现阳证、热证、实证；三阴经病变多为阴证、寒证、虚证。③用以预测传变及其预后：一般来说，凡由表入里，则病情加重。如太阳病发展为阳明病，少阳病发展为少阴病等。当然也有特殊的传变规律。④指导临床治疗：就治疗大法而言，三阳经病证，以驱邪为主，三阴经病证则以扶正为主；在三阳经病证与三阴经病证中又因其各证的病因病机不同，其具体的治法也不同。

主要内容 主要包括太阳病证辨证、阳明病证辨证、少阳病证辨证、太阴病证辨证、少阴病证辨证、厥阴病证辨证六个方面。

对六经辨证现代研究，可归纳为以下方面。一是对六经辨证的实质研究。关于六经辨证的实质研究，一直是古今医家关注的焦点。汇聚各家之说，大致有20

余种，即经络说、脏腑说、标本中气说、经界说、形层说、八纲说、治法说、正邪相争说、病程阶段说、脏腑经络气化说、气机升降说、生理系统说、六经分证说、六病分证说、证治纲领说、症候群说、综合体说、阴阳胜复说、病证综合说、病证虚实说、环节说、抽象说、时空说。此外，还有的学者从巴普洛夫学说、应激学说、体质学说、逻辑理论、模糊理论、黑箱理论、数学集合论等方面探讨六经的实质和内涵，可谓众说纷纭，见仁见智，至今仍未形成共识。二是对六经辨证的临床研究。①六经辨证的临床运用研究。主要是根据伤寒六经辨证要意，采用传统辨证方法对临床疾病进行六经辨证治疗。如对咳嗽、哮喘、血热、慢性荨麻疹、黄疸、急性胰腺炎、椎间盘突出等，均按照六经辨证进行辨证论治收到良好的疗效。②六经病证诊断的客观化、规范化研究。运用多种手段，包括数理统计分析方法及计算机技术，通过大范围的文献分析和临床病例观察与理化指标检测，对《伤寒论》六经主要病证进行定性、定量的规范化研究，目的建立相对客观、规范的诊断标准，以利于临床推广应用。将《伤寒论》基本内容和逻辑思维，进行数理分析，并建立相应的计算机六经辨证论治系统，其核心内容之一，是建立六经病证诊断模型。③对六经病证的本质研究。通过确立一定的诊断标准，选择合适的病例对照观察，检测其相关的理化指标，进而分析推断其内在的病理变化及其本质。或是以中医病因学说为依据，复制相应的证候动物模型，观察其病理生理变化，检测相应的理化指标，以推断其内在

本质。

（严惠芳）

tàiyáng bìngzhèng

太阳病证（Taiyang syndromes） 外邪侵袭机体，太阳经受邪，正气奋起抗邪，正邪搏击于肌表所表现的证候。主要脉症有恶寒，头项强痛，脉浮等。多见于外感疾病的早期阶段。有太阳经证与太阳腑证之分。

（严惠芳）

tàiyáng jīngzhèng

太阳经证（Taiyang meridian syndrome） 感受风寒邪气，邪正相争，营卫失和所表现的证候。多见于伤寒病的初期阶段。由于病人体质差异和感受病邪的偏重不同，故又有太阳中风证与太阳伤寒证的不同。

（严惠芳）

tàiyáng zhòngfēngzhèng

太阳中风证（Taiyang wind-induced syndrome） 以风邪为主的风寒邪气侵袭太阳经，正邪相争，以致卫强营弱，营卫失调所表现的证候。又称太阳表虚证。此证表现有"汗出，脉浮而缓"，所以又有"表虚证"之称，这是相对于"无汗，脉浮紧"的太阳伤寒证而言的，并非真正的虚证。

临床表现 发热，恶风，汗出，头痛，脉浮缓，或见鼻鸣，干呕。

证候分析 因卫为阳，营为阴，风寒外邪以风邪为主侵犯太阳经，卫受邪而阳浮于外，与邪气相争则发热；风性开泄，以致卫外不固，营不内守则汗出，此即"阳浮者热自发，阴弱者汗自出"之意；因风性开泄，侵袭肌表，使肌腠疏松，故而汗出、恶风；邪郁太阳之经，风性轻扬，故常致头部经气不畅而头痛；肌疏汗出，营阴不足，故脉浮缓；若外邪侵及于肺胃，肺气失宣则

鼻鸣；胃气失降则干呕。

辨证要点 以恶风，汗出，脉浮缓等为辨证的主要依据。

（严惠芳）

tàiyáng shānghánzhèng

太阳伤寒证（Taiyang cold-induced syndrome） 以寒邪为主的风寒之邪侵犯太阳经脉，导致寒束肌表，卫阳被遏，营阴郁滞所表现的证候。又称太阳表实证。

临床表现 恶寒，发热，头项强痛，周身疼痛，无汗，脉浮紧，或见气喘。

病因病机 因风寒外邪以寒邪为主而侵犯太阳之表，卫阳被遏，肌表失于温煦，则见恶寒；寒邪郁表，卫阳奋起抗邪，正邪交争，故发热；寒性收引，卫阳郁遏，经气不利，营阴郁滞不畅，故头身疼痛；寒性阴凝，致使肌腠致密，玄府不开，故虽身热而无汗；寒邪凝束，正气抗邪，故脉浮而紧；寒邪袭表，肺气失宣，则可见呼吸喘促。

辨证要点 以恶寒，无汗，脉浮紧为辨证的主要依据。

（严惠芳）

tàiyáng fǔzhèng

太阳腑证（Taiyang fu-organ syndrome） 太阳经邪不解，循经入腑，以致膀胱气化失司为主要病理改变所形成的证候。包括太阳蓄水证与太阳蓄血证。

（严惠芳）

tàiyáng xùshuǐzhèng

太阳蓄水证（Taiyang water accumulation） 太阳经证不解，内传足太阳膀胱之腑，以致寒与水结，膀胱气化不行，水气停聚所表现的证候。

临床表现 发热，恶寒，小便不利，小腹胀满，渴欲饮水，或水入即吐，脉浮或浮数。

证候分析 由于太阳经证不

解，故仍见发热、恶寒、脉浮或浮数等表证症状；表邪内传膀胱之腑，气化功能失职，邪与水结，水液停聚，故见小便不利，小腹胀满；水停而气不化津，津液不能上承，故渴欲饮水；但若饮入则水阻气机益甚，以致水逆犯胃，胃失和降，则出现饮入即吐的"水逆"之症。

辨证要点 以恶寒，发热，脉浮，小便不利，小腹胀满等为辨证的主要依据。

（严惠芳）

tàiyáng xùxuèzhèng

太阳蓄血证（Taiyang blood accumulation）

太阳经邪化热内传，邪热与瘀血互结于手太阳小肠腑所表现的证候。

临床表现 少腹急结或硬满，神乱如狂甚者发狂，小便自利，大便色黑如漆，脉沉涩或沉结。

证候分析 由于太阳经证失治或误治，邪热随经内传，热与血相搏，瘀热结于下焦（手太阳小肠腑），故见少腹急结，甚则硬满；热瘀内结，上扰心神，故见神志错乱如狂，甚则发狂；病在肠腑，未影响膀胱气化功能，故小便自利；瘀血下行随大便而出，则大便色黑如漆；脉沉涩或沉结，是因瘀热阻滞，脉道不利所致。

辨证要点 以有太阳经证病史及少腹急结，神乱如狂，大便色黑，但小便自利为辨证的主要依据。

（严惠芳）

yángmíng bìngzhèng

阳明病证（Yangming syndrome）

外感伤寒病变发展过程中，阳热亢盛，胃肠燥热所表现的证候。可见于伤寒病邪正斗争的极期阶段，其性质属里实热。主要病机可以简要概括为"胃家实"。"胃家"包括胃与大肠；"实"指邪气亢盛，正盛邪实。主要脉症为身热，不恶寒，反恶热，汗自出，脉大。该证因形成机理及其临床表现不同，故又有阳明经证和阳明腑证之分。

（严惠芳）

yángmíngjīng zhèng

阳明经证（Yangming meridian syndrome）

邪入阳明，以致里热亢盛，充斥于表里，弥漫于全身而肠中尚无燥屎内结所表现的证候。

临床表现 身大热，不恶寒反恶热，汗大出，大渴引饮，或心烦躁扰，气粗似喘，面赤，苔黄燥，脉洪大。

证候分析 由于邪入阳明，化热化燥，充斥阳明经，弥漫于全身，故身大热；邪热炽盛，迫津外泄，故汗大出；热盛伤津，且汗出复伤津液，故口大渴而引饮；邪热上扰，心神不安，则见心烦躁扰；热斥气血，涌盛于面，故面赤；热迫于肺，呼吸不利，故气粗似喘；热灼津伤，故舌苔黄燥；热壅脉道，气血涌盛，故脉洪大有力。

辨证要点 以大热，大汗，大渴，脉洪大为其辨证的主要依据。

（严惠芳）

yángmíngfǔ zhèng

阳明腑证（Yangming fu-organ syndrome）

邪在阳明，里热内炽，与肠中糟粕相搏结，以致燥屎内结，阻滞肠道，腑气不通所表现的证候。又称阳明腑实证。常由阳明经证进一步发展而成。

临床表现 日晡潮热，手足濈然汗出，腹部胀满，疼痛拒按，大便秘结不通，甚则神昏谵语、狂躁、不得眠，舌苔黄厚干燥，或起芒刺，甚至苔焦黑燥裂，脉沉实，或滑数。

证候分析 阳明经气旺于日晡时分，邪正相争更剧，故日晡时潮热更盛；四肢禀气于阳明，热逼津泄甚于四末，故手足濈然汗出；邪热与糟粕结于肠中，耗伤津液，致使大便秘结；腑气不通，故腹部胀满，疼痛拒按；邪热亢盛，上扰心神，轻则不得眠，重则见神昏谵语，甚至狂乱不宁；苔黄燥而有芒刺，或焦黑燥裂，为燥热内结，津液被劫之故；有形之邪壅滞于里，阻滞气机，抑遏血脉，脉气不利，故脉反沉迟但必有力；若邪热结而不甚，热迫血涌则脉滑数。

辨证要点 以潮热，汗出，腹满胀痛拒按，大便秘结，苔黄燥，脉沉实为辨证的主要依据。

（严惠芳）

shǎoyáng bìngzhèng

少阳病证（Shaoyang syndrome）

邪犯少阳胆腑，枢机不利，经气不畅所表现的证候。在表里辨证中称为半表半里证。

临床表现 寒热往来，口苦，咽干，目眩，胸胁苦满，默默不欲饮食，心烦喜呕，脉弦。

证候分析 少阳病证多系太阳经证不解，邪传少阳，或厥阴病转出少阳；或外邪直入少阳，致少阳被郁，正邪交争所致。邪正相争于半表半里，正胜则邪出于表与阳争可见发热；邪胜则入于里与阴争而恶寒，邪正进退交争，故见寒热往来；胆热上泛则口苦；胆热灼津则咽干；胆热上扰清窍则头目昏眩；邪郁少阳，经气不利，故胸胁苦满；胆热扰胃，胃失和降，则默默不欲饮食，甚至欲呕；胆热扰心则心烦；邪犯少阳，胆气被郁，脉气紧张则见脉弦。

辨证要点 以寒热往来，口苦咽干，胸胁苦满，神情默默，脉弦等为辨证的主要依据。

(严惠芳)

tàiyīn bìngzhèng

太阴病证（Taiyin syndrome）

寒邪内传太阴，损伤脾阳，或脾阳虚衰，邪从寒化，以致脾运失司，寒湿内生所表现的虚寒证候。属三阴病之轻浅阶段。

临床表现 腹满而吐，食不下，口不渴，腹部隐痛时作，腹泻，四肢欠温，脉沉缓而弱。

证候分析 由于太阴病的发生，可由三阳病证失治或误治，损伤脾阳而致病邪内传；也可由于脾阳素虚，风寒之邪直中太阴；脾阳虚衰，运化失司，寒湿内生，气虚湿阻，中焦气机不利，则腹满；阳虚寒凝，腹中挛急，则腹部隐痛时作；阳虚寒湿内盛，水液不化则口淡不渴；寒湿下趋，并走于下，故见腹泻；脾病及胃，脾虚失运，胃失和降，则食不下，或见呕吐；脾主四肢，中阳内虚，不能温煦四末，则四肢欠温；脾虚气弱，脉气鼓动无力，故脉沉缓而弱。

辨证要点 以腹满时痛，腹泻，口淡不渴等虚寒之象为辨证的主要依据。

(严惠芳)

shǎoyīn bìngzhèng

少阴病证（Shaoyin syndrome）

病邪内传少阴，伤及心肾，阴阳俱损，全身机能衰减所表现的证候。该证属伤寒病后期阶段，病情一般比较危重。由于少阴经属心肾，统水火之气，故少阴病证则有从阴化寒呈现寒化证与从阳化热呈现热化证的不同。但就伤寒病而言，少阴病仍以阳虚寒化为主证。

(严惠芳)

shǎoyīn hánhuàzhèng

少阴寒化证（Shaoyin cold syndrome）

病邪深入少阴，心肾阳气衰惫，从阴化寒，阴寒独盛所表现的虚寒证候。

临床表现 无热恶寒，脉微细，但欲寐，四肢厥冷，下利清谷，小便清长，或呕吐不食，或口渴喜热饮，饮而不多。

证候分析 因少阴阳气衰微，阴寒内盛，周身失于温养，四末失于通达，故无热恶寒，四肢厥冷；心肾阳衰，脉气鼓动亦微，则脉微细；阳气不振，神失鼓舞，故呈"但欲寐"的疲惫之状；心肾阳虚，火不暖土，升降失常，故见下利清谷，呕吐不食；下焦阳气虚寒，不能主持水液，化气升津，故小便清长，渴喜热饮，但饮而不多。

辨证要点 以无热，下利，厥冷，脉微细等为辨证的主要依据。

(严惠芳)

shǎoyīn rèhuàzhèng

少阴热化证（Shaoyin heat syndrome）

病邪深入少阴，心肾阴虚，病邪从阳化热，以致阴虚阳亢所表现的虚热证候。

临床表现 心中烦热，夜不得眠，口燥咽干或咽干痛，舌红少苔，脉细数。

证候分析 因邪入少阴从阳化热，灼伤真阴，水不济火，心火独亢，内扰心神，故见心中烦热，夜不得眠；阴液不足，上窍失润则口燥咽干；阴不制阳，虚火循肾经上攻咽喉，则咽痛；少阴阴血不充，虚火内炽，故舌红少苔，脉细而数。

辨证要点 以心烦不眠，口燥咽干，舌红少苔，脉细数为辨证的主要依据。

(严惠芳)

juéyīn bìngzhèng

厥阴病证（Jueyin syndrome）

伤寒病发展末期阶段，出现以阴阳对峙、寒热错杂、虚实交错、厥热胜复等为特点的证候。

临床表现 消渴，气上撞心，心中疼热，饥而不欲食，食则吐蛔等。

证候分析 厥阴经系阴经之尽，阳经之始，故其生理乃循阴尽阳生之机，而由阴出阳，主司阴阳之气的交接。病至厥阴，势必干扰阴阳出入和交接，形成阴阳逆乱、变化多端的病变，其证候既可以极寒或极热，也可寒热错杂，但以阴阳错杂为主线，故以"上热下寒"为厥阴病的提纲。此处的"上热"为胃中有热，"下寒"为肠中有寒。由于足厥阴肝经属肝络胆而挟胃，因此，厥阴病证以肝、胆、胃的症状为主要表现。

邪入厥阴，肝气上逆，上冲心胸，则自觉气上撞心，心中疼热；阳热上趋，消烁津液，则消渴；阴寒下趋，脾运失健，中焦气机逆乱，故见饥不欲食，若强食则吐；上热下寒，蛔不安宁，故常可因呕逆而吐出。

辨证要点 以消渴，心中热痛，饥不欲食等为辨证的主要依据。

(严惠芳)

liùjīng bìngzhèng chuánbiàn

六经病证传变（the transmission of the six-meridian syndromes）

病邪从外侵入，逐渐向里传变，由一经的病证转变为另一经的病证的证候变化。

六经病证传变与否以及如何传变，主要是取决于机体正气的强弱、感邪的轻重、治疗是否得当等因素。一般邪胜正衰，则发生传变；正胜邪退，则病退邪却。体强者，病易传于三阳经；体弱者，病易传于三阴经。

六经病证传变预示着病情的轻重变化与转归。凡六经病证按照六经的一般顺序传变，病深入一层为病进，说明正不抵邪，病情加重；反之，为正胜邪却，属病退，病情减轻。

六经病证的传变表现形式有多种，大致可概括为七个方面。①循经传：按伤寒六经顺序传变。如太阳病不愈，传入阳明；阳明不愈，传入少阳；三阳不愈，传入三阴。其中，首传太阴，次传少阴，终传厥阴。②越经传：不按上述循经次序，而是隔一经或隔两经相传。如太阳病不愈，不传少阳而传阳明；或太阳病不传少阳、阳明而直传太阴。出现这样的传变多是由于病邪偏盛，正气不足所致。③表里传：六经中互为表里的两经相传。如太阳膀胱经传少阴肾经；阳明胃经传太阴脾经；少阳胆经传厥阴肝经。表里相传中，从阳经传入阴经的，是邪盛正虚，由实转衰，病情加重的表现；而从阴经转出阳经者，则为正能胜邪，病情向愈的机转。④直中：凡病邪不由阳经传入而径中阴经。直中多发于正气先虚而又复感重邪之人，较之传经更为严重。一般而言，直中太阴者病尚浅，直中少阴者病较深；直中厥阴者则病更深。⑤合病：六经病证中，两经或三经同时发病，无明显先后次序之分，数经之证同时并见。如《伤寒论》中有"太阳阳明合病""太阳少阳合病""阳明少阳合病"等。⑥并病：一经先病未罢，另一经相继而病，数经之证相继并见。一般来说，并病者的两经症状出现有明显先后之分。⑦二阳并病：三阳经病变中，若一经的病证未罢，又出现另一阳经证候。如《伤寒论》中论及二阳并病的有"太阳阳明并病""太阳少阳并病""阳明少阳并病"等不同情况。

（严惠芳）

wèiqìyíngxuèbiànzhèng

卫气营血辨证（syndrome differentiation of wei, qi, ying and blood）

将外感温热病发展过程划分为卫分、气分、营分和血分四个不同的病理阶段，用以阐明温热病病变过程中病位的浅深、病情的轻重及其传变规律的辨证方法。由清·叶天士在《温热论》中创立。

渊源 卫气营血辨证是在中医学临床实践基础上不断发展和完善的一种辨证方法，源于《黄帝内经》，确立于清代，其间经历了一个漫长的历史过程。

卫气营血的概念，首见于《黄帝内经》，主要是指构成人体和维持人体生命活动的最基本的物质和功能。《黄帝内经》在论述卫、气、营、血及其功能时，不仅显示它们在分布上有着表里、浅深层次的区别，即卫、气分布的层次较浅，而营、血分布的层次较深，其功能也有着重在防御和主以营养之差异；同时也有关于卫、气、营、血不同病理变化的论述，并将卫、营病机与精气神的耗竭联系在一起，这些论述初步奠定了卫气营血辨证产生的理论基础。

此后，历代医家根据各自丰富的临床实践运用卫气营血概念分析疾病的某些病机变化并指导临床治疗，成为卫气营血辨证产生的实践基础。

东汉·张仲景将卫、气、营、血的病机论述运用于外感热病方面，在《伤寒论》和《金匮要略》中已有不少关于卫、气、营、血病机和证治的论述，如《伤寒论》中"卫气不和""卫气不共荣气谐和""血弱气尽"及蓄血，《金匮要略》中"无气则营虚，营虚则血不足"等。此后，宋代朱肱

具体论述了血分邪热亢盛的证治；宋金时期医家成无己也有相关论述；金元时期医家李东垣明确提出神昏与热邪传入心经的关系，摆脱了此前神昏谵语皆属于阳明的框架，为临床运用清心开窍法提供了理论基础；《太平惠民和剂局方》等文献中收录了紫雪丹、至宝丹、苏合香丸等沿用至今的治疗邪入心包的重要方剂；元代罗天益在《卫生宝鉴》中提出了对气分和血分须分浅深层次论治的观点，这些医家的理论研究和临床实践进一步丰富和充实了卫气营血辨证体系。

明清时代随着温病学的发展，卫气营血的病机理论在临床实践中得到进一步阐发。著名医家吴又可在《温疫论》中明确提出了温疫病有邪在气分和血分不同，不仅分析病机变化并用以指导临床治疗。这是运用气血概念区分温疫病邪病位浅深、分析病机转归的最早记载。清代温病学家开始全面系统地以卫气营血理论阐述温病的病机变化并指导临床治疗，使卫气营血辨证成为一独特的辨证论治体系。叶天士首先明确提出了温病须"辨卫气营血"论治的见解，在《温热论》第8条中云："大凡看法，卫之后方言气，营之后方言血"，阐述温病发展过程中卫气营血变化的浅深层次、病情轻重、病程不同阶段及证候的传变，并指出卫气营血四大证候类型的辨证要点和各阶段的治疗原则，从而使该理论能有效地指导温病的临床实践，形成了温病的辨证论治理论体系，即卫气营血辨证。其后吴鞠通、王孟英等一些著名温病学家在叶天士卫气营血辨证的理论基础上从病机、证候或治疗等不同角度进行了充实。此外，薛生白在其

著作中较多地运用卫气营血辨证理论来分析温病特别是湿热类温病的病机，丰富了湿热病邪所致温病的病机和治疗，使卫气营血辨证体系的内容更加完善。

基本内容 卫分、气分、营分、血分代表温热邪气侵袭人体所引起的温热性疾病的病位浅深、病势轻重不同的四个病理阶段，其相应临床表现可概括为卫分证、气分证、营分证、血分证四类证候。

卫分证是温邪初犯人体肌表，导致卫气功能失调而引起的一类证候，属于外感病表证范畴，病情轻浅，其病机特点是温邪袭表、肺卫失宣。临床表现为发热微恶风寒、头痛、无汗或少汗，或有咳嗽、口微渴、舌边尖红、苔薄白、脉浮数等。根据感受邪气性质的不同，或患者体质的差异，卫分证有多种证型，其临床表现有所差别，以发热与恶寒并见、口微渴为辨证要点。气分、营分和血分均属于外感病里证范畴。气分证是温邪由表入里，引起人体脏腑或组织气机活动异常的一类证候，病情较重。气分证的范围较广泛，病变涉及的脏腑较多，致病的邪气也有温热、湿热之分，所以气分证的证候类型较多，临床表现较为复杂。温热性质的病邪所引起的气分证的基本病理特点是热炽津伤，具有共同的临床表现：身体壮热，不恶寒但恶热，汗多，口渴喜冷饮，尿赤，舌质红苔黄，脉数有力；其中以但发热，不恶寒，口渴，舌质红苔黄为辨证要点。湿热性质的病邪所引起的气分证的基本病理特点是湿热交蒸、郁阻气机，其临床表现与一般温热病邪所引起的气分证有较大的不同，基本临床表现为发热汗出，胸闷脘腹痞满，苔腻。营分证为温邪深入营分，灼

（劫）伤营阴，扰乱心神所表现的一类证候，病情较危重，以营阴受损、心神被扰为其病变特征，临床表现为发热夜甚，口不甚渴饮或不渴，心烦不寐，甚或神昏时有谵语，斑疹隐现，舌红绛少苔或无苔，脉细数；以发热夜甚，心烦，或神昏时有谵语，斑疹隐现，舌红绛为辨证要点。血分证是温邪深入血分，引起以血热亢盛、耗血动血、耗阴、动风为主要病理变化的一类证候，病情危重，病理特点是耗血动血、瘀热内阻、动血、伤阴为其特征。临床表现为发热夜甚，肌肤灼热，烦躁不眠，甚则狂躁，神昏谵语；斑疹密布，色紫或黑，吐血，衄血，尿血，便血，舌深绛或紫暗，脉细数。以发热或入夜热盛，斑疹密布，出血，舌质深绛为辨证要点。一般而言，温热之邪在卫分、气分时临床表现多以功能失调为主，而在营分、血分的病变不仅其功能失调更为严重，临床表现以实质性损害为主。

温病卫气营血证候的传变规律一般多起于卫分，渐次传入气分、营分、血分。但由于发病季节不同、所感病邪性质有别，病人体质强弱及反应各异，以及治疗是否及时恰当，临床上温病的传变并非全都如此，必须根据临床实际，具体分析，灵活运用。

意义 卫气营血辨证体系形成后，一直被广泛运用，至今仍是认识温病发展规律与指导温病辨证论治的重要理论。卫气营血辨证纲领的确立，使温病学逐渐形成一个比较完整、独立的理论体系，适应了外感热病新领域，扩展了外感热病证候范围，弥补了六经辨证的不足，形成了六经辨伤寒、卫气营血辨温病的证治格局，完善并丰富了中医对外感

热病的辨证方法和内容，它和三焦辨证作为温病学的理论核心，对温病的临床诊断和治疗起着重要的指导作用。

温病卫气营血辨证理论的研究不断进展，对于证候的性质、传变规律及其治则的阐发更加系统，随着研究的不断深入，也提出了新的见解，如卫气营血辨证对于六经辨证体系既是继承又是补充，并为三焦辨证的产生奠定了基础，其不足在于将复杂多变的温病证候分为四大证候，没有概括温病后期正虚邪恋的肝肾阴虚、肺胃阴虚等证候，并提出一种比卫气营血辨证更具体、更切合临床实际的"辨病分期审证论治体系"，促进辨病疗法和辨证施治结合运用，从而提高温病的临床疗效。

温病卫气营血辨证的临床研究证实卫气营血辨证可运用于临床各科许多疾病的证候辨别，表明病情的进展。

卫气营血辨证的实验研究：借助现代科技手段，从病理形态学、微循环和血液流变学、免疫学和生物化学等方面，对卫气营血实质进行了大量的研究工作。卫气营血四个阶段在人体舌象、舌苔脱落细胞、血液流变学指标、免疫学指标、血生化指标等方面均有不同程度的改变。研究揭示了卫气营血不同阶段机体所发生的相应变化，初步阐明温病卫气营血四个不同阶段的证候与现代医学把疾病过程分为前驱期、明显期、极盛期、衰竭期四个时期相一致。病理组织学研究显示温病卫气营血的传变规律，与现代医学关于急性传染病的发展规律是共通的。目前的相关研究表明，邪在卫气分阶段，以组织器官的功能和代谢改变为主，病理变化

以充血水肿和实质细胞变性为主；邪在营血分阶段，其病理变化以某些实质脏器或组织的变性坏死为主，同时伴有相应的功能紊乱与失调。有关血液流变学指标的测定，研究证明卫气营血病变过程，其血液流变学改变属"高黏综合征"，反映温病全过程均有"瘀血"存在，且随卫气营血的演变而逐步加重。有关微循环形态与功能的观察表明：卫气营血各病变阶段，都存在微循环形态改变与功能障碍，而且随其病程发展而逐渐加重。生物化学方面的研究表明：卫气营血的病理变化，与热病中电解质、皮质固醇、酶等生化物质的代谢改变有密切的关系。免疫学方面的研究表明：卫气营血各病变阶段，机体的免疫功能状况反映着机体"正气"的盛衰与"邪气"的轻重。中医对感染性高热急症，采用卫气营血辨证治疗，除了清热解毒药物对病原体的抑制或灭活之外，更重要的是通过调整机体的免疫功能，以达到"邪去正安"的目的。细胞分子学研究主要集中在温病血分证，涉及有肿瘤坏死因子（TNF）、内皮素-1（ET-1）、白细胞介素（IL）家族等炎症指标和凝血功能改变等方面。

卫气营血证候动物模型的研究：从模型研制过程（实验性温病卫气营血证候的动物模型）、不同时相的连续性病理变化观察、超微结构的病理观察，将卫气营血辨证的研究引入更深层次，也提示了卫气营血证候的病理变化具有微观结构与功能变化的病理基础；神志变化是温病卫气营血辨证的证候表现之一，采用遥控监测法观察模型皮层脑电图变化，结果提示卫气营血证候的传变过程中神志变化的时相性具有

脑电生理学变化的基础。此外，温病其他证候动物模型的研究有温病"湿热证"模型、温病"热厥气脱证"模型、温病"热毒神昏""暑热惊厥"模型、温病"营热阴伤证"模型的研究。

（戴　红）

wèifēnzhèng

卫分证（syndrome of wei system）　温热病邪初犯人体肌表，导致卫气功能失调而引起的证候。常见于外感热病的初期。

临床表现　发热微恶风寒，头痛，无汗或少汗，或有咳嗽，口微渴，舌边尖红、苔薄白，脉浮数等。

根据感受邪气性质的不同，或患者体质的差异，卫分证有多种证型，其临床表现有所差别。①风热犯卫：发热微恶风寒，头痛，少汗或无汗，口微渴，咽痛或有红肿，鼻塞流浊涕，咳嗽，舌边尖红、苔薄白或微黄，脉浮数。②燥热犯卫：发热微恶风寒，少汗，口渴，咽干鼻燥，咳嗽少痰或无痰，舌红、苔薄白欠润，脉浮数。③湿热犯卫：恶寒发热，或身热不扬，少汗，口黏微渴，头重如裹，肢体困重，胸闷脘痞，舌苔白腻，脉濡缓。

证候分析　卫气是人体阳气的一部分，由肺通过宣发作用输布于体表，具有温养肌肤、顾护肌表、抗御外邪和调节汗孔开阖等作用。肺外合皮毛，主一身之表，且肺位最高，与口鼻相通，温病初起，温热病邪从上而受，多先侵犯肺卫。故病变部位以表为主，卫分首当其冲。因而卫分证候属表，病位浅。卫气与邪抗争，郁而不宣则见发热；卫阳为邪所遏，肌肤失却温养，故见恶寒；因系感受温热之邪，故多表现为发热重恶寒轻。卫气被郁，

不能正常调节汗孔开阖，则无汗或少汗。头为诸阳之会，温热病邪侵袭，阳热上扰清窍，加之卫气郁阻，经气运行不利故见头痛。温热之邪为阳邪，易伤津液，故见口渴，但病变初起伤津不重故仅表现为口微渴。卫气郁阻，肺失宣降，气逆于上可见咳嗽。舌边尖红、苔薄白，脉浮数则是温邪在表之征象。卫分证的病机特点是温邪袭表、肺卫失宣。

若风热之邪犯卫，卫气为邪所遏，郁而失宣，经气运行不利，可见发热微恶风寒、头痛、无汗或少汗；温热之邪易伤津液，故见口微渴；风热上犯，鼻咽不利，可见咽痛或红肿、鼻塞流浊涕；肺气上逆则咳嗽；舌边尖红、苔薄白或微黄、脉浮数乃风热侵袭之象。

辨证要点　卫分证各证型以发热与恶寒并见，口微渴为辨证要点。风热犯卫以发热微恶风寒，鼻塞流涕，头痛，口微渴为辨证要点；燥热犯卫以发热微恶风寒，咳嗽少痰或无痰，咽干鼻燥，口渴为辨证要点。

鉴别诊断　风热犯卫证、燥热犯卫证与湿热犯卫证三者均为实证、热证，但温热之邪兼夹有别、病位不同，湿热犯卫的病位主要在脾胃，同时影响到卫气的正常功能，临床除有风热犯卫和燥热犯卫共有的恶寒发热、头痛、口微渴、苔白等卫分证表现外，因湿邪阻遏于内，热邪不易透达于外，亦可见身热不扬、少汗；湿性重浊，蒙蔽清阳，阻碍气机，可见头重如裹、肢体困重、胸闷脘痞、口黏、苔白腻、脉濡缓等气机不畅之象。湿热犯卫以恶寒发热、或身热不扬、头身困重、苔白腻为辨证要点。临床上单纯的湿热卫分证少见。因为在出现卫分证的同时，往往已有湿热内

困脾胃、中焦气机失调等气分的病机变化，所以多表现为邪遏卫气、卫气同病。

发展预后 临床可有这样几种情况：温热邪气侵犯卫分，病情尚轻，正气不衰，能驱邪外出，或予以适当、及时的治疗，温热邪气可从表而解；若感受温热邪气过重，或治疗不及时或不恰当，正气不能驱邪外出，病邪可进一步传入气分，病势发展。若心阴素虚，或感邪较重，或失治误治，心气劫伤，温热邪气可由卫分直接传入营分、甚传入血分，病势更为严重。

(戴 红)

qìfēnzhèng

气分证 (syndrome of qi system)

温热病邪由表入里，引起人体脏腑或组织气机活动异常所表现的证候。凡温热病邪由表入里，不在卫分、又不及营分、血分的一切证候，均属于气分证。气分证属于外感病里证的范畴，常见于温热病的极期阶段。

临床表现 气分证的病变范围较广泛，涉及脏腑有在肺、胃、脾、肠、胆、胸膈等不同，深入气分的病邪也有温热、湿热的区分，临床表现较为复杂。

温热性质的病邪所引起的气分证具有共同的临床表现：身体壮热、不恶寒但恶热，汗多，口渴喜冷饮，尿赤，舌质红苔黄，脉数有力。

常见的证型有以下几种。①阳明热盛证：具有气分证典型的临床表现，即壮热、不恶寒但恶热，面红目赤，大汗，口渴喜冷饮，舌质红、苔黄少津或燥，脉洪大有力，也即一般所说的大热、大渴、大汗、脉洪大"四大"症。②热邪壅肺证：除有气分证的共有表现外，尚有咳喘，胸痛，咳吐黄稠痰。③热扰胸膈证：发热，心烦失眠，坐卧不安。④热结肠道证：日晡潮热，腹满胀痛拒按，便秘或热结旁流，心烦狂躁甚则神昏谵语，苔黄厚而干燥，甚则焦黑起芒刺，脉沉实有力。⑤热郁胆腑证：发热，心烦，胸胁满痛，或胁痛，口苦，干呕，脉弦数。

湿热性质的病邪所引起的气分证与一般温热病邪所引起的气分证有较大的不同，其基本临床表现是发热汗出、胸闷脘腹痞满、苔腻。由于病程不同，湿热之邪侵犯的部位有别以及湿热二者偏盛的程度不同，证候类型也较多。湿重于热临床多为身热不扬、苔白腻；热重于湿或湿热并重临床多为发热较盛不为汗衰，苔黄腻或黄浊。

证候分析 多由卫分证不解，温热之邪内传入里，或初感则温热邪气直接侵犯气分所致。

气是构成人体和维持人体生命活动的基本物质之一，既是脏腑组织功能活动的物质基础，亦是其功能的体现。作为机体防御功能的气，《内经》形容它如雾露一样灌溉全身，有"熏肤、充身、泽毛"的作用。温热之邪在卫分不解，势必向里传变而进入气分，可直接影响相关脏腑组织气机的正常功能。

温热病邪进入气分时，人体正气奋起抗邪，邪正剧争，热邪炽盛，灼伤津液，是气分证的主要病机变化。邪正剧烈相争也必然影响有关脏腑组织的正常气机活动，从而产生相应的气分证症状。因此，温热性温病多种气分证的病机变化主要为正邪剧争和热扰气机。

温热病邪侵入阳明气分，热邪炽盛，正邪剧烈相争，里热蒸迫，见壮热且恶热；温邪在里不在表，故仅有发热而不恶寒。热迫津外泄而见多汗；热炽津伤而见口渴喜冷饮、苔少津或燥。热盛则脉络扩张、气血充盈，故见面红目赤、舌红苔黄，脉洪大而有力。热盛阳明的病理特点是里热蒸迫，热盛津伤。

湿热性温病在湿邪化燥伤阴之前，多留连于气分，呈现湿热互结之势。湿热之邪侵入气分，热邪所致多见发热；热迫津外泄，故见汗出；热伤津液见口渴，内有湿邪所阻，故渴不多饮；湿邪阻碍气机，故见胸闷脘腹痞满；脾胃升降失常，则脘闷呕恶、便溏；湿热交蒸，则苔腻、脉濡数；当湿偏盛时，湿易阻碍气机，热为湿遏多见身热不扬、苔白腻；热偏盛者，湿热交蒸，发热较盛且汗出而热不解、苔黄腻。

温热性温病气分证的基本病理特点是热炽津伤；湿热性温病气分证的基本病理特点是湿热交蒸、郁阻气机。

辨证要点 以但发热，不恶寒，口渴，舌质红苔黄为辨证的主要依据。

鉴别诊断 阳明热盛证、热邪壅肺证、热扰胸膈证、热结肠道证、热郁胆腑证各证型的鉴别：均为温热之邪所致的里证、实证、热证，具有发热、口渴、舌红苔黄等热邪炽盛的共同症状，由于病变部位不同，各证型可见温热之邪亢盛于某一脏腑或组织的具体表现。鉴别时除抓住主症外，还须依据伴随症状的特点，进一步判断病变所在的脏腑。热邪壅肺证，因肺乃娇脏不耐寒热，肺失宣降，胸中气机不畅，可见咳喘、胸痛、痰稠色黄等肺失清肃、气逆于上的表现。热扰胸膈证，因热在胸膈，郁而不宣，心神不宁，多见壮热、心烦失眠、坐卧不安等温热之邪炽盛于胸膈的表现。热结肠道证，因六腑以通为用、以降为顺，热邪深入肠中与有形之邪互结，阻滞肠道气机，热盛伤津化燥，可见日晡潮热，腹满胀痛拒按，便秘或热结旁流，心烦狂躁甚神昏谵语，苔黄而干燥甚焦黑起芒刺，脉沉实等肠道气机阻滞，腑气不通的表现。热郁胆腑证，因枢机不利，胆火犯胃，心神被扰，可见胸胁满痛或胁痛，口苦，心烦干呕，脉弦数等胆经有热，经气郁滞，胆气上逆的表现。

湿热性质的病邪所引起的气分证，除需鉴别湿热之邪侵犯的具体部位是在脾胃、或胆、或肠、或膜原外，尚需鉴别湿热二者的偏盛程度。湿重于热、热重于湿、湿热并重的鉴别，三型均有发热汗出、胸闷脘痞腹胀满、苔腻等气分湿热证的一般表现，因湿热二者偏盛的程度不同，在发热的类型、汗出的情况、口渴与饮水、苔黄或白等具体临床表现方面均有不同。

发展预后 气分证病变可有以下转归：温热之邪在气分，邪气虽盛，但正气未衰尚能抗邪，如治疗及时，可使邪去病愈；若邪气亢盛正气不支，或未得到及时正确的治疗，温热之邪可自气分进一步深入，或湿热之邪进一步化燥化火，进入营血分，病情趋于严重；如温热之邪炽盛，耗气伤津，或患者素体元气不足，易出现津、气欲脱的亡阴、亡阳危重证候；若正邪剧争虽使在气分之邪逐渐衰退，但人体正气，特别是津液、阴液大伤，则形成正虚邪少局面，如肺胃阴伤等，后期经过调养及适当治疗，正气方可逐渐恢复。

（戴 红）

营分证（syndrome of ying system）

温热之邪深入营分，灼（劫）伤营阴，扰乱心神所表现的一类证候。营分证病情危重，属于外感病里证范畴。

临床表现 发热夜甚，口不甚渴或不渴，心烦不寐，甚或神昏时有谵语，斑疹隐现，舌红绛少苔或无苔，脉细数。

由于温热邪气传入营分情况不同，以及病人体质的差异，营分证有以下不同证型。①热入营分：发热夜甚，口干而不甚渴饮，心烦不寐，甚或神昏时有谵语，斑疹隐现，舌质红绛少苔或无苔，脉细数。②热入心包：高热面赤，口渴心烦，躁扰甚神昏谵语，舌质红绛，脉细数。

证候分析 营分证可由温热之邪在气分失于清泄，或湿热病邪化燥化火，进而向内传入营分而成；或是素体阴液不足，在肺卫之温热病邪乘虚直接内陷于营分，即由卫分不经气分而直接传入营分，称为逆传心包；或内伏于营分的伏邪自内而发出；或是温热之邪不经过卫分、气分而首先从营分起病，如暑热病邪可直接侵犯心营而出现高热神昏，即"暑厥"。

温热之邪深入营分，直接灼伤阴液，阴虚不能制约阳热，故见发热、入夜更甚。营分证的发热特点为发热夜甚，不同于卫分证的发热与微恶寒并见，也不同于气分证的但发热不恶寒。温热之邪耗伤津液，可见口渴；但邪在营分，营阴不足，不同于单纯之津伤，其口渴不若气分证之大渴喜冷饮。营行脉中，内通于心，温热之邪深入营分易扰乱心神，因此营分证一般都可见到程度不一的神志异常，轻则心烦不寐、

重则神昏时有谵语。营为血之清者，与脉相贯，邪热入营，窜扰肌肤血络，可见斑疹隐现。温热之邪在营分，灼伤阴液，故见舌质红绛少苔或无苔、脉细数；正如清·叶天士所说："其热传营，舌色必绛"，舌质红绛是判断温热之邪传入营分的重要标志。营分证以营阴受损、心神被扰为其病变特征。

辨证要点 以发热夜甚，心烦，或神昏时有谵语，斑疹隐现，舌红绛为辨证的主要依据。

湿热性质的病邪（或暑湿病邪）化燥化火后传入营分，如湿热之邪未尽，临床在出现发热夜甚，心烦不寐，甚或神昏时有谵语，斑疹隐现，舌红绛少苔，脉细数等症状的同时，还可有胸闷，脘痞，苔腻等表现。

鉴别诊断 ①热入营分与热入心包的鉴别：两者同为里证、热证，均有发热夜甚、心烦、舌红绛、脉细数等热盛阴伤的表现，但两者的成因和病位不同。热入营分多由气热伤津逐渐发展而成，病位在营分，以营热阴伤为病变特征。邪热内陷营分，窜扰血络，营阴耗损，心神被扰，故有口不甚渴，不寐，时有谵语，斑疹隐现，少苔或无苔等热伤营阴的表现。热入心包既可由气分证传入，也可由卫分不经气分而直接传入营分，病位在心包，以心神失守为病变特征。因热邪侵入心包，阻闭心窍，心神失守，除有发热面赤，口渴等热邪炽盛的表现，还可见躁扰，甚则神昏谵语等不同程度的意识障碍。②湿热邪气所致的营分证与温热邪气所致的营分证的鉴别：湿热或暑湿病邪化燥化火而深入营分时，如湿邪尚未完全化净，则既有发热夜甚，心烦不寐，口不甚渴饮，甚或神

昏时有谵语，斑疹隐现，舌红绛、脉细数等营分热炽阴伤的症状，湿邪易困阻气机，若影响脾胃功能，还可见胸闷，脘痞腹胀，舌苔腻等湿邪阻碍气机之象。

发展预后 营分证病变可有以下转归：温热邪气损伤营阴不甚，加之恰当及时的治疗，在营分的热邪得以转出气分，即原有的发热夜甚，甚神昏时有谵语、斑疹隐现，舌质红绛等营分证的表现消失，仅有某些气分证表现，此为病情好转；营分的热邪深重，营阴受损严重，正气不支，温热邪气进一步深入血分，出现出血、斑疹大量显现，此为病情加重；若营分温热邪气亢盛，严重影响脏腑功能，热闭心包或热极生风而出现神昏、惊厥等，则可引起正气外脱的危象。

（戴 红）

xuèfēnzhèng

血分证（syndrome of blood system） 温热病邪深入血分，引起以血热亢盛、耗血动血、耗阴、动风为主要病理变化的证候。血分证属于外感热病里证的范畴。

临床表现 发热夜甚，肌肤灼热，烦躁不眠，甚则狂躁，神昏谵语；斑疹密布，色紫或黑，吐血、衄血、尿血、便血，舌深绛或紫暗，脉细数。

温热邪气所致血分证的病理变化及受损脏腑的不同、病人体质的差异，血分证可分为以下证型。①热盛动血：发热，肌肤灼热，烦躁失眠；呕血（或咯血、衄血、尿血、便血、阴道出血），色深量多；或斑疹大量透发、色紫或黑；舌质深绛或紫暗，脉细数。②热极生风：高热神昏，四肢抽搐，颈项强直，甚则角弓反张，两目上视，牙关紧闭，舌红绛苔黄燥，脉弦数。③热伤阴血：

持续低热，或暮热早凉，或五心烦热、入夜更甚，形瘦，颧红盗汗、心烦失眠，口燥咽干而饮水不多，神倦，舌红瘦、少苔少津，脉细数无力。④虚风内动：手足蠕动、低热盗汗，颧红咽干，形体消瘦，神疲乏力，眩晕耳鸣，舌红少苔少津，脉细数无力；或手足震颤，肌肉瞤动，肢体麻木，关节拘急不利，面色无华，舌质淡脉细。

证候分析 血分证的形成可由温热邪气在营分不解，病情进一步发展传入血分而成；或是在卫分或气分的热邪炽盛，正气不支，温热邪气直接进入血分而成；或是素体阴亏，已有伏热内蕴血分，起病直接出现血分证。

血分证是外感温热病的极盛阶段，病位最深，病情危重，其病变以心、肝、肾三脏为主。实热者多以心、肝血热炽盛、扰乱心神、耗血动血为主；若邪热久羁，耗血伤阴，真阴亏损，病多及于肝肾两脏，虚热者则多以肝、肾阴亏为主。

血热是血分证病机的基础，由此而引起一系列的病理变化。血分热邪炽盛，阴血受损，故见身热夜甚；血热内扰心神，心神不宁，则烦躁失眠；若心神失守，则见神昏谵语；血分热毒炽盛，热迫血妄行，溢于脉外而出现急性出血，如呕血、咯血、衄血、尿血、便血、阴道出血等；或因血溢肌肤而见斑疹大量显露，色紫黑等，舌质深绛或紫。血热耗伤阴血，故脉细数。

由于血分热邪炽盛，热伤血络、迫血妄行，血溢脉外可见离经之血；邪热耗伤血液，血液运行不畅，可在脉络内形成广泛的瘀血阻滞，表现为急性出血、色深，或斑疹色紫或黑，舌色深绛

或紫等。若瘀血与温热之邪互结形成热瘀，可进一步加重出血。心主血而肝藏血，温热之邪深入血分，势必影响心肝两脏功能，血分瘀热易内扰心神而见严重的神志异常，也易耗伤肝之阴血，引动肝风。血分证的病理特点是耗血动血、瘀热内阻，动血、伤阴为其特征。

辨证要点 以发热或入夜热盛，斑疹密布，出血，舌质深绛为辨证的主要依据。

鉴别诊断 ①血分证与营分证鉴别：血分证有明显的"动血"症状，临床表现为急性多部位、多窍（腔）道出血，或为斑疹大量显现，而营分证仅表现为斑疹隐现；血分证的舌象多为舌色深绛或紫，而营分证多为舌色红绛。②热盛动血与热伤阴血鉴别：两者均为里证、热证，均有发热、烦躁失眠、脉细数等表现，但热盛动血为实热证，发热较盛，并有肌肤灼热，以急性出血或斑疹密布为主要表现。热伤阴血为虚热证，因热邪久羁血分，劫灼肝肾之阴，发热多为低热，入夜更甚，并有阴液耗伤，不能充养形体孔窍的颧红盗汗、口燥咽干、舌红瘦、少苔少津，脉无力等阴虚之象，以热邪耗伤阴血为主要表现。③热极生风与虚风内动鉴别：均以"风象"为主要表现，但各自"风象"表现不同，前者为里实热证，后者为里虚热证。热极生风因血热燔灼肝经，灼伤筋脉，引动肝风，表现为四肢抽搐，颈项强直，甚至角弓反张，双目上视，牙关紧闭等实风之象，并有高热神昏，舌红绛苔黄燥，脉弦数等热邪炽盛的表现；虚风内动多因阴虚、血虚所致，温热之邪久羁，耗伤肝肾之阴，或迫血妄行，耗伤肝血，阴血亏损，

筋脉失养，可见手足蠕动，或手足震颤，肌肉瞤动，肢体麻木、关节拘急不利等虚风之象，并有消瘦、神疲乏力、潮热盗汗、眩晕耳鸣、口燥咽干等阴虚失养或面色无华，舌淡脉细等血虚失养之的表现。

发展预后　血分证病变可有以下转归：经过积极恰当的救治，血分热邪逐渐减退而正气恢复，病情可望获得缓解，逐步向愈；血分热毒深重，而正气不足，可因热瘀互结，血脉瘀阻，脏腑精气衰竭或气随血脱而亡；血分热毒渐退，但正气特别是阴液大伤，可表现为肝肾阴虚等证，如阴伤尚能恢复，病情可望向愈，如阴液衰竭，可出现亡阴危候或阴伤久不得复之证。

（戴　红）

wèiqìyíngxuèzhènghòuchuánbiàn

卫气营血证候传变（the transmission of syndromes of wei, qi, ying and blood）　温病发生后，温热邪气与人体正气相互斗争，病变按照卫气营血的次序不断发展转变的证候变化，这种动态变化就是传变。主要有以下几种类型。

由表入里　温病一般的传变趋势，多数温病由卫分证开始，再向气分、营分、血分传变，即温热邪气循卫气营血层次逐渐深入地发生传变，表现为叶天士所说的"大凡看法，卫之后方言气，营之后方言血"的演变次序。由表入里的传变方式多见于新感温病。如果在表的温邪直接内陷心包，或由卫而直接传入营血分，多病情危重。

由里达外　一种特殊传变，即病发于里，起病就见气分或营血分病变，而后转出气分，病情逐渐减轻，趋向好转。由里达外的传变方式多见于伏邪温病，其

病机发展特点是原有伏热自里向外透达，虽在发病时病情较重，但因温热病邪有外达之机，一般预后较好；但温热之邪在自里达外的过程中，因邪正斗争使其力量消长起伏，温邪也可再逆向内陷，如邪热已从营分透出气分，又能自气分再度内陷深入营分或血分。

传变不分表里渐次　温热之邪不循卫气营血表里层次的传变。这类传变不分表里渐次的温病不仅在发病时可以卫气、卫营同病，而且在传变时可以同时出现气分、营分或血分证候，临床可以表现为卫气同病、气营（血）两燔、卫营（血）同病，甚至卫气营血俱病的复杂证候。这类传变方式的温病多发病较急、病情较重、传变较快。

除上述传变类型外，温病也可表现为"不传"，即温热之邪在卫分或气分，经治疗后邪从外而解，疾病得愈。如风温病，初起表现为卫分证，经及时、适当治疗后，正胜邪退，疾病不传气分而中止在卫分阶段；或在气分时，经治疗后不传营、血分而病愈。又如秋燥病，整个病程多在卫分或气分，很少发生深入营、血分者。

温病的传变规律虽有卫气营血的传变顺序，但临床上传变的情况是极其复杂的，感受温热病邪的性质不同、邪气毒力的大小、不同的体质类型、以及治疗护理的情况，对温病的传变以及传变的方式都有一定的影响。因此，温病是否发生传变以及传变的方式，没有固定的模式。正如清·王孟英所云："然气血流通，经络贯穿，邪之所凑，随处可传，其分其合，莫从界限。故临证者，宜审病机而施活变，弗执死法以

困生人。"

温病过程中卫气营血证候的传变，其形式是非常复杂的，既有一般规律，又有特殊形式，临床当具体分析。

（戴　红）

sānjiāobiànzhèng

三焦辨证（syndrome differentiation of sanjiao）　将外感温热病（尤其是湿温病）的各种证候分别归纳为上、中、下三焦病证范围，用以阐明三焦所属脏腑在温热病过程中的病机变化、证候特点及其传变规律的温热病辨证方法。由清·吴鞠通在《温病条辨》中所创立。

渊源　三焦辨证的理论渊源可以上溯到《黄帝内经》。"三焦"在其中有两种不同的含义：作为六腑之一的气化三焦和作为人体上焦、中焦、下焦三个部位总称的部位三焦。《黄帝内经》还论及了三焦各部位的功能，如《灵枢·营卫生会》说："上焦如雾，中焦如沤，下焦如渎。"此后，《难经》也论及三焦的功能，并指出上、中、下焦在气化过程中的不同作用。《黄帝内经》和《难经》有关三焦部位的区分和功能的论述为三焦辨证的产生奠定了理论基础。

此后，历代医家在《黄帝内经》和《难经》的理论基础上，结合自身临床实践，运用三焦的概念总结三焦病证的病机变化及三焦分治的经验，成为三焦辨证形成的实践基础。

东汉·张仲景在《伤寒论·平脉篇》中运用三焦病机分析温热病的病理变化，在《金匮要略》中将三焦作为一个病理概念，明确论述了上、中、下焦的某些病证及其治疗，对后世以三焦区分不同证候的病位所在，并进而创

立三焦辨证理论有很大启发。金元时期，刘河间进一步把三焦作为温热病的分期，即把热性病之初期称为上焦病证，而把热性病后期称为下焦病证。罗天益在《卫生宝鉴》中对温热病提出了按邪热在上、中、下焦和气分、血分不同的病位制方用药，开温热病运用三焦分部进行辨证论治的先河。

清·喻嘉言强调温疫的三焦病机定位，其后，温病学家叶天士在创立卫气营血辨证理论阐明温病病机的同时，也论及了三焦所属脏腑的病机变化及其治疗方法，其《临证指南医案·暑》说："仲景伤寒先分六经，河间温热须究三焦。"此外，《幼科要略》也强调三焦辨治。清代另一位温病学家薛生白在《湿热病篇》中详细论述了"热邪充斥表里三焦"（第七条）、"湿邪蒙绕三焦"（第九条）、"湿伏中焦"（第十条）、"湿热阻闭中上二焦"（第十四条）、"湿留下焦"（第十一条）等湿热证的病机与证治，进一步丰富和完善了湿热病三焦的病机理论。

在总结历代医家对三焦理论的论述和实践基础上，清·吴鞠通结合自己对温病的实践体会，赋予三焦新的病理概念，他在《温病条辨》中，分列上焦、中焦、下焦篇，系统论述了三焦所属脏腑的病机及其相互传变的规律，并总结出相应的治疗方药，从而创立三焦辨证理论，以作为温病的辨证纲领。

三焦辨证的重点在于阐明三焦所属脏腑的病变部位、病机变化、证候性质等，同时还反映了温病的发生、发展及传变规律。

基本内容　三焦辨证所包括的上、中、下焦各脏腑的病理变化，不仅概括了温病发展过程中的三类不同证候，而且反映了温热邪气侵犯人体后发展变化的三个不同阶段以及三焦所属脏腑的传变规律。三焦病证分为上焦病证、中焦病证、下焦病证。

上焦病证　温热之邪侵袭上焦部位的手太阴肺与手厥阴心包所表现的证候，主要包括手太阴肺和手厥阴心包的病变，邪在手太阴肺，多见于温病的初期阶段，病较轻浅。上焦病证的常见证候有以下几种。①邪犯肺卫证：病位主要在肺卫，以发热微恶风寒，咳嗽，口渴，舌边尖红，脉浮数为辨证要点。②肺热壅盛证：病位在肺，以发热，咳喘，口渴，舌红苔黄，脉数为辨证要点。③湿热阻肺证：病位在肺，以恶寒，身热不扬，胸闷，苔白腻为辨证要点。④热陷心包证：病位在心包，以高热，神昏，舌质红绛为辨证要点。⑤湿蒙心包证：病位在心包，以身热，神志时清时昧，舌苔垢腻为辨证要点。

中焦病证　温热之邪传入中焦部位的阳明胃、肠及太阴脾所表现的证候，主要包括手阳明大肠、足阳明胃和足太阴脾的病变，多为温热病的中期或极期阶段，病情较重。中焦病证的常见证候有以下几种。①阳明热炽证：以壮热，大渴，大汗，舌红苔黄燥，脉滑数有力为辨证要点。②阳明热结证：以发热日晡益甚，腹满痛便秘，苔黄燥或焦黑，脉沉实有力为辨证要点。③湿热中阻证：以发热或身热不扬，脘痞呕恶，便溏不爽，苔腻或黄腻，脉濡为辨证要点。④湿热积滞搏结肠腑证：以发热，腹痛大便溏垢，苔黄腻或黄浊为辨证要点。⑤湿阻大肠证：以大便溏，排便不爽或大便不通，腹痛，舌苔垢腻为辨证要点。

下焦病证　温热之邪深入下焦，劫灼肝肾之阴所表现的证候，主要包括足少阴肾和足厥阴肝的病变，多属于温热病的后期阶段，病情深重。下焦病证的常见证候有以下几种。①肾精耗损证：以低热，或夜热早凉，神疲乏力，口燥咽干，舌绛而枯萎，脉虚为辨证要点。②虚风内动证：以手足蠕动，或瘛疭，低热，神疲乏力，舌绛苔少为辨证要点。

一般而言，三焦辨证温病发展的一般规律是始于上焦、终于下焦。由于个体体质差异，感邪性质及反应不同，以及治疗和护理的干预等因素影响，上、中、下焦病证各病程阶段长短不一，累及脏腑有别，所以温病三焦病证的发生发展及演变并非一定遵循上述规律，如湿热病邪可以直接侵犯中焦困阻脾胃，若肾精不足邪气伏藏下焦，病可直接起于足少阴肾。因此，应根据临床实际情况具体分析灵活运用。

关于三焦治则，吴鞠通提出"治上焦如羽（非轻不举）；治中焦如衡（非平不安）；治下焦如权（非重不沉）"。

临床意义　三焦辨证的创立，进一步丰富了中医对外感热病辨证论治的方法，使温病辨证又有了进一步的发展。它和卫气营血辨证共同作为温病学辨证理论体系的核心，对温病的临床诊断和治疗起着重要的指导作用。此外，三焦辨证除运用于温病的辨证外，对内伤杂病也有一定的指导意义。作为温病的两大辨证纲领，三焦辨证主要阐述温病病变不同阶段所属脏腑的病变部位和病理特点，体现温病从上而下的传变规律；而卫气营血辨证主要分析温病发展过程中不同阶段的表现，反映由表入里的发展过程。卫气营血辨证和三焦辨证所归纳的各种病证类型，既有联系又有区别。卫气营血辨证反映的卫气营血的功能失常及其损伤多与脏腑的功能失常及其损伤有一定联系，而重点揭示脏腑功能失常及其损伤的三焦辨证也在一定程度上反映出卫气营血的病机变化。临床上，二者结合运用可将外感温热病过程中病变层次及部位、病证类型及性质、病势轻重及转归等清晰而完整地反映出来，可更全面地指导温病的辨证论治。

现代对温病的诊断和治疗进行了许多研究。温病的诊断在传统的舌诊上有不少新的发展，舌象反映了温病患者体内的病理变化，对诊断疾病有重要作用，在疾病过程中观察舌象的变化有助于判断病情的轻重、推测疾病的发展。除主要采用传统的四诊方法外，温病的诊断可结合现代实验室的检查结果，如血、尿液和粪常规、肝功能等血液生化学检查、免疫学和细菌学检查；同时也可运用现代医学检查方法如体温和血压的测量、X线和超声检查，这些检查方法和手段对温病的辨证、治疗和预后判断都有一定的参考价值。

（戴　红）

shàngjiāo bìngzhèng

上焦病证（syndrome of upper-jiao）

温热之邪侵袭上焦部位的手太阴肺与手厥阴心包所表现的证候。包括肺及心（心包）的病变。上焦病证中肺，特别是肺卫的病变，多见于温热病的初期。

临床表现　常见证候类型有以下几种。①邪犯肺卫证：发热微恶风寒，汗出，口微渴，头痛，鼻塞，咳嗽，咽红肿痛，舌边尖红、苔薄白少津，脉浮数。②肺

热壅盛证：但热不寒，壮热，烦渴，胸胀痛咳嗽，气喘，汗出，口渴，舌红苔黄，脉数而有力；甚或喘促鼻翼煽动，大汗出，咳唾粉红色血水，面色黑，烦躁，脉散乱等。③湿热阻肺证：恶寒，身热不扬或午后热甚，胸闷咳嗽，咽痛，头重如裹、肢体困重，泛恶欲吐，不思饮食，苔白腻，脉濡缓。④热陷心包证：高热，肌肤灼热，神昏谵语或昏愦不语，或胸腹肌肤灼热，肢厥，舌质红绛；或见神昏，喉中痰鸣，舌绛苔腻；或见狂乱，甚神昏谵语，唇甲紫暗，舌质紫暗。⑤湿蒙心包证：身热，神识昏蒙，似清似昧或时清时昧，时有谵语，舌色不绛、舌苔垢腻，脉濡滑数等。

证候分析　温热之邪自口鼻、皮毛侵袭人体，肺外合皮毛，宣发卫气，开窍于鼻，故肺常先受邪。温邪袭肺，外则卫气郁闭，内则肺气不宣，故见发热微恶风寒，鼻塞，咳嗽；温热之邪上扰清窍则头痛；伤津则口渴；肺气失宣，开合失司，则无汗或汗出；咽为肺之门户，温热之邪侵袭则咽红肿痛；舌边尖红、苔薄白少津、脉浮数，乃为温热之邪在表之象。

在肺卫的温邪由表入里，热邪壅滞于肺，肺失清肃，气逆于上，则咳嗽；肺气郁闭，气机不利，可见胸胀痛、喘；里热炽盛，充斥内外，故见但热不寒，壮热；热邪内扰心神，迫津外泄，则烦躁，汗多，口渴；舌红苔黄，脉数而有力，均为肺热炽盛之象。若邪热亢盛，闭阻于内，肺气机逆乱，失于主气司呼吸，不能助心行血，清气难入，浊气难出，脏腑失养，可见喘促鼻翼煽动，大汗出，咳唾粉红色血水，面色黑，烦躁，脉散乱等危象。

湿热性质的病邪（如湿热、

暑湿等）亦可侵犯于肺，湿邪困阻卫阳，卫气不能正常敷布，可见恶寒；湿热互结，热为湿邪郁遏，则身热不扬或午后发热；湿热郁肺，肺失清肃，气机不畅，故见胸闷，咳嗽，咽痛；湿邪阻碍气机，困阻清阳，可见头重如裹，肢体困重；初期多为湿邪偏盛，故可见舌苔白腻，脉濡缓等症。由于湿与脾胃关系密切，故上焦湿热阻肺证亦可见泛恶欲吐，不思饮食等湿困中焦，脾胃气机升降失调之象。

若肺经之邪不解，邪热内陷心包，致心窍阻闭，热邪扰乱心神，神明无主，则见神志异常，如狂乱，甚神昏谵语或昏愦不语；里热炽盛，故见高热，胸腹肌肤灼热；若阳热郁遏，不达四肢，可见肢厥；心主血脉，营气通于心，热陷心包，则见舌质红绛；如热邪夹痰，痰热闭阻心包，尚可见喉中痰鸣，苔腻等痰浊内阻之象；如热邪夹瘀，尚可见唇甲紫暗，舌质紫暗等瘀血内阻之象。若湿热郁蒸，酿生痰浊，蒙蔽心包，心神困扰，可见身热，神识昏蒙，似清似昧或时清时昧，或间有谵语，舌謇；湿热之邪留于气分，未入营血，故舌质不绛；舌苔垢腻，脉濡滑数为湿热之象。

辨证要点　肺热壅盛证以发热微恶风寒，咳嗽，口渴，舌边尖红，脉浮数为辨证要点；邪犯肺卫证以恶寒，身热不扬，胸闷，苔白腻为辨证要点；湿热阻肺证以发热，咳喘，口渴，舌红苔黄，脉数为辨证要点。

鉴别诊断　①邪犯肺卫证与肺热壅盛证、湿热阻肺证鉴别：三者均为实证、热证，病位与肺有关。邪犯肺卫与湿热阻肺均以寒热并见为主症，并有咳嗽，咽痛，苔白等共同症状。邪犯肺卫

为温热邪气侵袭，病位主要在肺卫。湿热阻肺为湿热之邪侵袭于肺，除有湿邪郁遏而见身热不扬或午后发热，以及胸闷，头重如裹，肢体困重等气机不畅的表现，并可见不思饮食，泛恶欲吐等中焦气机升降失调的表现，病位涉及中焦。肺热壅盛为温热邪气由表入里，壅滞于肺，病位在肺，为里实热证，主症为肺气郁闭气逆于上所致的咳嗽胸痛，并有壮热，烦躁，汗多，口渴，舌红苔黄，脉数而有力等肺热炽盛之象。此型若邪热亢盛致肺失于主气司呼吸则可出现喘促，咳唾粉红色血水等危象。②热陷心包证与湿蒙心包证鉴别：二者病位均在心包，为里证、实证，均有发热脉数及神志异常的共有症状。热陷心包的神志异常多为神昏谵语或昏愦不语，并有高热，肌肤灼热，舌红绛等里热炽盛的表现。湿蒙心包的神志异常多表现为神识昏蒙，似清似昧或时清时昧，时有谵语，并有舌色不绛，舌苔垢腻，脉濡滑数等湿阻于内的表现，热邪亦可夹痰或夹瘀而见喉中痰鸣，苔腻等痰浊内阻或唇甲紫暗，舌质紫暗等瘀血内阻之象。

发展预后 上焦病证中手太阴肺的病变多为温病的初期，此时如感邪较轻，正气抗邪有力，可祛邪外出，温邪从表而解。如感邪较重，邪热盛而正气不支，温邪由表入里，可引起肺热炽盛。如邪气亢盛致肺气大伤，累及他脏，可致化源欲绝而危及生命。如患者心阴心气素虚，在肺卫之邪可直接内陷心包，邪热亢盛闭阻于内，可致内闭外脱的危重证候。上焦病证的心包证候亦可见于温病发展的极期，如温邪深入营血后，亦可发生邪热内陷心包。

（戴 红）

中焦病证（syndrome of middle-jiao） 温热之邪传入中焦部位的阳明胃、肠及太阴脾所表现的证候。主要包括手阳明大肠、足阳明胃和足太阴脾的病变。中焦病证多为温热病的中期或极期阶段，病情较重。

临床表现 常见证候类型有以下几种。①阳明热炽证：壮热、不恶寒反恶热，面红目赤，心烦、大渴喜饮冷，大汗出，小便短赤，舌质红苔黄燥，脉洪大而数。②阳明热结证：日晡潮热，或有神昏谵语，腹满硬疼痛拒按，大便秘结，口渴，小便短赤，舌质红苔黄燥或焦黑，脉沉实有力；或见身热夜甚，烦躁狂乱，大便色黑等。③湿热中阻证：身热不扬，头身困重，胸闷脘痞，恶心欲呕，纳少，便溏，舌苔白腻、或白多黄少，脉濡缓；或高热持续，汗出而热不减，烦躁不安，脘腹满痛，恶心欲呕，便溏排便不爽，舌苔黄腻，脉濡数。④湿热积滞搏结肠腑证：发热，烦躁，胸闷脘痞，腹痛，大便溏垢，排便不爽，舌红苔黄腻或浊，脉滑数。⑤湿阻大肠证：腹硬满，大便不通，甚或神识如蒙，舌苔垢腻，脉濡。

证候分析 温病自上焦开始，顺传至中焦，病及阳明胃肠、太阴脾。脾胃虽同居中焦，互为表里，但其性各异。胃属足阳明经，喜润而恶燥，脾属足太阴经，喜燥而恶湿。

温热之邪传入阳明，正气奋起抗邪，邪正剧争，无形之热壅盛，充斥内外，而见壮热、不恶寒但恶热；热盛迫血妄行，血脉充盈，则可见面目俱赤、舌红；热迫津外泄见大汗出；热炽津伤，则可见大渴喜冷饮、小便短赤；苔黄燥或焦黑、脉洪数有力为里热炽盛之征。若热邪深入大肠，无形之热与有形之糟粕互结，可见发热、日晡益甚（午后热盛）；肠道传导失司，腑气不通，故见腹满痛拒按、便秘；热扰心神，可见神昏谵语；热炽津伤，见口渴，小便短赤；舌红苔黄燥或焦黑起刺，脉沉有力为燥热内结，津液耗伤之征。若热邪损伤肠络，血溢肠间，邪热与有形之瘀血互结，肠腑蓄血可见大便色黑；身热夜甚为阴血不足，内有虚热之征。

若湿热性质的病邪（如湿热、暑湿等）困阻脾胃，中焦气机升降失常。因患者体质有异，湿与热相合轻重有别。素体阳虚、湿邪偏盛者，多表现为湿重于热，脾气受困，运化失司。湿遏热伏，热邪不易向外透达，郁于肌腠，故身热不扬；湿性重着，留滞肌腠，湿热郁结，阻碍气机，故见头身困痛，胸闷脘痞；中焦气机不畅，脾失健运，胃失和降，见恶心欲吐，纳少，便溏；舌苔白腻或白多黄少，脉濡缓为湿邪偏盛之象。若素体阳盛、热邪偏盛者，多表现为热重于湿或湿热并重之证。里热偏盛见高热持续；湿热互结，热邪为湿郁遏，汗出而热不减；热盛易扰心神可见烦躁不安；湿热互结，气机不畅，脾胃升降失常，见脘腹满痛，恶心欲呕，便溏排便不爽；舌苔黄腻，脉濡数为湿热互结之象。

湿热之邪在肠腑与有形之糟粕积滞互结，因湿热盛于内，心神不宁，可见发热，烦躁；气机不畅则胸闷脘痞；湿热与糟粕积滞阻于肠道，气机不通，故见腹痛，大便溏垢，排便不爽；舌红苔黄腻或浊，脉滑数为湿热内盛之象。

湿热之邪阻滞肠道，肠道传

导失司。如湿重于热，湿浊阻闭肠道，可见大便不通；糟粕不能排出，加之湿浊弥漫，湿邪上蒙清窍可见神识如蒙，下闭浊道则见腹硬满；舌苔垢腻，脉濡为湿浊偏盛之象。

辨证要点 阳明热炽证以壮热，大渴，大汗，舌红苔黄燥，脉滑数有力为辨证要点；阳明热结证以发热日晡甚，腹满痛便秘，苔黄燥或焦黑，脉沉实有力为辨证要点；湿热中阻证以发热或身热不扬，脘痞呕恶，便溏不爽，苔腻或黄腻，脉濡为辨证要点。

鉴别诊断 阳明热炽证与阳明热结证的鉴别：二者均为里实热证，有发热，心烦，口渴，小便短赤，舌质红苔黄燥等共同表现。阳明热炽为无形之热充斥内外，故可见壮热恶热，面红目赤，心烦，大渴喜饮冷，大汗出，小便短赤，舌质红苔黄燥，脉洪大而数等里热炽盛的表现。阳明热结为无形之热深入肠中与有形的糟粕互结，腑气不通，故见腹满痛拒按，大便秘结。

湿热中阻证应鉴别湿重于热、热重于湿或是湿热并重。三者均因湿热为患，为里证、实证，病位在中焦，有脘痞腹胀，苔腻，脉濡等湿邪阻滞气机不畅和恶心欲吐，纳少便溏等中焦脾胃升降失常的共同表现。湿重于热，因湿邪阻遏于内多见身热不扬，头身困重，胸闷，苔白腻或白多黄少，脉缓等湿邪偏盛的症状。热重于湿或湿热并重，多见高热或汗出而热不减，心烦不安，苔黄脉数等热盛表现，以及腹满痛，排便不爽等气机不畅表现。可从发热程度，舌苔黄腻或白腻，脉濡或缓等辨别湿热的轻重。

湿热积滞搏结肠腑证与湿阻大肠证鉴别：二者均因湿热为患，病位在大肠，有腹痛，大便异常，苔腻等湿热阻碍肠道，气机不通的表现。但湿热积滞搏结肠腑是湿热与肠中有形糟粕积滞互结，可见大便溏垢、排便不爽等肠道气机不通的症状，并有胸闷脘痞等湿邪阻遏气机不畅和发热，烦躁，舌红苔黄，脉滑数等热象。湿阻大肠亦可见大便溏，排便不爽等肠道传导失司的症状，如湿邪偏盛，湿浊闭阻肠道气机而致腹硬满疼痛，大便不通，若湿浊蒙蔽清窍可出现神识如蒙等神志异常的症状。

发展预后 中焦病证的病机特点是：邪气虽盛，正气亦未大伤，故邪正斗争剧烈，只要治疗及时得当，可祛邪外出，病情向愈。若温热病邪亢盛或腑实严重，致津液或正气大伤，甚则引起真阴耗竭或正气欲脱；或湿热秽浊阻闭于内，亦可危及生命。此外，湿热性质的温病若湿热之邪久困中焦，素体阳气不足多见湿从寒化形成寒湿之证，寒湿损伤阳气，亦可形成湿盛阳微之证。

（戴 红）

xiàjiāo bìngzhèng

下焦病证 （syndrome of lower-jiao）
温热之邪深入下焦，劫灼肝肾之阴所表现的证候。主要包括足少阴肾和足厥阴肝的病变。下焦病证属温病的后期阶段，病情深重。

临床表现 常见证候类型有以下几种。①肾精耗损证：低热，或夜热早凉，手足心热甚于手足背，神疲乏力，形体消瘦，口燥咽干，眩晕耳鸣耳聋，腰膝酸软，胁肋隐隐灼痛，颧红，舌红绛而萎，苔少而干，脉虚。②虚风内动证：五心烦热，手足蠕动，或口角颤动，甚或瘈疭，筋惕肉瞤，形体消瘦，神疲乏力，耳鸣耳聋，口燥咽干，舌红绛而萎，苔少而干，脉细数无力。

证候分析 肾藏精，为元阴之本，肝藏血，同居下焦。温病后期，邪热深入下焦，因温热之邪久羁，最易耗损肝肾之阴。肾阴耗损，阴虚不能制约阳热，故见低热，或夜热早凉，手足心热甚于手背，颧赤；阴液亏耗，形神失养，见消瘦，神疲乏力；肝肾之阴不足，肾府、肝络及官窍失于润养，可见腰膝酸软，胁肋隐隐灼痛，耳鸣耳聋，口燥咽干；舌红绛而萎，苔少而干，脉虚，为肾阴不足之象。

肝为风木之脏，体阴而用阳，赖肾水滋养，若热邪久羁，真阴被灼，肾阴亏虚，水不涵木，筋脉失养，风自内生，可出现虚风内动之象。阴虚筋脉失养，拘挛急迫，故见手足蠕动，或口角颤动，筋惕肉瞤，甚或瘈疭；虚热内扰，故见低热，或五心烦热；阴液亏虚，滋润、濡养功能减退，形神失养，孔窍失润，故见形体消瘦，神疲乏力，耳鸣耳聋，口燥咽干；舌红绛而萎，苔少而干，脉细数无力，均为阴精耗损之象。

辨证要点 肾精耗损证以低热，或夜热早凉，神疲乏力，口燥咽干，舌绛而枯萎，脉虚为辨证要点；虚风内动证以手足蠕动，或瘈疭，低热，神疲乏力，舌绛苔少为辨证要点。

鉴别诊断 肾精耗损证和虚风内动证的鉴别：二者均为里虚热证，有低热，神疲乏力，形体消瘦，口燥咽干，眩晕耳鸣耳聋，舌红绛而萎，苔少而干，脉无力等阴虚共同表现。肾精耗损证还有腰膝酸软，胁肋隐隐灼痛等肾阴不足的表现。虚风内动证多从肾精虚损发展而成，以手足蠕动，或口角颤动，甚或瘈疭，筋惕肉瞤等"风象"为主症。

发展预后 温病下焦病证一般发生于温病后期，因邪热久羁，正气特别是阴液大伤，多属于邪少虚多。此时病情虽已缓解，但因阴精严重耗损，所以病情仍较重。若积极治疗，适当调养，可望正气渐复，驱除余邪，疾病则可逐渐向愈。如若阴精耗损殆尽，阳气失于依附，则可出现阴竭阳脱的危重证候，危及生命。

（戴 红）

sānjiāo bìngzhèng chuánbiàn

三焦病证传变（the transmission of syndromes of sanjiao）

温病发生后，温热邪气与人体正气相互斗争，病情按照始于上焦、终于下焦的一般规律，不断发展转变的证候变化。这种动态的变化就是传变。

一般规律 三焦病证是外感温热病发展过程中的三个不同阶段，临床上既有区别又有联系，也有传变的一般规律。清·吴鞠通在《温病条辨·上焦篇》中说："凡病温者，始于上焦，在手太阴。"一般而言，温病初起，邪袭上焦，首先犯肺，故上焦手太阴肺的病变多为温病的初期阶段，病情较轻浅；中焦阳明胃的病变多为温病的中期或邪正剧争的极期阶段，病情较重；下焦足少阴肾及足厥阴肝的病变多见于温病的末期阶段，病情深重。因此，温病发展的一般规律是始于上焦、终于下焦。正如清·吴鞠通所说："温病由口鼻而入，鼻气通于肺，口气通于胃。肺病逆传，则为心包；上焦病不治，则传中焦，胃与脾也；中焦病不治，即传下焦，肝与肾也，始上焦，终下焦。"三焦病证的病机演变过程反映了某些病发于表的新感温病（如风温等）的病程发展阶段。

然而，人体是一个有机的整体，各脏腑组织生理上相互联系、病理上相互影响，此外，由于病邪的性质不一、感邪的轻重不同以及患者的体质各异，温病三焦病证的病机发生及演变，并非一定都是按照上述一般规律。温病起病不一定始于手太阴肺，可以始见于上焦、中焦或下焦所属的任何脏腑。如暑热病邪发病可直接侵犯手厥阴心包，未必始于上焦手太阴；而湿热病邪致病可直接侵犯中焦，困阻脾胃；素体肾精亏虚者，邪气伏藏于下焦，病可直接起于足少阴肾。正如《王孟英医书全集·归砚录》所说："夫温热究三焦者，非谓病必上焦始，而渐及于中下也。伏气自内而发，则病起于下者有之，胃为藏污纳垢之所，湿温疫毒，病起于中者有之，暑邪挟湿者，亦犯中焦。又暑属火，而心为火脏，同气相求，邪极易犯，虽始上焦，亦不能必其在手太阴一经也。"

特殊形式 在温病的发展过程中，其传变亦可有其他形式，如有的温病病在上焦，经积极治疗转愈，并不发生传变；有的温病自上焦直接传入下焦；有的温病发病之初即见中焦或下焦病证；也常有上焦病证未解而又出现中焦病证者，或中焦病证未解而又有下焦病证者；也有的两焦病证同时出现，也有的病邪侵袭上中下三焦而同时出现三焦病证者，因此，温病上、中、下焦病证的划分不是绝对的，有时相互交错、重叠，临床应知常达变，灵活掌握。在温病的传变中，还有"顺传"和"逆传"之区分。

顺传 温病初起，温热之邪由口鼻而入，首先犯肺，出现手太阴肺卫受邪的相应证候。温邪犯肺以后，其传变有两种不同的趋向。如温热病邪始犯于上焦手太阴肺卫，从肺自上而下，再传入中焦阳明胃，这种传变途径一般称为"顺传"，标志着温病由浅入深、由轻到重的传变过程。顺传的特点是：病邪以脏传腑，正气尚强盛，病情较稳定，预后较好。

逆传 若在肺卫的病邪不下传中焦阳明胃，而直接传入手厥阴心包，则称为"逆传心包"，表明邪热亢盛、正气内虚，病情危重。逆传的特点是：发病急骤，病邪以脏传脏，邪盛正虚，病情笃重而凶险，预后较差。

三焦病证的传变既可表现为"始上焦、终下焦"的一般传变规律，也可体现为特殊的传变形式；此外，温热与湿热两类性质的温病可相互转化，上、中、下焦病证各病程阶段长短不一、累及脏腑有别，使三焦病证的传变显得更为复杂。因此，临床对三焦病证传变的判断，应综合病情资料，具体、全面地加以分析。

（戴 红）

jīngluò biànzhèng

经络辨证（syndrome differentiation of meridian-collateral）

以中医经络学说理论为依据，对病人的临床表现进行辨别、分析，以确定其病因、病理和病机演变的辨证方法。

经络是人体经气运行的通道，又是疾病发生和传变的途径。其分布周身、运行气血，联络脏腑肢节，沟通上下内外，使人体各部相互协调，默契配合，共同完成各种生理活动。当外邪侵入人体，经气失常，病邪就会通过经络逐渐传入脏腑；反之，如果内脏发生病变，同样也循着经络反映于体表，在体表经络循行的部位，特别是经气聚集的腧穴之处，便会出现各种异常反应，如麻木、酸胀、疼痛，对冷热等刺激的敏感度异常，或皮肤色泽改变，或见脱屑、结节等。例如《素问·脏气法时论》中云："肝病者，两胁下痛，引少腹。"胁下、少腹就是肝的经脉循行之处。正是因为经络系统能够比较有规律地反映各经脉的病证，因此临床依据各经脉的生理功能、循行部位、联系脏腑等理论，便可"以常达变"，对其病变作出具体的判断。

经络辨证与脏腑辨证互为补充，二者不可截然分开。但脏腑病证侧重于阐述脏腑功能失调所出现的各种症状，而经络病证则主要是论述经脉循行部位出现的异常反应，对其所属脏腑病证论述较为简略，是脏腑辨证的补充，对临床各科，特别是针灸、按摩、气功等治疗具有重要意义。

主要内容包括十二经脉辨证、奇经八脉辨证两部分。

（严惠芳）

shí'èr jīngmài biànzhèng
十二经脉辨证（syndrome differentiation of twelve regular meridians）

根据人体十二正经经脉各自的循行、分布、功能特点、病理变化及其与脏腑的相互联系等理论，对患者的临床表现进行辨别、分析，以确定其病变是否属于十二正经病变、病证、病因、病理和病机，以及其所在的具体经脉与脏腑部位的辨证方法。常见证型包括手太阴肺经证、手阳明经大肠经证、足阳明胃经证、足太阴脾经证、手太阴心经证、手太阳小肠经证、足太阳膀胱经证、足少阴肾经证、手少阴心包经证、手少阳三焦经证、足少阳胆经证、足厥阴肝经证。

（严惠芳）

shǒutàiyīnfèijīngzhèng
手太阴肺经证（syndrome of lung meridian of Hand-taiyin）

手太阴肺经功能失常，表现的经脉循行部位及其相关脏腑的病证。

临床表现 肺胀，咳喘，缺盆中痛，肩背痛，或肩背冷，呼吸微弱，语声低微，恶寒发热，自汗出，以及上臂、前臂的内侧缘疼痛或厥冷等。

证候分析 因手太阴肺经起于中焦，循胃口上膈入肺，故病则肺胀，咳喘，胸部满闷；缺盆虽是十二经的通路，但与肺尤为接近，故缺盆部位疼痛，若寒邪侵袭手太阴肺经，肺阳受损，功能减退，故见肩背冷，呼吸微弱，语声低微；外邪侵犯肌表，卫阳受束，则有恶寒发热；卫气被束，开合失司，不能固津，故见自汗；手太阴肺经由中府出腋下，行肘臂间，肺之经气不利，则上臂、前臂的内侧缘疼痛或厥冷等。

辨证要点 以肺胀、咳喘、胸部满闷，缺盆中痛，以及上臂、前臂的内侧缘疼痛或厥冷等为辨证要点。

（严惠芳）

shǒuyángmíng dàchángjīngzhèng
手阳明大肠经证（syndrome of large intestine meridian of Hand-yangming）

手阳明大肠经经气不利，功能失常，导致经脉循行部位异常及其相关脏腑功能失调所表现的证候。

临床表现 齿痛，颈肿，咽喉肿痛，眼睛昏黄，口干，鼻流清涕或鼻出血，肩前上臂疼痛，食指疼痛，活动不利等。

证候分析 手阳明经的支脉，从缺盆上颈，贯颊入下齿中，故该经出现病变则见齿痛，颈肿，咽喉肿痛等症状；手阳明之络脉者入耳合于宗脉，与耳内所聚集

的各条经脉相会；又因目部白睛属肺为气轮，若阳明经病，势必会影响少阳经与肺的功能，故见目昏黄；大肠与肺相为表里，肺主气而敷布津液，故凡口干、大便秘或泄，属大肠之病变，皆为津液所生的病证；手阳明经气于食指端，经气不利，则食指疼痛，活动不利。

辨证要点 以齿痛，颈肿，喉痹，衄衊，肩前臑痛，大指次指痛不用等为辨证要点。

（严惠芳）

zúyángmíng wèijīngzhèng
足阳明胃经证（syndrome of stomach meridian of Foot-yangming）

足阳明胃经功能失常，导致经脉循行部位及其相关脏腑功能失调所表现的证候。

临床表现 以身前发热较甚，鼻痛、鼻流清涕或鼻出血，齿痛，口角歪斜，口唇溃疡，颈部肿胀，咽喉肿痛，膝膑肿痛，沿乳房、气街穴处、腹股沟、大腿前侧、小腿外侧、脚背均痛，足中趾不能运用。

证候分析 由于足阳明经脉行于身前，故气盛发热以身前为甚；其脉起于鼻根处，沿鼻外侧，进入上齿中，还出挟口环唇；缺盆部的主干是沿着喉咙，进入缺盆，之后从缺盆向下，经过乳房内再向下夹脐旁进入腹股沟动脉部的气街血处；其支脉由腹股沟下行，经髋关节前下经胫骨外侧前沿至足背，进入中趾内侧趾缝端；若胃经热盛，循经上冲，则见鼻痛、鼻流清涕或鼻出血、咽喉肿痛、牙齿痛、颈肿；风中经脉，则口角歪斜；经气不利则膝膑肿痛以及经脉循行部位的乳房、气街穴处、腹股沟、大腿前侧、小腿外侧、脚背疼痛，足中趾不能运用。

辨证要点 以身前发热较甚，

鼻痛、鼻流清涕或鼻出血，齿痛，咽痛、颈肿等为辨证要点。

（严惠芳）

zútàiyīn píjīngzhèng

足太阴脾经证（syndrome of spleen meridian of Foot-taiyin）

足太阴脾经经气不利，功能失常，导致经脉循行部位异常及其相关脏腑功能失调所表现的证候。

临床表现 舌根强硬，食欲减退，强食则呕，胃脘痛，腹胀，嗳气，排便或矢气后则舒。身重，便溏，癃闭，黄疸，下肢内侧肿或厥冷，足大指不用等。

证候分析 由于脾的经脉连于舌根，脾经病变，则见舌根强硬；脾病气机升降失和，胃气不降而上逆，故见呕吐、嗳气；脾脉入腹，属脾络胃，脾病及胃，纳运失司，浊气不下，清气不升，壅遏中焦，则胃脘痛、腹胀，且每得排便与矢气则脾气得以输转，气机得以通畅，故排便、矢气后腹胀、嗳气可得以减轻；脾为湿土，喜燥恶湿，寒湿困脾，气机不振，故周身沉重；太阴脾经支脉上膈注入心中，故为心烦、心下急痛；脾不运湿，并趋于下，则为大便溏泄；脾病则水湿不运，水阻气机，膀胱不得气化，则为癃闭；寒湿郁滞，土反辱木，胆汁外渗肌肤则为为黄疸；脾脉起于足大趾末端，上行股膝内侧前面，脾经有病，故见其经脉循行处即股膝内肿胀或厥冷，以及大指不用的症状。

辨证要点 以舌根强硬，食欲减退，强食则呕，腹胀，嗳气，周身沉重，股膝内肿或厥冷，足大指不用等为辨证要点。

（严惠芳）

shǒushǎoyīn xīnjīngzhèng

手少阴心经证（syndrome of heart meridian of Hand-shaoyin）

手少阴心经功能失常，经气不畅，气血阻逆，导致经脉循行部位异常及其相关脏腑功能失调所表现的证候。

临床表现 咽喉干燥，心胸疼痛，口渴而欲饮，目黄，胁痛，上臂及前臂内侧后边疼痛或厥冷，手掌心热等。

证候分析 手少阴心经出于心中而连属心系，心经有病，使经气不利，血行不畅，心脉痹阻，则可见心胸疼痛；其支者向上挟食道，联结于目与脑相连的系带；若心经有热，循经上冲，故咽部干燥；热伤津液，故口干渴欲饮；心经的分支有联系目系的，有出于腋下的，而少阳胆经也从缺盆下行腋下，心经有病，使本经经气变动，故见目黄、胁痛；心经的直行支沿前臂内侧的后边下行入掌心后边，当心经受邪，经气不利，故上臂及前臂内侧后边疼痛或厥冷；若心经有火热，则可见手掌心热等。

辨证要点 以咽喉干燥，心胸疼痛，上臂及前臂内侧后边疼痛等为辨证要点。

（严惠芳）

shǒutàiyáng xiǎochángjīngzhèng

手太阳小肠经证（syndrome of small intestine meridian of Hand-taiyang）

手太阳小肠经功能失常，经气不畅，导致经脉循行部位异常及其相关脏腑功能失调所表现的证候。

临床表现 咽喉痛，颔下肿痛，颈部疼痛不能左右顾盼，肩膀部位牵拉样疼痛，上臂疼痛如折断，肩胛部、上肢的后外侧部疼痛，或耳聋，目黄，面颊部疼痛等。

证候分析 由于本经之脉循咽下膈，其支脉循颈上颊，故见咽喉痛，下巴颊肿痛，不可以顾盼；手太阳小肠经出于肘内侧当

肱骨内上髁和尺骨鹰嘴之间，向上沿壁外后侧，出肩关节部，绕肩胛，交会肩上，进入缺盆，故该经受邪，经气不利，气血运行不畅，故见肩膀部位牵拉样疼痛，上臂疼痛如折断，肩胛部、上肢的后外侧部疼痛；小肠经在颈部的支脉从缺盆上行沿颈旁，向上至面颊，到外眼角，弯向后，进入耳中。若小肠经热盛，循经上冲，则可见耳聋或面颊部疼痛；若湿热邪气较盛，循经上熏，可见目黄等。

辨证要点 以咽喉、颔下、面颊部、颈部、下巴颊、肩部等疼痛为辨证要点。

（严惠芳）

zútàiyáng pángguāngjīngzhèng

足太阳膀胱经证（syndrome of bladder meridian of Foot-taiyang）

足太阳膀胱经功能失常，导致经脉循行部位异常及其相关脏腑功能失调所表现的证候。

临床表现 寒热，鼻塞，头重痛，项部连及脊背痛，腰痛如折，髋关节与腘窝部疼痛不能弯曲，小腿部的肌肉疼痛如撕裂，足小趾运动不灵等。

证候分析 由于"膀胱者，腠理毫毛其应"，故膀胱与表气相通，外邪侵袭，则寒热、鼻塞；膀胱经的经起于内眼角，上行于额部，交会于巅顶，从头顶入内络于脑，其直支，回出项部分开下行。当邪气侵犯足太阳经，经气不利，则可见头重痛，项部连及脊背痛；其本经从项下行，进入脊柱两旁，入体内，络肾属膀胱，其支脉夹背抵腰中，进入脊骨旁的筋肉中，该经另一分支从腰中分出，夹脊旁，经过臀部，进入腘窝中，再由此下行，通过腓肠肌部下行至足小趾的外侧部。若寒邪侵犯足太阳经，经气不畅，

血行不利，故则见髋关节与腘窝部疼痛不能弯曲，小腿部的肌肉疼痛如撕裂，足小趾运动不灵等症状。

辨证要点 以寒热、鼻塞，头、目、项、痛，腰、脊痛，臀部及下肢后侧痛，足小趾不用等为辨证要点。

（严惠芳）

zúshǎoyīn shènjīngzhèng
足少阴肾经证（syndrome of kidney meridian of Foot-shaoyin）

足少阴肾经功能失常，导致经脉循行部位异常及其相关脏腑功能失调所表现的证候。

临床表现 面黑如漆如炭，咳喘，甚者咯唾带血；饥不欲食，心烦，心痛，腰脊及下肢无力或痿厥，足跟痛；心烦、易惊、善恐、口热舌干，咽喉肿痛，嗜睡等。

证候分析 足少阴经属肾，肾属阴，内藏元阳，水中有火；肾又为五脏六腑之根本，肾有变化，最易影响其他脏腑。肾藏精，以养五脏六腑，若肾精不足，不能上荣头面，故见面黑如漆如炭；金水相生，肾虚则易子病及母，以致肺肾俱损，若损阴，虚火灼肺，故咳唾有血或气促而喘；肾阴不足，虚火上灼于胃，致饥不欲食；心肾为水，心为火，若水火失济，心肾不交，神不守舍，故心悸，心烦，心痛；肾在志为恐，肾气虚则易惊善恐，如人将捕；足少阴之脉，自足小趾斜趋足心，上出腘窝，上大腿内后侧，通过脊柱属肾，故肾病或经脉病变可见脊柱及其经脉循行部位的病变，如腰脊软或痛、大腿内后侧痛，下支无力或痿厥，足下热痛；足少阴肾经循喉咙，挟舌本，其支者出于肺，联络于心，肾阴精不足，故口舌干燥，咽肿痛等；肾阳衰少，阳气不振，故见嗜睡等。

辨证要点 以腰脊疼痛，下肢无力或痿厥，足跟痛，易惊，善恐，面黑如漆如炭等为辨证要点。

（严惠芳）

shǒujuéyīn xīnbāojīngzhèng
手厥阴心包经证（syndrome of pericardium meridian of Hand-jueyin）

手厥阴心包经功能失常，导致经脉循行部位异常及其相关脏腑功能失调所表现的证候。

病因病机 手心热，臂肘挛急，腋肿，甚则胸胁胀满，心悸动不安，面赤，目黄，喜笑不休，烦心，心痛等。

证候分析 手厥阴之脉起于胸中，出属心包络，循胸出胁，上行至腋窝，沿上肢内侧中线至掌中，故心包经有热，可见手心热，臂肘挛急，腋肿，甚则胸胁支满；心主血，心包络代心行令，心包络受病则血运不畅，心脉瘀阻，故见心痛，心悸不安；心之华在面，目者心之使，故病则面赤，目黄；心在志为喜，在声为笑，心气实盛，故见喜笑不休。

辨证要点 以手心热，臂肘挛急，腋肿，心悸，心烦，心痛，喜笑不休等为辨证要点。

（严惠芳）

shǒushǎoyáng sānjiāojīngzhèng
手少阳三焦经证（syndrome of sanjiao meridian of Hand-shaoyang）

手少阳三焦经功能失常，所表现的经脉循行部位及其相关脏腑的证候。

临床表现 耳聋，耳鸣，耳后痛，咽喉肿痛，目外眦痛，面颊肿痛，肩、上臂、肘、前臂外侧疼痛，小指、无名指活动不灵等。

证候分析 手少阳三焦经脉其支者，从膻中上出锁骨上窝，沿项上行联系耳后，再直上出耳上角部，弯下行于面颊，至目下部位。该经脉有病，故见耳聋，耳鸣，耳后痛，咽喉肿痛，目外眦部痛，面颊肿痛等；手少阳三焦的经脉起于无名指端，上行小指与无名指之间，沿手背至腕，出于前臂外侧两骨之间，向上通过肘部，沿上臂外侧，向上通过肩部。手少阳经脉有病，故见其循行部位的症状，如肩、上臂、肘、前臂外侧部位疼痛，小指无名指运动不灵等。

辨证要点 以耳聋，耳鸣，耳后痛，肩、上臂、肘、前臂外侧疼痛，小指、无名指活动不灵等为辨证要点。

（严惠芳）

zúshǎoyángdǎnjīngzhèng
足少阳胆经证（syndrome of gallbladder meridian of Foot-shaoyang）

足少阳胆经功能失常，导致经脉循行部位异常及其相关脏腑功能失调所表现的证候。

临床表现 头侧痛，口苦，善太息，胁肋疼痛，不能转侧，面色晦暗如有尘垢，肌肤干枯不泽，头侧部痛，外眼角部痛，锁骨上窝中肿痛；腋下肿，大腿、膝部外侧至小腿外侧一至外踝前及各骨节疼痛，足小趾、无名趾运动不灵等。

证候分析 足少阳胆经起于目外眦，上至额角，故本经有病，经气不畅，则头侧部位痛；足少阳胆经其支脉从缺盆下腋窝部，通过胁肋下行，沿大腿、下肢外侧中线下行至小指，次指之间。邪气阻滞，经气循行不利，故缺盆中肿痛，腋下肿痛，大腿、膝部外侧至小腿外侧一至外踝前及各骨节疼痛，足小趾、无名趾运动不灵；胆主储藏和排泄胆汁，与肝相表里。胆病则致肝胆失于疏泄，气机郁滞，胆气上逆，故见频频太息，口苦，胁肋胀痛，甚则不能转侧；足少阳胆经之别散于面部，胆经为病，故面色晦暗如有尘垢，肌肤干枯不泽。

辨证要点 以头侧痛，口苦，善太息，胁肋疼痛，腋下肿，下肢外侧至外踝前及各骨节疼痛，足小趾、无名趾运动不灵为辨证要点。

（严惠芳）

zújuéyīngānjīngzhèng

足厥阴肝经证（syndrome of liver meridian of Foot-jueyin） 足厥阴肝经功能失常，导致经脉循行部位异常及其相关脏腑功能失调所表现的证候。

临床表现 腰痛不可俯仰，男子疝气，妇人少腹肿胀，目赤，面色晦暗，咽干，胁肋痛，呕恶，腹泻，巅顶痛等。

证候分析 肝藏血，主筋，筋附于骨节，肝血足则筋得滋润而弛张正常，运动自如。肝血虚则筋脉失养，拘急挛痛，屈伸不利，故见腰痛不可以前俯后仰；足厥阴肝经从足大趾背的毫毛处开始，一直上行，沿大腿内侧进入阴毛中，环绕阴部，至小腹部，若足厥阴肝经受邪，以致阴寒凝滞，痰瘀互结，男子则可见睾丸肿大坚硬，重坠胀痛或麻木不知痛痒，或形成疝气；女子则见少腹肿胀疼痛等；足厥阴肝经从小腹上行，夹胃旁向上通过膈肌，分布于胁肋部，沿气管之后进入喉咙，连接目系，从额部出来与督脉会于巅顶。若足厥阴经病，使其疏泄功能失常，气滞郁滞不畅，则可见胁肋胀痛；若肝火热内盛，循经上冲，则可见咽干，目赤肿痛等；若寒凝肝脉，则痛在巅顶；肝主疏泄，在五行为木，木能疏土，助脾胃消化，若肝气不舒，克犯脾胃，纳运、升降失常，则可见呕恶，腹泻；肝血不

足，不能濡养头面，则面色晦暗不泽。

辨证要点 以腰痛，男子巅顶痛，妇人少腹肿胀，目赤，胁痛等为辨证要点。

（严惠芳）

qíjīngbāmài biànzhèng

奇经八脉辨证（syndrome differentiation of eight extra meridians） 根据奇经八脉各自的循行、分布、功能特点、病理变化及其与脏腑的相互联系，对病人的临床表现进行辨别、分析，以确定其病变所在的具体经脉、脏腑及判别病证、病因、病理和病机的辨证方法。奇经八脉病证各自的临床表现一般多是根据《难经·二十九难》所记载的奇经八脉病证加以概括的。包括冲脉病证、任脉病证、督脉病证、带脉病证、跷脉病证、维脉病证。

（严惠芳）

chōngmài bìngzhèng

冲脉病证（syndrome of Chong meridian） 冲脉气机失调，气逆上冲或冲脉虚衰所表现的证候。

临床表现 主要有恶心，呕吐，或妊娠恶阻，或心悸，心烦，失眠；或腹内拘急疼痛等。女子月经量少色淡，甚或经闭，不孕，或初潮迟到，或绝经过早；或经行不畅，量少或愆期，或房胀痛，乳汁量少，男子阴器发育不良，胡须、阴毛稀少，不育等。

证候分析 冲脉具有调节十二经气血之作用，对人体的气血运行、渗灌起着重要的作用。冲脉功能失调，必然影响气血的正常运行。若冲脉气机失调，与阳明之气相并而上逆，则可见恶心，呕吐，或妊娠恶阻；上冲撞心，使心气不宁，则心悸，心烦，失眠等；冲脉气结，则腹内拘急疼痛；冲脉有秉受、输布先后天

精气，通行、溢蓄全身气血的作用，能够促进生殖功能的发育及调节妇女月经，故有"冲为血海"之称。若冲脉虚衰，血海不足，则可见妇女月经量少色淡，甚或经闭，不孕，或初潮经迟，或绝经过早，少腹疼痛；男子则见阴器发育不良，胡须、阴毛稀少，不育等。

辨证要点 冲脉气逆以呕吐，恶心，或妊娠恶阻为辨证要点；冲脉虚衰以妇女月经量少甚或经闭，不孕；男子以阴器发育不良，胡须、阴毛稀少，不育、不育等为辨证要点。

（严惠芳）

rènmài bìngzhèng

任脉病证（syndrome of Ren mendian） 任脉不通或虚损所表现的证候。

临床表现 生殖系统病症和下腹部病痛，带下，少腹肿块，月经不调，或不孕；男子可见阳痿、早泄遗精、遗尿等。

证候分析 任脉起于胞中，行于身前，沿正中线上行，能调节阴经气血，具有妊养胎儿的作用。任脉若阻滞不通，气滞血瘀，女子则经闭，或少腹积块，或少腹胀满疼痛，男子则睾丸胀痛，疝气等；若任脉阳虚，女子则宫寒不孕，带下稀白，男子则见阳痿、早泄、遗精、遗尿等；"任主胞胎"能调节月经，促进女子生殖功能，维持妊娠。若任脉虚衰不能妊养胞胎，则胎动不安，小腹坠胀，阴道出血，甚或滑胎；任脉虚衰，不能调节月经，则月经愆期或经闭，或淋漓不尽等。

辨证要点 任脉不通以经闭，不孕，小腹积块，胀满疼痛等为辨证要点；任脉虚衰以胎动不安，月经愆期或经闭等为辨证要点。

（严惠芳）

dūmài bìngzhèng

督脉病证 (syndrome of Du meridian) 督脉不通或虚损所表现的证候。

临床表现 主要为头脑、五官、脊髓、四肢方面的见症。颈项、腰脊强硬不适，甚者角弓反张，大人多癫疾，在小儿多风痫；或头重，头痛，眩晕，耳鸣，腰脊酸软，佝偻形俯，背脊畏寒，男子阳事不举，精冷薄清，遗精，女子少腹坠胀冷痛，宫寒不孕等。

证候分析 督脉主干行于身后正中线，有统帅全身阳气的功能。与足厥阴肝经衔接，联系脏腑主要有胞中、心、脑、喉、目等。其络脉从脊柱下端的长强穴的部位上背、颈、头。邪犯督脉，经气不畅，筋脉拘急，则颈项、腰脊强，甚则角弓反张；督脉阴阳气血逆乱，在成人常见癫疾，小儿则多为风痫。督脉上行入络于脑，与足厥阴肝经会于巅顶，督脉空虚，气血不足，不能上荣于脑，则头重，头痛、眩晕等；两耳通于脑，脑髓不足，耳部失充，则耳鸣；督脉挟脊柱，抵达腰中，入循脊里，督脉虚衰，经脉失养，可见腰脊酸软，佝偻形俯；督脉运行中在女子入内联系到阴部的"廷孔"部位，在男子，则沿阴茎下至肛门，且与肝肾联系密切，故其功能变化，必然会影响生殖功能，如督脉阳气虚衰，则背脊畏寒，阳事不举，精冷薄清，遗精，女子小腹坠胀冷痛，宫寒不孕，腰膝酸软等。

辨证要点 以头重，头痛，颈项、腰脊强，以及生殖功能减退为辨证要点。

(严惠芳)

dàimài bìngzhèng

带脉病证 (syndrome of Dai meridian) 带脉不通或虚损，失于约束所表现的证候。

临床表现 白带绵绵，子宫下垂，滑胎，腹部胀满，绕脐腰脊痛，腰部酸软无力等。

证候分析 带脉围腰一周，具有约束全身直行之各条经脉和脏腑，调节脉气，固护胎儿，主司妇女带下的作用。若带脉虚损，失于约束，故白带绵绵，子宫下垂，或滑胎；带脉气滞不畅则腹部胀满；带脉虚衰，经脉失养，则绕脐腰脊痛，腰软无力等。

辨证要点 以带下量多，子宫脱垂，滑胎等为辨证要点。

(严惠芳)

yángqiāomài yīnqiāomài bìngzhèng

阳跷脉、阴跷脉病证 (syndrome of Yangqiao meridian and Yinqiao meridian) 跷脉气血不和所表现的证候。

临床表现 腿胫肌削，痿痹无力，行走欹斜或两足瘫痪，嗜睡或失眠，眼睑下垂或两目开合失司，舌淡，苔白，脉虚。

证候分析 阴跷脉、阳跷脉行于下肢，维持下肢正常的生理活动。气血虚衰，跷脉失养则腿胫肌削，痿痹无力，行走欹斜或两足瘫痪；跷脉上行至目内眦，阴跷脉、阳跷脉阴阳失调，则嗜睡或失眠；跷脉虚衰，经脉失养，则司眼睑开合功能失司或眼睑下垂；舌淡，苔白，脉虚为虚弱之象。

辨证要点 以痿痹无力，行走欹斜，眼睑下垂或两目开合失常等为辨证要点。

(严惠芳)

yīnwéimài yángwéimài bìngzhèng

阴维脉、阳维脉病证 (syndrome of Yangwei meridian and Yinwei meridian) 维脉不能自相维系，致阳气耗散，阴液耗损所表现的证候。维脉分为阳维脉、阴维脉。

临床表现 阳维脉病证为病苦寒热；阴维脉病证为病苦心痛。阴阳不能自相维，则快然失志，溶溶不能自收持。

证候分析 人身阳脉统于督，阴脉统于任，诸阴诸阳之散见而会者，必有经脉维系而主持之，所以又有阳维以维系诸阳经，有阴维以维系诸阴经，二维可以起到维系阴阳的作用。

阳维起于诸阳会，由外踝而上行于卫分，卫为气，气居表，故病则苦寒热而为表证；阴维起于诸阴交，由内踝而上行于营分，营为血，血属心，故病则苦心痛而为里证。若阳维与阴维不能相互维系，阳气耗散而无生气，则快然失志；阴液消亡而痿软无力，则溶溶不能自收持。

辨证要点 阳维为病以恶寒发热，阴维为病以心痛，阴阳不能相互维系，快然失志，溶溶不能自收持为辨证要点。

(严惠芳)

biànbìng

辨病 (disease differentiation) 在中医学理论指导下，对临床上的各种具体疾病所表现出的症状、体征以及相关因素等进行全面分析判断、类病鉴别而作出病名诊断的思维过程。又称诊病。是中医诊疗疾病的一种基本方法。

理论依据 "病"字首载于《周易》。《说卦》曰："坎为心病。"《说文解字》曰："病，疾加也。"《仪礼·既夕礼》曰："疾病外内皆埽。"注曰："疾甚曰病。"从上可知，上古之"病"指"重病"，故有"病革""病亟"之称，即病势危急将死之意。

清·徐大椿《难经经释·六十八难》中较早出现"辨病"的记载："两经辨病取穴之法"，提出了一种辨病取穴的针灸治疗原则。

辨病之"病"，指辨疾病的名称，是具象思维模式的一种表现。辨证，则是在中医学理论的指导下，对病人的各种临床资料进行分析，综合，从而对疾病当前的病位与病性等本质作出判断，并概括为完整证名的诊断思维过程，是相对抽象的思维模式。

在中医学术发展史中，"辨病"的出现其实早于"辨证"。中医学对疾病本质的认识，最早是确定病种并赋予病名。远在商周时期的甲骨文中，就有以部位命病名的描述，如疾首、疾目、疾腹、龋等。《山海经》记载疾病38 种，其中以专用病名命名者则有疽、瘿瘤、痹、痔、疥、瘅、疟等 23 种。《五十二病方》中系统载有马不痫、羊不痫、癫疾、蛊、骨疽等疾病。《黄帝内经》中多处提及"病名"一词，如《素问·疏五过论》中言："诊之而疑，不知病名"，《素问·方盛衰论》曰："逆从以得，复知病名"，其中所记述的具体病名达100 余种，并有以"病"的形式进行讨论的专篇，如"疟论""痹论""痿论""咳论""寒热病""水肿""热病"等。书中对所论疾病产生的原因、致病因素作用于人体后所引起的病理变化、病变部位、特点、临床表现、鉴别诊断、治疗及预后等均进行了较为详尽地阐述。而辨证论治的思想在《黄帝内经》中亦有所蕴含。如"谨守病机，各司其属"，其实质是在临证中当周密地进行辨证论治之意。

由此可见，《黄帝内经》时期已经确立了辨病论治原则，并产生了辨证论治的思想萌芽。而《伤寒杂病论》则全面集成与发展了辨证论治的思想，成就了一部辨病与辨证论治相结合的经典著作。书中有"辨太阳病脉证并治法""辨少阳病脉证"等具体论述，将辨病与辨证融为一炉，浑然一体，创立了病中有证，证中有病，辨病与辨证有机结合的诊治体系。

晋唐时期，在发展辨病论治的基础上，病证结合论治也有所发展。唐·孙思邈《千金方》既有辨病论治，按病列方，也有在辨病基础上辨证论治，按证列方。

宋金元时期医家对疾病具体特性的研究日渐衰减，而思辨、领悟、以不变应万变的思维方式重新占了上风，在格物致知思想方法的影响下，辨证论治愈发占据了核心地位。

明清时期是辨证论治发展的鼎盛时期。明·张介宾集宋金元辨证思想之大成，力主八纲辨证。

随着临床实践和实验研究的不断深入，中医学界的有识之士对辨病论治以及病证结合论治进行了重新审视。如近代名老中医赵锡武曾指出："有疾病而后有症状，病者为本，为体；证者为标，为象。病不变而证常变，病有定而证无定，故辨证不能离开病之本质。"而另一位近代名医金寿山则强调辨证论治的枢机是病为纲，证为目。岳美中也指出："病者本也，体也；证者标也，象也；有病始有证，辨证方能识病，识病后可以施治。"可见近代医家对辨病与辨证结合使用的重要性有了清醒的认识，已经形成二者不可偏废的业界共识。

基本内容 病名则是对疾病全过程的特点与规律所作的概括与抽象，辨病的目的在于掌握疾病发生发展的规律，进而实施合理的治疗方案。

细究之，辨病应包括辨中医的病名和辨西医的病名两层含义。一般意义上中医文献中提及的辨病，多是二者皆辨，如同样的中医病名"痛经"，其具体疾病有子宫内膜异位症、慢性盆腔炎、子宫发育不良等等不同，准确知晓痛经的继发病因，对于调整治疗方案，判断疾病的预后、转归均有不可忽视的重要作用。

中医临床上采用的是"辨病"与"辨证"相结合的方法来认识疾病。在长期的临床实践中，历代医家总结出了先辨病后辨证，辨病与辨证相结合的行之有效的方法。临床实践证明"辨病"与"辨证"二者反映的侧重面有所不同。"辨病"求其共性，因不同的疾病其病因、病机不同，治法也不同，辨得其病则抓住了当前的基本矛盾"辨证"可求其个性，因病在不同的阶段反映的病机不同，立法用药当灵活而变才可取效。辨得其证则抓住了当前的主要矛盾。

注意事项 在临证时，当辨病为先，在辨病的同时进行有效的辨证论治，二者缺一不可。脱离辨证的单纯辨病治疗，会丧失中医的特色与根本，而脱离辨病的单纯的辨证论治或能掩盖疾病的病情，如结肠癌早期出现血便、脓血便、里急后重症状，辨证治疗症状可能消失，但病情却进一步发展，可能延误早期手术治疗的时机。

在一般情况下，临床上辨病与辨证是不能分割的，但现阶段某些严重威胁人类生命的疾病，在某个阶段往往"无证可辨"，如恶性肿瘤、糖尿病、乙肝病毒携带等，若只是固守中医"辨证论治"，将在无证可辨的阶段失去早期诊断、早期治疗的机会。

有学者认为当辨病为先，辨

证为次，并指出这是在中医学理论指导下一种现代中医的临床思维模式，是符合现代中医临床实际的诊疗模式。

（崔　蒙　朱　玲）

zhěnjí

诊籍（diagnostic record）　临床有关病人的详细病情、病史、诊疗等情况的如实书面记录。又称医籍、病历、病案。是医疗、教学、科研、管理及司法等的重要资料。病案书写是临床工作者必须掌握的基本技能。

渊源　在《周礼·天官》中就有类似的记载："疾医掌养万民之疾病……凡民有疾病者，分而治之。死终则各书其所以，而入于医师。"这表明自周代开始，就可见后世医案的雏形，但真正意义上的诊籍则要追溯到西汉时期的《史记·扁鹊仓公列传》："今臣意所诊者，皆有诊籍……以故表籍所诊，期决死生，观所失所得者合脉法，以故至今知之。"其中记载了西汉名医仓公淳于意的诊法、辨证、立法、治法、方药、用法等诊疗疾病时留下的十分宝贵的历史资料，共25例"诊籍"，包含的治法有针灸、药物、食疗等，方药有下气汤、火齐（剂）汤、苦参汤、莨菪药、消石、芫花、米汁、药酒、柔肠、窜药、丸药、半夏丸等，可谓中国医学史上第一部较为系统的临床医案，对于更好地认识当时的疾病谱，时人的基本体质状况，以及客观评价汉代临床医学成就都是不可多得的较为可信的资料。

西汉以后，中国第一部病案专著当属宋·许叔微的《伤寒九十论》。明·江瓘编集的《名医类案》，是中国第一部中医全科医案专著。明·韩懋在1522年撰著的《韩氏医通》里拟定了具体的医案程式，从原则上规范了医案所必备的主要内容。韩懋指出："一书某年某月某地某人；二书其人年之高下，形之肥瘦长短，色之黑白枯润，声之清浊长短；三书其人苦乐病由，始于何日；四书初时病症，服某药，次服某药，再服某药，某药少效，某药不效；五书时下昼夜孰甚，寒多热多，喜恶何物，脉之三步九候如何；六书引经以定病名，某证为标，某证为本。某证为急当先治，某证为缓当后治，某脏当补，某脏当泻。七书某当用某方，加减某药，某药补某脏，某药泻某脏，君臣佐使之理，吐下含和之意，一一详尽，末书某郡医生某撰。"这就是韩懋所创"六法兼施"医案。清·喻昌在《寓意草》中更明确指出书写医案的"议病式"的格式要求，对病人的生活习性，生活环境，发病季节和既往诊治等方面给予了更多关注。

1953年卫生部将诊籍、医案、病历统一规范为病案，但无统一的中医病案格式。1988年出台的《中医病历书写格式及要求》，初步统一了全国中医病案书写格式。1991年的《中医病案书写规范》，首次规定了"中医病案首页格式"，为中医临床医疗信息的收集、传播、应用和研究奠定了基础。1989颁布了《中医病案规范》，首次将体格检查与望闻切诊融为一体。2002年，国家卫生部为了规范和强化全国医疗卫生临床工作质量标准和法律意识，出台了《中医、中西医结合病历书写基本规范（试行）》。2010年1月22日，国家卫生部针对当前医疗机构和医疗质量管理面临的新形势和新特点，又印发了《病历书写基本规范》，它对于临床各种病历书写行为的规范、保证病案的真实性等方面，都起到了重要的指导作用。

意义　中医诊籍是医生对所诊治病证的发生、发展及其转归的真实记录，是对疾病辨证、分析、治疗过程的真实记载，具有重要的文献价值和临床意义。

首先中医医案著作是中医古籍的重要组成部分，具有不可比拟的历史和文化价值，为后世中医学的传承与发展提供了真实的资料。从保存下来的医案看，数量相当可观，不但有较高的文献价值，同时也具有较为上乘的文学造诣。很多医家文医并茂，所书医案，语言凝练，修辞精湛，如清·金子久的医案全部用骈体文写成，读来犹如诗词，秦伯未对此有"文多骊体，挥笔而就，一时无双"的赞誉。对于此类医案的多读多学，会在潜移默化中提升中医学生的文化素养和学术水平。

其次中医医案是中医治学不可忽视的第一手资料，具有重要的现实意义。如元·罗天益的《罗谦甫治验案》、明·汪机的《石山医案》、明·江瓘的《名医类案》、明·孙一奎的《孙文垣医案》、明·聂尚恒的《奇效医述》、明·程崙的《程原仲医案》、清·喻昌的《寓意草》、清·叶天士的《临证指南医案》以及清·徐大椿的《洄溪医案》等，均是不可多得的临证学习资料。

基于中医的学科特点，针对同一病症，由于患者体质、地域、季节、病因、舌苔、脉象以及兼证等不同，其辨证结果往往互异，治疗方法也不尽相同。因此，中医学讲究"同病异治"。不同的疾病，在其各自的发生发展过程中可能表现出某种相同的证候，因此，中医学又强调"异病同治"。要想熟练把握辨证的"同中之异""异中之同"，就必须以大量的临床实践为基础。然而，对于初学中医者，临床实践的机会十分有限，这时，中医医案的研习是中医医生获悉临床经验，提升临证水平，加深基础理论认识，把握名医名家学术思想的重要途径。完整清晰准确的中医诊籍对于更好地掌控疾病的诊断、治疗、护理、预后以及医疗安全都具有重要的作用，是从中医院校到中医医院都必须重视的必修课程。

（崔　蒙　朱　玲）

索　引

条 目 标 题 汉 字 笔 画 索 引

说　明

一、本索引供读者按条目标题的汉字笔画查检条目。

二、条目标题按第一字的笔画由少到多的顺序排列，按画数和起笔笔形横（一）、竖（丨）、撇（丿）、点（、）、折（乛，包括丁しく等）的顺序排列。笔画数和起笔笔形相同的字，按字形结构排列，先左右形字，再上下形字，后整体字。第一字相同的，依次按后面各字的笔画数和起笔笔形顺序排列。

三、以拉丁字母、希腊字母和阿拉伯数字、罗马数字开头的条目标题，依次排在汉字条目标题的后面。

四　画

五 画

七 画

十三　画

条 目 外 文 标 题 索 引

内 容 索 引

说 明

一、本索引是本卷条目和条目内容的主题分析索引。索引款目按汉语拼音字母顺序并辅以汉字笔画、起笔笔形顺序排列。同音时,按汉字笔画由少到多的顺序排列,笔画数相同的按起笔笔形横(一)、竖(丨)、撇(丿)、点(、)、折(乛,包括丁乚く等)的顺序排列。第一字相同时,按第二字,余类推。索引标目中夹有拉丁字母、希腊字母、阿拉伯数字和罗马数字的,依次排在相应的汉字索引款目之后。标点符号不作为排序单元。

二、设有条目的款目用黑体字,未设条目的款目用宋体字。

三、不同概念(含人物)具有同一标目名称时,分别设置索引款目;未设条目的同名索引标目后括注简单说明或所属类别,以利检索。

四、索引标目之后的阿拉伯数字是标目内容所在的页码,数字之后的小写拉丁字母表示索引内容所在的版面区域。本书正文的版面区域划分如右图。

a	c	e
b	d	f

H

K

X

呷嗽　92c

息鼾　86d

息鸣　92c

翕翕发热（feather-warm fever）　102e

膝部肿大　43e

膝内翻　43f

膝软　129c

膝痛（gonyalgia）　119b

膝外翻　43f

喜悲（susceptible to sorrow）　127d

喜惊　127c

喜怒　127f

喜伤证（over-joy damaged syndrome）　211f

喜唾（susceptible to spit）　127e

喜忘　126c

细脉（thready pulse）　173a

虾游脉　176c

侠瘿　39c

下疳　48f

下合穴　185c

下焦　41f

下焦病证（syndrome of lower-jiao）　265d

下利赤白（purulent and bloody dysentery）　147a

下血　147d

下阴　48b

下肢畸形　43f

夏洪　166b

夏洪脉　166b

夏脉　166b

夏脉如钩　166b

夏应中举　166b

先天性剥落苔　77e

先兆流产　152e

弦　122f

弦滑数脉　175e

弦紧脉　175e

弦脉（wiry pulse）　174a

弦数脉　175e

弦细脉　175e

涩　82b

涩唾　127e

痫病　9b

痫证（epilepsy）　9b

相兼脉（concurrent pulses）　175c

相气十法　10c

项脊强　123c

项强（rigid neck）　123c

项软　40b

项痛（neck pain）　110b

项痫　39e

消谷善饥（good appetite but fast hunger）　136f

消瘦　17a

消烁肌肉　17b

小便不禁（incontinence of urine）　143e

小便稠数　141a

小便多　140e

小便黄赤　142f

小便利多　413b

小便频数（frequent urine）　141a

小便清长　413a

小便涩痛　143c

小便失禁　143e

小便数　141a

小便疼痛　143c

小便遗沥　144a

小便余沥（dripping of urine）　144a

小肠实热证（syndrome of excessive heat of small intestine）　227b

小儿察色法（the method of inspection of children's skin color）　10e

小儿脉法（pulse-taking for children）　163e

小儿听声法（infantile auscultation）　93f

小儿夏季热（the children,s summer fever）　102d

小腹　182c

小腹痛（lower abdominal pain）　115e

小舌肿痛　112a

小腿青筋怒张　43f

哮（wheezing）　92c

哮吼　92c

哮鸣　92c

邪犯肺卫证　263b

胁部　180b

胁汗　106d

胁肋部　180b

胁痛（hypochondriac pain）　113d

胁下痛　113d

拉丁字母

本卷主要编辑、出版人员

执行总编　谢　阳

编　　审　袁　钟

责任编辑　李　慧　高青青

文字编辑　陈　佩

索引编辑　赵　健

名词术语编辑　陈丽丽

汉语拼音编辑　曾爱英

外文编辑　顾良军

参见编辑　杨　冲

责任校对　苏　沁

责任印制　陈　楠

装帧设计　雅昌设计中心·北京